Eletrotermofototerapia em Oncologia

Da Evidência à Prática Clínica

Thieme Revinter

Eletrotermofototerapia em Oncologia
Da Evidência à Prática Clínica

Laura Rezende
Graduada em Fisioterapia pela Pontifícia Universidade Católica de Campinas (PUC-Campinas)
Especialista em Fisioterapia Aplicada a Saúde da Mulher pela Universidade Estadual de Campinas (Unicamp)
Mestre e Doutora pelo Departamento de Tocoginecologia da Faculdade de Ciências Médicas da Unicamp
Pós-Doutora pelo Departamento de Ginecologia, Obstetrícia e Mastologia da Universidade Estadual Paulista "Júlio de Mesquita Filho" (UNESP)
Docente dos Cursos de Graduação em Fisioterapia e Medicina e do Curso de Mestrado Acadêmico do Centro Universitário das Faculdades Associadas de Ensino (UNIFAE) – São João da Boa Vista, SP
Autora do livro "Manual de Condutas e Práticas Fisioterapêuticas no Câncer de Mama da ABFO"
Ministra Cursos de "Eletrotermofototerapia em Oncologia" pelo Brasil

Juliana Lenzi
Graduada em Fisioterapia pela Universidade Paulista (UNIP)
Mestranda pelo Departamento de Clínica Médica – Área de Oncologia, da Faculdade de Ciências Médicas, da Universidade Estadual de Campinas (Unicamp)
Especialista em Fisioterapia Aplicada à Saúde da Mulher (ABRAFISM/COFFITO)
Especialista em Fisioterapia em Oncologia (ABFO/COFFITO)
Especialista em Bioquímica e Fisiologia do Exercício pela Unicamp
Pós-Graduada em Fisioterapia Dermatofuncional pela Faculdade de Ciências de Wenceslau Braz (FACIBRA)
Fisioterapeuta do Centro Clínico Campinas
Ministra Cursos de "Eletrotermofototerapia em Oncologia" e "Reabilitação Vascular e feridas" pelo Brasil

Thieme
Rio de Janeiro • Stuttgart • New York • Delhi

Dados Internacionais de Catalogação na Publicação (CIP)

R467e

Rezende, Laura
  Eletrotermofototerapia em Oncologia: Da Evidência à Prática Clínica/Laura Rezende & Juliana Lenzi – 1. Ed. – Rio de Janeiro – RJ: Thieme Revinter Publicações, 2020.

  312 p.; il; 16 x 23 cm.
  Inclui Índice Remissivo e Bibliografia
  ISBN 978-85-5465-206-7
  eISBN 978-85-5465-208-1

  1. Eletrotermofototerapia. 2. Oncologia. 3. Tratamento. I. Lenzi, Juliana. II. Título.

  CDD: 615.845
  CDU: 615.841:616-006

Contato com as autoras:
LAURA REZENDE
rezendelaura@hotmail.com

JULIANA LENZI
julianalenzi@terra.com.br

Nota: O conhecimento médico está em constante evolução. À medida que a pesquisa e a experiência clínica ampliam o nosso saber, pode ser necessário alterar os métodos de tratamento e medicação. Os autores e editores deste material consultaram fontes tidas como confiáveis, a fim de fornecer informações completas e de acordo com os padrões aceitos no momento da publicação. No entanto, em vista da possibilidade de erro humano por parte dos autores, dos editores ou da casa editorial que traz à luz este trabalho, ou ainda de alterações no conhecimento médico, nem os autores, nem os editores, nem a casa editorial, nem qualquer outra parte que se tenha envolvido na elaboração deste material garantem que as informações aqui contidas sejam totalmente precisas ou completas; tampouco se responsabilizam por quaisquer erros ou omissões ou pelos resultados obtidos em consequência do uso de tais informações. É aconselhável que os leitores confirmem em outras fontes as informações aqui contidas. Sugere-se, por exemplo, que verifiquem a bula de cada medicamento que pretendam administrar, a fim de certificar-se de que as informações contidas nesta publicação são precisas e de que não houve mudanças na dose recomendada ou nas contraindicações. Esta recomendação é especialmente importante no caso de medicamentos novos ou pouco utilizados. Alguns dos nomes de produtos, patentes e design a que nos referimos neste livro são, na verdade, marcas registradas ou nomes protegidos pela legislação referente à propriedade intelectual, ainda que nem sempre o texto faça menção específica a esse fato. Portanto, a ocorrência de um nome sem a designação de sua propriedade não deve ser interpretada como uma indicação, por parte da editora, de que ele se encontra em domínio público.

© 2020 Thieme
Todos os direitos reservados.
Rua do Matoso, 170, Tijuca
20270-135, Rio de Janeiro – RJ, Brasil
http://www.ThiemeRevinter.com.br

Thieme Medical Publishers
http://www.thieme.com

Capa: Thieme Revinter Publicações Ltda.
Ilustração da capa: ©AdobeStock/Vladimircaribb

Impresso no Brasil por Forma Certa Gráfica Digital Ltda.
5 4 3 2
ISBN 978-85-5465-206-7

Também disponível como eBook:
eISBN 978-85-5465-208-1

Todos os direitos reservados. Nenhuma parte desta publicação poderá ser reproduzida ou transmitida por nenhum meio, impresso, eletrônico ou mecânico, incluindo fotocópia, gravação ou qualquer outro tipo de sistema de armazenamento e transmissão de informação, sem prévia autorização por escrito.

DEDICATÓRIA

Dedico este livro ao meu filho Lucas, que sempre me incentivou a ser uma pessoa melhor. Dedico, também, aos meus pais, Zezé e Teco, e aos meus irmãos, Renato e Roberta, que me apoiaram incondicionalmente nesta jornada.

Juliana Lenzi

Dedico este livro aos meus pais, Ivanhoé e Maria Teresa, e à minha irmã, Mariana, que sempre me deram coragem e alicerce para que eu pudesse chegar até aqui. Dedico, também, aos meus filhos, Ricardo e Eduardo, e ao meu marido, Ricardo, que sempre me apoiaram e torceram por mim, mesmo nos infinitos momentos em frente ao computador e ao celular.

Laura Rezende

AGRADECIMENTOS

Agradecemos a toda equipe de Fisioterapia do CAISM/Unicamp, em especial a Marcela Ponzio Pinto e Silva, que promoveu o nosso feliz encontro profissional.

Agradecemos à BioOnco – Ana Paula e Grasi – por estarem sempre conosco, desde os nossos primeiros passos.

Agradecemos a Angela Marx, que muito nos incentivou e nos ajudou na redação deste livro.

Agradecemos a todos os nossos colegas fisioterapeutas que participaram da redação dos capítulos deste livro.

Agradecemos à UNIFAE e ao Dr. Torres, que foram fundamentais no nosso desenvolvimento profissional.

Agradecemos a cada um dos nossos alunos, que nos prestigiam em nossas aulas e em nossos cursos.

Agradecemos a cada uma das nossas pacientes, que são a nossa maior motivação para continuar estudando.

APRESENTAÇÃO

A eletrotermofototerapia é fundamental na prática clínica do fisioterapeuta. Entretanto, sua adequada utilização é um desafio em função da sua complexidade. O uso desses recursos em pacientes oncológicos durante e após o tratamento traz intensas discussões entre os profissionais, principalmente por questões de segurança que, consequentemente, restringem a possibilidade de inclusão desses recursos na conduta fisioterapêutica. Em função do desconhecimento dos efeitos da eletrotermofototerapia em pacientes com câncer, esses recursos foram contraindicados por muitos anos.

Com os avanços tecnológicos e das pesquisas científicas, hoje é possível, não só entender, mas também utilizar largamente a eletrotermofototerapia nas complicações do tratamento oncológico. Quando discutimos o uso da fotobiomodulação com *laser* e LED, e das diversas formas de corrente elétrica para modular qualquer resposta biológica, precisamos entender seus parâmetros, efeitos no tecido-alvo e tecido adjacente, efeito sistêmico e custo-efetividade da aplicação.

Este livro é o primeiro a ser publicado sobre esse tema e tem como objetivo desmistificar o uso da eletrotermofototerapia em oncologia. A obra apresenta os princípios básicos da eletrotermofototerapia e sua utilização nas complicações do tratamento oncológico, tais como dor, linfedema, neuropatia periférica, incontinência urinária e fecal, radiodermite, mucosite, trismo, xerostomia, entre outras. Além disto, ensina ao fisioterapeuta como avaliar adequadamente cada complicação, para que os parâmetros sejam corretamente escolhidos. Com muitas fotos demonstrando a forma de aplicação e com vários protocolos com os parâmetros para cada tratamento, fornece ao fisioterapeuta o conhecimento necessário para utilizar a eletrotermofototerapia com segurança em pacientes oncológicos.

PREFÁCIO

A fisioterapia no Brasil é reconhecida como profissão regulamentar há 50 anos. Muito mudou desde sua regulamentação, hoje temos oficializadas mais de 13 especialidades, e a fisioterapia em oncologia é uma delas. A evolução da especialidade é crescente e constante, e atualmente existem inúmeros centros oncológicos de tratamentos nos quais a fisioterapia é parte integrante da equipe de saúde. Assim, faz-se imprescindível a formação adequada do profissional fisioterapeuta que cuida dos pacientes oncológicos.

A eletrotermofototerapia há pouco tempo não era considerada como uma das primeiras opções adequadas da fisioterapia, pois não havia estudos que permitissem sua utilização segura no paciente oncológico.

As organizadoras e autoras deste livro, Laura Rezende e Juliana Lenzi, abordam desde as bases para a utilização segura na aplicação dos recursos eletrotermofototerápicos até sua aplicação nas principais complicações advindas do tratamento oncológico que podem, e devem, ser utilizados em todos os momentos de seu tratamento.

Além dos capítulos que abordam a aplicação da eletroterapia, fotobiomodulação e termoterapia nas complicações do tratamento oncológico como a mucosite, dor, neuropatia periférica, linfedema, dentre outros, há também o interessante capítulo – Lesões Osteomusculares de Origem Não Oncológica em Pacientes Oncológicos – desmistificando a utilização dessas ferramentas em outras patologias associadas.

As autoras Laura Rezende e Juliana Lenzi, junto com os outros autores convidados, conseguiram com sucesso abranger de forma clara, prática e objetiva o uso da eletrotermofototerapia em oncologia.

Tenho enorme satisfação em apresentar este excelente livro, que servirá – tenho a ousadia, mas também a certeza – como livro de cabeceira, para todos aqueles profissionais fisioterapeutas que tratam do paciente oncológico e vem também preencher uma lacuna nesse assunto, dentro da nossa literatura científica brasileira.

Excelente leitura!

Profa. Dra. Angela Gonçalves Marx
Doutora em Ciências – Área de Oncologia pela Universidade de São Paulo (USP)

PREFÁCIO

As incorporações tecnológicas para diagnóstico e tratamento do câncer foram responsáveis pelo aumento expressivo no número de pessoas sobreviventes ao câncer. Entretanto, ainda é um grande desafio de saúde pública incorporar ações de prevenção primária, secundária e terciária a complicações do tratamento oncológico. Nesse sentido, muitas pessoas sobrevivem ao câncer, mas com alterações funcionais, psicológicas e sociais que afetam vários domínios de sua qualidade de vida.

A fisioterapia em oncologia é uma importante aliada nas ações de controle do câncer. Após o diagnóstico de câncer, tem como objetivo reduzir a incidência, favorecer estratégias de detecção precoce e tratamento das principais complicações da intervenção oncológica e da evolução do câncer. Ao atingir esses objetivos, a fisioterapia, além de melhorar a qualidade de vida, reduz a mortalidade, aumentando a sobrevida dessa população, uma vez que aumenta a aderência ao tratamento oncológico e favorece a resposta terapêutica.

Entre as diferentes condutas fisioterapêuticas utilizadas em pacientes oncológicos, a eletrotermofototerapia é a mais controversa. Durante muitos anos, com poucas exceções, foi arbitrariamente contraindicada em pacientes com câncer, desde o diagnóstico até nos cuidados paliativos. Essa conduta se apoiava no conhecimento de que a eletrotermofototerapia poderia favorecer, de alguma forma, a disseminação local e a distância de células neoplásicas.

Com o avanço no conhecimento da biologia tumoral e dos mecanismos de ação dos diferentes recursos utilizados na eletrotermofototerapia, o seu uso em pacientes com câncer tornou-se plausível. Entretanto, ainda existem muitas controvérsias, mitos e lacunas nesse conhecimento.

Esta obra é um presente para a comunidade científica e, consequentemente, para os pacientes. Os autores, todos com expressivo conhecimento científico e experiência clínica, discutem com propriedade, os principais recursos eletrotermoterápicos utilizados em oncologia. Sua leitura permite usar os recursos de forma racional, colaborando para a prática baseada em evidências.

Não poderia ser diferente. As idealizadoras e autoras desta obra, Laura Rezende e Juliana Lenzi, são referências na área. Conseguem, como poucos, transitar no mundo da pesquisa, da docência e da assistência, com muita simplicidade, carinho e amor pela fisioterapia em oncologia.

Não tenho dúvidas de que esta obra será a maior referência bibliográfica em eletrotermofototerapia em oncologia. Orgulho por ter sido escrita por fisioterapeutas brasileiros. Gratidão pela oportunidade de prefaciar uma obra de tanto valor científico e prático. Felicidade me define.

Anke Bergmann
Fisioterapeuta – Doutora em Ciências da Saúde
Pesquisadora do Instituto Nacional de Câncer (INCA)
Presidente da Associação Brasileira de Fisioterapia em Oncologia
Coordenadora Nacional da Pós-Graduação de Fisioterapia em Oncologia –
InterFisio/UniRedentor

COLABORADORES

ANGELA MARX
Graduada em Fisioterapia pela Pontifícia Universidade Católica de Campinas (PUC-Campinas)
Mestre em Oncologia pelo Hospital do Câncer de São Paulo
Doutora em Ciências – Área de Oncologia pela Universidade de São Paulo (USP)
Presidente da Associação Brasileira de Fisioterapia em Oncologia (ABFO) – Gestão: 2008-2013
Criadora da Técnica de Linfoterapia
Autoras dos livros: "Fisioterapia no Edema Linfático; "Reabilitação Física no Câncer de Mama";
"Fisioterapia no Câncer de Mama"; "Manual de Condutas da ABFO (Fisioterapia nos Tumores de Cabeça e Pescoço; Fisioterapia nos Tumores Ginecológicos; Fisioterapia nos Tumores Pulmonares)"
Coordenadora e Professora de Cursos de Pós-Graduação de Fisioterapia em Oncologia no Brasil e no exterior.

CARMEN SYLVIA VARELLA ALLIZ
Graduada em Fisioterapia pela Universidade Cidade de São Paulo (UNICID)
Acupunturista pela Escola IBRAHO
Especialista em Saúde da Mulher e Acupuntura/Medicina Tradicional Chinesa pelo COFFITO
Especialista em Ginecologia pela Universidade Federal de São Paulo (Unifesp)
Mestranda em Ciências da Saúde pela Unifesp
Diretora e Professora da Oncopuntura – Cursos de Acupuntura em Oncologia

CAROLINA BARRETO MOZZINI
Graduada em Fisioterapia pela Universidade de Passo Fundo (UPF), RS
Especialização em Fisioterapia em Oncologia pelo A.C. Camargo Cancer Center, SP
Mestre e Doutora em Ciências – Oncologia pela Universidade de São Paulo (USP)
Coordenadora do Ambulatório de Fisioterapia Oncológica do Hospital das Clínicas de Passo Fundo, RS

CLAUDIA PIGNATTI FREDERICE TEIXEIRA
Fisioterapeuta Graduada pela Pontifícia Universidade Católica de Campinas (PUC-Campinas)
Mestre e Doutoranda pelo Departamento de Tocoginecologia da Faculdade de Ciências Médicas da Universidade Estadual de Campinas (Unicamp)
Docente da Unimetrocamp Wyden, SP
Fisioterapeuta da Clínica Uroclin

FLÁVIA MARIA RIBEIRO VITAL
Graduada em Fisioterapia pela Universidade Federal de Juiz de Fora (UFJF)
Especialista em Fisioterapia Cardiorrespiratória pela Universidade de São Paulo (USP)
Especialista em Avaliação Tecnológica em Saúde pela Universidade Federal do
Rio Grande do Sul (UFRGS)
Doutora em Ciências pela Universidade Federal de São Paulo (Unifesp)
Coordenadora do Departamento de Fisioterapia e da Residência Multiprofissional em Oncologia do Hospital do Câncer de Muriaé – Fundação Cristiano Varella – Muriaré, MG
Professora-Orientadora da Pós-Graduação *Stricto Sensu* de Saúde Baseada em Evidências da Unifesp
Coordenadora do Centro Afiliado de Minas Gerais ao Centro Cochrane do Brasil

JAQUELINE MUNARETTO TIMM BAIOCCHI
Graduada em Fisioterapia pela Pontifícia Universidade Católica do Paraná (PUCPR)
Vice-Presidente da Associação Brasileira de Fisioterapia em Oncologia (ABFO) – Gestão: 2017-2021
Pós-Graduada em Fisioterapia Aplicada à Saúde da Mulher, Fisioterapia Respiratória e Acupuntura
Especialista em Fisioterapia em Oncologia pelo COFFITTO
Autora do livro "Fisioterapia em Oncologia"

LARISSA LOUISE CAMPANHOLI
Graduada em Fisioterapia pelo Centro de Ensino Superior de Campos Gerais (CESCAGE)
Pós-Graduada em Fisioterapia Cardiorrespiratória pelo Colégio Brasileiro de Estudos Sistêmicos (CBES)
Aperfeiçoamento em Fisioterapia Pediátrica e Neonatal pelo Hospital Pequeno Príncipe – Curitiba, PR
Mestre e Doutora em Oncologia pela Fundação Antônio Prudente – A.C. Camargo Cancer Center, SP
Fisioterapeuta do Instituto Sul Paranaense de Oncologia, PR
Docente do Curso de Fisioterapia do CESCAGE e de Pós-Graduações de Oncologia
Coordenadora do Curso de Pós-Graduação em Oncologia no IBRATE
Diretora Científica da Associação Brasileira de Fisioterapia em Oncologia (ABFO)

MARCELA PONZIO PINTO E SILVA
Fisioterapeuta Graduada pela Pontifícia Universidade Católica de Campinas (PUC-Campinas)
Mestre e Doutora pelo Departamento de Tocoginecologia da Faculdade de Ciências Médicas da Universidade Estadual de Campinas (Unicamp)
Coordenadora do Serviço de Fisioterapia do Hospital da Mulher CAISM/Unicamp
Organizadora da 1ª e 2ª Edições do "Tratado de Fisioterapia em Saúde da Mulher"
Fisioterapeuta da Clínica Mastocamp – Campinas, SP

MIRELLA DIAS
Graduada em Fisioterapia pela Universidade do Estado de Santa Catarina (Udesc)
Especialista em Saúde Baseada em Evidências pelo Hospital Sírio Libânes, SP
Mestre em Saúde Pública pela Universidade Federal de Santa Catarina (UFSC)
Doutora em Ciências Médicas pela UFSC
Docente do Curso de Fisioterapia da Universidade do Sul de Santa Catarina (Unisul)
Docente do Curso de Fisioterapia da Udesc
Docente de Cursos de Pós-Graduação
Fisioterapeuta do Centro de Pesquisas Oncológicas de Santa Catarina (CEPON)

NIVALDO ANTONIO PARIZOTTO
Graduado em Fisioterapia pela Pontifícia Universidade Católica de Campinas (PUC-Campinas)
Mestre em Fisiologia pela Faculdade de Medicina da Universidade de São Paulo (USP)
Doutor em Engenharia Elétrica pela Universidade Estadual de Campinas (Unicamp)
Pós-Doutor pelo *Wellman Center for Photomedicine* da *Harvard Medical School* – Boston, EUA
Professor Titular Sênior da Universidade Federal de São Carlos (UFSCar)
Professor da UNIARA no PPG-Biotecnologia (Medicina Regenerativa e Química Medicinal)
Professor Colaborador no PPG – Engenharia Biomédica da Universidade Brasil

ROBERTA PITTA COSTA LUZ
Graduada em Fisioterapia pela Universidade Nove de Julho (UNINOVE)
Especialista em Atividade Física, Exercício Físico e Aspectos Psicobiológicos pela Universidade Federal de São Paulo (Unifesp)
Aperfeiçoamento em Acupuntura pelo Instituto Shen Long, SP
Preceptora de Estágio dos Atendimentos Ambulatoriais e Hospitalares, no Setor de Fisioterapia do Curso de Especialização em Fisioterapia em Ginecologia e da Residência Multiprofissional em Oncologia pela Unifesp
Professora de Cursos de Pós-Graduação
Diretora e Professora da Oncopuntura
Cursos de Acupuntura em Oncologia

VANESSA FONSECA VILAS BOAS
Graduada em Fisioterapia pela Pontifícia Universidade Católica de Minas Gerais (PUC-MG)
Especialização em Fisiologia do Exercício pela Universidade Federal de São Paulo (Unifesp-EPM)
Especialização em Ortopedia e Traumatologia pelo Instituto de Ortopedia e Traumatologia do Hospital das Clínicas de São Paulo (IOT-HC-FMUSP)
Mestre em Ciências – Área de Plasticidade Muscular pelo Instituto de Ciências Biomédicas da USP
Doutoranda em Educação Física – Atividade Física Adaptada, na Universidade Estadual de Campinas (Unicamp)
Docente do Curso de Fisioterapia do Centro Universitário das Faculdades Associadas de Ensino de São João da Boa Vista (UNIFAE)

SUMÁRIO

1 SEGURANÇA DO USO DA ELETROTERMOFOTOTERAPIA NA ONCOLOGIA 1
   Laura Rezende • Juliana Lenzi

2 ELETROTERMOFOTOTERAPIA EM ONCOLOGIA 5
   Nivaldo Antonio Parizotto

3 PRINCÍPIOS DA REPARAÇÃO TECIDUAL 27
   Juliana Lenzi • Mirella Dias • Laura Rezende

4 MUCOSITE ORAL 39
   Laura Rezende • Juliana Lenzi

5 RADIODERMITE 53
   Juliana Lenzi • Laura Rezende

6 DOR ONCOLÓGICA 71
   Flávia Maria Ribeiro Vital • Laura Rezende • Juliana Lenzi

7 NEUROPATIA PERIFÉRICA INDUZIDA PELA QUIMIOTERAPIA 89
   Laura Rezende • Juliana Lenzi

8 LESÕES OSTEOMUSCULARES DE ORIGEM NÃO
   ONCOLÓGICA EM PACIENTES ONCOLÓGICOS 115
   Vanessa Fonseca Vilas Boas • Laura Rezende • Juliana Lenzi

9 COMPLICAÇÕES MUSCULARES NO CÂNCER 149
   Laura Rezende • Juliana Lenzi • Vanessa Fonseca Vilas Boas

10 LINFEDEMA 183
   Laura Rezende • Juliana Lenzi

11 ELETROTERMOFOTOTERAPIA NAS COMPLICAÇÕES DO
   CÂNCER DE CABEÇA E PESCOÇO 201
   Carolina Barreto Mozzini • Laura Rezende • Juliana Lenzi

12 FOTOBIOMODULAÇÃO: ILIB – *LASER* INTRAVASCULAR NO PACIENTE ONCOLÓGICO .. 221
   Larissa Louise Campanholi • Juliana Lenzi • Laura Rezende

13 RECURSOS ELETROTERMOFOTOTERÁPICOS NO TRATAMENTO DAS COMPLICAÇÕES DE CÂNCERES UROGINECOLÓGICOS.. 225
Marcela Ponzio Pinto e Silva ▪ Claudia Pignatti Frederice Teixeira ▪ Juliana Lenzi ▪ Laura Rezende

14 ELETROACUPUNTURA EM ONCOLOGIA 257
Carmen Sylvia Varella Alliz ▪ Roberta Pitta Luz Costa ▪ Laura Rezende

15 ONDA DE CHOQUE EXTRACORPÓREA 269
Angela Gonçalves Marx ▪ Juliana Lenzi ▪ Jaqueline Munaretto Timm Baciochi ▪ Laura Rezende

ÍNDICE REMISSIVO... 281

Eletrotermofototerapia em Oncologia

Da Evidência à Prática Clínica

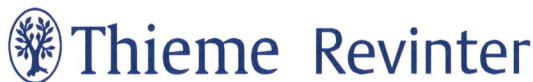

SEGURANÇA DO USO DA ELETROTERMOFOTOTERAPIA NA ONCOLOGIA

CAPÍTULO 1

Laura Rezende
Juliana Lenzi

Com o progresso substancial na compreensão do mecanismo de oncogênese novas terapias antineoplásicas surgiram na última década. Consequentemente, os efeitos adversos também apresentam etiologias mais definidas, o que é fundamental para a promoção do aumento de sobrevida. Na fisioterapia, os estudos também vem apresentando interesse por novos desfechos clínicos e novas abordagens da eletroterapia.

O uso da corrente elétrica para tratamento de disfunções musculoesqueléticas não é um assunto novo na fisioterapia, e seus benefícios são indiscutíveis.[1] No entanto, seu uso no paciente com histórico oncológico sempre foi motivo de intensas discussões entre os profissionais, principalmente por questões de segurança que, consequentemente, restringem a possibilidade de tratamento destes pacientes. Quando discutimos o uso da corrente elétrica para modular qualquer resposta biológica, precisamos entender seus parâmetros, efeitos no tecido-alvo e tecido adjacente, efeito sistêmico e custo-efetividade da aplicação. Com os avanços tecnológicos foi possível, na última década, estudar efeitos no microambiente celular e seus mecanismos de ação.

Embora a eletroterapia isolada raramente se apresente como a intervenção mais apropriada e sim, na maioria das vezes, como complemento de um programa de reabilitação, é um recurso valioso que precisa ser mais bem difundido e esclarecido.

Há grande diversidade de fontes de energia utilizadas (eletromagnética, eletrofísica; etc) sendo que cada uma apresenta uma resposta biológica diferente, portanto, os benefícios fisiológicos e terapêuticos são alcançados em diferentes tecidos.[1] Uma similaridade é que todas afetarão a energia da célula. Um dos fatores que causam dificuldades na pesquisa com eletroterapia é que pacientes com condições aparentemente idênticas apresentaram respostas diferentes a tratamentos idênticos.

Novas modalidades de eletroterapia são introduzidas no ambiente clínico com regularidade alarmante. Muitas vezes, eles não são totalmente evidenciados quanto ao seu modo de ação, nem sua eficácia fisiológica e/ou terapêutica. Os ensaios laboratoriais e clínicos são essenciais para avaliar essas intervenções antes que a aplicação generalizada seja apropriada. Ao avaliar a forma de energia que está sendo entregue ao paciente, é possível predizer seu tecido-alvo preferencial e, portanto, suas áreas de aplicação potencialmente mais eficazes.

Ao modificar os parâmetros como a forma de onda, a amplitude do sinal, a frequência de pulso ou outra característica saliente da forma de energia, essas novas terapias oferecem novos efeitos em potencial.[1,2]

Muitas contraindicações são baseadas na falta de informação nos estudos quanto à segurança da aplicação ou na evidência da atuação, estimulando algumas vias de sinalização celular semelhante ao tumor. Entre as diversas vias descritas, a angiogênese e a linfangiogênese parecem ser as mais discutidas pelo fisioterapeuta, assim como o benefício do aumento da síntese de ATP. A via mais estudada para disseminação tumoral é a angiogênese, e inúmeros estudos procuram uma forma de inviabilizar seu processo.[3] Fica, então, a hipótese de que a eletroterapia possa facilitar o processo de metástase. Não obstante, devemos lembrar que a metástase se apresenta em um contexto complexo desencadeado por uma cascata de eventos sinalizadores. Portanto, a metástase não é um evento aleatório, mas sim um processo de uma ampla cascata de sinalizações, complexas e sequenciais, altamente organizada e com tecido-alvo.[2,4] A angiogênese e linfangiogênese tumoral parecem ter características próprias em virtude da diferenciação metabólica do tumor.[3] Na célula normal, a via de adenosina trifosfato (ATP) predominante é a via da fosforilação oxidativa, que utiliza de oxigênio para obter como produto final aproximadamente 36 moléculas de ATP entre outros compostos. Já a via preferencial do tumor para sintetizar ATP é a via da glicólise, que não depende de oxigênio, é mais rápida, no entanto, sintetiza aproximadamente apenas 2 ATPs.[3,5]

A angiogênese é um dos fatores de suma importância para o crescimento e proliferação do tumor.[5] A massa tumoral apresenta características pró-angiogênicas necessárias para o suporte nutricional, as trocas gasosas, atuando também como via de entrada e saída do sistema imune e disseminação metastática.[2] A diferença entre o vaso tumoral e vasos não tumorais está inicialmente na sua formação. Vasos não tumorais são formados na embriogênese pelo fenômeno de vasculogênese, enquanto os vasos tumorais são interações heterotípicas entre as células tumorais com células do estroma ou de outros vasos formados pelos processos de angiogênesse (fenômeno de brotamento), vasculogênese e arteriogênese. Sendo esta última responsável pela maturação do vaso.[3]

Os vasos tumorais são desorganizados. Tem maior permeabilidade, maior dilatação e são mal distribuídos, promovendo aumento de pressão intersticial.[3,5]

A linfangiogênese, assim como a angiogênese são presentes na sinalização normal da célula para o desenvolvimento do organismo. No entanto, sabe-se que a linfangiogênese, estimulada principalmente pelo fator VEGF-C também está intimamente ligada à capacidade de metastização do tumor. A densidade vascular linfática e a presença de invasão vascular linfática, frequentemente observada na periferia dos tumores sólidos malignos, têm-se mostrado promissores como indicadores prognósticos antes da ocorrência da metástases.[4,6,7]

Mais recente, apesar de escassos, alguns autores, publicaram sobre segurança do uso de algumas técnicas eletrotermofototerápicas, fomentando as discussões e o uso dos equipamentos no paciente oncológico.[4,8-11] Os possíveis benefícios do uso racional desses recursos estimula muitos fisioterapeutas a usarem e estimularem o uso das correntes elétrica e da fotobiomodulação, mas os efeitos a curto prazo nunca podem ser mais importantes do que os efeitos a médio e a longo prazo, especialmente quando estamos nos referindo a pacientes que têm ou tiveram câncer, e estão passando por tratamentos difíceis na busca de um maior tempo de sobrevida livre de doença.[8-10]

Segundo o Conselho Nacional de Fisioterapia e Terapia Ocupacional, o fisioterapeuta é um profissional da equipe de saúde que tem a responsabilidade de prevenir e tratar distúrbios cinéticos funcionais intercorrentes em órgãos e sistemas do corpo humano, gerados por alterações genéticas, por traumas ou por doenças adquiridas, como o câncer. Para fundamentar as suas ações, o fisioterapeuta estuda ciências morfológicas e fisiológicas esperadas e patológicas de órgãos e sistemas. O fisioterapeuta não é um mero executor de protocolos pré-estabelecidos que dispensam a necessidade de pensar para tomar decisões, mas sim um profissional que deve refletir sobre as consequências das condutas que sugere.

Apesar do crescente entusiasmo pelo uso da eletrotermofototerapia em pacientes oncológicos, a ênfase na prática da fisioterapia baseada em evidências é primordial para que o paciente não seja prejudicado em médio e longo prazo por um benefício alcançado a curto prazo. A escolha da conduta mais adequada deve ser pautada pelos níveis de evidência, utilizados como um norteador para classificar a qualidade dos estudos na área da saúde. Achar a melhor evidência nem sempre é uma tarefa fácil para o fisioterapeuta que atua na prática clínica. Diferentemente dos fisioterapeutas que atuam na área acadêmica, com trabalho fortemente direcionado para a pesquisa, é importante para a adequada assistência ao paciente oncológico que o fisioterapeuta saiba encontrar e reconhecer a melhor evidência. Assim, não fica apenas reproduzindo técnicas com forte apelo mercadológico e com resultados muitas vezes duvidáveis.

As bases de dados científicos mais utilizadas na área da saúde são Lilacs, Scielo, Google Acadêmico, entre outros e, especialmente, PubMed e PeDro, aonde estão os artigos científicos com os melhores níveis de evidência.

Mas o que seria melhor nível de evidência? Nem todos os artigos científicos são iguais e nem têm o mesmo peso na hora do fisioterapeuta tomar a sua decisão na escolha da conduta que traria melhores resultados com o menor risco de efeitos colaterais.

Existe uma pirâmide de níveis de evidência, que classifica o tipo de artigo em função da qualidade da evidência que ele produz (Fig. 1-1).

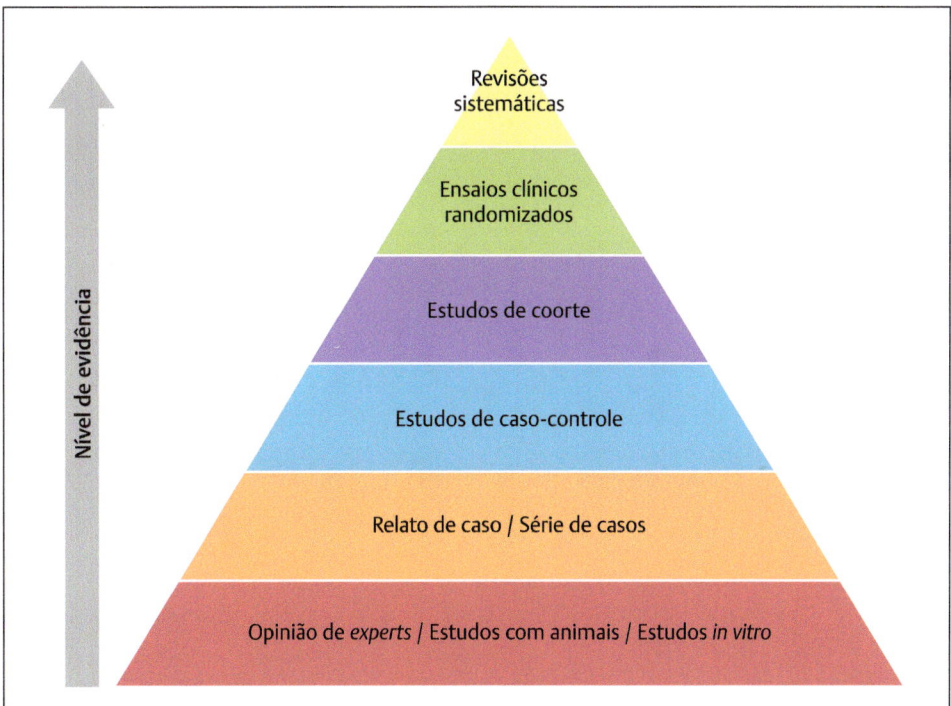

Fig. 1-1. Pirâmide de nível de evidência. (Fonte: Oliveira DAL. Práticas Clínicas Baseadas em Evidências.)

Dessa forma, resultados alcançados em revisões sistemáticas têm maior importância do que um ensaio clínico randomizado, por exemplo, que, por sua vez, é muito mais importante do que um relato de caso ou estudo em animais. A opinião de um especialista é apenas uma opinião, e está na base da pirâmide.

Saber interpretar os resultados apontados nos artigos, avaliando os métodos utilizados para a obtenção dos dados é tão importante quanto ter o conhecimento sobre as bases de buscas científicas e sobre a qualidade dos artigos encontrados.

A eletrotermoterapia, embora seja amplamente utilizada na prática clínica do fisioterapeuta, nunca se tornou parte de uma terapia padrão para o paciente com histórico oncológico. Atualmente, entretanto, com o avanço das pesquisas científicas, o uso da eletrotermofototerapia poderá proporcionar um incremento na qualidade de vida deste paciente com segurança.

REFERÊNCIAS BIBLIOGRÁFICAS

1. Watson T. Current concepts in electrotherapy. *Haemophilia* 2002 May;8(3):413-8.
2. Hanahan D, Weinberg RA. Hallmarks of Cancer: The Next Generation. *Cell Biochem Biophys* 2011 Mar;144(5):646-74.
3. Folkman J. Role of angiogenesis in tumor growth and metastasis. *Semin Oncol* [Internet]. 2002;29(6Q):asonc02906q0015. Disponível em: http://www.us.elsevierhealth.com/scripts/om.dll/serve?action=searchDB& searchDBfor=art&artType=abs&id=asonc02906q0015
4. Utrera-Barillas MD, Castro-Manrreza ME, Gutiérrez-Rodríguezb M, Benítez-Bribiescaa L. Linfangiogénesis en el cáncer y su papel en la diseminación metastásica. *Gac Méd Méx* [Internet]. 2009;145(1):51-60. Disponível em: http://www.medigraphic.com/pdfs/gaceta/gm-2009/gm091h.pdf
5. Prager GW, Zielinski CC. Angiogenesis in cancer. *Biochem Basis Ther Implic Angiogenes* 2013;2(3):335-56.
6. Ahmed Omar MT, Abd-El-Gayed Ebid A, El Morsy AM. Treatment of post-mastectomy lymphedema with laser therapy: Double blind placebo control randomized study. *J Surg Res* [Internet]. 2011;165(1):82-90.
7. Cialdai F, Landini I, Capaccioli S, Nobili S, Mini E, Lulli M, et al. In vitro study on the safety of near infrared laser therapy in its potential application as postmastectomy lymphedema treatment. *J Photochem Photobiol B Biol* [Internet]. 2015;151:285-96.
8. Zecha JAEM, Raber-Durlacher JE, Nair RG, Epstein JB, Sonis ST, Elad S, et al. Low level laser therapy/photobiomodulation in the management of side effects of chemoradiation therapy in head and neck cancer: part 1: mechanisms of action, dosimetric, and safety considerations. *Support Care Cancer.* 2016;24(6):2781-92.
9. Sonis ST, Hashemi S, Epstein JB, Nair RG, Raber-Durlacher JE. Could the biological robustness of low level laser therapy (Photobiomodulation) impact its use in the management of mucositis in head and neck cancer patients. *Oral Oncol* [Internet]. 2016;54:7-14.
10. Carcinoma B, Powell K, Sc BB, Low P, D P, Mcdonnell PA, et al. Photomedicine and Laser Surgery. *Photomed Laser Surg.* 2010;28(1):115-23.
11. Navratil L, Kymplova J. Contraindications in Noninvasive Laser Therapy: Truth and Fiction. *J Clin Laser Med.* 2002;20(6):341-3.

ELETROTERMOFOTOTERAPIA EM ONCOLOGIA

CAPÍTULO 2

Nivaldo Antonio Parizotto

CORRENTES ELÉTRICAS NA ONCOLOGIA

Os profissionais da área de saúde, principalmente os fisioterapeutas, ainda têm uma série de dúvidas sobre realizar ou não determinados procedimentos terapêuticos em pacientes oncológicos. Isso se dá principalmente pelo aspecto ético que envolve e as possibilidades de atingir prováveis tumores ou células neoplásicas que poderiam, eventualmente, ser estimuladas a se multiplicar de maneira descontrolada em pacientes. Isso se deve muito mais a questões míticas ou precauções de caráter ético do que uma evidência que haja estes efeitos definidos na literatura.

Sempre são necessárias análise do caso e anamnese detalhadas para estabelecer o diagnóstico cinético-funcional do paciente para assim definir os planos de tratamento de cada um individualmente. Para isso, alguns métodos de avaliação de rotina devem ser empregados, mas, sempre que possível, os avanços da tecnologia fazem com que adições aos procedimentos possam ser muito úteis para melhorar esta etapa da avaliação e também serve para verificar o seguimento da evolução do paciente. Entre estas novas tecnologias está a termografia por infravermelho, que já se mostrou bastante útil na análise de pacientes com câncer de mama, com muita acurácia e repetitividade nas análises realizadas.[1] Essa tecnologia está cada dia mais próximo do profissional pelos custos cada vez menores dos equipamentos no mercado.

A atividade de suporte ao paciente que se submeteu a tratamentos contra uma grande diversidade de cânceres é fortemente fundamentada na Fisioterapia e entre os tratamentos que tem sido propostos, tanto para recuperação funcional de alguns tecidos, como os músculos, que sofrem de atrofia, como também para facilitar a reparação tecidual de pele ou outros tecidos acometidos, como também serve para atenuar os efeitos dos tratamentos como cirurgia, quimioterapia e radioterapia estão os agentes eletrofísicos, utilizando energia eletromagnética, entre os quais o ultrassom terapêutico, a fotobiomodulação por *lasers* e LEDs, a estimulação elétrica com fins de contração muscular, as correntes elétricas com objetivo de aliviar a dor, assim como para facilitar a cicatrização de feridas.

Várias organizações têm publicado guias de tratamento com algumas instruções sobre o uso de agentes eletrofísicos, nos quais não há menção de vários dos mitos ou aprendizados inadequados nas escolas sobre questões sobre restrições ou uso inadequado em determinados tecidos, principalmente se referindo às células neoplásicas, tumores ou o câncer.[2,3]

Uma das principais aplicações dos agentes eletrofísicos, ou como colocam os americanos, as modalidades terapêuticas, especialmente as correntes elétricas, são os tratamentos paliativos para dor com a tradicional Estimulação Elétrica Nervosa Transcutânea (do inglês, TENS). Na realidade, todas as estimulações elétricas aplicadas do exterior do corpo por intermédio da pele são transcutâneas e também costumam estimular nervos (sensoriais ou motores), dependendo da intensidade da carga aplicada, que é a multiplicação da amplitude (mA) pelo tempo do pulso de estimulação (geralmente em μs).

Esta forma de estimulação está citada como uma alternativa há um bom tempo em cuidados paliativos do paciente oncológico.[4] Entre as considerações da época, se colocava sobre a necessidade de atenção especial no paciente nas suas fases terminais, dando um alívio em suas dores, da melhor forma possível, com as drogas que forem necessárias, mas a redução da carga de medicações nos pacientes e uma alternativa não farmacológica como a TENS poderia oferecer uma qualidade de vida melhorada neste período. Além disso, o aspecto custo/efetividade das diversas formas de terapia deveriam sempre estar em evidência para uma melhor escolha por parte da equipe de trabalho e do paciente.

A TENS (tradicionalmente assim chamada) é a aplicação terapêutica da estimulação elétrica transcutânea sobre a pele e é usada, principalmente, para o controle da uma ampla gama de condições de dores agudas e crônicas.[5] Unidades de TENS normalmente usam eletrodos adesivos ou de borracha de silicone carbonada colocados na superfície da pele para aplicar estimulação elétrica pulsada (Fig. 2-1), que pode ser modificada em termos de frequência (taxa de estimulação), intensidade e duração.[6] A aplicação de TENS é comumente descrita como sendo nos modos de alta ou baixa frequência.

TENS de baixa frequência é definida como sendo de 10 Hz ou menos,[7,8,9] enquanto a TENS de alta frequência aparece descrita como variando de 50 ou 100 Hz e pouco acima.[8,10-12] TENS de baixa frequência é frequentemente usada em intensidades mais altas, provocando contração (sendo, portanto, utilizada no nível motor), enquanto a TENS de alta frequência tem sido tradicionalmente usada em intensidades mais baixas, que devem estar em uma intensidade tal que o paciente sinta forte a estimulação, sem que haja incômodo ou contração muscular.[13] TENS modulada é uma outra forma frequentemente utilizada na qual aplica-se estimulação de uma gama de diferentes frequências e pode ajudar a melhorar o desenvolvimento de tolerância à TENS.[14] Este é um aspecto de extrema importância no

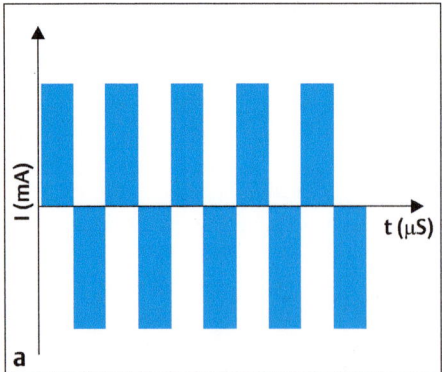
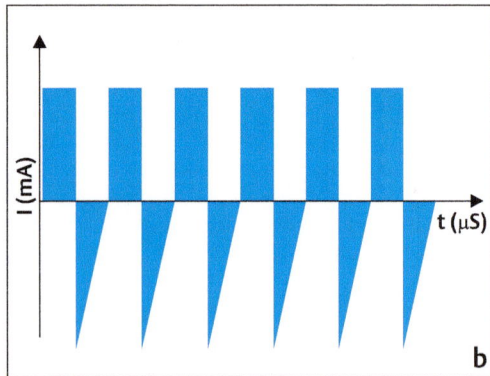

Fig. 2-1. Diferentes formas usuais de pulsos mais utilizadas para estimulação elétrica nervosa transcutânea (do inglês, TENS), sendo (**a**) o pulso bifásico simétrico e (**b**) o pulso bifásico assimétrico balanceado. Ambas as formas de pulso têm sido utilizadas no Brasil, mas a mais comum atualmente, pelo fato dos equipamentos serem digitais, é a forma bifásica simétrica.

tratamento pela Fisioterapia nos cuidados paliativos, pois, frequentemente, estes pacientes estão sujeitos à terapia farmacológica por opioides, e, assim, deve-se oferecer alternativas com diferentes frequências de TENS aplicadas ao longo do tratamento, evitando, assim, a tolerância por um ou outro dos receptores opioides (Mi ou Delta).

O efeito maior da TENS está centrado no fato de haver uma estimulação segmentar, o que proporciona efeitos de caráter medular, sobre o sistema de modulação da dor no corno dorsal da medula, mas também há fortes evidências dos efeitos na dor nociceptiva ativando alguns receptores μ e δ opioides, que são inibidores periféricos da dor, reduzindo a substância P (neurotransmissor de dor). Além disso, a TENS pode alterar a atividade simpática para reduzir a dor por meio dos receptores α2-noradrenérgicos locais. Dessa forma, parece que a TENS estimula uma maior atividade simpática e altera a sensibilização do nociceptor.[15]

Há outros fatores que parecem interferir nos resultados. No caso da intensidade de corrente, este fator indica ser um fator crítico na otimização da eficácia da TENS e cada vez mais pensa-se que, independentemente da frequência de aplicação, a intensidade precisa produzir uma ação de estimulação forte, não dolorosa, que idealmente é avaliada durante o tratamento para manter a nível de intensidade.[7,8,14] Nesse sentido, pode ser necessário ter o profissional ao lado para executar tal ação ou haver uma orientação ao paciente para que conheça como realizar tal procedimento.

A colocação de eletrodos pode influenciar a resposta, embora esta questão é um tanto ambígua quando se relaciona com o segmento espinal relativo ao local de colocação do eletrodo, demonstrando um efeito em estudos em animais e humanos.[9,16-18]

O tempo de estimulação deve ser considerado para se obter os melhores resultados, pois os efeitos são de caráter mais agudos, e necessita-se de nova sessão de tratamento para retomar os efeitos analgésicos requeridos. Portanto, requer alguma consideração do fisioterapeuta ao analisar os estudos de TENS, pois, a teoria prediz que a analgesia induzida pela TENS deve ter um pico durante ou imediatamente após o uso.[14] Portanto, serve ao intuito de realizar mobilizações nos pacientes logo após a analgesia conseguida e ampliar os efeitos do exercício após a aplicação da TENS.

A revisão de Bjordal, Johnson e Ljunggreen (2003), agrupou os ensaios clínicos para dor aguda pós-operatória, nos quais os parâmetros estavam adequados para TENS (frequência adequada: 1 a 8 Hz para BF-TENS ou 25 a 150 Hz para TENS com AF; intensidade adequada: forte, próximo da máxima tolerável ou ≥ 15 mA) e aqueles que não atenderam a esses critérios.[7] Eles demonstraram que aqueles estudos com parâmetros adequados de TENS (n = 11) mostraram uma redução de 36% na ingestão de analgésicos em comparação com aqueles com parâmetros inadequados de TENS (n = 10) que mostraram uma redução de apenas 4%. Em contraste, a revisão de Carroll *et al.* (1996) não considerou a dosagem e por tal motivo não conseguiu demonstrar uma efetividade do tratamento.[19] Além disso, descobriu-se que a TENS, com uma frequência modulada, intensidade tão alta quanto o indivíduo tolerava, e eletrodos colocados em ambos os lados e paralelos à incisão cirúrgica, foi comparado com TENS placebo e analgesia farmacológica isolados (controle) usando um desenho cruzado. O autorrelato de intensidade da dor, função de caminhada e capacidade vital foram avaliados em 33 indivíduos. A TENS resultou em menos dor que o controle durante atividades de caminhada e capacidade vital e significativamente menos dor do que a TENS durante o teste de capacidade vital. A TENS também produziu velocidades de marcha significativamente melhores do que o controle e maiores distâncias de marcha do que o grupo-controle e placebo. A capacidade vital e a intensidade da dor em repouso não foram diferentes entre os três tratamentos. Esses resultados sugerem que a TENS reduz a intensidade da dor durante a marcha e a respiração profunda e aumenta a função da marcha no pós-operatório quando usada como suplemento à analgesia farmacológica. A falta de efeito sobre a dor em repouso apoia a hipótese de que a TENS atua reduzindo a hiperalgesia.[20]

Uma vez que as revisões sistemáticas anteriormente focadas na TENS para dor pós-cirúrgicas tanto em repouso ou em situações gerais, há vários fatores que podem ser alegados que possam ter contribuído para resultados conflitantes. Por isso, sempre há necessidade de um bom treinamento do profissional que, na atualidade, ainda subutiliza os recursos disponíveis em um equipamento, com alteração das frequências, da localização dos eletrodos, da alternância nas frequências para evitar tolerância com tratamentos farmacológicos ou mesmo com a própria TENS em uma outra frequência fixa.

As revisões sistemáticas com metanálises levantadas utilizando TENS na dor do câncer foram escassas. Há uma primeira da Cochrane que tem apenas dois estudos clínicos randomizados (ECRs) preencheram os critérios de elegibilidade (64 participantes).[21] Esses estudos foram heterogêneos em relação à população estudada, tamanho da amostra, desenho do estudo, qualidade metodológica, modo de TENS, duração do tratamento, método de administração e medidas de desfecho utilizadas. Em um ECR, não houve diferenças significativas entre TENS e placebo em mulheres com dor crônica secundária ao tratamento do câncer de mama. Nos outros ECRs, não houve diferenças significativas entre os pacientes com TENS acupuntura e placebo em pacientes em cuidados paliativos; este estudo foi com baixo poder nas amostras. Os autores concluem que os resultados desta revisão sistemática são inconclusivos em decorrência da falta de ECRs adequados. Grandes ECRs multicêntricos são necessários para avaliar o valor da TENS no tratamento da dor relacionada ao câncer em adultos.

Em uma revisão de literatura brasileira, Pena, Barbosa e Ishikawa (2008) demonstram subsídios que tentam explicar como a TENS poderia atuar como adjuvante no controle da dor oncológica.[22] A conclusão que chegaram é que apesar de vários estudos demonstrarem eficácia para o alívio da dor com a TENS, muito se tem a discutir e descobrir sobre o real papel desta modalidade analgésica, uma vez que a maioria dos estudos enfatiza que a dor associada ao câncer é multifatorial e, por isso, há uma grande dificuldade em encontrar comprovações científicas mais concretas e focadas para esta modalidade de tratamento. Como comentado anteriormente, muitos parâmetros são avaliados relativamente à dor, mas os aspectos relativos ao nível de atividades recuperadas pelos pacientes frequentemente são deixados de lado.

Nesse sentido, pode ser observado o trabalho de Belmonte *et al.* (2011) mostrando exatamente o aspecto de qualidade de vida.[23] O trabalho teve como objetivo comparar a eficácia da eletroterapia de baixa intensidade, de baixa frequência e drenagem linfática manual no tratamento de linfedema dermatológico crônico associado ao câncer de mama. O desenho do ensaio clínico foi aleatório cruzado, simples cego. Como conclusão os autores colocam que embora não existam diferenças significativas entre as alterações do tratamento, a tendência observada para uma melhor qualidade de vida relacionada à saúde é notável na eletroterapia de baixa intensidade e de baixa frequência.

Em continuidade, em 2012, Hurlow *et al.* fizeram uma revisão presumindo que a estimulação TENS poderia ter um papel no controle da dor, mas a eficácia da TENS atualmente não se conhece.[24] Esta é uma atualização da revisão original publicada por Robb *et al.* (2008).[21] Apenas um ECR adicional atendeu aos critérios de elegibilidade (24 participantes) para essa revisão atualizada. Embora este fosse um estudo de viabilidade, não projetado para investigar o efeito da intervenção, sugeriu que a TENS pode melhorar a dor óssea ao movimento em uma população com câncer. A revisão inicial identificou dois ECRs (64 participantes), portanto, essa revisão agora inclui um total de três ECRs (88 participantes). Esses estudos foram heterogêneos em relação à população estudada, tamanho da amostra, desenho do estudo, qualidade metodológica, modo de TENS, duração do tratamento, método de administração e medidas de desfecho utilizadas. Em um ECR, não houve diferenças significativas entre TENS e placebo em mulheres com dor crônica secundária ao tratamento do câncer de mama. Nos outros ECRs, não houve diferenças significativas entre os pacientes com TENS acupuntura e estimulação placebo em pacientes em cuidados paliativos; este estudo teve um poder muito baixo. Como conclusões dos autores, apesar de ter o acréscimo de um ECR adicional, os resultados desta revisão sistemática atualizada permanecem inconclusivos em virtude da falta de ECRs adequados. Grandes ECRs multicêntricos são necessários para avaliar o valor da TENS no tratamento da dor relacionada ao câncer em adultos.

Salim e Nigim, em 2017, mostraram que intervenções não farmacológicas são necessárias para serem incluídas entre as modalidades de tratamento para a dor relacionada ao câncer, em que uma variedade de opções pode ser usada para reduzir a dor e melhorar a qualidade de vida dos pacientes.[25] A TENS é amplamente utilizada, apesar da falta de confirmação da eficácia na dor crônica, incluindo a dor relacionada ao câncer. Os autores mostram que não há evidências suficientes para determinar se a TENS pode ser usada em adultos com dor do câncer. Após a revisão dos artigos, ficou evidente que não há melhora significativa da dor, especialmente em pacientes com câncer avançado. Os nove artigos que apoiam o uso da TENS, ainda fornecem evidências inadequadas sobre a eficácia da TENS para pacientes com câncer. Os autores acreditam que TENS parece ser inútil para ser usada no tratamento de dor relacionada ao câncer.

Apesar de haver dificuldades ainda em confirmar certas vantagens da TENS em pacientes oncológicos, muito se deve aos critérios de inclusão de trabalhos nas revisões sistemáticas e metanálises, uma vez que há boas confirmações na literatura sobre os efeitos da TENS na inflamação. Observou-se, por meio da síntese das medidas de uma metanálise, que havia diferenças significativas após o uso de TENS para reduzir o grupo geral das citocinas.[26] Quando agrupado por doenças crônicas, por configurações pós-operatórias, ou por estudos individuais no caso de IL-6, observou-se que houve a redução de citocinas relacionadas ao uso de TENS. O uso de TENS reduziu os níveis sanguíneos de citocinas pró-inflamatórias (foi observado um fator de proteção da TENS em relação à inflamação).

Espera-se que o estudo de Liang *et al.* (2019), publicado como um novo ECR esclareça se a estimulação elétrica transcutânea em pontos de acupuntura, assim chamado como TEAS nas buscas da literatura, seja eficaz para a dor relacionada ao câncer.[27] Estes resultados pretendem demonstrar a vantagem do TEAS combinado com fármacos opiáceos na melhoria da função imunitária e na diminuição dos efeitos secundários induzidos pelos opiáceos.

CORRENTES APLICADAS PARA CONTRAÇÃO MUSCULAR E CÂNCER

Na terapia paliativa, não apenas a dor dos pacientes deve ser tratada, mas as condições de vida, e, desta forma, uma série interessante de possibilidade estão entrando em evidência pelas suas aplicabilidades no sentido de oferecer melhoria na contração muscular por estimulação elétrica neuromuscular (EENM), com auxílio ou não dos pacientes (ativo ou passivamente), aplicada nos músculos debilitados de maneira focal, ou mesmo de maneira mais generalizada, objetivando grandes grupamentos musculares, inclusive com objetivos de alterar o débito cardíaco e a hemodinâmica dos pacientes com efeitos sobre a trombose venosa profunda, como nos pacientes internados na Unidades de Terapia Intensiva (UTIs).[28] Este tipo de estimulação, quando associada a uma função executada simultaneamente pelo paciente, é chamada de estimulação elétrica funcional, do inglês FES.

O tempo de leito pode inclusive determinar algumas lesões ou facilitar o aparecimento de outras mais, o que poderia ser tratado por meio de mobilizações por parte da equipe de fisioterapeutas, mas para isso, uma preparação pode facilitar estas mobilizações com estímulos apropriados para melhorar o recrutamento muscular e proporcionar para os pacientes uma maior autonomia de movimentos. A técnica utilizada por Ojima *et al.* (2017) para estimular os músculos dos pacientes na UTI foi apenas colocar eletrodos com boas dimensões para atingir os grupos musculares grandes de membros inferiores (quadríceps e panturrilha) e estimular com parâmetros que provocassem contrações por 30 minutos, tendo aquecimento, tratamento e desaquecimento, cada fase com parâmetros diferentes de estimulação, mas sempre evidenciando as contrações suaves, mas visualmente observáveis.[28]

Esta tecnologia de estimulação elétrica para contração de variados grupos musculares tem percorrido uma longa história. Há algumas questões que são atualmente assertivas no sentido de que alguns parâmetros físicos dos pulsos elétricos têm uma boa aceitação dentro da comunidade científica. O sucesso clínico da EENM para a recuperação funcional neuromuscular é grandemente comprometido pela pouca consideração de diferentes questões fisiológicas e metodológicas que nem sempre são óbvias para os clínicos. Para isso, Maffiuletti *et al.* (2018) conduziram uma revisão narrativa reexaminando alguns desses aspectos fundamentais da EENM, usando uma perspectiva de modelo tripartido.[29] Em primeiro lugar, afirma que a EENM não ultrapassa de fato o sistema nervoso central, mas resulta em uma multiplicidade de respostas neuralmente mediadas que contribuem substancialmente para a geração de força e podem gerar adaptações neurais. Em segundo lugar, argumenta que muita ênfase é geralmente colocada em parâmetros de estimulação controláveis externamente, enquanto o principal determinante da eficácia da EENM é a tensão muscular intrinsecamente determinada gerada pela corrente (isto é, força evocada). Em terceiro lugar, acreditamos que uma abordagem mais sistemática da terapia com EENM é necessária na clínica, e isso implica uma melhor identificação do comprometimento específico do paciente e dos possíveis "respondedores" à terapia com EENM. Com base nessas considerações, os autores sugerem que as etapas cruciais para garantir a eficácia clínica do tratamento com NMES consistam em (1) identificar o comprometimento neuromuscular com uma boa avaliação clínica e (2) implementar a terapia por NMES baseada em algoritmo (alguns já existentes), enquanto (3) o tratamento com NMES controlado por tensão e eventualmente amplificando seus efeitos neurais.

Uma questão muito importante que tem sido levantada por alguns clínicos e também pesquisadores é a possível superioridade das correntes de média frequência sobre as de baixa frequência. Em uma revisão recente de Vaz e Frasson (2018), os autores mostraram 15 artigos comparando os dois tipos.[30] Corrente alternada de média frequência (quilohertz) gerou igual ou menor força, desconforto semelhante, intensidade de corrente semelhante para estimulação elétrica neuromuscular máxima tolerada pelos pacientes, além de mais fadiga em comparação com corrente pulsada de baixa frequência. Níveis submáximos similares de força evocada revelaram maior desconforto e intensidade de corrente para corrente alternada de média frequência comparada com a corrente pulsada de baixa frequência. A evidência disponível na atualidade não suporta a ideia de que a corrente alternada de média frequência seja melhor que a corrente pulsada de baixa frequência para treinamento de força e recuperação funcional.

A grande quantidade de complicações associadas ao tratamento do câncer pode ser compensada pela participação regular em atividades físicas regulares e exercícios por parte dos pacientes. No entanto, a aderência dos pacientes com as atuais diretrizes parece ser ruim, em particular naqueles indivíduos incapazes ou não autorizados a participar do exercício voluntário em virtude da doença subjacente. Nesse sentido, terapias alternativas, como a EENM, são promissoras, embora resultados anteriores em sobreviventes de câncer tenham sido ambíguos. Isso provavelmente ocorre em resposta a questões metodológicas, como a prescrição NMES inadequada. Para isso, O'Connor, Caulfield (2018) mostra em uma revisão e propõem três focos a serem abordados para aumentar a eficácia da EENM na reabilitação do paciente com câncer como (1) o exercício de EENM deve ter como alvo os sistemas neuromuscular e cardiovascular por meio das modalidades de baixa e alta frequência, (2) avanços tecnológicos como sistemas baseados em aplicativos móveis podem ser aproveitados para melhorar o monitoramento caseiro do exercício de EENM em domicílio, e (3) a prescrição e a progressão devem seguir os princípios fundamentais do exercício para superar a heterogeneidade nos fatores fisiológicos, funcionais e psicológicos diários enfrentados pelos sobreviventes do câncer.[31] Abordar estas três áreas principais em estudos futuros pode ajudar a melhorar a eficácia do exercício de EENM e acelerar a recuperação funcional do paciente.

Deve haver permissão aos pacientes após as cirurgias ou outros tipos de tratamentos para o câncer, pois tais tratamentos, como quimioterapia e radioterapia, têm efeitos colaterais sobre a fadiga e *performance* física, o retorno às atividades físicas dos sobreviventes de câncer de mama ou outros tipos de câncer. Para isso correntes elétricas podem ser utilizadas como facilitadoras da contração muscular para estimular o reinício das atividades e fortalecer os pacientes nos períodos iniciais, quando a fraqueza muscular está ainda instalada. Há evidências de que métodos de tratamento físicos focados na *performance* do indivíduo, particularmente nas disfunções e regiões prejudicadas, proporcionam melhoria nas atividades físicas dos indivíduos e isso, certamente, irá melhorar a qualidade de vida destes sobreviventes.[32]

O processo de recuperação após um câncer é parte importante no tratamento e nos cuidados a estes pacientes com objetivo de melhorar o *status* funcional, a qualidade de vida e a participação do indivíduo nas atividades sociais. O fisioterapeuta deve ter competências relativas ao diagnóstico e terapia bem como da condução dos tratamentos, intervenções e abordagens como as aplicações das modalidades físicas como eletroterapia, termoterapia, balneologia e climaterapia, fototerapia e mecanoterapia. Este processo deve ser integrado precocemente à continuidade do tratamento do paciente de câncer.[33]

Algumas das recomendações oferecidas pelo consenso do grupo de *experts* para reabilitação do paciente com câncer incluem itens como:[34]

1. Fornecer triagem e avaliação de reabilitação como parte de um plano abrangente de tratamento do câncer, desde o momento do diagnóstico ao longo do curso da doença e da recuperação, até as necessidades funcionais dos pacientes. Esses serviços devem ser prestados por profissionais de reabilitação treinados que usam as melhores práticas baseadas em evidências para diagnosticar e tratar os muitos comprometimentos físicos, cognitivos e funcionais associados a essa população clinicamente complexa.

2. Incorporar avaliação objetiva do estado funcional de um paciente antes do início do tratamento do câncer ativo, em intervalos regulares durante o tratamento e durante a sobrevivência para preservar e otimizar a função e monitorar os efeitos tardios do tratamento.
3. A comunidade de reabilitação deve usar os relatórios relacionados ao câncer do *Institute of Medicine* para identificar os componentes de assistência à sobrevivência que os serviços de reabilitação podem abordar e apoiar.
4. Em cânceres selecionados, os serviços de reabilitação devem oferecer pré-tratamento para otimizar a tolerância à intervenção cirúrgica e tratamento adjuvante, a fim de minimizar a toxicidade e melhorar os resultados.
5. Realizar uma avaliação completa da cobertura de conteúdo e das propriedades psicométricas dos instrumentos de medição clínica existentes e obter consenso em relação às medidas funcionais padrão de critério específicas para diferentes populações de câncer.
6. Criar uma interface eletrônica centralizada usando uma infraestrutura, como o Centro de Avaliação (disponível em: https://www.assessmentcenter.net/), para facilitar a coleta sistemática de propostas (do inglês, PROMs), a fim de facilitar a caracterização psicométrica dessas medidas, especialmente a capacidade de resposta, em populações clinicamente importantes e faixas de características.
7. Desenvolver diretrizes práticas relacionadas à avaliação funcional, triagem de deficiências físicas e intervenções de reabilitação para melhorar a seleção de intervenções de reabilitação, encaminhamentos e avaliação de resultados.
8. Expandir a educação e o treinamento relacionados ao câncer entre os provedores de reabilitação por meio de instrução de currículo, cursos educacionais, programas de residência e bolsas, educação continuada profissional e conferências.
9. Elevar a conscientização e a educação entre os prestadores de serviços de saúde, pacientes e pagadores em relação à reabilitação como parte integrante do tratamento de qualidade do câncer.
10. Identificar as lacunas de pesquisa nos domínios de reabilitação do câncer e promover a conscientização dessas lacunas para as agências de financiamento que apoiam o treinamento profissional e a pesquisa científica na pesquisa clínica, translacional e de serviços de saúde, a fim de aumentar os mecanismos de financiamento.

Nesse sentido, existem evidências fundamentadas para apoiar uma melhor integração da reabilitação no contínuo oncológico e apoiar a lógica de que os serviços de recuperação funcional e reabilitação melhoram a abrangente prestação de cuidados oncológicos. Portanto, não se deve prescindir a Fisioterapia, e, dentro desta perspectiva, os agentes eletrofísicos, entre eles, as correntes elétricas, tanto com objetivo de alívio da dor no paciente terminal, como parte dos cuidados paliativos, como do sobrevivente, que necessita de atenção às debilidades decorrentes dos tratamentos, oferecendo a eles a oportunidade de uma recuperação mais rápida e eficiente, minorando os efeitos deletérios e inserindo mais precocemente estes indivíduos ao convívio social.

FOTOBIOMODULAÇÃO
Mecanismos da Fotobiomodulação
A literatura científica apresenta evidências sobre a absorção da luz pela membrana celular e mitocôndrias, que transformam a energia eletromagnética em energia biológica, como

mais síntese de ATP e muitas outras reações que ocorrem após a biodisponibilidade do ATP na célula. Nas células animais, os mecanismos são semelhantes às células vegetais, mas o cromóforo envolvido em cada caso é diferente. Nas células vegetais, a clorofila é a parte central da reação, para produzir glicose, e pode ser usada pela planta para sobreviver, desenvolver e crescer. Nas células animais, o cromóforo principal envolvido é o citocromo C oxidase (CCO), que é o complexo IV nas mitocôndrias, e também outros cromóforos como flavinas, porfirinas e NAD estão envolvidos nas atividades metabólicas de estimulação ou inibição, dependendo do comprimento de onda e a dosagem da luz irradiada no tecido ou organismo. Hipotetiza-se que o óxido nítrico inibitório pode ser dissociado da CCO, restaurando, assim, o transporte de elétrons e aumentando o potencial da membrana mitocondrial. Outro mecanismo envolve a ativação de canais iônicos leves ou a prova de calor nas células de mamíferos.[35]

A primeira lei da fotobiologia explica que para uma luz visível de baixa intensidade ter qualquer efeito sobre um sistema biológico vivo, os fótons devem ser absorvidos por bandas de absorção eletrônicas pertencentes a alguns fotoaceptores moleculares, que são chamados de cromóforos. A penetração tecidual efetiva da luz em 650 a 1.200 nm é maximizada. A absorção e o espalhamento da luz no tecido são ambos muito mais altos na região azul do espectro do que o vermelho, porque os principais cromóforos do tecido (hemoglobina e melanina) têm altas bandas de absorção em comprimentos de onda mais curtos e espalhamento de luz mais alto em comprimentos de onda mais curtos. A água absorve fortemente a luz infravermelha em comprimentos de onda superiores a 1.100 nm. Portanto, o uso de terapia por fotobiomodulação (FBM) em animais e pacientes principalmente utiliza luz vermelha e infravermelha próxima (600-1.100 nm). Para aplicações recentes, os comprimentos de onda azul, verde e amarelo (âmbar) estão em estudo para uso na prática clínica. A luz azul tem um efeito muito interessante sobre a morte bacteriana, com potencial uso em cicatrizes abertas.[36]

O princípio da terapia de luz de baixa intensidade baseia-se na irradiação de células com fótons usando radiação não ionizante para alterar a atividade celular. Por esse motivo, a FBM é conhecida como terapia fotobiomodulatória. O mecanismo de fotobiomodulação envolve a absorção de luz infravermelha (do inglês, IR) ou na faixa do infravermelho próximo (do inglês, NIR) por moléculas aceptoras de luz presentes nas mitocôndrias, os fotorreceptores ou cromóforos, induzindo uma resposta celular a partir da qual os efeitos biológicos são transferidos para o corpo. Após absorver energia nos comprimentos de ondas utilizados na irradiação, ocorrem alterações físico-químicas na molécula fotorreceptora, que atinge um estado eletronicamente excitado, permitindo a ocorrência de reações consideradas "pontos-chave" na regulação do metabolismo. A enzima CCO, que é a unidade mitocondrial IV da cadeia respiratória, é reconhecida como o principal fotorreceptor para IR e NIR da mitocôndria. Além do citocromo C oxidase, outras moléculas presentes na cadeia respiratória podem atuar reversivelmente como fotossensibilizadores, como flavinas (NADH-desidrogenase) e porfirinas.[35]

A enzima CCO mostrou-se ativada *in vitro* pelo *laser* vermelho (633 nm). O CCO é uma molécula complexa com 13 subunidades proteicas separadas que contém dois centros de cobre diferentes CuA e CuB e dois centros heme, heme-a e heme-a3. Todos esses centros podem estar em um estado reduzido ou oxidado. O CCO transfere quatro prótons para o oxigênio molecular para formar duas moléculas de água usando os elétrons do citocromo C reduzido. O gradiente de prótons assim formado impulsiona a atividade da ATP-sintase. Vários pesquisadores relataram que os espectros de ação (eficiência relativa de diferentes comprimentos de onda para aspectos mediadores do processo FBM) correspondem ao espectro de absorção de CCO.[37]

Os mecanismos de sinalização redox das células parecem estar envolvidos na resposta à luz. Alguns autores levantaram a hipótese de que o estado redox é muito importante para obter a resposta máxima do organismo. O experimento *in vitro* utilizando células cultivadas sob estresse por baixa concentração de soro fetal bovino e concentração normal utilizada mostrou que nas condições de estresse, a resposta das células é melhor do que na concentração normal. A mesma ideia foi usada para provar que, em condições clínicas estressadas por redox, como o diabetes, a vantagem do uso da luz se torna um aumento na resposta biológica ou clínica, como reparo tecidual, inflamação e tratamento da dor.[37]

As regiões do corpo e os diferentes órgãos irradiados podem ter respostas específicas, dependendo das doses de luz utilizadas. As camadas, espessura e cor da pele, a possibilidade de atravessar a luz (principalmente o infravermelho) na calota craniana para atingir o cérebro do paciente, a profundidade das lesões (músculo, articulações e cartilagem em humanos e modelos animais), a viabilidade de irradiar grandes áreas do corpo com dispositivos que permitem isso, além de existirem problemas e tecnologias que estão sendo abordados nos trabalhos científicos atuais neste campo.

O ajuste da dose deve estar de acordo com as condições teciduais e o estado redox das células a serem irradiadas, bem como o tipo, o tamanho e as características de uma lesão são dados que apoiam a escolha de uma dosimetria correta para cada situação de tratamento, tanto em modelos animais, como em humanos. Essa tradução de dados científicos tem auxiliado na compreensão dos mecanismos envolvidos e, também, na maneira de controlar e ajustar a dosimetria de acordo com a situação fisiopatológica dos indivíduos. Isso está relacionado com o fato do paciente estar com inflamação em curso ou outro aspecto que altere o estado redox, como o diabetes.

A principal hipótese para explicar exatamente como a luz aumenta a atividade da enzima CCO é que o óxido nítrico (uma molécula que inibe o CCO por ligação não covalente entre heme-a3 e CuB) pode ser fotodissociada pela absorção de um fóton de luz vermelha ou NIR. Explicar por que a FBM parece ter efeitos maiores em células e tecidos doentes ou danificados, e não afetar drasticamente as células saudáveis, é que as células insalubres ou hipóxicas são mais propensas a ter concentrações inibitórias de óxido nítrico.[35]

As principais aplicações da FBM atualmente estão voltadas para a reparação tecidual, para controlar as inflamações (locais ou sistêmicas), para tratar a dor, modular a imunidade, melhorar o crescimento capilar, melhorar o desempenho muscular, entre outras.

Pode-se prevenir e tratar com FBM as lesões cutâneas e as mucosas aumentando a produção de colágeno e diminuindo a degradação do colágeno. O aumento na produção de colágeno ocorre pela FBM aumentando os efeitos sobre a produção de PDGF e fibroblastos, o que acontece por meio da diminuição da apoptose, aumento da perfusão vascular, bFGF e TGF-β. Diminuição na IL-6 e aumento nos TIMPs que, por sua vez, reduzem as MMPs e ajudam na redução da degradação do colágeno.[38,39]

As células-tronco podem ser ativadas, permitindo o aumento da reparação e da cicatrização dos tecidos. Na dermatologia, a FBM tem efeitos benéficos sobre as rugas, cicatrizes de acne, cicatrizes hipertróficas e cicatrização de queimaduras. A FBM pode reduzir os danos por UV tanto como tratamento quanto como profilaxia. Em distúrbios pigmentares como o vitiligo, a FBM pode aumentar a pigmentação estimulando a proliferação dos melanócitos e reduzindo a despigmentação pela inibição da autoimunidade. Doenças inflamatórias, como psoríase e acne também podem-se beneficiar. A natureza não invasiva e quase ausência de efeitos colaterais estimulam testes adicionais em dermatologia.[40]

Quais são as Características Técnicas do Uso da Luz? Combinação? Fonte de luz?

Os parâmetros físicos envolvidos na luz (comprimento de onda, potência, densidade de potência, fluência, frequência de pulsos, regime de pulso) são características muito importantes para se escolher as melhores condições para o tratamento das diversas partes do corpo e os estados fisiopatológicos dos pacientes. Faz com que a seleção dos melhores parâmetros deva ser levada em conta inicialmente a profundidade da lesão, e assim escolher o melhor comprimento de onda. Depois disso, a avaliação do estado redox do tecido serve para selecionar as melhores dosagens de energia, sempre levando em conta que existe uma curva dose-resposta característica, na qual o tempo está no eixo "x" e a densidade de potência é no eixo "y", no qual combinações entre esses parâmetros podem não ter efeito quando ambos estão bem abaixo dos limiares de resposta. No entanto, se ambos estiverem bem acima dos valores de resposta ideal, um processo de inibição de eventos biológicos pode ocorrer. Portanto, um ajuste entre tempo ideal e densidade de potência ideal ou irradiação fornecerá um efeito máximo entre as respostas que estamos buscando. Pode tratar-se de um processo inflamatório, por exemplo, no qual se pretende produzir um controle sobre tais respostas para que ocorram etapas de reparo tecidual com maior exuberância e qualidade, mas não permitam que ocorram os passos fundamentais do processo.

Em relação ao uso da luz pulsada nos tratamentos, pouco se conhece, e poucos estudos abordaram esse assunto em profundidade. Sugere-se que, em alguns casos, há células que respondem com mais eficiência a determinadas frequências de pulsação de luz, bem como organelas celulares que seriam mais aptas a elevar suas atividades nas dependências de certas frequências de pulso. Um caso bem estabelecido é a condição de trauma cranioencefálico (TCE) na qual os neurônios eram mais responsivos na taxa de pulso de 10 Hz quando comparados ao uso de luz contínua, mesmo que a mesma dose de luz irradiada fosse usada.

As fontes de luz que podemos usar estão no espectro visível e infravermelho próximo, e pode ser um *laser* ou LED, o controle da irradiância e o tempo de irradiação é obrigatório para obter os melhores resultados nos tratamentos.

Justificativa para Dosagem Escolhida

- Método de tratamento (contato, pressão, iluminação de distância).
- Distância do tratamento (tamanho do ponto), tipo de movimento, digitalização.
- Locais de tratamento (perna, joelho, interno via fibra etc.).
- Tecido-alvo pretendido (sinóvia, cartilagem, gânglio, nervo, pele etc.) e sua distância aproximada da superfície da pele.
- Número de sessões de tratamento (é o mesmo para todos os pacientes?)
- Frequência de sessões de tratamento (p. ex., 2 por semana durante 3 semanas, depois 1 por semana).

Tipo de Laser e Comprimento de Onda

Há alguns tipos de *laser* no mercado, entre os quais os *lasers* a gás (HeNe) ou de estado sólido, como os diodos (AsGa, eventualmente com outros dopantes). Dessa forma podem ter os mesmos comprimentos de onda, mas ainda assim dar resultados biológicos levemente diferentes em virtude das diferenças na coerência. Um InGaAlP-*laser*, por exemplo, pode ter o mesmo comprimento de onda que um *laser* HeNe (632,8 nm). Mas um *laser* HeNe tem um maior grau de coerência e uma largura de banda mais estreita. Os *lasers* de diodo têm uma largura de banda mais ampla, e os LEDs têm largura de banda ainda maior.

Não é suficiente apenas descrever o *laser* como "visível" ou "infravermelho", embora isso possa e deva ser adicionado, mas estas bandas são as mais utilizadas na FBM.

Características da Fonte de Laser ou LED

Um *laser* não é apenas um *laser*. As características típicas são luz polarizada ou não polarizada, luz divergente, luz colimada ou mesmo focalizada. Além disso, a distribuição da intensidade dentro de um feixe de luz pode ser muito diferente de um *laser* para outro. Um *laser* semicondutor geralmente tem um feixe em forma de leque.

Número de Fontes

Não é incomum ter mais de uma fonte de *laser* em um único instrumento. Uma sonda múltipla tem mais de uma fonte de luz. Nesse caso, é importante descrever cuidadosamente a situação – quantas fontes, sua distribuição espacial e orientação e, às vezes, também diferentes comprimentos de onda. Sempre descreva o contorno dos diodos de uma sonda múltipla por meio de uma foto ou desenho do final da sonda a *laser* – uma imagem diz mais que mil palavras.

Às vezes, diodos emissores de luz (LEDs) são usados como fontes/fontes ativas junto com diodos de *laser*. É importante descrevê-lo e especificar o comprimento de onda, largura de banda, potência e densidade de potência de cada fonte. Se os LEDs forem usados apenas como indicadores luminosos, isso deve ser especificado.

Sistemas de Entrega do Feixe de Luz

Os sistemas a *laser* podem parecer muito diferentes e, dependendo do sistema de distribuição do feixe, a distribuição da luz na superfície do tecido e dentro do tecido pode variar consideravelmente. A luz pode ser transportada por fibra ótica (que geralmente elimina a polarização) ou pode vir de uma sonda portátil. Pode ser desfocado para cobrir uma área maior, ou um feixe focalizado pode ser movido através de uma determinada superfície usando um *scanner*.

Emissão Pulsada ou Contínua

É importante especificar se um *laser* é pulsado ou não, bem como o método de pulsação. Uma razão é que foi demonstrado que frequências de pulso diferentes dão respostas biológicas diferentes, mesmo quando todos os outros parâmetros são mantidos constantes. Além disso, há uma conexão entre a profundidade de penetração, a densidade de potência e a potência de saída (potência de saída média e máxima).

O parâmetro mais importante para um *laser* pulsado é a frequência de pulso. Isso significa o número de pulsos de *laser* por segundo e é medido em Hz. Em alguns instrumentos, os programas controlam a frequência de pulso de modo que, no início, uma frequência de pulso seja usada e, após alguns segundos, a frequência seja alterada. Há até mesmo exemplos de dispositivos em que a frequência é gradualmente alterada de baixa para alta e vice-versa. No caso de pulsar com trens de pulso, é necessário especificar exatamente como a pulsação é feita. Na literatura, há muitos exemplos mostrando que frequências de pulso diferentes dão efeitos biológicos diferentes.

Potência de Saída

A potência de saída de um *laser* deve ser indicada em Watts ou miliWatts por fonte. Se o *laser* é pulsado, a situação se torna um pouco mais complicada. Então, os seguintes parâmetros devem ser claramente descritos: frequência de pulso (uma ou várias frequências usadas?), tipo de pulsação (corte/comutação, superpulso, modulação, por exemplo, trens de pulso), forma de pulso, ciclo de trabalho, energia, energia por pulso, potência média de saída.

Há também a seguinte relação entre potência média e energia por pulso: potência média = energia por pulso multiplicada pela frequência de pulso.

Densidade de Potência na Abertura da Sonda

A densidade de potência na abertura da sonda nem sempre é importante, porque o problema é a densidade de potência por volume real que é o parâmetro essencial. No entanto, isto normalmente não é conhecido em detalhe e, normalmente, escolhemos uma dose de superfície que é suficientemente alta para obter pelo menos uma dose razoável na profundidade da lesão ou sítio a ser tratado. No entanto, para possibilitar a repetição de um estudo, é essencial conhecer a densidade de potência na abertura da sonda. Além disso, quando alguns parâmetros estão faltando em um estudo publicado, pode ser útil saber tais detalhes e assim poder calcular. A densidade de potência é indicada em mW/cm². Também é importante especificar a área e a forma da abertura.

A técnica de tratamento mais comum é colocar uma sonda *laser* portátil em contato com a pele ou a mucosa sob a qual existe um problema para tratar. Neste caso, a área tratada é igual ao tamanho da abertura. Se a abertura é pequena (5 mm de diâmetro ou menos), a área tratada pode ser considerada como um ponto, e podemos considerar a distribuição de energia através da área tratada como uma constante (na realidade, é praticamente nunca constante, mas com pequenas áreas tratadas) não fará diferença na distribuição de energia tridimensional em profundidade no tecido se a densidade de potência através da abertura for constante ou não).

Descrição mais Detalhada dos Parâmetros de Tratamento

Entre esses parâmetros encontramos os dois mais essenciais: a densidade de energia (dose) e a densidade de potência (intensidade). A combinação e permutação de variáveis de terapia a *laser* para o tratamento de diferentes condições é praticamente infinita e pode ser muito difícil tomar decisões sobre o que é uma dose ideal para uma patologia em particular quando a evidência primária é ambígua.

Área de Tratamento

É claro que é importante especificar claramente a área de tratamento – se for uma área ou várias, se incluir áreas sobre problemas profundos ou superficiais, bem como acupuntura e pontos de gatilho.

Dose: Densidade de Energia

Na ausência de protocolos claramente definidos na literatura atual, as decisões sobre a dosagem precisam vir da experiência clínica, séries de casos e relatórios, bem como de fontes secundárias de informação, como livros e manuais de fabricantes. A densidade de energia da radiação penetrante diminui exponencialmente nos tecidos – doses muito mais altas na superfície da pele são necessárias para atingir a dose desejada em locais mais profundos.

Doses muito baixas são certamente uma das razões pelas quais muitos estudos são relatados como tendo resultados negativos. No entanto, quando se trata de uma veia ou artéria com baixa ou nenhuma pressão de sonda, uma fração marcada da luz afeta as células do sangue. Isso é importante para efeitos sistêmicos e efeitos gerais sobre a defesa imunológica.

Dose por Tratamento e Dose Total
Existem muitos métodos de tratamento e a descrição dos tratamentos é essencial. A descrição deve incluir a dose por sessão de tratamento, se doses diferentes são dadas a diferentes áreas, como área aberta da ferida e bordas da ferida (incluindo pontos de acupuntura ou gatilho), bem como a dose total para toda a série de tratamento para cada paciente.[41]

Intensidade: Densidade de Potência
A densidade de potência da máquina é uma função da potência do *laser* ou LED e do tamanho do ponto da área a ser tratada. Quando em contato com a pele, o tamanho do ponto será a área sob a ponta da sonda. É uma medida dos possíveis efeitos térmicos do feixe de *laser*. Muito frequentemente, a densidade de potência na superfície da pele é determinada pela abertura da sonda *laser* (a abertura é a área do feixe à medida que sai da sonda). Ao tratar em contato, também se utilizada da mesma área do feixe para efeitos de cálculo dosimétrico, o que vai determinar a penetração da luz na pele/tecido. Para os LEDs, pode-se usar o mesmo raciocínio. Para pequenas aberturas, sugere-se que a densidade de potência seja dada em watts ou miliWatts/ponto e para áreas maiores (< 0,5 cm²) em watts ou milliWatts/cm².[41]

Método de Tratamento
Uma descrição de se o *laser* deve ser usado em um modo de varredura ou em contato com a superfície da pele deve ser dada. Além disso, deve ser especificado se a pressão é aplicada e se a área da sonda é plana ou se a(s) abertura(s) se projeta(m) (o que dará uma pressão local mais alta, resultando em um volume maior livre de sangue sob a área de contato). As doses variam de acordo com a técnica usada. Em alguns casos, os fabricantes podem indicar a distância apropriada da superfície da pele usada para obter uma dosagem específica, pois o cálculo da dose depende das características particulares da máquina. Algumas máquinas calcularão doses e densidades de energia dependendo da técnica usada.

Distância do Tratamento (Tamanho do Ponto), Tipo de Movimento, Escaneamento
Em alguns estudos, a luz de uma abertura de *laser* é espalhada para cobrir toda a área a ser tratada (p. ex., uma úlcera da perna). Isso resulta em uma baixa densidade de potência. Uma alternativa é usar um feixe estreito e digitalizá-lo sobre a superfície – à mão ou mecanicamente. Isto dará uma maior densidade de potência e um melhor resultado. Seja como for, o método deve ser descrito em detalhes.

Sítios de Tratamento
A entidade anatômica que é tratada deve ser explicitamente descrita. Isso será diferente dependendo da condição ou do local a ser tratado, bem como do local da patologia. Uma imagem esquemática seria desejável.

Locais anatômicos devem ser descritos, bem como locais de inserções musculares ou ligamentos. Por exemplo, no tratamento da epicondilite lateral, o próprio epicôndilo lateral seria tratado. Mas os pontos sensíveis/desencadeantes nos músculos extensores do antebraço e suas inserções também podem ser tratados, bem como os pontos sensíveis no pescoço relacionados ao miótomo dos músculos afetados. A posição do braço/perna afetará a distância até a patologia em várias condições.[41]

Quando possível, uma estimativa quantitativa da profundidade de um local a ser tratado deve ser realizada, por ultrassonografia, tomografia computadorizada ou ressonância magnética, para ajudar a avaliar se uma dose adequada foi ou não aplicada a essa área.

Pontos de acupuntura devem ser descritos, usando a nomenclatura da Organização Mundial da Saúde (OMS) para pontos de acupuntura. Também é apropriado descrever a justificativa para a seleção de pontos. Os pontos-gatilhos devem ser descritos de acordo com o músculo no qual eles estão localizados, um diagrama sendo usado sempre que possível, e as razões para sua seleção devem ser explicadas.

Se a luz é trazida por meio de fibra óptica ou endoscópios, isso deve ser descrito em detalhes. A potência de saída deve ser medida na abertura do sistema de transferência.

É somente quando uma descrição explícita dos locais tratados é dada que o estudo será reproduzível. Será então possível avaliar se a luz *laser* alcançou ou não o tecido-alvo e se aplicou uma dose apropriada.

Número de Sessões de Tratamento

O número total de sessões de tratamento administradas durante o tratamento precisa ser declarado. Também é interessante afirmar se todos os pacientes recebem tratamento no mesmo número de ocasiões e se todas as sessões são iguais. Talvez seja dada uma dose menor por sessão, à medida que a superfície de uma úlcera diminui.

O número total de Joules por sessão de tratamento também deve ser declarado. Se 10 pontos de contato forem tratados a uma taxa de 1 Joule/ponto, a dose total será de 10 Joules por sessão. Isso pode ter relevância em termos da condição tratada, bem como potenciais efeitos colaterais. Isso pode não precisar ser explicitamente declarado se puder ser calculado a partir do número de pontos tratados e do número de Joules/ponto.

Frequência das Sessões de Tratamento

Os intervalos entre as sessões devem ser indicados. O tratamento uma vez por semana pode ser inadequado para uma condição aguda, mas pode ser apropriado para uma condição crônica. A patologia determinará a frequência do tratamento. É bastante comum iniciar uma série de tratamentos com duas ou três sessões por semana e, depois de algum tempo, reduzir para um tratamento por semana – isso deve ser descrito. Na situação clínica, os intervalos podem ser relacionados à resposta do paciente, mas, em um arranjo científico, o cronograma deve ser rígido.

Mecanismos de Ação de um Tratamento Genérico?

Podemos explicar os mecanismos gerais de ação do tratamento utilizando os efeitos terapêuticos. Um dos efeitos mais importantes revelados pela FBM é o reparo do tecido ou a regeneração do tecido corporal. Estes incluem a pele, a primeira a ser estudada, nervos, ossos, cartilagens, músculos e, mais recentemente, até o pâncreas foi regenerado pela influência da FBM como técnica de tratamento na experimentação com modelo animal de diabetes.

Nesse sentido, o aumento da síntese e liberação de colágeno é fato comprovado em vários estudos, aumentando a maturação do colágeno, antecipando as fases do processo de reparo, como inflamação, fibrilogênese e remodelamento tecidual.[38] Tais fases ocorrem mais rapidamente, permitindo uma melhor qualidade do tecido neoformado, aumentando as forças de tração envolvidas no novo tecido.

Outro aspecto a ser levado em consideração é o efeito anti-inflamatório da FBM, que é capaz de modular a resposta inflamatória, sem evitá-la, mas acelerando as etapas e permitindo maior controle do processo, evitando edemas exagerados ou até mesmo auxiliando no processo de controle da dor e função dos tecidos envolvidos.[42]

Observou-se melhora acentuada dos índices imunológicos em pacientes com dinâmica clínica positiva, como diminuição da sensibilização de células do sistema imune do sangue periférico, antígenos hepáticos, do timo e elevação do ATP, o que evidenciou melhora do metabolismo energético. Após a irradiação, a produção de EROs pelos neutrófilos foi medida por quimiluminescência (CHL) e a expressão de CD11b e CD16 na superfície dos neutrófilos foi medida por citometria de fluxo. A resposta dos neutrófilos aos CHL foi reduzida pela irradiação com *laser* aos 60 minutos antes da estimulação com zimosan opsonizado e ionóforo de cálcio. O efeito atenuador de FBM foi maior em neutrófilos de fumantes do que em não fumantes, enquanto a quantidade de ROS produzida foi maior em neutrófilos de fumantes. A expressão de CD11b e CD16 na superfície dos neutrófilos não foi afetada pela FBM. Os resultados indicam que a atenuação da produção de ROS por neutrófilos pode ter um papel nos efeitos da FBM no tratamento de tecidos inflamatórios. Existe uma utilidade possível de FBM para melhorar a cicatrização de feridas em fumantes. Existem algumas evidências dos efeitos imunomoduladores da FBM.[43]

Algumas evidências de redução tumoral utilizando FBM foram acompanhadas pelo recrutamento de células imunes, em particular linfócitos T e células dendríticas, que secretaram interferon tipo I. A FBM também reduziu o número de macrófagos altamente angiogênicos dentro da massa tumoral e promoveu a normalização do vaso, uma estratégia emergente para controlar a progressão do tumor. É uma nova perspectiva de aplicação de FBM no controle do crescimento tumoral.[44]

Por outro lado, muitos trabalhos mostram efeito angiogênico da FBM, facilitando a reparação tecidual, principalmente na cirurgia de enxerto de pele, em que o fator crítico é a microcirculação. Essa ação modulatória é muito interessante, porque, às vezes, pode aumentar a circulação sanguínea, mas no controle do tumor, provoca redução do suprimento sanguíneo ao tumor.

As respostas citosólicas ao FBM podem induzir alterações transcricionais. Vários fatores de transcrição foram reconhecidos para regular por mudanças no estado redox celular.[45]

Outro efeito da FBM é o trofismo muscular e o reparo. Sobre as células satélites (células-tronco no interior das fibras musculares), a FBM mostra estimular o aumento da expressão de myoD e miogenina correlacionada com a redução da área muscular lesionada no grupo LBI. Isso nos levou a inferir que a regulação dos fatores de transcrição responsáveis pela ativação das células satélites por FBM contribuiu para a formação de novas fibras musculares e para a redução da área lesada no músculo.[46]

QUAIS SÃO OS PONTOS FORTES E FRACOS DESSAS TÉCNICAS? QUAIS SÃO AS PROVAS DA SUA EFICÁCIA? SUA CONFIABILIDADE? SEU NÍVEL DE MATURIDADE?

Atualmente, há um grande corpo de evidências sobre os efeitos da FBM nos sistemas biológicos estudados até o momento. Mais de 1.500 artigos publicados sobre as bases teóricas de suporte, que incluem os estudos *in vitro*, indo para estudos *in vivo* em variados modelos animais, cujos resultados nos mostram evidências fortes e sustentadas dos mecanismos envolvidos no processo terapêutico. Além disso, mais de 1.100 artigos contêm ensaios clínicos controlados com desenhos bem-definidos, sem contar com revisões sistemáticas e metanálises já realizadas com boa qualidade metodológica. Esse cenário nos permite concluir que existe uma quantidade considerável de evidências, bem como uma taxa de reprodutibilidade nos resultados, mesmo em diferentes modelos animais ou mesmo ensaios clínicos, o que nos permite afirmar que já existe um bom nível de maturidade neste campo de conhecimento.

As primeiras obras ainda pecaram por um desenho experimental pobre, mas, hoje em dia, já está provado que a translacionalidade é cada vez mais evidente, uma vez que os resultados obtidos em modelos animais, nos quais se obtém um maior detalhamento dos dados, são repetidos nos ensaios clínicos, confirmando que os modelos teóricos utilizados parecem ainda dar boas respostas ao que se busca. Há confirmações de estudos que fazem o estudo da expressão gênica, expressão proteica, atividade metabólica correspondente e achados clínicos correlacionados a tudo isso. Isso demonstra uma coerência interna no modelo teórico e nos achados experimentais e clínicos.[35]

OS ESTUDOS SÃO FEITOS *IN VITRO* OU *IN VIVO*? É POSSÍVEL A GENERALIZAÇÃO?

Os estudos *in vitro*, na maioria das vezes, obtiveram resultados que se repetem quando aplicados em modelos animais *in vivo*. Esses resultados mostram que há uma replicação dos eventos biológicos estudados em um modelo e outro, respeitando os aspectos de doses para cada uma das situações, já que nos tecidos, a luz deve ultrapassar as camadas anteriores, dependendo da profundidade do local da lesão, até atingir o alvo. Por este motivo, e porque tem havido uma alta taxa de repetição nos resultados, mesmo em diferentes grupos de pesquisa ou locais distintos, pode-se concluir que há uma alta taxa de credibilidade nos dados. Alguns dados discrepantes são geralmente decorrentes da dosagem inadequada ou parâmetros dosimétricos errados.

APLICAÇÕES CORPORAIS DA TÉCNICA E OS ALVOS MAIS ADEQUADOS

Podemos usar a luz para aplicar em todas as partes do corpo humano, incluindo a pele, porque é muito superficial e fácil demais para alcançar bons resultados nesta parte do corpo. Na verdade, os primeiros trabalhos utilizaram luz (especificamente *laser*) no caso específico das úlceras indolentes, que não respondem aos tratamentos convencionais, o uso da luz criou uma nova possibilidade de tratamento não conhecida na época (final dos anos 1960, início dos anos 1970).[35]

Existem trabalhos que utilizam luz para tratar estruturas profundas, como o cérebro, além de obter efeitos sistêmicos, como alterações na resposta imune e na dor central, mesmo que a aplicação ocorra de forma periférica. Tais condições demonstram que pode haver envolvimento de todo o corpo em certas aplicações e mudanças na resposta de sistemas complexos, como o NF-κB, que é redox sensível, da superfamília TGF, que funciona no processo de reparo tecidual em vários tecidos, além de outras, como a superfamília do TNF (interleucinas), relacionadas à resposta inflamatória.[47]

USO DA FOTOBIOMODULAÇÃO NO CÂNCER

Sonis *et al.* (2016) publicaram um trabalho retrospectivo sobre as vias de sinalização que já foram identificadas sob ação da FBM.[48] Nessa investigação, eles identificaram um número substancial de vias ativadas pela FBM, as quais têm sido fortemente associadas a resultados negativos em relação aos tumores, incluindo proliferação, invasão, angiogênese, metástase e resistência ao tratamento do câncer. À luz destes resultados, sugerem uma estratégia de investigação para assegurar que a eficácia antimucosite da FBM seja independente do seu possível potencial para aumentar o comportamento potencializar o tumor. Para isso eles sugerem incluir modelagem pré-clínica apropriada, acompanhamento a curto e longo prazo dos pacientes tratados com FBM e a necessidade de consistência dos parâmetros utilizados nos diferentes trabalhos, pois isso modifica a eficácia do tratamento e potencializa efeitos deletérios.

Já existem publicadas várias abordagens com ECRs e também revisões sistemáticas com e sem metanálise da FBM nos casos de câncer, principalmente para situações onde houve o tratamento com quimioterapia ou radioterapia nos cânceres de cabeça e pescoço e também no câncer de mama. Nestes casos, o que se propõe é a prevenção ou tratamento da mucosite oral (MO), resultante da radio/quimioterapia, assim como das radiodermites e linfedema, nos casos de câncer de mama. A seguir, algumas destas publicações serão descritas para consolidar esta proposta de tratamento dentro dos métodos aceitos na comunidade científica atual.

Em um ECR em grande escala, investigando a eficácia da terapia a *laser* de baixa intensidade (LLLT), também conhecida como terapia de fotobiomodulação (FBM), usada em terapia convencional para tratar o linfedema relacionado ao câncer de mama (do inglês, BCRL), foram encaminhados os pacientes com linfedema e alocados aleatoriamente no grupo que recebeu terapia convencional BCRL (p. ex., vestindo roupas de compressão, massagem terapêutica e/ou exercício) ou associado ao *laser* com um programa de intervenção de 6 semanas (FBM) (comprimento de onda: 980/810 nm (razão 80:20); potência de saída: 500 mW, feixe: 5 cm^2; irradiância: 100 mW/cm^2; tempo de tratamento por área de 1 minuto por área tratada resultando em 30 J (6 J/cm^2), 10 pontos de tratamento da axila até a região do pulso, proporcionando um total de tempo de tratamento de 10 minutos com dose total entregue de 300 J), ou o grupo-controle, que recebeu terapia convencional BCRL sozinho. Dados sobre a satisfação dos participantes e reações adversas da FBM foram coletados no final deste estudo. Os resultados clínicos (isto é, circunferência do membro, sintomas percebidos pelos participantes, impactos psicológicos e incapacidade para atividade) foram avaliados no início do estudo e 6 e 12 semanas após a randomização. A adesão ao tratamento foi alta no grupo de *laser* (88,9% dos participantes completaram todos os tratamentos). As taxas de retenção foram de 88,9% para o grupo de *laser* e 100% para o grupo-controle em 6 e 12 semanas pós-randomização. Todos os participantes que completaram o tratamento FBM indicaram que estavam satisfeitos com o tratamento. Nenhuma reação adversa grave foi relatada nesse estudo. Os resultados clínicos não mostraram benefícios adicionais da intervenção FBM.[49]

Existe um grande corpo de evidências que apoiam a eficácia da terapia a *laser* de baixa intensidade (LLLT) quando usada para a prevenção e/ou tratamento da mucosite oral em pacientes submetidos à radioterapia para câncer de cabeça e pescoço, ou regimes de alta-dose de quimioterapia. Zecha *et al.* e Migliorati *et al.* mostraram que já há condições de definição de um guia clínico para algumas indicações de FBM em MO.[50,51] Em sua revisão, há recomendação para *laser* de baixa intensidade (comprimento de onda a 650 nm, potência de 40 mW, e cada centímetro quadrado deve ser tratado com o tempo necessário para uma dose de energia tecidual de 2 J/cm^2 (2 s/ponto) para a prevenção de MO em doentes adultos submetidos a transplante de células estaminais hematopoiéticas condicionadas com quimioterapia em doses elevadas, com ou sem irradiação corporal total. Além disso, uma nova sugestão foi feita para *laser* de baixa intensidade (comprimento de onda em torno de 632,8 nm) para a prevenção da MO em pacientes submetidos a radioterapia, sem quimioterapia concomitante, para câncer de cabeça e pescoço. Nenhuma diretriz foi possível para outras populações e para outras fontes de luz em decorrência de evidências ainda insuficientes. As crescentes evidências em favor da FBM permitiram o desenvolvimento de duas novas diretrizes que apoiam essa modalidade nas populações listadas anteriormente. Evidências para outras populações também foram geralmente encorajadoras em certa faixa de comprimentos de onda e intensidades. No entanto, pesquisas adicionais bem planejadas são necessárias para avaliar a eficácia do *laser* e de outras terapias leves em vários cenários de tratamento do câncer.

Mais recentemente, a revisão de Bensadoun (2018) visou dar o estado da arte desta técnica nesta indicação.[52] Recentes avanços na tecnologia FBM, juntamente com uma melhor compreensão dos mecanismos envolvidos e parâmetros dosimétricos podem levar ao gerenciamento de uma gama mais ampla de complicações associadas ao tratamento do câncer. Isso pode melhorar a adesão do paciente à terapia do câncer e melhorar a qualidade de vida e os resultados do tratamento.

Guedes *et al.* (2018) realizaram um estudo com objetivo de comparar duas doses de energia a *laser* fornecidas à mucosa oral de pacientes em tratamento oncológico para câncer de cabeça e pescoço, procurando por diferenças no controle da MO, bem como frequência de recorrências tumorais.[53] Cinquenta e oito pacientes submetidos à radioterapia foram randomizados em dois grupos distintos de acordo com a energia fornecida pela irradiação a *laser*, ou seja, os grupos 0,25 J e 1,0 J e foram comparados de acordo com a frequência, gravidade ou duração da MO, bem como a frequência de recorrências tumorais. MO teve menor frequência em pacientes recebendo 1,0 J de energia, mas os grupos não diferiram quanto à gravidade ou duração da MO. A recorrência tumoral também não variou significativamente entre os grupos. A FBM com maior dose de energia (1,0 J *versus* 0,25 J) está associada a melhor controle da MO induzida por radioterapia e não aumenta significativamente o risco de recidiva neoplásica.

Já está estabelecido que a FBM está recomendada pela Multinational Association of Supportive Care in Cancer/International Society of Oral Oncology como tratamento com alta evidência para MO em pacientes adultos, jovens e pediátricos, com vários ECRs mostrando isso, além de utilizar como tratamento preventivo da MO desde 2014. Na revisão de He *et al.*, (2018) os autores mostraram que o uso profilático da FBM reduziu a mucosite, inclusive de grau severo, diminuindo a severidade em pacientes pediátricos e jovens, aliviando, também, as dores decorrentes destas lesões.[54] Apesar de haver ainda oportunidade de otimização das dosimetrias, pode ser colocado este método de tratamento como bastante eficiente nestas condições descritas.

Para consultar protocolos de tratamento sugeridos por especialistas, com boa efetividade comprovada em Revisões Sistemáticas e Metanálises, podemos sugerir um artigo que mostra as condições ideais de tratamento, com as faixas de dosimetrias sugeridas e comprimentos de onda, assim como localização da irradiação para as seguintes situações fisiopatológicas: mucosite oral, radiodermatite e linfedema de cabeça e pescoço. Para isso, ver as sugestões de Bensadoun (2018).[52]

A FBM está rapidamente aumentando as abordagens para estimular a cicatrização, reduzir a dor, aumentar a *performance* atlética e melhorar o estado geral dos indivíduos. Sobre um local onde haja tumor, tem obtido objeção por ser uma contraindicação, mas sem evidências claras que houvesse alterações tumorais já detectadas. Nesse sentido, uma revisão foi realizada na literatura sobre o uso da FBM em câncer e apesar de haver poucos artigos que mostram efeitos deletérios em modelos animais com tumores, há muitos outros artigos que sugerem o oposto, mostrando que a luz diretamente sobre o tumor pode danificá-lo, potenciando outras formas de tratamento, além de estimular o sistema imunitário do hospedeiro.[55] Além disso, há dois ECRs mostrando sobrevida aumentada nos pacientes com câncer e deve ser mais investigado quanto às suas potencialidades no futuro.

REFERÊNCIAS BIBLIOGRÁFICAS

1. Guirro RRJ, Vaz MMOLL, Neves LMS, Dibai-Filho AV, Carrara HHA, Guirro ECO. Accuracy and Reliability of Infrared Thermography in Assessment of the Breasts of Women Affected by Cancer. *J Med Syst.* 2017;41:87.
2. Chartered Society of Physiotherapists. *Guidance for the clinical use of electrophysical agents.* London: Chartered Society of Physiotherapists; 2006.
3. Robertson V, Chipchase L, Laakso L, Whelan K. *Guidelines for the safe use of electrophysical agents.* Melbourne: Australian Physiotherapy Association; 2001.
4. Rashleigh LS. Physiotherapy in palliative oncology. *Austral J Physiot.* 1996;42:307-312.
5. APTA - American Physical Therapy Association. Guide to physical therapist practice. Second Edition. *Physical Therapy.* 2001;81:9-746.
6. Johnson MI, Bjordal JM. Transcutaneous electrical nerve stimulation for the management of painful conditions: focus on neuropathic pain. *Exp Rev Neurotherap.* 2011;11(5):735-53.
7. Bjordal JM, Johnson MI, Ljunggreen AE. Transcutaneous electrical nerve stimulation (TENS) can reduce postoperative analgesic consumption. A meta-analysis with assessment of optimal treatment parameters for postoperative pain. *Eur J Pain* 2003;7(2):181-8.
8. Moran F, Leonard T, Hawthorne S, Hughes CM, McCrum-Gardner E, Johnson MI, et al. Hypoalgesia in response to transcutaneous electrical nerve stimulation (TENS) depends on stimulation intensity. *J Pain.* 2011;12(8):92935.
9. Sabino GS, Santos CM, Francischi JN, de Resende MA. Release of endogenous opioids following transcutaneous electric nerve stimulation in an experimental model of acute inflammatory pain. *J Pain.* 2008;9(2):157-63.
10. Santos CM, Francischi JN, Lima-Paiva P, Sluka KA, Resende MA. Effect of transcutaneous electrical stimulation on nociception and edema induced by peripheral serotonin. *Internat J Neurosc.* 2013;123(7):507-15.
11. Sluka KA, Vance CG, Lisi TL. High-frequency, but not low-frequency, transcutaneous electrical nerve stimulation reduces aspartate and glutamate release in the spinal cord dorsal horn. *J Neurochem.* 2005;95(6):1794-801.
12. Sluka KA, Walsh D. Transcutaneous electrical nerve stimulation: basic science mechanisms and clinical effectiveness. *J Pain.* 2003;4(3):109-21.
13. Walsh DM, Howe TE, Johnson MI, Moran F, Sluka KA. Transcutaneous electrical nerve stimulation for acute pain. *Cochrane Database Syst Rev* 2009, Issue 2.
14. Sluka KA, Bjordal JM, Marchand S, Rakel BA. What makes transcutaneous electrical nerve stimulation work? Making sense of the mixed results in the clinical literature. *Phys Ther.* 2013;93(10):1397-402.
15. Chimenti RL, Frey-Law LA, Sluka KA. A mechanism-based approach to physical therapist management of pain. *Phys Ther.* 2018;98:302-314.
16. Brown L, Tabasam G, Bjordal JM, Johnson MI. An investigation into the effect of electrode placement of transcutaneous electrical nerve stimulation (TENS) on experimentally induced ischemic pain in healthy human participants. *Clin J Pain.* 2007;23(9):735-43.
17. Chesterton LS, Foster NE, Wright CC, Baxter GD, Barlas P. Effects of TENS frequency, intensity and stimulation site parameter manipulation on pressure pain thresholds in healthy human subjects. *Pain.* 2003;106(1-2):73-80.
18. Dailey DL, Rakel BA, Vance CG, Liebano RE, Amrit AS, Bush HM et al. Transcutaneous electrical nerve stimulation reduces pain, fatigue and hyperalgesia while restoring central inhibition in primary fibromyalgia. *Pain.* 2013;154 (11):2554-62.

19. Carroll D, Tramer M, McQuay H, Nye B, Moore A. Randomization is important in studies with pain outcomes: systematic review of transcutaneous electrical nerve stimulation in acute postoperative pain. *Br J Anaesth.* 1996;77:798-803.
20. Rakel B, Frantz R. Effectiveness of transcutaneous electrical nerve stimulation on postoperative pain with movement. *J Pain.* 2003;4:455-464.
21. Robb KA, Bennett MI, Johnson MI, Simpson KJ, Oxberry SG. Transcutaneous electric nerve stimulation (TENS) for cancer pain in adults. *Cochrane Database Syst Rev.* 2008;3:CD006276.
22. Pena R, Barbosa LA, Ishikawa N. Estimulação Elétrica do Nervo na Dor Oncológica: Uma revisão da literatura. *Rev Bras Cancerol.* 2008;54(2):193-199.
23. Belmonte R, Tejero M, Ferrer M, Muniesa JM, Duarte E, Cunillera O, et al. Efficacy of low-frequency low-intensity electrotherapy in the treatment of breast cancer-related lymphoedema: a cross-over randomized trial. *Clin Rehabilitat.* 2011;26(7)607-618.
24. Hurlow A, Bennett MI, Robb KA, Johnson MI, Simpson KH, Oxberry SG. Transcutaneous electric nerve stimulation (TENS) for cancer pain in adults. *Cochrane Database Syst Rev.* 2012;3:CD006276.
25. Salim NA, Nigim HA. Effect of Transcutaneous Electrical Nerve Stimulation (TENS) on Pain among Patients with Cancer. *Adv Practice Nurs.* 2017;2:132.
26. Almeida TCC, Figueiredo FWS, Barbosa Filho VC, Abreu LC, Fonseca FLA, Adami F. Effects of Transcutaneous Electrical Nerve Stimulation on Proinflammatory Cytokines: Systematic Review and Meta-Analysis. *Mediators of Inflammation*, Article ID 1094352, 13 pages, 2018.
27. Liang Y, Bao G, Gong L, Zhou J, Kong X, Ran R, et al. Evaluating the analgesic effect and advantage of transcutaneous electrical acupoint stimulation combined with opioid drugs for moderate to severe cancer-related pain: a study protocol for a randomized controlled trial. *Trials.* 2019;20(1):40.
28. Ojima M, Takegawa R, Hirose T, Ohnishi M, Shiozaki T and Shimazu T. Hemodynamic effects of electrical muscle stimulation in the prophylaxis of deep vein thrombosis for intensive care unit patients: a randomized trial. *J Intens Care.* 2017;5:9.
29. Maffiuletti NA, Gondin J, Place N, Stevens-Lapsley J, Vivodtzev I, Minetto MA. Clinical Use of Neuromuscular Electrical Stimulation for Neuromuscular Rehabilitation: What Are We Overlooking? *Arch Phys Med Rehabil.* 2018;99(4):806-812
30. Vaz MA, Frasson VB. Low-Frequency Pulsed Current Versus Kilohertz-Frequency Alternating Current: A Scoping Literature Review. *Arch Phys Med Rehab.* 2018;99(4):792-805.
31. O'Connor D, Caulfield B. The application of neuromuscular electrical stimulation (NMES) in cancer rehabilitation: current prescription, pitfalls, and future directions. *Support Care Cancer.* 2018;26(11):3661-3663.
32. Loh SY, Musa NA. Methods to improve rehabilitation of patients following breast cancer surgery: a review of systematic reviews. *Breast Cancer: Targets and Therapy.* 2015;7:81-98.
33. Crevenna R, Kainberger F, Wiltschke C, Marosi C, Wolzt M, Cenik F & Keilani M. Cancer rehabilitation: current trends and practices within an Austrian University Hospital Center. *Disability and Rehabilitation*, 2018.
34. Stout NL, Silver JK, Raj VS, Rowland J, Gerber L, Cheville A, et al. Toward a National Initiative in Cancer Rehabilitation: Recommendations From a Subject Matter Expert Group. *Arch Phys Med Rehab.* 2016;97(11):2006-2015.
35. Ruwaidah A. Mussttaf, David F. L. Jenkins & Awadhesh N. Jha Assessing the impact of low level laser therapy (LLLT) on biological systems: a review. *Int J Radiat Biol.* 2019.
36. Migliario M, Sabbatini M, Mortellaro C, Renò F. Near infrared low-level laser therapy and cell proliferation: the emerging role of redox sensitive signal transduction pathways. *J Biophoton.* 2018;11(11).
37. Hamblin, MR. Invited Review: Mechanisms and Mitochondrial Redox Signaling in Photobiomodulation. *Photochem Photobiol* 2018;94:199-212.
38. Brassolatti P, Andrade ALM, Bossini PS, Otterço AN, Parizotto NA. Evaluation of the low-level laser therapy application parameters for skin burn treatment in experimental model: a systematic review. *Lasers Med Sci Jul.* 2018;33(5):1159-1169.

39. Otterço AN, Brassolatti P, Andrade ALM, Avó LRS, Bossini PS, Parizotto NA. Effect of photobiomodulation (670 nm) associated with vitamin A on the inflammatory phase of wound healing. *Lasers Med Sci.* 2018;33(9):1867-1874.
40. Andrade ALM, Luna GF, Brassolatti P, Leite MN, Parisi JR, Oliveira Leal AM, et al. Photobiomodulation effect on the proliferation of adipose tissue mesenchymal stem cells. *Lasers Med Sci.* 2018 Oct 3.
41. Tunér J, Jenkins PA. Parameter Reprodutibility in Photobiomodulation. *Photomed Laser Surg.* 2016;34(3):91-2.
42. Souza Costa M, Teles RHG, Dutra YM, Neto JCRM, de Brito TV, de Sousa Nunes Queiroz FF, et al. Photobiomodulation reduces neutrophil migration and oxidative stress in mice with carrageenan-induced peritonitis. *Lasers Med Sci.* 2018;33(9):1983-1990.
43. Fujimaki Y, Shimoyama T, Liu Q, Umeda T, Nakaji S, Suguwara K. Low-level laser irradiation attenuates production of reactive oxygen species by human neutrophils. *J Clin Laser Med Surg.* 2003;21(3):165-70.
44. Ottaviani G, Martinelli V, Rupel K, Caronni N, Naseem A, Zandonà L, et al. Laser Therapy Inhibits Tumor Growth in Mice by promoting Immune Surveillance and Vessel Normalization. *EBioMedicine.* 2016;11:165-172.
45. Jere SW, Abrahamse H, Houreld NN. The JAK/STAT signaling pathway and photobiomodulation in chronic wound healing. *Cytokine Growth Factor Rev.* 2017;38:73-79.
46. Rodrigues NC, Brunelli R, Abreu DC, Fernandes K, Parizotto NA, Renno AC. Morphological aspects and Cox-2 expression after exposure to 780nm laser therapy in injured skeletal muscle: an in vivo study. *Braz J Phys Ther.* 2014;18(5):395-401.
47. Mokoema D, Dhilip Kumar SS, Houreld NN, Abrahamse H. Role of photobiomodulation on the activation of the Smad pathway via TGF-β in wound healing. *J Photochem Phtobiol B.* 2018;189:138-144.
48. Sonis ST, Hashemi S, Epstein JB, Nair RG, Raber-Durlacher JE. Could the biological robustness of low-level laser therapy (Photobiomodulation) impact its use in the management of mucositis in head and neck cancer patients. *Oral Oncology.* 2016;54:7-14.
49. Baxter GD, Liu L, Tumilty S, Petrich S, Chapple C, Anders, JJ. Low level laser therapy for the management of breast cancer-related lymphedema: A randomized controlled feasibility study. *Lasers Surg Med.* 2018;50(9):924-932.
50. Migliorati, C, Hewson I, Lalla RV, Antunes HS, Estilo CL, Hodgson B, et al. Systematic review of laser and other light therapy for the management of oral mucositis in cancer patients. *Supportive Support Care Cancer.* 2013;21(1):333-341.
51. Zecha JA, Raber-Durlacher JE, Nair RG, Epstein JB, Elad S, Hamblin MR, et al. Low-level laser therapy/photobiomodulation in the management of side effects of chemoradiation therapy in head and neck cancer: part 2: proposed applications and treatment protocols. *Support Care Cancer.* 2016;24(6):2793-2805.
52. Bensadoun RJ. Photobiomodulation or low-level laser therapy in the management of cancer therapy-induced mucositis, dermatitis and lymphedema. *Curr Opin Oncol.* 2018;30(4):226-232.
53. Guedes CCFV, Freitas Filho SAJ, Faria PR, Loyola AM, Sabino-Silva R, Cardoso SV. Variation of Energy in Photobiomodulation for the Control of Radiotherapy-Induced Oral Mucositis: A Clinical Study in Head and Neck Cancer Patients International Journal of Dentistry Vol. 2018, Article ID 4579279, 6 pages.
54. He M, Zhang B, Shen N, Wu N, Sun J. A systematic review and meta-analysis of the effect of low-level laser therapy (LLLT) on chemotherapy-induced oral mucositis in pediatric and young patients. *Eur J Pediatr.* 2018;177(1):7-17.
55. Hamblin MR, Nelson ST, Strahan JR. Photobiomodulation and Cancer: What Is the Truth? *Photomed Laser Surg.* 2018 Mai;36(5):241-245.

PRINCÍPIOS DA REPARAÇÃO TECIDUAL

CAPÍTULO 3

Juliana Lenzi
Mirella Dias
Laura Rezende

A habilidade para responder a uma lesão e repará-la é uma propriedade fundamental de todo organismo. No decorrer do tratamento do paciente com câncer, algumas terapias propiciam efeitos colaterais que influenciarão na adequada cicatrização tecidual. O tratamento clínico e cirúrgico do câncer envolve adaptações celulares, e ainda que previamente planejadas e controladas, estas terapias podem interferir nos mecanismos de cicatrização aumentando, assim, a probabilidade de infecções pós-operatórias e riscos de falha no processo cicatricial. Alterações no reparo tecidual podem interferir na administração e controle das terapias oncológicas subsequentes.

O reparo tecidual é um processo biológico dinâmico,[1] complexo e altamente organizado que apresenta rigorosa regulação por várias vias intercelulares e intracelulares. Estas vias são ativadas por uma diversidade de mediadores, os quais são responsáveis por restaurar a integridade e homeostase do tecido.[2,3] Este fenômeno pode ser explicado de duas formas: a regeneração e a cicatrização (Fig. 3-1).[4,5]

Diversos fatores, intrínsecos e extrínsecos, como a desnutrição, hipóxia, imunossupressão, técnica cirúrgica, entre outros, podem afetar a cascata de sinalização da cicatrização.[6] É essencial que o fisioterapeuta compreenda os princípios fisiológicos básicos envolvidos neste processo, a fim de minimizar possíveis morbidades decorrentes da falha no reparo tecidual.

O processo de reparação geralmente acontece segundos após o tecido ser exposto a qualquer estímulo destrutivo e depende da comunicação entre os diferentes constituintes celulares dos diversos compartimentos da pele e sua matriz extracelular.[3,4]

Embora frequentemente descrito em três fases que se sobrepõem, inflamação, proliferação e regeneração, há uma enorme diversidade em como este processo ocorre.[2,3,7,8]

A fase inicial (inflamação) vem precedida da hemostasia,[1] que em decorrência das lesões nos capilares sanguíneos tem a função de prevenir perdas contínuas de sangue e fluidos.[9] Para evitar a perda de sangue, os vasos se contraem, agregando plaquetas e, consequentemente, acontece a formação do coágulo hemostático; neste momento, são liberados alguns fatores de crescimento, como o TGF-β; PDGF; FGF, EGF,IL-,1 (Quadro 3-1) serotonina e tromboxanas, que atraem neutrófilos à ferida.[10] Paralelamente à hemostasia, a reação inflamatória inicial mobiliza respostas de defesa locais e sistêmicas ao local da ferida. A fase inflamatória é essencial para remover tecidos desvitalizados e prevenir infecção.[11] Paralelamente à hemostase, a resposta inflamatória inicial mobiliza o sistema

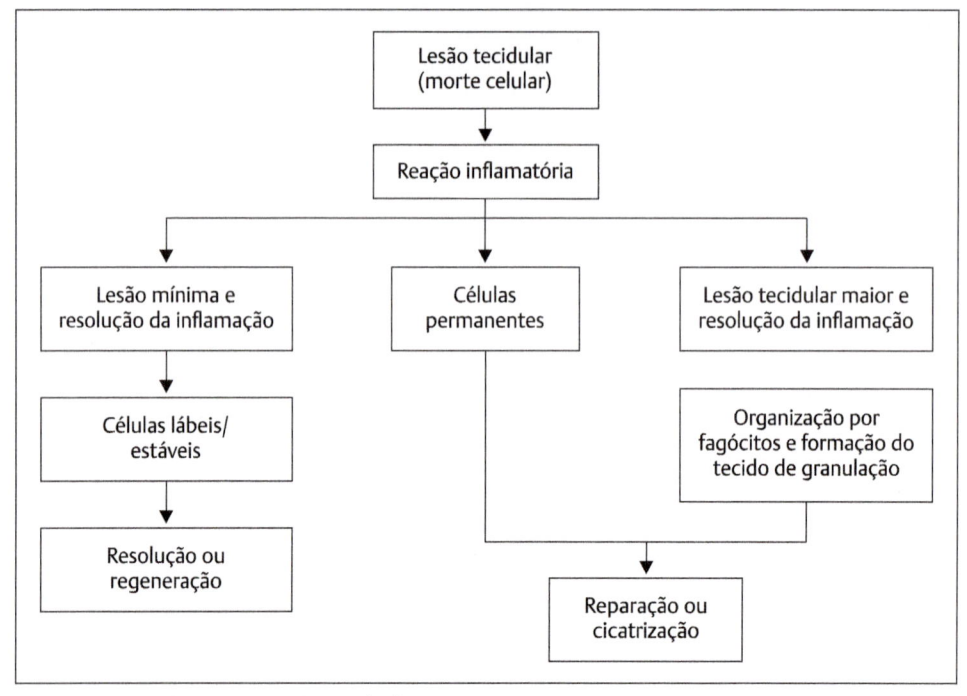

```
┌─────────────────────────────────────────────────────────────────────────┐
│                          Lesão tecidular                                │
│                          (morte celular)                                │
│                                 │                                       │
│                                 ▼                                       │
│                        Reação inflamatória                              │
│         ┌───────────────────────┼───────────────────────┐               │
│         ▼                       ▼                       ▼               │
│   Lesão mínima e             Células            Lesão tecidular maior e │
│  resolução da inflamação    permanentes          resolução da inflamação│
│         │                                               │               │
│         ▼                                               ▼               │
│   Células lábeis/                               Organização por         │
│      estáveis                                  fagócitos e formação do  │
│         │                                        tecido de granulação   │
│         ▼                                               │               │
│    Resolução ou                                         ▼               │
│    regeneração                                    Reparação ou          │
│                                                    cicatrização         │
└─────────────────────────────────────────────────────────────────────────┘
```

Fig. 3-1. Reparação e regeneração tecidual.

imunológico, que é facilitado por quimiocinas, vasodilatação (que atinge o pico aproximadamente 20 min. após a lesão) e aumento de permeabilidade dos vasos sanguíneos.[10] Estas primeiras células que infiltram são os neutrófilos que após exercer a função de remover partículas estranhas e microrganismos são fagocitados pelos macrófagos.[6] Além da função no desbridamento da ferida, acredita-se que os macrófagos sejam essenciais para a coordenação dos eventos posteriores na resposta à lesão.[1,10]

Após a cessação do desbridamento (iniciado pelos neutrófilos), os macrófagos que não sofreram apoptose permanecem no leito do tecido lesionado e secretam numerosas enzimas e citocinas incluindo as colagenases; ILs (interleucina) e TNF, que estimulam os fibroblastos (produzem colágeno) e promovem a angiogênese; e TGF, que estimula queratinócitos, e contribuem na angiogênese, fibroplasia e síntese de matriz extracelular fundamentais para a transição para a fase proliferativa.[9] Nesta etapa, os macrófagos apresentam significativo papel na resolução da fase inflamatória e, consequentemente, o início da etapa de reepitelização propriamente dita. Esta fase proliferativa ocorre entre o segundo e o décimo dia após a lesão e decorre em quatro situações fundamentais: epitelização, angiogênese, formação de tecido de granulação e deposição de colágeno.[3,12] O primeiro evento é descrito como a migração dos queratinócitos.[10] Também chamada fase de granulação, é caracterizada por fibroplasia ativa, regeneração epidérmica, contração da ferida e brotamento angiogênico.[2,10] A angiogênese é estimulada pelo fator de necrose tumoral alfa (TNF-α) VEGF e TGF-β e ainda,[12] embora em menor magnitude (por exemplo em feridas não isquêmicas), a angiogênese pode ser resultado do recrutamento de células progenitoras endoteliais oriundas da medula óssea,[3] e os brotos, os capilares associados

Quadro 3-1. Principais Fatores de Crescimento do Processo de Reparação Tecidual

Fator de crescimento	Origem	Função
TNF-α	Plaquetas	Proliferação de fibroblastos Quimiotaxia para neutrófilos e macrófagos
TGF-α	Matriz extracelular	Formação de tecido de granulação Estímulo da proliferação de células epiteliais e fibroblastos
TGF-β	Plaquetas Neutrófilos Macrófagos Fibroblastos	Mitogênicos para fibroblastos Formação de tecido de granulação
PDGF	Plaquetas Fibroblastos Células endoteliais Macrófagos	Quimiotaxia para neutrófilos, monócitos e fibroblastos. Proliferação de fibroblastos e a produção de matriz extracelular
VEGF	Queratinócitos Macrófagos	Angiogênese a proliferação de células endoteliais
IL-1	Plaquetas Células endoteliais Linfócitos	Proliferação de fibroblastos
Thromboxano a2	Plaquetas	Vasoconstrição e agregação de plaquetas
Serotonina	Plaquetas	Vasoconstrição e agregação de plaquetas

Adaptado de: Campos, 2007[12].
TNF-α: fator de necrose tumoral alfa; TGF-α: fator de crescimento de transformação alfa; TGF-β: fator de crescimento de transformação beta; PDGF: fator de crescimento derivado das plaquetas; VEGF: fator de crescimento derivado do endotélio vascular; IL-1: interleucina 1.

ao fibroblasto, e macrófagos substituem a matriz de fibrina por tecido de granulação.[10] Nesta etapa final da fase, o fator de crescimento derivado de plaquetas (PDGF) e o EGF, que são os principais sinais para os fibroblastos, e são derivados de plaquetas e macrófagos, têm sua expressão amplificada pela sinalização autócrina e parácrina. Consequentemente, os fibroblastos já localizados no local da ferida (denominados "fibroblastos da ferida") começarão a sintetizar o colágeno e transformar-se em miofibroblastos para a contração da ferida (induzida pelo TGF-β1 secretado por macrófagos); estes têm menor capacidade proliferativa em comparação com os fibroblastos provenientes da periferia da ferida. Em resposta ao PDGF, os fibroblastos começam a sintetizar uma matriz provisória composta de colágeno tipo III, glicosaminoglicanos e fibronectina, que se interagem entre si até que, finalmente, a maior parte da ferida esteja cicatrizada e "madura". A terceira e última etapa que se sobrepõe é a denominada remodelamento. Este terceiro estágio – que se inicia após duas a três semanas decorrente da lesão – pode perdurar meses ou até anos.[2,3,11] Durante este período, os processos ativados diminuem,[10] ou cessam pela redução da presença de macrófagos e, consequentemente, menor produção se matriz extracelular, à medida que a demanda de nutrientes reduz, os capilares regridem, assim a coloração vermelha da lesão se desvanece, e a remodelação do colágeno tipo III para um predominantemente tipo I perdura até um completo equilíbrio do tecido.[3,8]

Várias terapias são descritas como potenciais para modular a formação de cicatriz durante o reparo tecidual. Estas estratégias incluem o uso da bioengenharia, a manipulação do ambiente mecânico,[13] a administração de pequenas moléculas, o uso de abordagens de terapia genética e o uso de estratégias baseadas em células (incluindo a administração de células-tronco epiteliais) ou a manipulação do ambiente elétrico (eletroterapia).[3] Todos esses elementos demonstraram ter um efeito nos modelos *in vitro* e *in vivo* de cicatrização de feridas como terapias de agente único. Em teoria, muitos desses elementos poderiam ser combinados para recriar um ambiente receptivo (ou "solo") para promover a regeneração.[3,6]

No decorrer do tratamento do paciente com câncer, algumas terapias propiciam efeitos colaterais que influenciarão na adequada cicatrização tecidual.

A radiação prévia e concomitante às quimioterapias, mesmo como componentes de um regime de tratamento planejado, pode interferir nos mecanismos de cicatrização aumentando, assim, a probabilidade de infecções pós-operatórias que, por sua vez, predispõem ao maior risco de deiscência e falha cicatricial.

Essa interrupção pode interferir com a administração da terapia subsequente. No caso de um paciente com câncer, no qual as relações de tempo de duração são importantes para o tratamento e diretamente relacionadas à chance de cura, a cicatrização de feridas desempenha um papel importante. A desregulação das respostas regenerativas normais às toxinas físicas, químicas e biológicas em indivíduos suscetíveis leva ao remodelamento anormal da matriz extracelular com fibrose patológica. Processos desregulados após a radioterapia e quimioterapia têm muito em comum com processos associados a doenças fibróticas que afetam o coração, a pele, os pulmões, os rins, o trato gastrointestinal e o fígado.

A cirurgia oncológica é um dos pilares do tratamento do câncer, associada a terapias multimodais (quimioterapia, radioterapia, imunoterapia), e vem-se aprimorando nas últimas décadas com avanços, incluindo: cirurgia de câncer minimamente invasiva, melhor compreensão das margens cirúrgicas, biópsia do linfonodo sentinela, cirurgia robótica, quimioterapia intraoperatória e radioterapia e as cirurgias reconstrutivas (oncoplásticas). Possíveis complicações pós-operatórias estão associadas a suspensão ou atraso na continuidade do tratamento antineoplásico, dentre elas a deiscência cicatricial. Somando a este fato, a deiscência de ferida operatória ainda apresenta impacto considerável no aumento da mortalidade, retardo na alta hospitalar, readmissão, nova cirurgia, tratamento adjuvante tardio, subótimo resultado estético e comprometimento do bem-estar psicossocial.

A deiscência cicatricial é definida como a separação das margens de uma incisão cirúrgica fechada que foi feito na pele, com ou sem exposição ou protrusão de tecido subjacente, órgãos ou implantes. A separação pode ocorrer em regiões únicas ou múltiplas, ou envolver toda a extensão da incisão, podendo afetar algumas ou todas as camadas de tecido (Fig. 3-2) e pode ser evitada por meio do controle dos fatores de risco, como o trauma excessivo aos tecidos durante a cirurgia, inadequado retalho cirúrgico, déficit nutricional extremo entre outros.

O complexo processo de cicatrização de feridas em uma incisão cirúrgica fechada (conhecida como cicatrização por intenção primária – Fig. 3-3) é dividido em distintas fases como descrito anteriormente, necessárias, mas sobrepostas: hemostasia, inflamação, proliferação e remodelamento. A interrupção da cicatrização de uma incisão cirúrgica fechada pode ocorrer por vários motivos e durante qualquer fase da cicatrização. Em geral, os fatores que podem interromper a cura são divididos em locais e sistêmicos. Mesmo se a cicatrização progrida normalmente, os tecidos de uma incisão cirúrgica curada nunca recuperarão a tensão tecidual pré-cirúrgica, como pode ser observado no Quadro 3-2.

PRINCÍPIOS DA REPARAÇÃO TECIDUAL

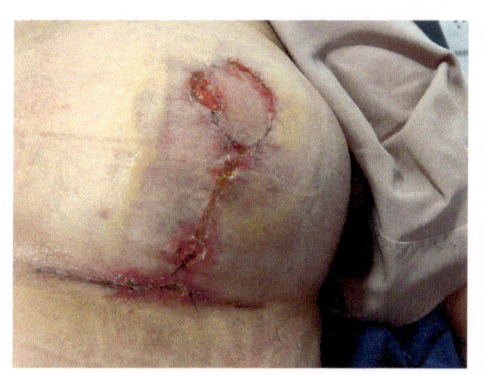

Fig. 3-2. Deiscência cicatricial.

Quadro 3-2. Força de Tensão Tecidual Durante a Cicatrização

Tempo após incisão	% da força de ruptura pré-incisão
1 semana	3
3 semanas	30
3 meses	80

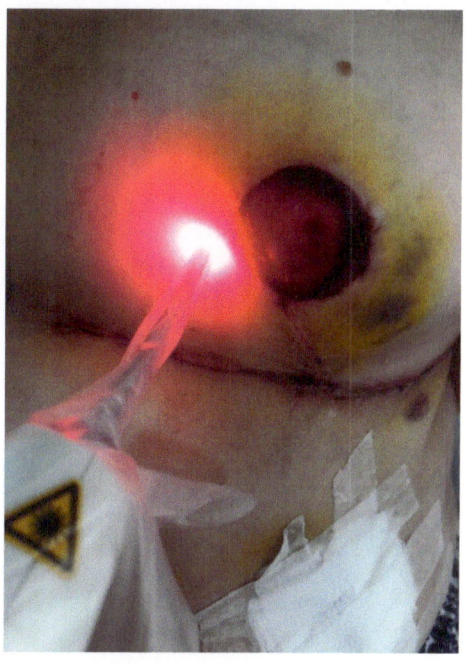

Fig. 3-3. Exemplo de aplicação para prevenção de deiscência cicatricial.

A eletroterapia apresenta-se como um forte recurso para tratar, ou mesmo prevenir, distúrbios cicatriciais. Isto se justifica pois os tecidos vivos possuem potenciais de corrente elétrica direta que regulam, pelo menos em parte, o processo de reparação tecidual por intermédio de estímulos elétricos endógenos.[14] Após o dano tecidual, é gerada uma corrente de lesão que supostamente desencadeia o reparo biológico.[2] A real significância do potencial dos campos elétricos endógenos no processo de reparação e regeneração tecidual tem sido discutido há muitos anos. O potencial dos campos elétricos endógenos fisiológicos participa da orientação da migração celular, sobrepondo outros sinais direcionais, incluindo estimulação inicial do reparo da lesão, vácuo da ferida, liberação de inibição de contato, pressão populacional e quimiotaxia, atuando na ativação de diversas vias de sinalização celular.[14] As barreiras formadas pelo tecido epitelial e o bombeamento não direcionais de íons geram potenciais transepiteliais, que geram uma diferença de potencial elétrico que, normalmente, mede cerca de dezenas de milivolts (mV) em dezenas de micrômetros de espessura da camada epitelial, produzindo gradientes de tensão elétrica, e estes são facilmente mensuráveis. As lesões ou feridas que quebram estas barreiras epiteliais causarão um "curto-circuito" nas diferenças de potencial transepitelial, resultando em uma corrente elétrica que flui em direção a lesão e, consequentemente, estabele potencial dos campos elétricos endógenos direcionados lateralmente. As correntes elétricas e os campos são facilmente mensuráveis durante a cicatrização e regeneração de feridas. A pele humana não danificada tem um potencial elétrico endógeno e um potencial de corrente transcutânea de 20 a 50 mV. Isso é gerado pelo movimento de íons de sódio através de bombas Na +/K + ATPase na epiderme. A corrente de lesão é gerada por meio de ruptura epitelial.

Após um ferimento na pele, um fluxo de corrente através do trajeto da ferida gera um campo elétrico lateral e isso é chamado de efeito "corrente de lesão" ou "bateria de pele".[15]

A combinação da estimulação elétrica e outros mecanismos reguladores bioquímicos oferecem terapias poderosas e eficazes para o reparo e a regeneração tecidual.[16] A aplicação de correntes elétricas tem sido amplamente utilizada com respostas comprovadas de migração de células epiteliais, angiogênese, além de ser capaz de aumentar a circulação sanguínea e a síntese proteica e apresentar efeitos térmicos e bactericidas, apresentando, ainda, melhores propriedades de tração na reparação e regeneração tecidual.[14,17-19] O avanço na tecnologia de aplicação de estimulação elétrica são aspectos importantes neste campo promissor.

Distúrbios como a radiodermite e mucosite respondem positivamente à eletrotermoterapia. A deiscência cicatricial não é diferente. A modalidade da fotobiomodulação com *laser* de baixa potência parece ser segura e apresenta satisfatórios resultados quando avaliado o custo-efetividade na reparação de feridas e prevenção de deiscência cicatricial. O fisioterapeuta pode usar o *laser* no comprimento de onda 630-685 nm, com a energia entre 1 a 4 J, e aplicação pontual (com intervalo de aproximadamente 2 cm entre os pontos), tanto para prevenção quanto para tratamento (Figs. 3-3 e 3-4).

A Figura 3-5 apresenta o resultado de um tratamento com fotobiomodulação com *laser* de baixa intensidade.

Outro distúrbio tecidual que ainda não está bem esclarecido quanto a etiopatogenia e, consequentemente, o tratamento é a eritrodisestesia palmoplantar ou, também denominada síndrome mão-pé (SMP), eritema acral ou síndrome de Burgdorf, desencadeada por alguns quimioterápicos como uma reação tóxica no tecido cutâneo.[20]

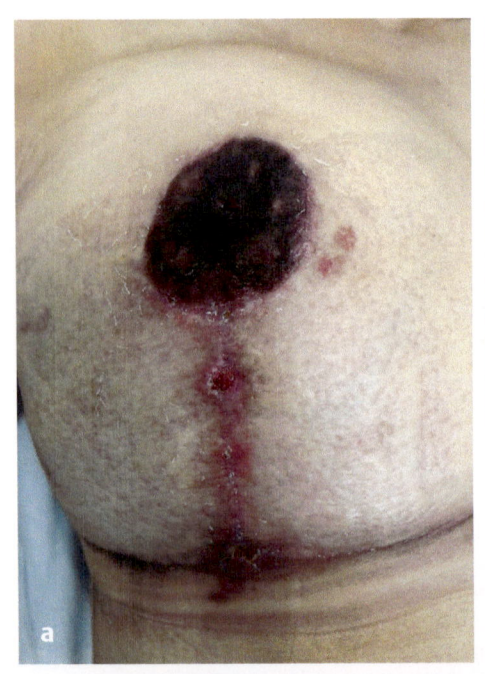

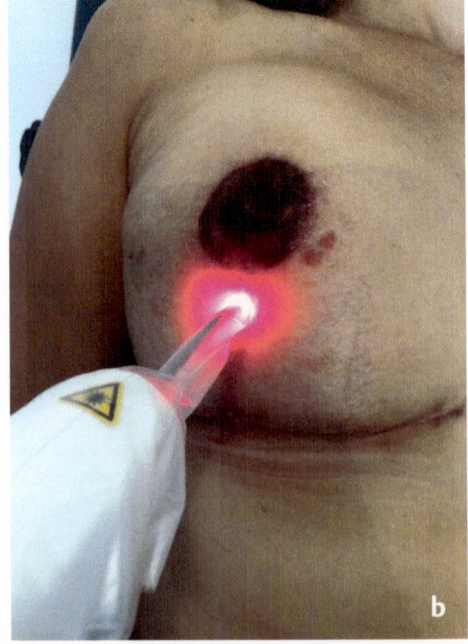

Fig. 3-4. (a, b) Exemplo de aplicação para tratamento da deiscência cicatricial.

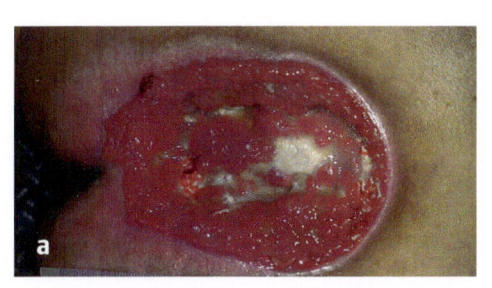

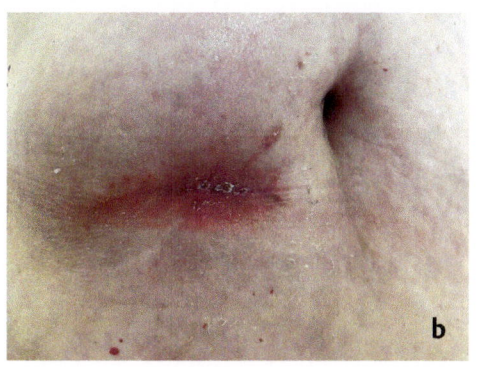

Fig. 3-5. (a, b) Resultado de um tratamento para reparação tecidual com fotobiomodulação com *laser* de baixa intensidade.

A droga mais referida como fator predisponente é a 5-fluorouracil – principalmente a capecitabina, no entanto, há também estudos relacionando a SMP com outras terapias citotóxicas, como, doxorubicina, docetaxel, fluoracila e paclitaxel, gencitabina, doxorrubicina, vinorelbina e sorafenibe.[21-24]

Os sintomas iniciais são disestesia e formigamento nas palmas das mãos, dedos e solas dos pés,[20,25] seguido, em curto intervalo, por edema e eritema doloroso, que podem evoluir para dor em queimação com ressecamento, rachaduras, descamação, ulceração e erupção cutânea. Ainda existem relatos de comprometimento sensorial e parestesias.[23,26]

Os sistemas de classificação para SMP foram desenvolvidos pelo National Cancer Institute (NCI) na América (1999), a Organização Mundial da Saúde (OMS) e ainda atualmente utilizados pela comunidade oncologista, conforme demonstrado nos Quadros 3-3 e 3-4.[27]

Já está bem claro na literatura que a SMP é uma das toxicidades dose-limitantes, e parece ser determinante pelo pico da concentração da droga e plausibilidade com o efeito cumulativo.[28,29] Consequentemente, dependendo da gravidade do sintoma, o tratamento com o agente citotóxico pode ser ajustado com o aumento do intervalo entre as drogas ou redução da dose evoluindo até mesmo para a sua interrupção.[22]

A etiologia e os fatores de risco da SMP ainda não estão completamente elucidados.[26] Algumas teorias foram postuladas na literatura, como o aumento de queratinócitos na

Quadro 3-3. Definição de Severidade da SMP Adaptada do Instituto Nacional de Câncer

Grau	Definição
1	Alteração tecidual sem dor (p. ex., eritema)
2	Alteração tecidual com relato de dor (sem interferência funcional)
3	Alteração tecidual com relato de dor (com interferência funcional)

Quadro 3-4. Definição de Severidade da SMP Adaptada da Organização Mundial de Saúde

Graus	Definição
1	Disestesia/parestesia, formigamento nas mãos e nos pés
2	Desconforto ao segurar objeto e/ou caminhar, edema sem dor, eritema
3	Dor, eritema, edema na palma da mão e sola dos pés
4	Descamação, ulceração, dor severa

pele que poderiam predispor o aumento dos níveis da enzima timidina fosforilase e, assim, levar a reações características da SMP. Outra teoria é que essas reações específicas estariam relacionadas ao acúmulo de produtos da bioconversão da droga na pele.[24,30] Também há relatos de que a eliminação da droga via sistema écrino (glândulas sudoríparas), que apresentam grande número em mão e pés, associada ao aumento da vascularização e aumento de temperatura seriam fatores correlacionados com o surgimento da SMP.[24,27,31]

Uma boa gestão da SMP reduzirá as interrupções do tratamento e, portanto, aumentará a eficácia do regime de tratamento. Mesmo com os avanços na pesquisa, ainda faltam dados para definir o melhor tratamento. O tratamento farmacológico com celecoxib parece ser mais promissor quando comparado a outras drogas.[23] A equipe médica geralmente fornece algumas instruções ao paciente para minimizar a severidade das reações cutâneas, como, por exemplo, evitar substâncias irritantes externas, evitar banhos quentes e luz solar direta, aplicar cosméticos de ação hidratante, e uso de medicamentos que controlam os sintomas.[24] Levando em consideração o efeito reparador da fotobiomodulação com *laser* de baixa frequência no comprimento de onda 630-685 nm, é possível transpor para a tentativa de tratar e/ou prevenir o aumento de grau da síndrome mão-pé. Na prática clínica, a resposta vem sendo satisfatória. Seu uso duas vezes por semana, por quatro semanas, vem mostrando benefícios no alívio da dor e da alodínia, melhora da sensibilidade, a qualidade de vida e da reparação do tecido (Figs. 3-6 a 3-8).

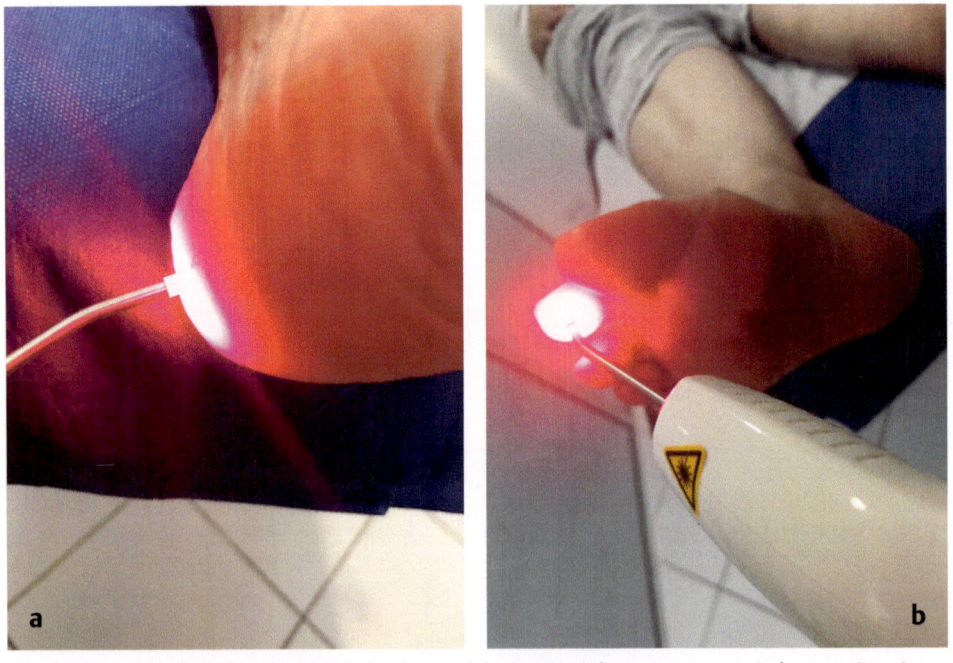

Fig. 3-6. (a, b) Exemplo de aplicação de fotobiomodulação no pé do paciente com síndrome mão-pé.

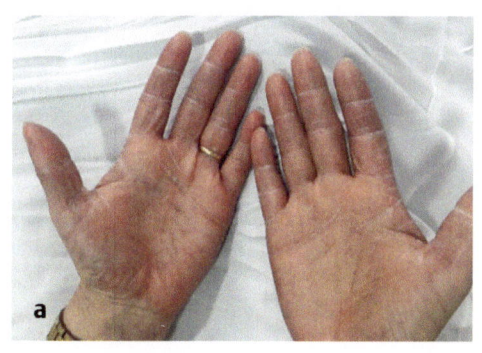

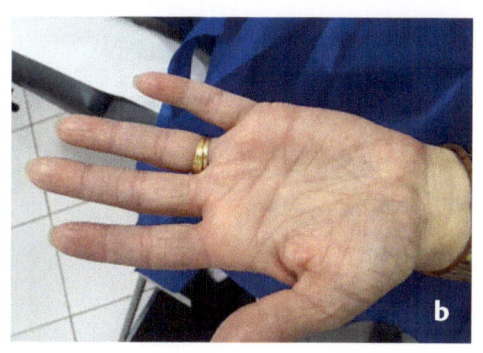

Fig. 3-7. Resultado de um tratamento para síndrome mão-pé com fotobiomodulação. (a) Antes e (b) depois do tratamento.

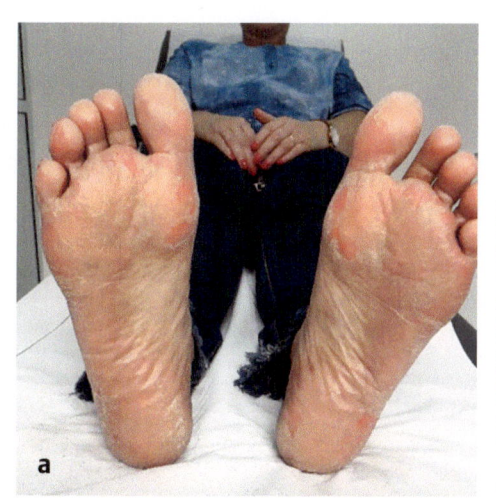

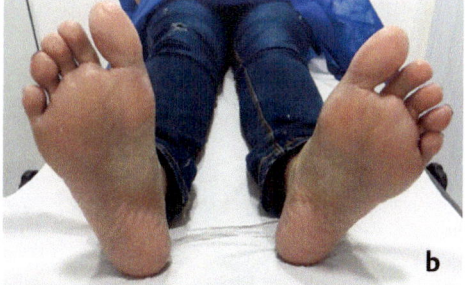

Fig. 3-8. Resultado de um tratamento para síndrome mão-pé com fotobiomodulação com *laser* de baixa intensidade. (a) Antes e (b) depois do tratamento.

REFERÊNCIAS BIBLIOGRÁFICAS

1. Gethin G. Understanding the inflammatory process in wound healing. *Br J Community Nurs* [Internet]. 2012;Suppl(March 2011):S17-8, S20, S22.
2. Broughton G, Janis JE, Attinger CE. Wound healing: An overview. *Plast Reconstr Surg.* 2006;117(7 Suppl):1-32.
3. Reinke JM, Sorg H. Wound repair and regeneration. *Eur Surg Res.* 2012;49(1):35-43.
4. Eming SA, Martin P, Tomic-canic M, Park H, Medicine R. HHS Public Access. *Sci Transl Med.* 2016;6(265):1-36.
5. Janis JE, Kwon RK, Lalonde DH. A Practical Guide to Wound Healing. *Plast Reconstr Surg* [Internet]. 2010;125(6):230e–244e. Disponível em: http://content.wkhealth.com/linkback/openurl?sid=WKPTLP:landingpage&an=00006534-201006000-00033.
6. Singh S, Young A, McNaught CE. The physiology of wound healing. *Surg (United Kingdom)* [Internet]. 2017;35(9):473-7. Disponível em: http://dx.doi.org/10.1016/j.mpsur.2017.06.004

7. Pastar I, Stojadinovic O, Yin NC, Ramirez H, Nusbaum AG, Sawaya A, et al. Epithelialization in Wound Healing: A Comprehensive Review. *Adv Wound Care* [Internet]. 2014;3(7):445-64. Disponível em: http://online.liebertpub.com/doi/abs/10.1089/wound.2013.0473
8. Broughton G, Janis JE, Attinger CE. The basic science of wound healing. *Plast Reconstr Surg.* 2006;117(7 Suppl):12-34.
9. Wang PH, Huang BS, Horng HC, Yeh CC, Chen YJ. Wound healing. *J Chinese Med Assoc* [Internet]. 2018;81(2):94-101.
10. Delavary BM, van der Veer WM, van Egmond M, Niessen FB, Beelen RHJ. Macrophages in skin injury and repair. Immunobiology [Internet]. 2011;216(7):753–62. Disponível em: http://dx.doi.org/10.1016/j.imbio.2011.01.001.
11. Krafts KP. Tissue repair: The hidden drama. *Organogenesis.* 2010;6(4):225-33.
12. Carlos A, Campos L, Borges-Branco A, Groth AK. Cicatrização de feridas. ABCD *Arq Bras Cir Dig.* 2007;20(1):51-8.
13. de Jesus LE, Martins AB, Oliveira PB, Gomes F, Leve T, Dekermacher S. Negative pressure wound therapy in pediatric surgery: How and when to use. *J Pediatr Surg* [Internet]. 2018;53(4):585-91. Disponível em: https://doi.org/10.1016/j.jpedsurg.2017.11.048.
14. Wang E, Zhao M. Regulation of tissue repair and regeneration by electric fields. *Chinese1 J Traumatol* (English Ed [Internet]. 2010;13(1):55-61. Disponível em: http://www.sciencedirect.com/science/article/pii/S1008127510600119
15. Ud-Din S, Bayat A. Electrical Stimulation and Cutaneous Wound Healing: A Review of Clinical Evidence. *Healthcare* [Internet]. 2014;2(4):445–67. Disponível em: http://www.mdpi.com/2227-9032/2/4/445/.
16. Kloth LC. Electrical Stimulation Technologies for Wound Healing. Adv Wound Care [Internet]. 2014;3(2):81–90. Disponível em: http://www.liebertpub.com/doi/10.1089/wound.2013.0459.
17. Thakral G, LaFontaine J, Najafi B, Talal TK, Kim P, Lavery LA. Electrical stimulation to accelerate wound healing. *Diabet Foot Ankle.* 2013;4:1-9.
18. Agha R, Ogawa R, Pietramaggiori G, Orgill DP. A review of the role of mechanical forces in cutaneous wound healing. *J Surg Res* [Internet]. 2011;171(2):700-8.
19. Liebano RE, Machado AFP. Vascular Endothelial Growth Factor Release Following Electrical Stimulation in Human Subjects. *Adv Wound Care.* 2014;3(2):98-103.
20. Webster-Gandy JD, How C, Harrold K. Palmar-plantar erythrodysesthesia (PPE): A literature review with commentary on experience in a cancer centre. *Eur J Oncol Nurs.* 2007;11(3):238-46.
21. van Beek MWH, Roukens M, Jacobs WCH, Timmer-Bonte JNH, Kramers C. Real-World Adverse Effects of Capecitabine Toxicity in an Elderly Population. Drugs - Real World Outcomes [Internet]. 2018;5(3):161-7. Disponível em: https://doi.org/10.1007/s40801-018-0138-9.
22. Farr KP, Safwat A. Palmar-plantar erythrodysesthesia associated with chemotherapy and its treatment. *Case Rep Oncol.* 2011;4(1):229-35.
23. Macedo LT, Lima JPN, Dos Santos LV, Sasse AD. Prevention strategies for chemotherapy-induced hand-foot syndrome: A systematic review and meta-analysis of prospective randomised trials. *Supp Care Cancer.* 2014;22(6):1585-93.
24. Suzuki S, Nawata S, Inada Y, Sato D, Kusano J, Ichikura D, et al. A cross-sectional survey of methods for controlling hand-foot syndrome in patients receiving capecitabine treatment. *Mol Clin Oncol.* 2018;443-8.
25. Guliani A, Daroach M, Aggarwal D, Radotra BD, Kumaran MS. Severe hand-foot skin reaction and erythema multiforme-like lesions due to sorafenib. *Postgrad Med J.* 2018;1(C):1-2.
26. Nagore E, Insa A, Sanmartín O, Oncología IV de, Universitario H, Aleixandre P. Antineoplastic Therapy – Induced Palmar Plantar Erythrodysesthesia ('Hand-Foot') Syndrome. *Am J Clin Dermatol.* 2000;1(4):225-34.
27. Gressett SM, Stanford BL, Hardwicke F. Management of hand-foot syndrome induced by capecitabine. *J Oncol Pharm Pract.* 2006;12(3):131-41.

28. Hoesly FJ, Baker SG, Gunawardane ND, Cotliar JA. Capecitabine-induced hand-foot syndrome complicated by pseudomonal superinfection resulting in bacterial sepsis and death: Case report and review of the literature. *Arch Dermatol.* 2011;147(12):1418-23.
29. Chu D, Lacouture ME, Fillos T, Wu S. Risk of hand-foot skin reaction with sorafenib: A systematic review and meta-analysis. *Acta Oncol (Madr).* 2008;47(2):176-86.
30. Ferrero JM, Hardy-Bessard AC, Capitain O, Lortholary A, Salles B, Follana P, et al. Weekly paclitaxel, capecitabine, and bevacizumab with maintenance capecitabine and bevacizumab as first-line therapy for triple-negative, metastatic, or locally advanced breast cancer: Results from the GINECO A-TaXel phase 2 study. *Cancer.* 2016;122(20):3119-26.
31. Yoshimoto N, Yamashita T, Fujita T, Hayashi H, Tsunoda N, Kimura M, *et al.* Impact of prophylactic pyridoxine on occurrence of hand-foot syndrome in patients receiving capecitabine for advanced or metastatic breast cancer. *Breast Cancer.* 2010;17(4):298-302.

MUCOSITE ORAL

CAPÍTULO 4

Laura Rezende
Juliana Lenzi

A incidência de doenças crônicas não transmissíveis, como o câncer, vem aumentando significativamente nos últimos anos, o que acarreta em uma maior demanda por tratamentos antineoplásicos, gerando, muitas vezes, grandes efeitos adversos.[1] Dentre as adversidades, a mucosite é um dano secundário ao tratamento oncológico que pode atingir a cavidade oral e as regiões faríngeas, laríngeas e o trato gastrointestinal.[2]

A mucosite oral (MO) é um evento inflamatório na mucosa da cavidade oral, caracterizando-se por lesões dolorosas e debilitantes que causam decréscimo na qualidade de vida dos indivíduos em virtude da dificuldade para comer, engolir, falar e fazer a higiene oral.[2] Além de tais situações, a MO atua como facilitador para infecções oportunistas, podendo estas se tornarem complicações para o tratamento do câncer.[3,4]

A MO leva a aumento significativo de custos durante o tratamento oncológico, pela necessidade de suporte nutricional, manejo de infecções secundárias, maior uso de medicação e maior tempo de hospitalização. É um sintoma de toxicidade importante, sendo dose-limítrofe para o tratamento. O aparecimento de MO severa provoca um efeito negativo no prognóstico do paciente em função da necessidade de diminuição da dose de quimioterapia e da interrupção das sessões de radioterapia.[2]

O processo inflamatório está associado à ação do tratamento quimioterápico e de radioterapia sobre o epitélio basocelular da mucosa oral, alterando e reduzindo a replicação celular e, consequentemente, o recobrimento normal das estruturas bucais. Logo, quanto maior o uso de radioterapia e quimioterapia, maior a incidência de MO,[5] sendo que, em pacientes tratados com radioterapia, a mucosite é considerada o efeito secundário agudo mais significativo na cavidade oral, enquanto que a quimioterapia tem a MO como a causa mais comum de morbidade.[6]

Dos pacientes tratados com RT, cerca de 30-70% desenvolvem MO, e aqueles com QT de 40 a 80%. Quando combinadas as duas modalidades, o número de lesões tende a aumentar, variando de 50 a 100%.[7,8] Pacientes tratados com QT convencional tem uma incidência entre 20 e 40% de desenvolvimento de MO, enquanto pacientes submetidos a altas doses de QT, como para imunodepressão para transplante de medula óssea, e a radioterapia para câncer de cabeça e pescoço, a ocorrência alcança 80% dos casos.[2] Entre 80% a 100% de todos os pacientes tratados com radioterapia apresentarão MO em diferentes graus, a partir de doses de radiação entre 15 e 20 Gy.[2]

Estudos apontam que uma possível causa dos efeitos citotóxicos gerados pela RT e QT resultam de reações físicas e químicas que levam à produção excessiva de radicais livres, favorecendo o desequilíbrio oxidante-antioxidante e estresse oxidativo.[9,10]

A MO é uma gradação de eventos biológicos que se inicia com a lesão tecidual provocada pela QT e/ou RT e que sofrem influência de algumas variáveis, como as condições de saúde e higiene bucal, herança genética, reação imunológica do organismo e a terapia de câncer utilizada.[8,11-13]

Alguns fatores são predisponentes para o aparecimento da MO:

- Predisposição genética.[13,14]
- Presença de danos prévios na cavidade oral.[13]
- Baixa qualidade da higiene oral.[13]
- Presença de xerostomia.[13]
- Realização concomitante de radioterapia e quimioterapia.[13]
- Baixo *status* nutricional.[14]
- Presença de doenças sistêmicas como doenças autoimunes ou diabetes melito.[13]
- Pacientes em transplante de medula óssea, em terapia de infusão contínua, por exemplo, nos casos de câncer de mama e de cólon, e em terapia para tumores de cabeça e pescoço.
- As pacientes do sexo feminino ao serem submetidas ao tratamento de fluorouracil (5-FU) apresentam maior risco de ocorrência de MO.[13]
- A etnia impacta na incidência de toxicidade. Entre pacientes afro-americanos e caucasianos tratados com QT para câncer de cólon, os pacientes afro-americanos tiveram uma incidência estatisticamente menor de MO.[13]
- A droga e a dose do quimioterápico são fatores importantes na predisposição da MO. Em relação aos agentes quimioterápicos, os medicamentos 5-fluorouracil (5-FU), a cisplatina e o metotrexato estão entre os antineoplásios mais relacionados com o surgimento da MO. A terapia com 5-FU é considerada de alto risco para a MO, uma vez que tem um importante efeito citotóxico sobre as células do sistema digestório. A doxorrubicina, metotrexato e a ciclofosfamida são antineoplásicos altamente mucotóxicos. Os antineoplásicos análogos de purina (citarabina), etoposido, daunorubicina, docetaxel e paclitaxel também são medicamentos associados a uma maior incidência de MO. Os medicamentos etoposido e metotrexato são secretados para a saliva, aumentando a sua toxidade bucal.[13,15]
- A diminuição dos níveis de plaquetas e de leucócitos, assim como o aumento dos níveis de ureia e creatinina, e a piora da função renal estão associados a maior frequência e severidade da MO.[14]

Após desenvolver eritema seguido de áreas focais de descamação da mucosa oral, geralmente na submucosa e no epitélio basal, a mucosite progride de modo prolongado e grave. O processo fisiopatológico da MO ocorre em fases, sendo elas a iniciação, geração de resposta ao dano, sinalização e amplificação, ulceração e infecção e reparação/cicatrização. Inicialmente, a QT e RT levam à geração de radicais livres e danos desoxirribonucleicos, podendo resultar em um pequeno número de morte celular, mas ainda não ocorrem as lesões.[16,17]

O início da fase de geração de resposta se dá com a liberação Interleucina-1β (IL-1β), a Interleucina 6 e fatores de necrose tumoral α (TNF-α). Na fase de sinalização e amplificação, os mecanismos de respostas são ativados e há o predomínio de citocinas pró-inflamatórias que têm a habilidade de regular os fatores de transcrição. TNF-α contribui para os danos celulares e teciduais, o que ocasiona em eritema pela atrofia vascular e epitelial. Quatro a cinco dias após o início da QT, ações como mastigar e falar predispõem a ulceração.[16,17]

A fase de ulceração e infecção coincidem, comumente, com a fase de neutropenia, podendo as úlceras serem infectadas secundariamente e levar ao aumento da IL-1β e TNF-α. Essa é a fase responsável pela dor da MO e a deterioração da saúde do paciente. Nesta fase, a destruição superficial do epitélio com a exposição da lâmina própria leva à exposição do meio interno ao externo em consequência à dissolução da barreira protetora dissolução da barreira protetora existente na mucosa.[16,17]

Na fase de reparação, ocorrem a proliferação celular e a reepitelização das áreas ulceradas. Finalmente, ocorre o processo de cicatrização, no qual as células epiteliais são controladas por sinais advindos da matriz extracelular a fim de evitar a hiperplasia, o crescimento e a diferenciação celular; corroborando, portanto, na formação de feridas.[16,17] Tal fase em andamento, o sintoma de dor, por exemplo, diminui de intensidade e, junto ao tratamento radioterapêutico, a cura se dá dentro de aproximadamente quatro semanas, a depender da condição sistêmica do paciente. Tem-se a cicatrização da mucosa, mas esta não se reconstitui como antes da radioterapia. Pesquisas apontam que o efeito citotóxico do tratamento quimioterápico na mucosa oral é discreto durante os primeiros dias, mas que se agrava dentro de 7 a 10 dias e que, findado o tratamento, 90% dos casos são resolvidos em aproximadamente 2 a 3 semanas.[16,17]

Entende-se, portanto, que para realizar o diagnóstico é preciso verificar a história clínica e basear-se, ainda, no conhecimento da toxicidade da QT e RT, no tempo de aparecimento e localização das lesões. Os primeiros sinais da MO incluem edema e eritema da mucosa, que podem evoluir para áreas de ulceração, aumentando a dor e a limitação das funções orais normais e morbidade do paciente oncológico. Em casos mais severos, pode ocorrer sangramento, infecção local e sistêmica, dor intensa, necessidade de alimentação parenteral, administração de analgésicos, prolongamento do tempo de internação e aumento da mortalidade, por isso, o hemograma se faz importante. Como diagnóstico diferencial têm-se as infecções que acometem a cavidade oral decorrente de vírus, bactérias ou fungos.[18]

As escalas utilizadas para classificar a severidade da mucosite oral são variadas e, muitas vezes, mais de uma escala é considerada para uma melhor avaliação. As escalas mais comumente utilizadas são a escala de classificação da mucosite oral induzida por radioterapia da OMS, a Escala de Critérios Comuns de Toxicidade do Instituto Nacional do Câncer (NCI-CTC) e a Escala Visual Analógica da dor (EVA). Estas classificações são amplamente aplicadas na prática clínica.[16,19]

Existem diversos sistemas de graduação da MO, porém, um dos sistemas mais simples, uma vez que combina a aparência clínica da mucosa com a capacidade de ingerir alimentos é a escala proposta pela Organização Mundial da Saúde (OMS), a qual classifica a MO em graus de 0 a 4 (zero a quatro) quanto a alguns pontos.[16]

- *Grau 0:* ausência de alteração clínica visível (Fig. 4-1).
- *Grau 1:* presença de dor e eritema sem ulceração ou tratamento necessário (Fig. 4-2).
- *Grau 2:* quadro doloroso, com ulceração, mas sem necessidade de analgésicos, com dificuldade na alimentação (Fig. 4-3).
- *Grau 3:* presença de eritema extenso e ulceração confluente e dolorosa exigindo o uso de analgésicos e impossibilitando a alimentação sólida (Fig. 4-4).
- *Grau 4:* presença de necrose com a impossibilidade de uma alimentação normal (Fig. 4-5).

Para que seja avaliada a limitação provocada pela MO, o paciente também pode ser questionado e classificado de acordo com o Quadro 4-1.[16]

A dor pode ser avaliada por meio da escala visual analógica de dor (EVA) (Fig. 4-6).[19]

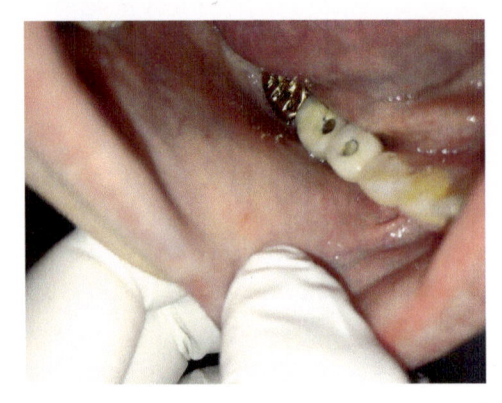

Fig. 4-1. Grau 0 de mucosite oral.

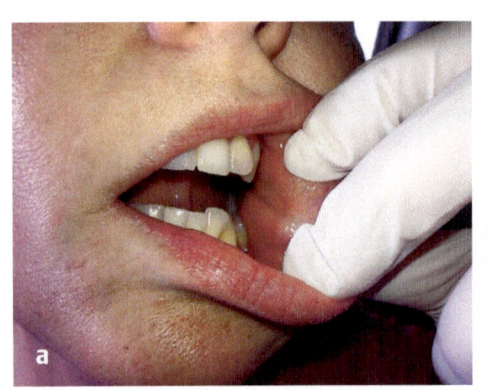

Fig. 4-2. (**a**, **b**) Grau 1 de mucosite oral.

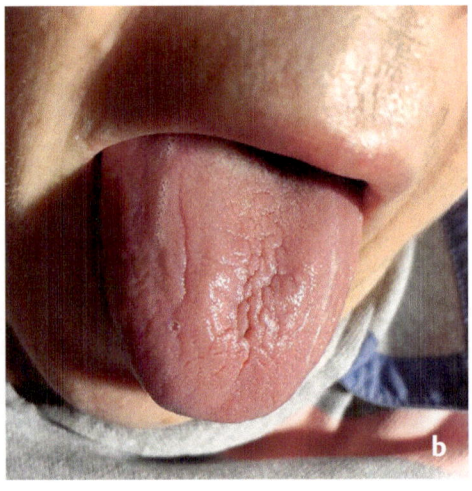

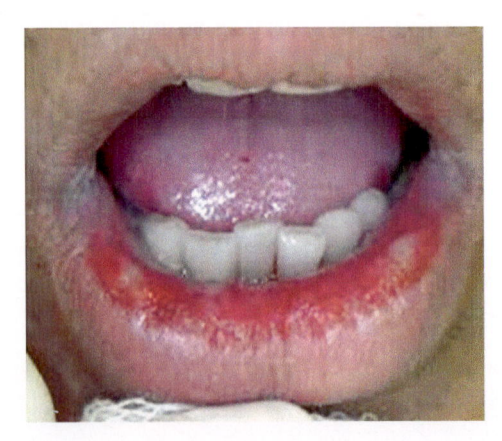

Fig. 4-3. Grau 2 de mucosite oral.

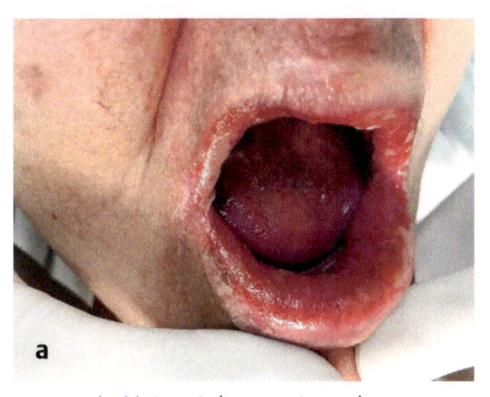

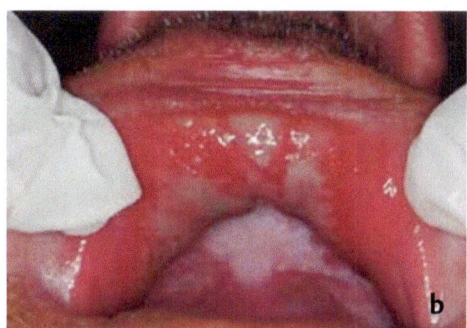

Fig. 4-4. (**a**, **b**) Grau 3 de mucosite oral.

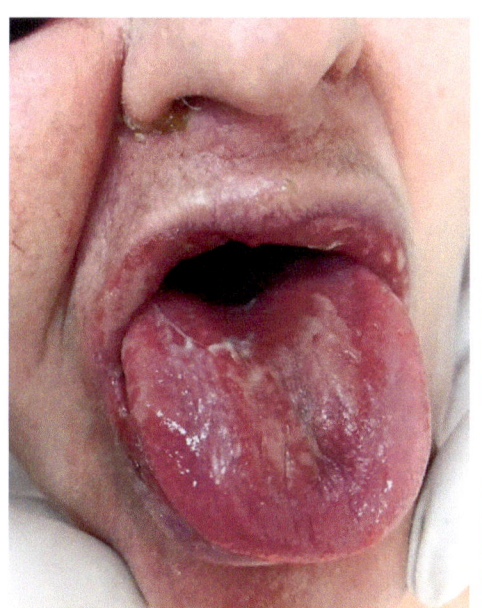

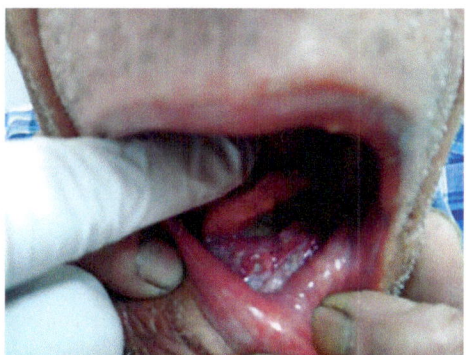

Fig. 4-5. (**a**, **b**) Grau 4 de mucosite oral.

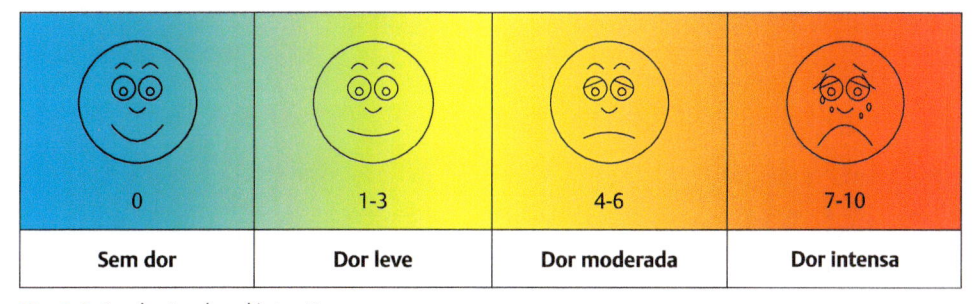

0	1-3	4-6	7-10
Sem dor	Dor leve	Dor moderada	Dor intensa

Fig. 4-6. Escala visual analógica.[19]

Quadro 4-1. Avaliação da Limitação nos Pacientes com Mucosite Oral

Voz	Normal	Rouquidão	Dificuldade e dor ao falar
Engolir	Normal	Dor moderada	Impossibilidade de engolir
Lábios	Rosados, macios e úmidos	Seco e rachado	Ulceração e sangramento
Saliva	Aquosa	Espessa	Xerostomia
Língua	Rosada, úmida e com papilas	Placas e ausência de papilas, com ou sem eritema	Vesículas, rachaduras
Mucosa	Rosada e úmida	Vermelhidão, com placas e sem ulceração	Ulcerações com ou sem sangramento
Higiene	Rosada e úmida	Edema com ou sem vermelhidão	Sangramento espontâneo ou após pressão
Prótese dentária	Limpa	Cálculos, restos localizados	Cálculos, restos generalizados

Em relação à avaliação da dor, a EVA é o método mais comumente utilizado para a medição dos níveis de dor de cada paciente acometido pela mucosite oral. A EVA quantifica os níveis de dor de 0 a 10, em que o nível 0 é considerado ausência de dor, enquanto o nível 10 é considerado dor insuportável. Os graus de severidade ainda podem ser classificados de acordo com os níveis de dor: os níveis 1 e 2 foram enquadradas no grau 1 (dor leve), os níveis 3 e 4, por sua vez, no grau 2 (dor moderada), os níveis 5 a 7 foram incluídos no grau 3 (dor intensa) e, por fim, os níveis 8 a 10, incluídos no grau 4 (pior intensidade de dor sentida).

Existem ainda outras escalas, menos utilizadas, também desenvolvidas e testadas com o intuito de avaliar a mucosite oral e sua gravidade, dentre elas a Escala de Avaliação da Mucosite Oral (OMAS),[14] que é objetiva e busca quantificar o eritema e a ulceração em locais específicos da cavidade oral. São avaliados: lábio superior e inferior, bochechas, língua, assoalho da boca, palato duro e palato mole.

A ulceração é assim avaliada:

- 0: ausência de úlceras.
- 1: presença de úlceras menores do que 1 cm^2.
- 2: presença de úlceras entre 1 e 3 cm^2.
- 3: presença de úlceras maiores do que 3 cm^2.

O eritema é assim avaliado:

- 0: ausência de eritema.
- 1: eritema leve.
- 2: eritema moderado.
- 3: eritema severo.

Já a escala do *Eastern Cooperative Oncology Group* (ECOG) visualiza critérios de toxicidade comuns, também utilizados em estudos oncológicos para documentar a gravidade da mucosite oral. Também são utilizados a Escala da Organização Europeia de Pesquisa e

Tratamento do Câncer/*Radiation Therapy Oncology Group* (RTOG/EORTC) e o Questionário Semanal de Mucosite Oral – Cabeça e Pescoço (OMWQ-HN), além da avaliação nutricional e do índice de massa corpórea dos pacientes avaliados.

A inflamação e a ulceração da mucosa oral ativa os receptores nociceptivos, resultando em dor intensa, que aumenta, significativamente, a morbidade e necessidade de analgésicos opioides de alta dose e nutrição parenteral.[5]

A MO grave (graus 3-4) está associada a um aumento da morbidade (dor, disfagia, perda de peso, baixa adesão ao tratamento), baixa qualidade de vida e maiores custos hospitalares em virtude da necessidade de medicação, gastrostomia e consultas frequentes com a equipe de saúde.[19] A MO não só provoca dor na boca e na garganta, mas também afeta gravemente funções orais como gosto (disgeusia), deglutição (disfagia) e fala. A MO grave também pode provocar secreções viscosas excessivas, que podem levar a náuseas, vómitos e aspiração, perda de apetite, perda de peso e fadiga.[20]

MUCOSITE ORAL NA INFÂNCIA

Crianças e adolescentes com tumores hematológicos experimentam a MO mais frequentemente e mais severamente do que os adultos.[20] Enquanto de 20-40% dos adultos experimentam a MO como efeito adverso, 90-100% das crianças e adolescente experimentam essa condição, uma vez que são submetidas a tratamentos quimioterápicos mieloblásicos, que são mais agressivos.[20] A presença da MO aumenta em 40% a mortalidade dos pacientes e está diretamente ligada ao aumento da incidência de infecções secundárias relacionadas a mortalidade e indiretamente relacionada a menor taxa de sobrevida em função do prolongamento do tratamento com menores doses.[19,21]

A MO na criança e no adolescente apresenta as mesmas características e o mesmo quadro clínico da MO em adultos. O risco de complicações, entretanto, é maior. A farmacodinâmica e a farmacocinética dos quimioterápicos é diferente, assim como a distribuição dos receptores para intervenções específicas.[20] Criança desidratada fazendo quimioterapia perde peso, aumenta o refluxo gastroesofágico e aumenta os episódios de febre, com consequente aumento do risco de morte.[16]

Em função da menor colaboração, mas levando em consideração a maior prevalência e severidade da MO nas crianças, é imprescindível uma boa avaliação da cavidade oral. Os questionários anteriormente apresentados são mais difíceis de serem respondidos. Dessa forma, foi criado um questionário direcionado a esses pacientes: *Children's International Mucositis Evaluation Scale* (ChIMES), já validada para o português como Escala de Avaliação Internacional de Mucosite em Crianças (Anexo 1).[21,22]

FOTOBIOMODULAÇÃO COM *LASER* DE BAIXA INTENSIDADE NA MUCOSITE ORAL

A fotobiomodulação com *laser* de baixa intensidade, como já apresentada no Capítulo 2, é capaz de modular o processo inflamatório, acelerar o processo cicatricial, e diminuir a dor e o desconforto dos pacientes. Pode ser usada tanto na prevenção quanto no tratamento de pacientes com MO.[19] Na prevenção da MO, o uso do *laser* diminui a incidência e a severidade da MO,[19] enquanto no tratamento há diminuição da severidade da MO e da dor oral, além de diminuir a perda de peso do paciente, o uso de morfina para analgesia e o período de interrupção da radioterapia,[23] melhorando, assim, a qualidade de vida durante o tratamento.[20]

Em pacientes com MO, a fotobiomodulação com *laser* de baixa intensidade influencia na cicatrização da mucosa oral, acelerando o metabolismo celular e a migração de células epiteliais, promovendo o efeito anti-inflamatório e/ou estimulando o colágeno e a angiogênese ao redor da MO sem causar alteração no DNA celular.[14]

O *laser* promove uma fotoativação dos neutrófilos e das células T controlando, assim, o excesso da resposta inflamatória resultado da imunocompetência induzida pela quimioterapia.[19]

Parâmetros

A luz do *laser* 630-685 nm tem ação efetiva na aceleração da proliferação e diferenciação das células mesenquimais do dente (polpa do dente e células periodontais).[22] A ação angiogênica do *laser* favorece a microcirculação e facilita a regeneração tecidual, assim como a ação anti-inflamatória e analgésica.[24] Há estímulo do reparo tecidual e promoção da proliferação de fibroblastos.[25] Já a luz do *laser* 780-970 nm é incorporada pela membrana plasmática pela reação fotofísica da membrana celular, diminuindo a inflamação por meio da diminuição dos níveis de interleucina I e bradicina (associados a dor).[25]

O uso do *laser* 630-685 nm é mais utilizado para a prevenção e tratamento da MO,[14,24,26] entretanto o uso do *laser* 780-970 nm de forma isolada ou combinada ao 630-685 nm também pode ser realizada com bons resultados.[25,27-29]

A ação da fotobiomodulação com *laser* de baixa intensidade promove o aumento dos fibroblastos por 24 horas, proliferação essa que cai criticamente após 48 h e após 72 h. Dessa forma, o protocolo de aplicação deve-se preocupar com a manutenção da atividade fibroblástica,[25] daí a importância da realização das sessões de *laser* pelo menos 2 vezes na semana, preferencialmente no meio da semana (às terças e quintas-feiras).[25,28,29] O resultado das aplicações da luz de *laser* 3 vezes na semana é o mesmo do uso diário.[14]

A técnica para o uso da caneta do *laser* deve ser pontual e perpendicular. A caneta deve ser desinfectada com álcool 70% e coberta com plástico filme, e colocada gentilmente sobre o local de aplicação. O paciente e o fisioterapeuta devem utilizar óculos de proteção.[24,25,30] A aplicação deve ser feita a cada 1 a 4 cm². A energia liberada varia entre 2 e 4 J por ponto,[24,25] sem ultrapassar 6 J, a depender da potência de saída do equipamento.[29] As aplicações podem ser feitas intra e extraorais.[28,29] Cada sessão dura aproximadamente de 10 a 15 minutos (Figs. 4-7 e 4-8).[30]

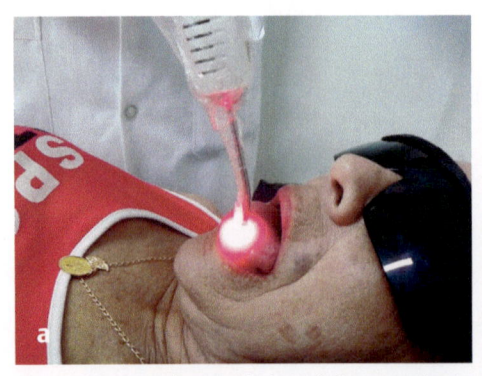

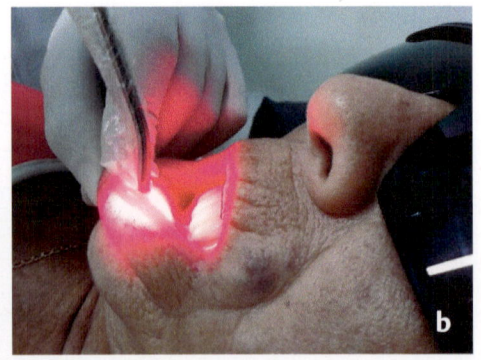

Fig. 4-7. (a, b) Aplicação do *laser* de baixa potência na cavidade oral.

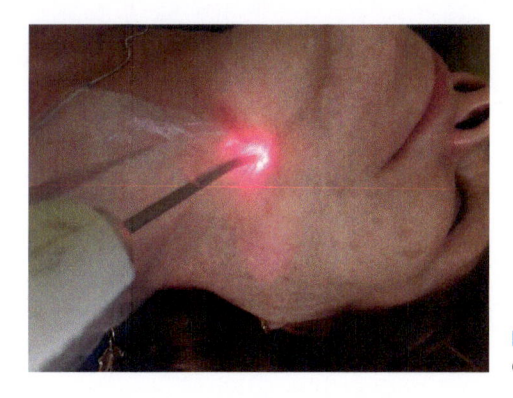

Fig. 4-8. Aplicação do laser de baixa potência na cavidade extraoral.

Locais como a comissura da boca, mucosa labial e bucal, assoalho da boca, bordas lateral, ventral e anterior da língua e orofaringe podem receber a aplicação do *laser*.[26,29]

Em função da diversidade de microrganismos na cavidade oral, a MO está frequentemente associada a marcadores infecciosos – vírus, fungos e bactérias, com necessidade de desinfecção da área para adequada cicatrização. A terapia fotodinâmica (aPDT – *antimicrobial photodynamic therapy*) apareceu como um método promissor e eficiente para eliminar microrganismos. É um procedimento local seguro, de fácil implementação e sem efeitos colaterais.[25]

A técnica consiste na aplicação de 0,01% de azul de metileno aplicado sobre a úlcera com cotonete até ficar completamente colorido. Após esperar aproximadamente 3 minutos, aplicar a fotobiomodulação com *laser* de baixa frequência.[24]

A fotobiomodulação com *laser* de baixa frequência não parece ser capaz de promover a mutagênese celular, não aumentando o risco de recorrência do tumor no sítio primário e nem a distância. Não há evidências de transformação de células benignas em malignas.[26,30] Entretanto, perguntas como qual o impacto do uso do *laser* no crescimento e proliferação do tumor, qual o efeito do *laser* sobre o risco de invasão tumoral local e a distância, se há efeito negativo do *laser* sobre a resposta do tumor ao tratamento oncológico – especificamente radiorresistência em caso de radioterapia – e se a possível aplicação local tem efeito a distância ainda estão sem respostas.[31] A North American Association for Photobiomodulation Therapy (NAALT) aponta que a fotobiomodulação com *laser* de baixa frequência deve ser contraindicada sobre o sítio tumoral por prudência, apesar de apontar a ausência de efeitos colaterais sobre o câncer. Até que a segurança seja completamente estabelecida, a NAALT contraindica o uso.[27,32,33] A FDA (Food and Drug Administration) ainda não autoriza o uso da fotobiomodulação com *laser* de baixa frequência para MO em função da ausência estudos científicos com o mesmo rigor que os estudos sobre medicamentos.[29] O protocolo de recomendação MASCC-ISOO *Clinical Practice Guidelines for Mucositis* aponta a eficácia do uso da fotobiomodulação com *laser* de baixa frequência na profilaxia de MO em pacientes que estão realizando quimio e/ou radioterapia por câncer de cabeça e pescoço.[32]

ANEXO 1

ESCALA DE AVALIAÇÃO INTERNACIONAL DE MUCOSITE EM CRIANÇAS – CHILDREN'S INTERNATIONAL MUCOSITIS EVALUATION SCALE – CHIMES

INTRODUÇÃO

Oi amigo, este questionário traz algumas perguntas sobre como você está sentindo a sua boca, e se está conseguindo comer, beber e engolir.
Você pode nos contar escolhendo um dos rostos abaixo para cada uma das perguntas.
O exemplo a seguir mostra como você deve preencher o formulário.

Exemplo

No dia da sua festa de aniversário, se a gente te perguntasse o quanto estava feliz, você escolheria e circularia qual rostinho? Como você se sentia? Escolha um rostinho.

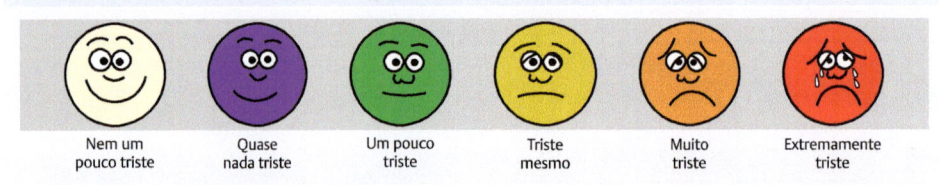

| Nem um pouco triste | Quase nada triste | Um pouco triste | Triste mesmo | Muito triste | Extremamente triste |

Em um dia de prova na escola, você escolheria:

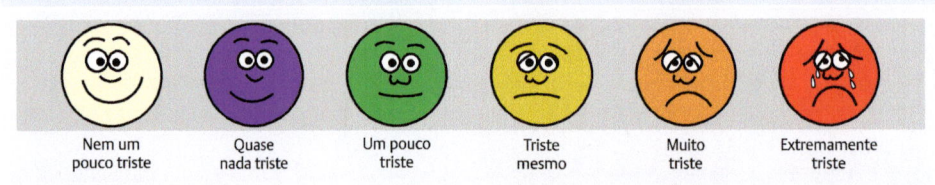

| Nem um pouco triste | Quase nada triste | Um pouco triste | Triste mesmo | Muito triste | Extremamente triste |

FERIDA NA BOCA

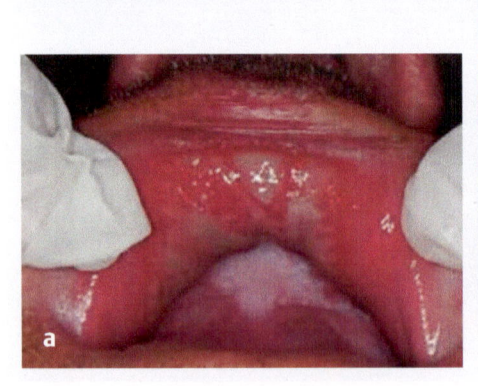

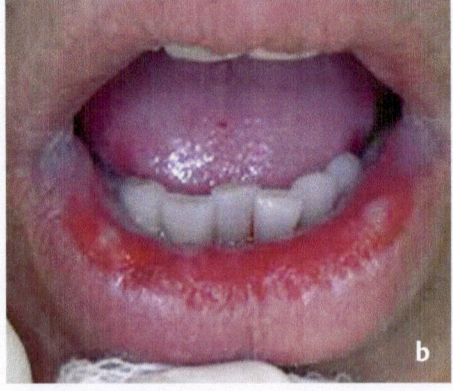

MUCOSITE ORAL

ESCALA

Dor

Qual dessas imagens descreve a dor que você está sentindo na sua boca e na sua garganta agora? Circule uma.

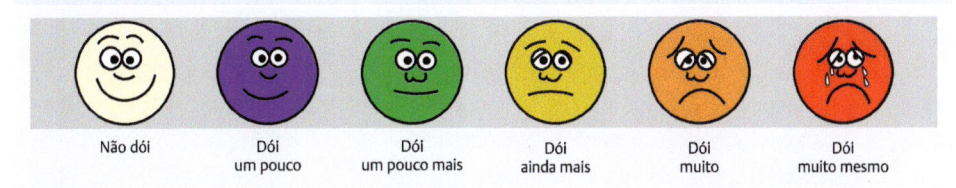

| Não dói | Dói um pouco | Dói um pouco mais | Dói ainda mais | Dói muito | Dói muito mesmo |

Função

Qual dessas imagens mostra a dificuldade de ENGOLIR a sua saliva hoje por causa da dor na boca e na garganta? Circule uma.

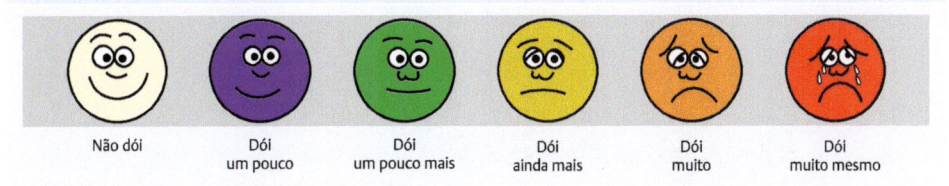

| Não dói | Dói um pouco | Dói um pouco mais | Dói ainda mais | Dói muito | Dói muito mesmo |

Qual dessas imagens mostra a dificuldade de COMER hoje por causa da dor na boca e na garganta? Circule uma.

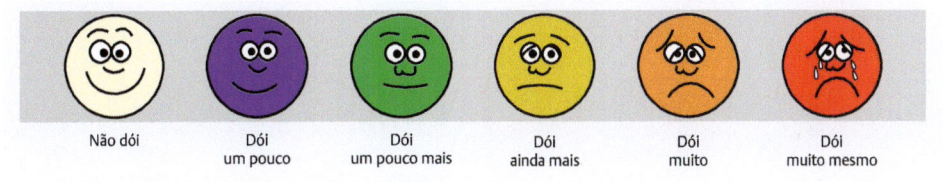

| Não dói | Dói um pouco | Dói um pouco mais | Dói ainda mais | Dói muito | Dói muito mesmo |

Qual dessas imagens mostra a dificuldade de BEBER hoje por causa da dor na boca e na garganta? Circule uma.

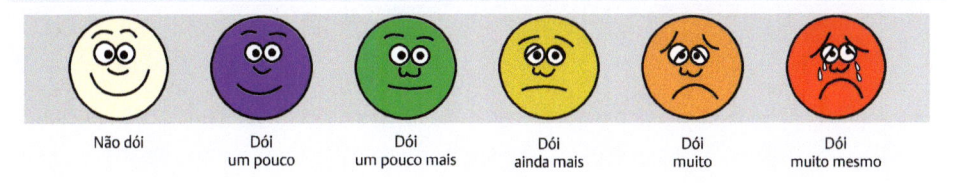

| Não dói | Dói um pouco | Dói um pouco mais | Dói ainda mais | Dói muito | Dói muito mesmo |

Medicação para dor (Você precisará de alguma ajuda de seus pais ou responsáveis para responder a essas perguntas)

Você tomou algum remédio para a dor hoje?

☐ Sim   ☐ Não

Se sim, você tomou esse remédio por causa da dor na boca ou na garganta?

☐ Sim   ☐ Não

Aparência (As figuras apresentadas anteriormente são exemplos de como podem parecer feridas na boca. Por favor, peça a um adulto para olhar a sua boca)

O adulto consegue ver alguma ferida na sua boca hoje?

☐ Sim   ☐ Não   ☐ Não sei responder

REFERÊNCIAS BIBLIOGRÁFICAS
1. Esmat A, Moneim A, Guerra-librero A, et al. Oral Mucositis: Melatonin Gel an Effective New Treatment. *Int J Mol Sci.* 2017;18.
2. Lalla RV, Bowen J, Barasch A, Elting L, Epstein J, Keefe DM, et al. MASCC/ISOO clinical practice guidelines for the management of mucositis secondary to cancer therapy, *Cancer.* 2014;120(10):1453-1461.
3. Campos MIDC, Campos CN, Aarestrup FM, Aarestrup BJV. Oral mucositis in cancer treatment: Natural history, prevention and treatment. *Mol Clin Oncol.* 2014;2(3):337-340.
4. Kyriakopoulos CE, Braden AM, Kolesar JM, et al. A phase I study of tivantinib in combination with temsirolimus in patients with advanced solid tumors. *Investig New Drugs.* 2016;35(3):290-297.
5. Oton-Leite AF, Elias LSA, Morais MO, et al. Effect of low level laser therapy in the reduction of oral complications in patients with cancer of the head and neck submitted to radiotherapy. *Spec Care Dentist.* 2012;33(6):294-300.
6. Steinmann D, Eilers V, Beynenson D, Buhck H, Fink M. Effect of Traumeel S on pain and discomfort in radiation-induced oral mucositis: a preliminary observational study. *Altern Ther Heal Med.* 2012;18(4):12-18.
7. Bonomi M, Batt K. Supportive management of mucositis and metabolic derangements in head and neck cancer patients. *Cancers (Basel).* 2015;7(3):1743-1757.
8. Barkokebas A, Silva IHM, Andrade SC, et al. Impact of oral mucositis on oral-health-related quality of life of patients diagnosed with cancer. *J Oral Pathol Med.* 2015;30(1):1-6.
9. Cuba FL, Braga Filho A, Cherubini K, Salum FG, Figueiredo MAZ de. Topical application of Aloe vera and vitamin E on induced ulcers on the tongue of rats subjected to radiation: clinical and histological evaluation. *Support Care Cancer.* 2016;24(6):2557-2564.
10. Al-Dasooqi N, Sonis ST, Bowen JM, *et al.* Emerging evidence on the pathobiology of mucositis. *Support Care Cancer.* 2013;21(11):3233-3241.
11. Volpato LER, Silva TC, Oliveira TM, Sakai VT, Machado MAAM. Radiation therapy and chemotherapy-induced oral mucositis. *Braz J Otorhinolaryngol.* 2007;73(4):562-568.
12. Mothersill C, Seymour C. Are epigenetic mechanisms involved in radiation-induced bystander effects. *Front Genet.* 2012;3(MAY).
13. Anthony L, Bowen J, Garden A, Hewson I, Sonis S. New thoughts on the pathobiology of regimen-related mucosal injury. *Support Care Cancer.* 2006;14(6):516-518.
14. Weissheimer C, Curra M, Gregianin LJ. *et al.* New photobiomodulation protocol prevents oral mucositis in hematopoietic stem cell transplantation recipients-a retrospective study. *Lasers Med Sci.* 2017; 32(9):2013-2021.
15. Cunha CB, Eduardo FP, Zezell DM, Bezinelli LM, Shitara PPL, Correa L. Effect of irradiation with red and infrared laser in the treatment of oral mucositis: A pilot study with patients undergoing chemotherapy with 5-FU. *Lasers Med Sci.* 2012;27(6):1233-40.
16. Chermetz M, Gobbo M, Ronfani L, Ottaviani G, Zanazzo GA, Verzegnassi F, et al. Class IV laser therapy as treatment for chemotherapy-induced oral mucositis in onco-haematological paediatric patients: a prospective study. *Int J Paediatr Dent.* 2013;24(6):441-449.
17. Cotomacio CC, Campos L, Nesadal de Souza D, Arana-Chavez VE, Simões A. Dosimetric study of photobiomodulation therapy in 5-FU-induced oral mucositis in hamsters. *J Biomed Optics.* 2017;22(1):018003.
18. Esquide RG, Nervi B, Vargas AMA. Treatment and prevention of cancer treatment related oral mucositis. *Rev Med Chile.* 2011;139:373-381.
19. He M, Zhang B, Shen N, Wu N, Sun J. A systematic review and meta-analysis of the effect of low-level laser therapy (LLLT) on chemotherapy-induced oral mucositis in pediatric and young patients. *Eur J Pediat.* 2017;177(1),7-17.
20. Antunes HS, Herchenhorn D, Small IA, Araújo CMM, Viégas CMP, Cabral E, et al. Phase III trial of low-level laser therapy to prevent oral mucositis in head and neck cancer patients treated with concurrent chemoradiation. *Radiother Oncol.* 2013;109(2),297-302.

21. Silva VCR, Silveira FMM, Monteiro MGB, Cruz MMD, Júnior AFC, Godoy GP. Photodynamic therapy for treatment of oral mucositis: Pilot study with pediatric patients undergoing chemotherapy. *Photodiagnosis Photodyn Ther.* 2018;21:115-120.
22. Rodrigues AJ. Adaptação transcultural e validação da Children's International Mucositis evaluation scale para o Brasil. Recife. Dissertação (Mestrado em Saúde da Criança e do Adolescente) – Universidade Federal de Pernambuco; 2017.
23. Gautam AP, Fernandes DJ, Vidyasagar MS, Maiya AG, Guddattu V. Low level laser therapy against radiation induced oral mucositis in elderly head and neck cancer patients-a randomized placebo controlled trial. *J Photochem Photobiol B.* 2015;144:51-56.
24. Silva VCR, Silveira FMM, Monteiro MGB, Cruz MMD, Júnior AFC, Godoy GP. Photodynamic therapy for treatment of oral mucositis: Pilot study with pediatric patients undergoing chemotherapy. *Photodiagn Photodynamic Ther.* 2018;21,115-120.
25. Soares RG, Farias LC, da Silva Menezes AS, de Oliveira E Silva CS, Tabosa ATL, Chagas PVF, et al. Treatment of mucositis with combined 660- and 808-nm-wavelength low-level laser therapy reduced mucositis grade, pain, and use of analgesics: a parallel, single-blind, two-arm controlled study. *Lasers Med Sci.* 2018 Nov;33(8):1813-1819.
26. Brandão TB, Morais-Faria K, Ribeiro ACP, Rivera C, Salvajoli JV, Lopes MA, et al. Locally advanced oral squamous cell carcinoma patients treated with photobiomodulation for prevention of oral mucositis: retrospective outcomes and safety analyses. *Support Care Cancer.* 2018 Jul;26(7):2417-2423.
27. Amadori F, Bardellini E, Conti G, Pedrini N, Schumacher RF, Majorana A. Low-level laser therapy for treatment of chemotherapy-induced oral mucositis in childhood: a randomized double-blind controlled study. *Lasers Med Sci.* 2016 Aug;31(6):1231-6.
28. Yoshida, K. Current Considerations for Low-Level Laser Therapy/Photobiomodulation Therapy in the Management of Side Effects of Chemoradiation Therapy for Cancer. *Photomed Laser Surg.* 2017;35(9):457-458.
29. Zecha JA, Raber-Durlacher JE, Nair RG, et al. Low-level laser therapy/photobiomodulation in the management of side effects of chemoradiation therapy in head and neck cancer: part 2: proposed applications and treatment protocols. *Support Care Cancer.* 2016;24(6):2793-805.
30. Guedes CCFVG, Filho SAJF, Faria PR, Loyola AM, Silva RS, Cardoso SV. "Variation of Energy in Photobiomodulation for the Control of Radiotherapy-Induced Oral Mucositis: A Clinical Study in Head and Neck Cancer Patients," *Int J Dentist.* 2018.
31. Sonis ST et al. Could the biological robustness of low level laser therapy (Photobiomodulation) impact its use in the management of mucositis in head and neck cancer patients. *Oral Oncol.* 2016;54:7-14.
32. Cruz ÉP, Campos L, Pereira FS, Magliano GC, Benites BM, Arana-Chavez VE et al. Clinical, biochemical and histological study of the effect of antimicrobial photodynamic therapy on oral mucositis induced by 5-fluorouracil in hamsters. *Photodiagnosis Photodyn Ther.* 2015;12(2):298-309.
33. Bensadoun RJ, Nair RG. Low-level laser therapy in the prevention and treatment of cancer therapy-induced mucositis. *Curr Opin Oncol.* 2012;24(4):363-370.

RADIODERMITE

CAPÍTULO 5

Juliana Lenzi
Laura Rezende

A radioterapia (RT) é um tratamento oncológico descrito como uma aplicação de radiação ionizante eletromagnética ou corpuscular em uma dose absorvida, definida pela razão entre a energia média depositada pela radiação em um certo volume e a massa desse volume, o resultado será mensurado em Gray.[1-3] Podendo ser aplicada de forma fracionada ou não de acordo com o local do tumor e região de risco, a radioterapia é um tratamento local da doença, podendo ser realizada na prevenção de recorrência tumoral, no aumento do tempo de sobrevida livre de doença e/ou como recurso paliativo, objetivando a melhora da qualidade de vida.[1,4]

O mecanismo de ação da RT é por meio do deslocamento de elétrons nos tecidos, como representado na Figura 5-1, ionizando-os e promovendo efeitos químicos e biológicos, impedindo a replicação de células neoplásicas, assim como de células saudáveis. Essa falta de seletividade torna tóxico seus efeitos ao organismo.[1,4] A sensibilidade à radiação está associada à alteração no reparo do ácido desoxirribonucleico (DNA), no ciclo celular ou nas vias apoptóticas. O processo envolve danos no DNA da célula e alterações nas proteínas, lipídios e carboidratos. Nos tecidos, ainda ocorrem destruição de células basais, assim como prejuízo à migração dessas células para a formação de um novo tecido.[5]

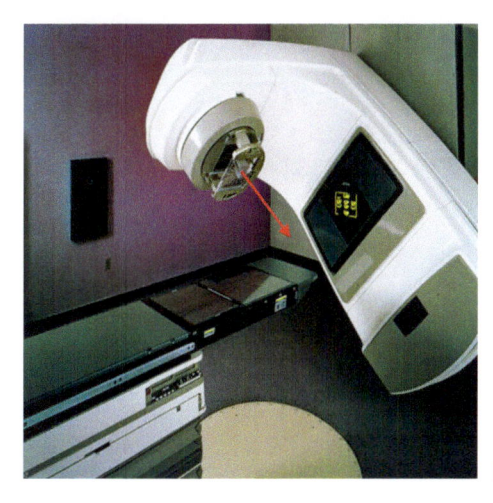

Fig. 5-1. Teleterapia.

53

A aplicação de altas doses de radiação ao interagir com moléculas de células tumorais tem como objetivo a cura, remissão, profilaxia ou paliação por meio de efeitos biológicos nocivos, tanto na área do tumor como no tecido adjacente, a fim de criar uma margem de segurança.[6] Dados epidemiológicos referem que aproximadamente 50% dos pacientes oncológicos receberam, durante o tratamento, alguma forma de RT.[7] Embora tanto as técnicas quanto os equipamentos possam apresentar variâncias, os princípios fundamentais de radiobiologia e radiação física formam a base, sobre a qual o tratamento é projetado para cada paciente, e sua ação promoverá alterações químicas, físicas e biológicas em nível celular, por ação direta e obliteração da microcirculação local.

A aplicação da RT pode ocorrer em diferentes modalidades, com o objetivo principal de administrar doses máximas no tecido-alvo. Basicamente, essas modalidades se resumem:[8]

- *Teleterapia (ou radiação externa):* é a modalidade que emprega uma fonte externa, colocada a distância do paciente, através do aparelho emissor de radiação (Fig. 5-1).
- *Braquiterapia (Fig. 5-2):* fonte de radiação em contato direto ou muito próxima da área a ser irradiada, por meio da implantação de sementes radioativas (consiste em uma cápsula de titânio selada) na região onde se localiza o tumor,[5] ou pelo uso de metal irídio-192 fios que são frequentemente usados na abordagem do câncer de mama e/ou ginecológico.[1]
- *RT intraoperatória:* emprega alta dose de radiação no leito tumoral poupando o tecido circundante (Fig. 5-3).[9]

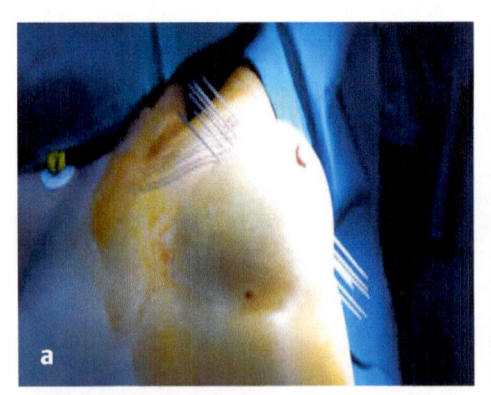

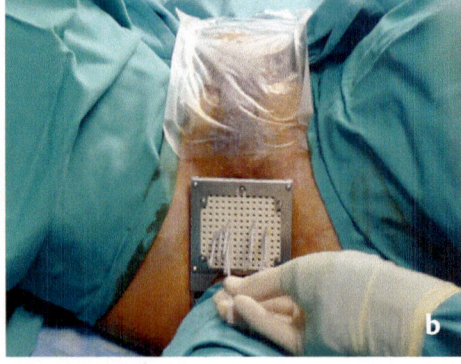

Fig. 5-2. (a, b) Braquiterapia.

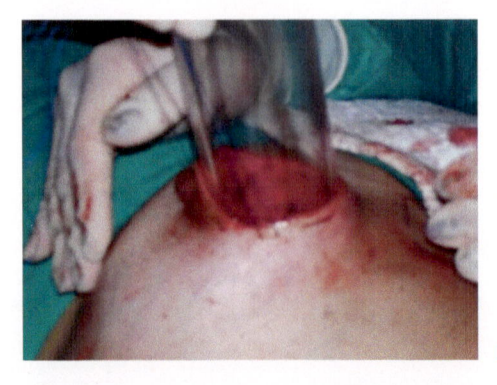

Fig. 5-3. Radioterapia intraoperatória.

- *Radiocirurgia:* nas modalidades neoadjuvante, adjuvante ou associada a cirurgia e/ou quimioterapia, usa o acelerador linear com o objetivo de atingir somente a área de interesse, não afetando, assim, as áreas adjacentes.[10]

Estão descritas no Quadro 5-1, as modalidades de radiação ionizante.

A resposta dos tecidos às radiações é dependente de vários fatores, como a sensibilidade do tumor à radiação, sua localização e oxigenação, assim como a qualidade e quantidade da radiação e o tempo total em que ela é administrada.[11] Seus efeitos dose-dependente podem induzir a hipóxia, redução de suprimento sanguíneo e necrose do tecido. Seus efeitos, no tecido biológico, podem ser didaticamente divididos em danos letais, subletais e potencialmente letais, correlacionando diretamente com a dose e seu fracionamento.[12] Ainda que os danos subletais possam ser reparados em curto período, se somados a outros, possivelmente irão gerar um dano letal, levando, então, a célula à morte.[13]

A ação da RT tem efeito direto sobre componentes celulares, proteínas e lipídios, propiciando, como um dos principais efeitos biológicos, a inibição do processo de mitose (Fig. 5-4 – ciclo celular) e o aumento de permeabilidade celular. Resumidamente, a radiação ionizante interrompe o processo de diferenciação celular. Os consequentes distúrbios da proliferação celular vão ocorrer em virtude da ativação de citocinas e fatores de crescimento. Ademais, ocorre a síntese de mediadores pró-inflamatórios e proteases na vizinhança de fibroblastos.[14,15]

Com o objetivo de eliminar o tumor com o mínimo de complicações para os tecidos sãos, um importante fator radiofísico utilizado é o fracionamento de dose, que é a relação entre a dose de radiação a ser administrada e o período de tempo.[5] Sabe-se que quanto maior a dose de radiação administrada, maior a probabilidade de eliminar o tumor, no entanto, maior também é a possibilidade de causar danos nos tecidos sãos.[16] O fracionamento tem como base os seguintes fatores biológicos: reparação dos danos subletais celulares; repopulação das células tumorais; redistribuição das células por diferentes fases do ciclo com diferentes radiossensibilidades e reoxigenação dos tumores radiorresistentes por hipóxia sendo estes designados por cinco Rs da radioterapia.[17,18]

Em decorrência do metabolismo acelerado das células tumorais, maior do que o metabolismo das células dos tecidos saudáveis, essas apresentam maior radiossensibilidade, com consequente melhor resposta à radiação.

Já em relação à radiossensibilidade, as células indiferenciadas são normalmente mais radiossensíveis do que as diferenciadas.[16] O grau de diferenciação está relacionado à divisão

Quadro 5-1. Modalidades de Radiação Ionizante

Fonte	Tipo de radiação	Energia	Método de aplicação
Contatoterapia	Raios X (superficial)	10-60 kV	Terapia superficial
Roentgenterapia	Raios X (ortovoltagem)	100-300 kV	Terapia semiprofunda
Unidade de cobalto	Raios gama	1,25 MeV	Teleterapia profunda
Acelerador linear	Raios X de alta energia e elétrons	1,5-40 MeV	Teleterapia profunda
Isótopos radioativos	Raios gama e/ou beta	Variável conforme o isótopo utilizado	Braquiterapia

celular, sendo as células diferenciadas radiorresistentes por não passarem por mitose, ao contrário das indiferenciadas que se dividem e produzem novas células para sua população. A radiossensibilidade das células é diretamente proporcional à sua atividade reprodutiva e inversamente proporcional ao grau de diferenciação. As células mostram diferentes sensibilidades à radiação durante o ciclo celular (Fig. 5-4), sendo maior na fase da mitose e/ou próximo a ela e radiorresistente no final da fase S.[6,10,19,20]

Os danos celulares direto e indireto são os dois principais efeitos da radiação na célula humana, uma vez que, por meio da produção de espécies reativas oxidativas, resultam em respostas celulares específicas (Fig. 5-5).[16]

Os avanços tecnológicos do tratamento oncológico e as novas possibilidades estratégicas possibilitaram redução de doses nos tecidos normais adjacentes, com impacto positivo no controle da doença e na redução dos efeitos adversos.[10,21]

Os efeitos tóxicos do tratamento radioterápico vão depender da localização do tumor, da energia utilizada, do volume do tecido irradiado, da dose total e do estado geral do paciente.[22] Algumas reações são comuns aos pacientes e independem do local de aplicação, como por exemplo, a fadiga muscular, as reações de pele e a inapetência, que costumam aparecer após a 2ª semana de tratamento.[20] Os efeitos precoces sobre a pele ocorrem dentro de 2 a 4 semanas após o início da RT,[23] sendo eritema, descamação, formação de bolhas, necrose, sintomas de dor e ardência possíveis sequelas.[17]

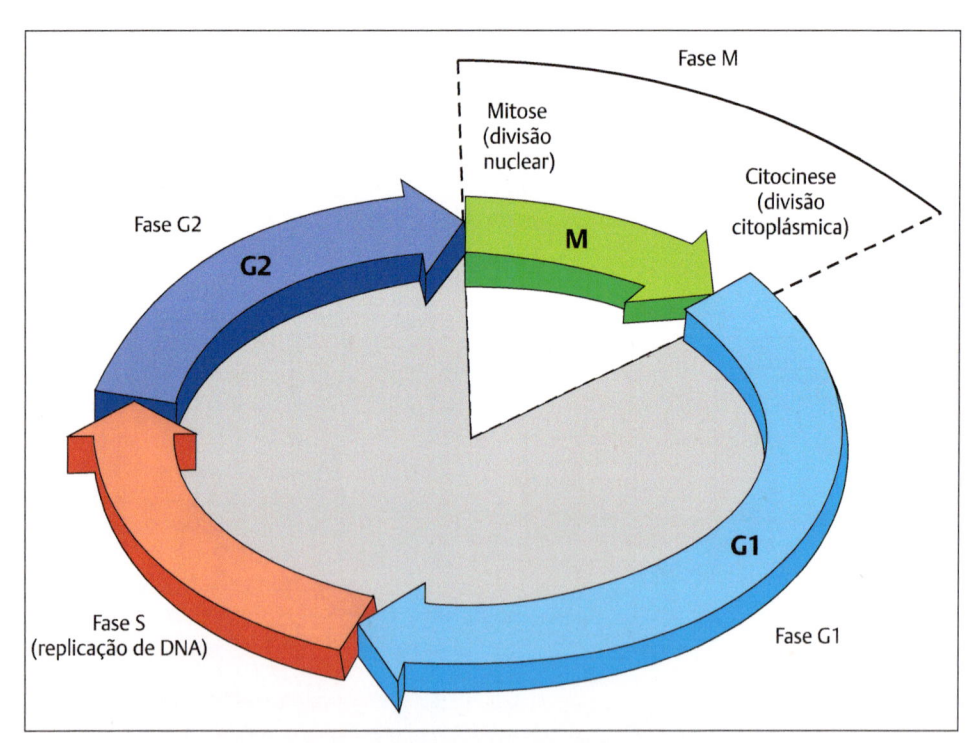

Fig. 5-4. Representação esquemática das fases do ciclo celular. Fase G1: na qual as células se preparam para a replicação do DNA; fase S: em que o DNA duplica por replicação; fase G2: na qual as células se preparam para a mitose; fase M (mitose): em que as células se dividem.

Entre os efeitos tardios do tratamento da RT destacam-se: cáries de radiação, fibrose de tecido subcutâneo, trismo, ulcerações de pele e/ou mucosa, infecções, necrose de cartilagens, fístulas, alterações auditivas e oftalmológicas, alterações hormonais (hipotireoidismo), edema da face e do pescoço, dor, queda de cabelo, dormência e/ou formigamento dos membros superiores, mielite cervical, osteorradionecrose.[12,24]

Os efeitos citotóxicos da RT foram graduados pelo Grupo de Radioterapia e Oncologia - *Radiation Therapy Oncology Group* (RTOG). Foi desenvolvido o Critério de Escore para Morbidade Aguda por Radiação – *Acute Radiation Morbidity Scoring Criteria* (Quadro 5-2), sendo as reações da pele, o efeito colateral mais comum, independente do campo irradiado.[25]

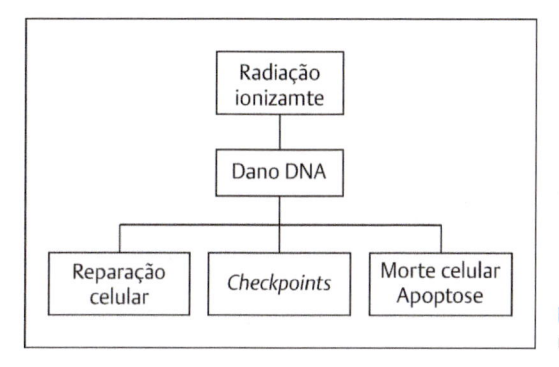

Fig. 5-5. Esquema da resposta celular à radiação ionizante.

Quadro 5-2. Critérios de Graduação da Toxicidade Aguda Causada pelo Tratamento Radioterápico

Estrutura	Grau 01	Grau 02	Grau 03	Grau 04
Pele	- Epilação - Eritema leve - Descamação seca	- Eritema doloroso - Descamação úmida (localizada) - Edema moderado	- Edema importante - Descamação úmida, confluente	- Ulceração - Hemorragia - Necrose
Membrana/mucosa	- Congestão - Dor (S/M)	- Mucosite localizada - Serossanguinolenta - Dor (C/M)	- Mucosite fibrinosa confluente - Dor	- Ulceração - Hemorragia - Necrose
Faringe/esôfago	- Disfagia/odinofagia leve	- Disfagia/odinofagia moderada - Dieta pastosa	- Disfagia/odinofagia grave com desidratação - Sonda nosogástrica	- Obstrução completa - Ulceração - Perfuração/fístula
Abdome superior	- Anorexia (5% pmc) - Náusea - Desconforto abdominal (S/M)	- Anorexia (> 15% pmc) - Náusea - Dor abdominal (C/M)	- Diarreia - Perda muco/sangue - Distensão abdominal	- Obstrução, fístula ou perfuração aguda ou subaguda - Sangramento GI - Dor abdominal severa

Continua.

Quadro 5-2. *(Cont.)* Critérios de Graduação da Toxicidade Aguda Causada pelo Tratamento Radioterápico

Estrutura	Grau 01	Grau 02	Grau 03	Grau 04
Abdome inferior	▪ Desconforto retal (S/M) ▪ Aumento na frequência da evacuação (S/M)	▪ Diarreia (C/M) ▪ Perda muco pelo reto ▪ Dor retal/abdominal (C/M)	▪ Suporte parenteral ▪ Distensão abdominal	▪ Obstrução, fístula ou perfuração aguda ou subaguda ▪ Sangramento G1 ▪ Dor abdominal severa (cirurgia)
Geniturinário	▪ Noctúria ▪ Disúria e/ou Urgência (S/M)	▪ Noctúria ▪ Disúria e/ou Urgência, espasmo vesical (C/M)	▪ Nictúria ▪ Disúria e/ou Urgência, espasmo vesical (C/M) ▪ Hematúria	▪ Hematúria (transfusão) ▪ Obstrução vesical aguda

Adaptado da RTGO[25]. Pmc: perda massa corpórea; S/M: sem medicação; C/M: com medicação.

RADIODERMITE

A reação cutânea pela radiação, também denominada radiodermite, radiodermatite, dermatite por radiação ou reação de pele por radiação, está presente em cerca de 90% dos pacientes tratados com RT.[22,26,27] Os sarcomas, as neoplasias malignas mamárias,[26] anais, vulvares e de cabeça e pescoço são as que mais frequentemente apresentam graus mais severos de radiodermite. O complexo mecanismo de injúria da pele é mediado por mecanismos diretos e indiretos, sendo que o dano estrutural do tecido é causado pelo aumento instantâneo da produção de radicais livres e indiretamente por uma cascata inflamatória.[28]

A aplicação da RT por teleterapia é o método de aplicação que, geralmente, se relaciona com a radiodermite. A dose administrada pela teleterapia pode acontecer pela técnica bidimensional (2D); tridimensional (3D-CTR) e radioterapia de intensidade modulada (IMRT). Outras técnicas como a RT com arco volumétrico modulado (VMAT), radiocirurgia, RT esteriotáxica e a guiada por imagem podem ser empregadas, mas, independentemente da técnica utilizada, os efeitos colaterais devem ser controlados de forma efetiva pela equipe multiprofissional.[29]

A radiodermite causa desorganização do processo cicatricial e, dependendo da intensidade da reação, pode ocasionar inclusive necrose tecidual. Se não tratada corretamente, essas reações podem resultar em inúmeras complicações, incluindo interrupção e atraso no tratamento,[30] e consequente piora qualidade de vida.[27,30]

Alterações cutâneas pigmentares ocorrem pela migração de melanossomas, interrupção do crescimento tecidual e dano na camada mais profunda da derme, poupando camada epidérmica superior (Fig. 5-6).[30] Essas alterações ocorrem mediadas por uma explosão de radicais livres com consequente danos ao DNA e alteração de proteínas, lipídios e carboidratos.[24]

A pele é um órgão que se renova continuamente, e a RT não apenas interfere no amadurecimento normal, reprodução e repopulação de células germinativas epidérmicas e de matriz capilar, mas também atinge fibroblastos e a vasculatura cutânea.[31] Diante destas alterações, somado ao déficit cicatricial que ocorre em virtude da inibição do tecido de granulação normal, fibrogênese e angiogênese, a radiodermite aguda chega a ser um efeito colateral previsível, podendo se apresentar em diferentes graus de severidade.[32]

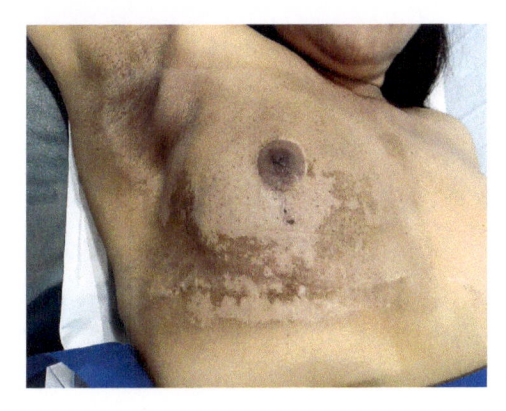

Fig. 5-6. Alteração pigmentar ao término do tratamento de RT.

Fatores extrínsecos, como dose da radiação, regime de fracionamento e esquema de aplicação – e intrínsecos, como tamanho da área irradiada, comorbidades e susceptibilidade genética – parecem influenciar o grau de acometimento levando a um impacto negativo da qualidade de vida e, eventualmente, afetando o tratamento e a sobrevida do paciente.[16,26,33,34]

A avaliação e a classificação da severidade do dano tecidual radioinduzido, favorece a mensuração correta das toxicidades e otimiza os registros realizados, o que torna possível o acompanhamento e a comparação de condutas clínicas e resultados alcançados. Embora a literatura apresente algumas variações sobre a melhor metodologia, as reações cutâneas da dermatite de radiação podem ser classificadas a partir de diferentes escalas (6,9,34), como:

- National Cancer Institute (NCI). *Common Toxicity Criteria for Adverse Events* (CTCAE).
- *Radiation Therapy Oncology Group/European Organization for Research and Treatment of Cancer Toxicity Criteria.*
- *Radiation-induced Skin Reaction Assessment Scale.*
- *Skindex-16 scaled.*
- WHO (*World Health Organization*).

As mais utilizadas pela comunidade médica são a classificação proposta pelo National Cancer Institute (NCI), a Common Toxicity Criteria for Adverse Events (CTCAE) versão 4.0 e a escala do Radiation Therapy Oncology Group/European Organization for Research and Treatment of Cancer toxicity criteria (RTOG)/(EORTC) (Quadro 5-3).

Quadro 5-3. Classificação Adaptada Segundo Radiation Therapy Oncology Group[25]

Grau	Característica
RTGO-0	Assintomático
RTGO-I	Eritema folicular fraco, epilação, descamação seca
RTGO-II	Eritema folicular brando, descamação úmida
RTGO-III	Descamação úmida confluente, edema "casca de laranja"
RTGO-IV	Ulceração, hemorragia, necrose

Ambas as escalas classificam a severidade de 0 a 4, sendo:

- *Grau 0:* sem reação cutânea.
- *Grau 1:* eritema leve, descamação seca, epilação, sudorese reduzida (Fig. 5-7).
- *Grau 2:* eritema moderado, brilhante, dermatite exsudativa em placas e edema moderado (Fig. 5-8).
- *Grau 3:* dermatite úmida, pregas cutâneas, edema intenso (Fig. 5-9).
- *Grau 4:* ulceração, hemorragia, necrose.

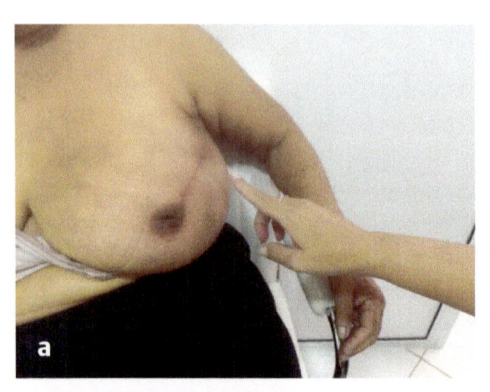

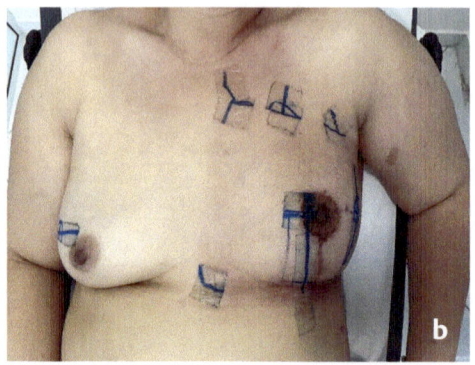

Fig. 5-7. (a, b) Radiodermite grau 1.

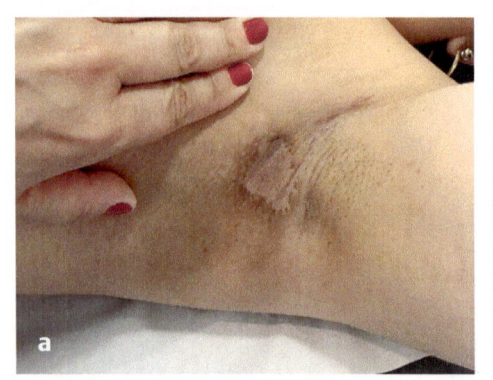

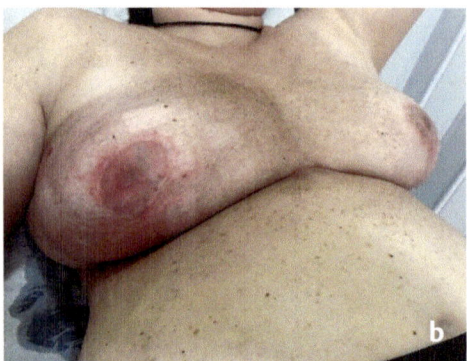

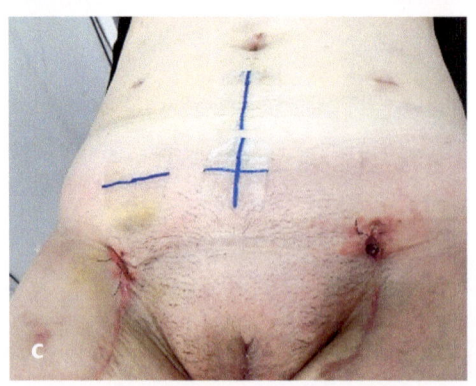

Fig. 5-8. (a-c) Radiodermite grau 2.

RADIODERMITE

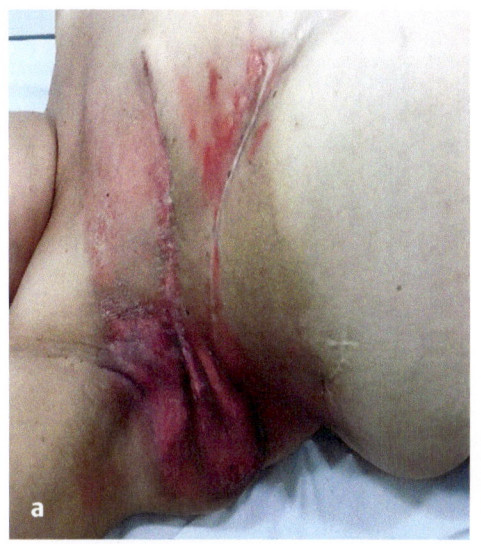

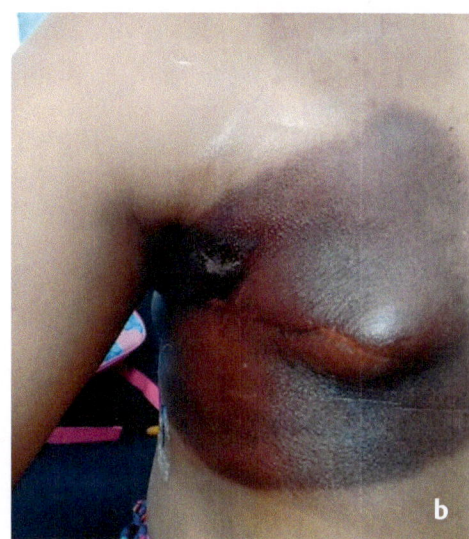

Fig. 5-9. (a, b) Radiodermite graus 3 e 4.

Outro método de avaliação, criado em 1982 pelo National Cancer Institute (NCI), ainda muito utilizado é o *Common Toxicity Criteria* (CTC), que classifica a radiodermite em graus: 1 a 5, sendo 1 eritema leve ou descamação seca e 5 (morte tecidual).[34,35]

Por apresentarem limitações, como a ausência de uma visão do paciente sobre o processo de desenvolvimento e evolução da reação, essas escalas, devem ser preferencialmente associadas a outros exames complementares como a imagem de perfusão por *laser* Doppler, ultrassom quantitativo, fotografia digital e espectrofotometria e o Questionário de Qualidade de Vida do Câncer-30 (EORTC QLQ-C30) descrita no Anexo 1.[31,34]

Alguns fatores parecem ser preditivos para a radiodermite, podendo ser associados aos pacientes, ao tratamento ou a ambos.[22,30] Indivíduos com distúrbios do tecido conjuntivo (particularmente lúpus, esclerodermia) e a obesidade são algumas destas condições inerentes ao paciente, assim como idade, hábitos de vida, *status* nutricional e algumas mutações genéticas, como *ATM* gene.[17,24]

Algumas medicações são descritas por sua ação radiossensibilizante, aumentando, assim, a probabilidade de lesão tecidual como alguns agentes quimioterápicos (p. ex., actinomicina D, doxorrubicina, bleomicina, 5-fluorouricil e metotrexato).[36]

Em relação aos fatores relacionados ao tratamento, podem ser consideradas algumas condições técnicas como:[24]

- Posicionamento incorreto do paciente.
- Ampliação da imagem.
- Maior duração da fluoroscopia.
- Manutenção de um único ângulo de feixe.
- Uso do modo de alta intensidade.
- Erro no monitoramento de dose.
- Angulação do raio.
- Defeitos na máquina de radioterapia.

O desenvolvimento de radiodermite crônica e fibrose tecidual aparentemente são atribuídos à atividade dos fibroblastos, que influenciam no recrutamento de células inflamatórias no local da irradiação, e do fator de crescimento TGFb.[37] A reação pode aparecer de 3 a 4 semanas (radiodermite aguda) ou até alguns meses (radiodermite crônica) após o término do tratamento, apresentando hipo e hiperpigmentação, foliculites, telangiectasias e fibroses, fatores estes que predispõe a ulceração, retração tecidual e dor,[38] afetando negativamente o desempenho funcional do paciente e qualidade de vida (Figs. 5-10 e 5-11).[21]

A abordagem dos efeitos adversos do paciente oncológico é multidisciplinar, na qual a prevenção é um item tão importante quanto o tratamento.

No que se diz a respeito sobre prevenção e tratamento, em 2013 o Multinational Association of Suportive Cancer Care (MASCC) publicou um consenso para prevenção e tratamento de radiodermite.[20,30] A adoção de lavagem com água, com ou sem sabão neutro, e permitindo o uso de antiperspirantes, é apoiada por ensaios clínicos randomizados. Recomenda-se o uso de corticosteroides profiláticos tópicos para reduzir o desconforto e a coceira, além de apresentar algumas evidências de que outros cosméticos podem reduzir o escore de dermatite. Não há evidências suficientes para o uso de ácido hialurônico, ácido ascórbico, curativo folha de prata, emissor de luz *laser* de diodo, Theta creme, dexpantenol, calêndula, enzimas proteolíticas, sulcralfate, oral zinco e pentoxifilina. Além disso, não há evidência para apoiar a superioridade de qualquer intervenção específica de forma reativa. Para pacientes com telangiectasia e fibrose induzida por radiação estabelecida, sugere-se o uso do *laser* de corante pulsátil para a aparência visual e o uso de pentoxifilina e vitamina E.[21]

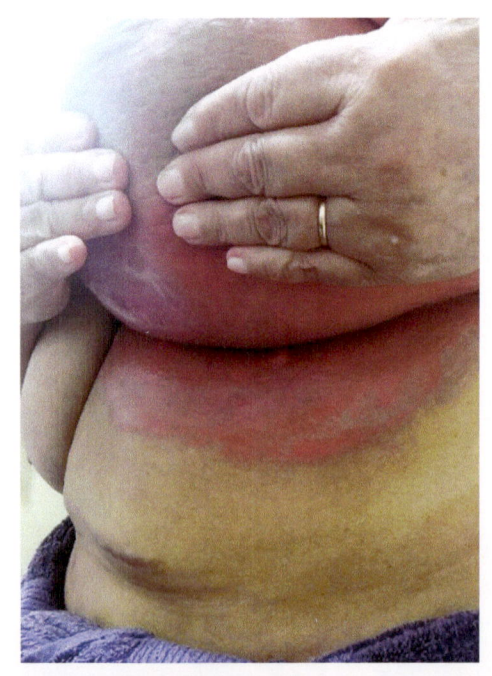

Fig. 5-10. Reação dérmica tardia.

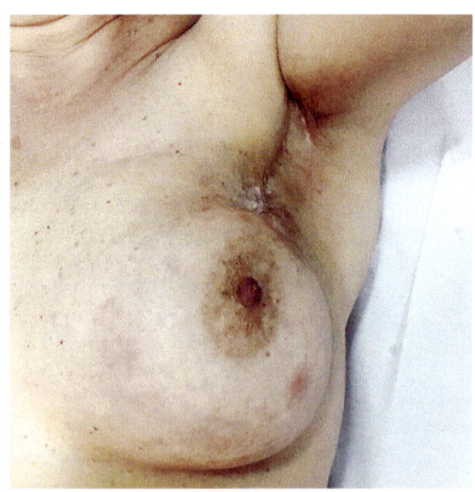

Fig. 5-11. Fibrose radioinduzida – reação tecidual tardia.

FOTOBIOMODULAÇÃO NA RADIODERMITE

A fotobiomodulação, tanto como agente preventivo como para o tratamento da radiodermite vem sendo descrita na literatura como uma técnica benéfica na redução da gravidade, assim como na aceleração para sua resolutividade. Até o momento, a terapia de fotobiomodulação está ganhando força como uma promissora abordagem profilática e terapêutica no manejo deste distúrbio tecidual.

As propriedades terapêuticas da fotobiomodulação aceleram as propriedades regeneradoras do tecido em decorrência de seus efeitos biomoduladores da célula, com a vantagem de ser não invasivo.

O primeiro relato do uso do *laser* de baixa potência no tratamento de radiodermite parece ser do final da década de 1990, feito por Schindl *et al.*, que descreveram a introdução do uso do *laser* para o manejo da radiodermite aguda, demonstrando o efeito benéfico da luz para o tratamento de úlceras cutâneas induzidas por RT em pacientes após uma mastectomia.[39] Outros estudos demonstraram eficácia no uso do *laser* para prevenção e/ou redução da severidade. No estudo publicado em 2018, denominado TRANSDERMIS, os autores apresentaram dados substanciais que parecem ser promissores.

O raciocínio clínico para o uso da fotobiomodulação com *laser* de baixa potência deve ser centrado na etiologia do processo de acometimento do tecido. Conforme os processos descritos anteriormente, a radiação ionizante afeta a integridade do tecido e dificulta o processo de reparação e desencadeando a cascata inflamatória. A fotobiomodulação é uma energia não ionizante que vem sendo utilizada no espectro de luz de vermelho próximo do infravermelho com resultados satisfatórios em reparação tecidual, ação anti-inflamatória e controle da dor.[28,40]

A fotobiomodulação com *laser* parece ser benéfica para o paciente com radiodermite com qualquer comprimento de onda,[13,26] mas a maioria dos artigos científicos aponta para melhores resultados com o *laser* no espectro de 630-680 nm, pela ação na reparação tecidual em doses baixas de energia.[28]

Para segurança, o uso da fotobiomodulação na radiodermite, também foi estudada, em um acompanhamento por 3 anos de pacientes com câncer de próstata no qual o uso fototerapêutico para prevenir lesões induzidas pela radiação da bexiga e do reto, em pacientes com tumores localmente avançados, as taxas de sobrevida em 5 anos foram de 67 e 89% favorável ao grupo de intervenção com fotobiomodulação.[41]

Embora os estudos sejam animadores, atualmente, existe uma grande variedade de estratégias para o manejo da radiodermite, incluindo cremes, géis, pomadas e curativos. Até o momento, ainda não há um consenso abrangente e baseado em evidências para o seu tratamento. A terapia a *laser* de baixa intensidade é uma técnica promissora e não invasiva, que clinicamente tem apresentado bons resultados.

Uma vez irradiada a pele, esta já começa a apresentar alterações estruturais e funcionais.[1] Então desde a primeira aplicação da radioterapia podemos pensar na possibilidade de manter o tecido mais favorável possível para evitar as lesões, ou seja, tentar manter o menor grau de radiodermite possível para que não aconteça atraso no programa terapêutico e proporcione uma melhor qualidade de vida a paciente. Diversos são os cuidados para prevenir a radiodermite, entre eles pode-se pensar no uso da fotobiomodulação, na luz visível, aproximadamente 630 nm, entre 1 a 3 J, pontuais (Figs. 5-12 e 5-13).

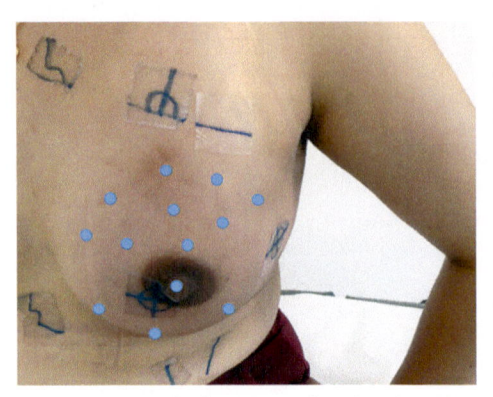

Fig. 5-12. Sugestão das autoras da aplicação para a prevenção e/ou tratamento da radiodermite.

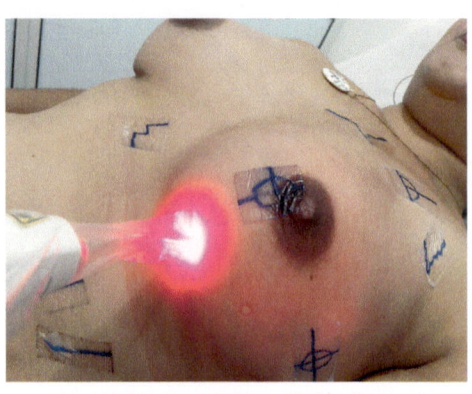

Fig. 5-13. Paciente na 16ª sessão de teleterapia realizada 2×/semana LLLT.

ALTA FREQUÊNCIA

Outro recurso que vem sendo utilizado pelos fisioterapeutas na prática clínica, para a paciente principalmente em tratamento radioterápico e/ou no tecido cicatricial, é a corrente de alta frequência. Este recurso é composto por uma corrente alternada, podendo trabalhar sob distintos parâmetros físicos, de média e de alta frequência.[42] Alguns parâmetros encontrados normalmente são: frequência variando entre 100 a 200 KHz, sempre com intensidade na ordem de 100 mA.[43]

Porém, escassos estudos são encontrados sobre a ação de geradores de alta frequência na fisioterapia. Esta modalidade da eletroterapia vem sendo difundida principalmente como terapia bactericida,[44] em virtude da geração de ozônio. Eficácia da ação O3 nas bactérias é garantida pela ação na membrana bacteriana, comprometendo sua atividade enzimática, consequentemente levando a apoptose.[42]

Geralmente, o método de produção de ozônio utilizado em equipamentos comerciais é denominado de descarga corona, que ocorre quando o gás se torna parcialmente ionizado.[45,46] A ação do ozônio e seus efeitos não estão esclarecidos, no entanto atualmente este assunto vem sendo amplamente discutido. O ozônio, quando em contato com o tecido, sob condições controladas, demonstrou segurança inclusive para aplicação intravenosa.[6,47] Seu efeito quando aplicado com o aparelho de alta frequência e a ação térmica do equipamento gerado pela formação do campo elétrico são responsáveis pelos efeitos fisiológicos observados (Fig. 5-14).[7]

A aplicação com o aparelho utilizando os eletrodos da alta frequência pode ser direta ou a distância. Quando direta, o eletrodo é colocado sobre a área deslizando-o sobre o tecido. Na aplicação a distância, o eletrodo se mantém a uma curta distância sem contato com o tecido. Deve-se levar em conta a sensibilidade da pessoa a ser tratada com esse tipo de descargas elétricas.[43]

Nenhum estudo até o momento foi encontrado na literatura sobre seu uso na radioderme, mas, se transpormos a informação do efeito bactericida e bacteriostático, podemos pensar na prevenção da infecção nas lesões teciduais, sejam elas pela irradiação ou pela cicatriz pós-operatória. Portanto, podemos utilizar, na área tratada, durante 10 a 15 min por sessão (Fig. 5-15).

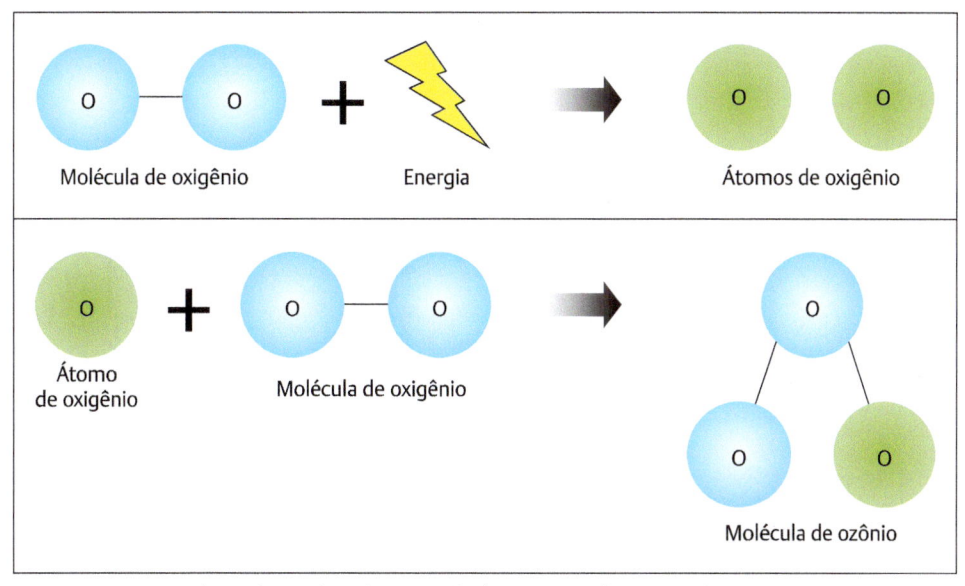

Fig. 5-14. Esquema da produção de ozônio através de correntes eletromagnéticas.

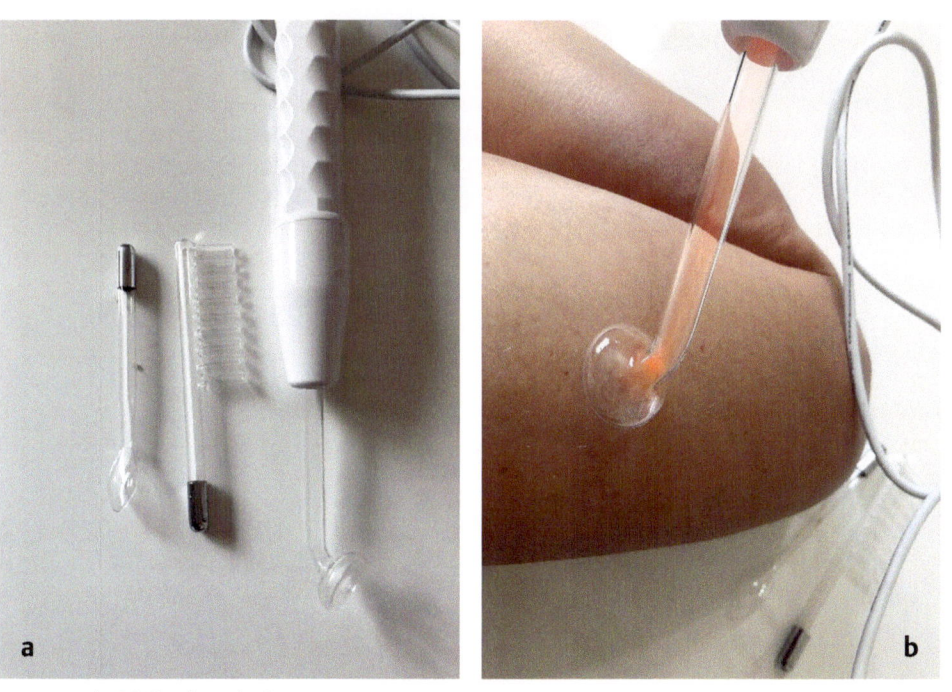

Fig. 5-15. (**a**, **b**) Alta frequência.

ANEXO 1

QUESTIONÁRIO DE QUALIDADE DE VIDA DO CÂNCER-30 (EORTC QLQ-C30)

	Não	Um Pouco	Bastante	Muito
1. Custa-lhe fazer esforços mais violentos, por exemplo, carregar um saco de compras pesado ou uma mala?	1	2	3	4
2. Custa-lhe percorrer uma **grande** distância a pé?	1	2	3	4
3. Custa-lhe dar um **pequeno** passeio a pé, fora de casa?	1	2	3	4
4. Precisa de ficar na cama ou numa cadeira durante o dia?	1	2	3	4
5. Preciso que o/a ajudem a comer, a vestir-se, a lavar-se ou a ir ao banheiro?	1	2	3	4
Durante a última semana	**Não**	**Um Pouco**	**Bastante**	**Muito**
6. Sentiu-se limitado/a no seu emprego ou no desempenho das suas atividades diárias?	1	2	3	4
7. Sentiu-se limitado/a na ocupação habitual dos seus tempos livres ou noutras atividades de lazer?	1	2	3	4
8. Teve falta de ar?	1	2	3	4
9. Teve dores?	1	2	3	4
10. Precisou de descansar?	1	2	3	4
11. Teve dificuldade em dormir?	1	2	3	4
12. Sentiu-se fraco/a?	1	2	3	4
13. Teve falta de apetite?	1	2	3	4
14. Teve enjoos?	1	2	3	4
15. Vomitou?	1	2	3	4
16. Teve prisão de ventre?	1	2	3	4
17. Teve diarreia?	1	2	3	4
18. Sentiu-se cansado/a?	1	2	3	4
19. As dores pertubaram as suas atividades diárias?	1	2	3	4
20. Teve dificuldade em concentrar-se, por exemplo, para ler o jornal ou ver televisão?	1	2	3	4
21. Sentiu-se tenso/a?	1	2	3	4
22. Teve preocupações?	1	2	3	4
23. Sentiu-se irritável?	1	2	3	4
24. Sentiu-se deprimido/a?	1	2	3	4
25. Teve dificuldade em lembrar-se das coisas?	1	2	3	4

Durante a última semana	Não	Um Pouco	Bastante	Muito
26. O seu estado físico ou tratamento médico interferiram na sua vida **familiar**?	1	2	3	4
27. O seu estado físico ou tratamento médico interferiram na sua atividade **social**?	1	2	3	4
28. O seu estado físico ou tratamento médico causaram-lhe problemas de ortem financeira?	1	2	3	4

Nas perguntas que se seguem, faça um círculo à volta do número, entre 1 e 7, que melhor se aplica ao seu caso.

29. Como classificaria a sua **saúde** em geral durante a última semana?

1	2	3	4	5	6	7
Péssima						Ótima

30. Como classificaria a sua qualidade de vida global durante a última semana?

1	2	3	4	5	6	7
Péssima						Ótima

REFERÊNCIAS BIBLIOGRÁFICAS

1. Nogueira LB, Silva HLL, de Campos TPR. Experimental dosimetry in conformal breast teletherapy compared with the planning system. *Appl Radiat Isot* [Internet]. 2015;97:93-100. Available from: http://dx.doi.org/10.1016/j.apradiso.2014.12.022.
2. Hymes SR, Strom EA, Fife C. Radiation dermatitis: Clinical presentation, pathophysiology, and treatment. *J Am Acad Dermatol.* 2006;54(1):28-46.
3. Paiva E De. Princípios do cálculo de blindagem em radioterapia. *Rev Bras Ensino Física.* 2014;36(3).
4. Rolim AEH, Costa LJ da, Ramalho LMP. Impact of Radiotherapy on the oral region and management of related conditions. *Radiol Bras* [Internet]. 2011;44(6):388-95. Available from: http://www.scielo.br/scielo.php?script=sci_arttext&pid=S0100-39842011000600011&lng=pt&nrm=iso&tlng=en.
5. Fowler JF. The radiobiology of prostate cancer including new aspects of fractionated radiotherapy. *Acta Oncol (Madr).* 2005;44(3):265-76.
6. Grégoire V, Langendijk JA, Nuyts S. Advances in radiotherapy for head and neck cancer. *J Clin Oncol.* 2015;33(29):3277-84.
7. Chan RJ, Webster J, Chung B, Marquart L, Ahmed M, Garantziotis S. Prevention and treatment of acute radiation-induced skin reactions: A systematic review and meta-analysis of randomized controlled trials. *BMC Cancer.* 2014;14(1):1-19.
8. Breast E, Trialists C, Group C. *Radiotherapy for early breast cancer* (Review). 2008;(1):2008-11.
9. Smith BD, Arthur DW, Buchholz TA, Haffty BG, Hahn CA, Hardenbergh PH, et al. Accelerated Partial Breast Irradiation Consensus Statement From the American Society for Radiation Oncology (ASTRO). *Int J Radiat Oncol Biol Phys.* 2009;74(4):987-1001.
10. Thariat J, Hannoun-Levi JM, Sun Myint A, Vuong T, Gérard JP. Past, present, and future of radiotherapy for the benefit of patients. *Nat Rev Clin Oncol* [Internet]. 2013;10(1):52-60. Available from: http://dx.doi.org/10.1038/nrclinonc.2012.203.
11. Bolderston A, Lloyd NS, Wong RKS, Holden L, Robb-Blenderman L. The prevention and management of acute skin reactions related to radiation therapy: A systematic review and practice guideline. *Support Care Cancer.* 2006;14(8):802-17.
12. Ryan JL. Ionizing radiation: The good, the bad, and the ugly. *J Invest Dermatol.* 2012;132(3 PART 2):985-93.
13. Censabella S, Claes S, Robijns J, Bulens P, Mebis J. Photobiomodulation for the management of radiation dermatitis: the DERMIS trial, a pilot study of MLS®laser therapy in breast cancer patients. *Support Care Cancer* [Internet]. 2016;24(9):3925-33. Available from: http://dx.doi.org/10.1007/s00520-016-3232-0.
14. Okuno E. Das Radiações Ionizantes. *Estud Avançados.* 2013;27(77):185-200.
15. Trotti A, Byhardt R, Stetz J, Gwede C, Corn B, Fu K, et al. Common toxicity criteria: Version 2.0. An improved reference for grading the acute effects of cancer treatment: Impact on radiotherapy. *Int J Radiat Oncol Biol Phys.* 2000;47(1):13-47.
16. Hornhardt S, Rößler U, Sauter W, Rosenberger A, Illig T, Bickeböller H, et al. Genetic factors in individual radiation sensitivity. *DNA Repair (Amst)* [Internet]. 2014;16(1):54-65. Available from: http://dx.doi.org/10.1016/j.dnarep.2014.02.001.
17. Diegues SS, Ciconelli RM, Segreto RA. Causas de interrupçao não-programadas da radioterapia. *Bras Radiol Col.* 2008;41(2):103-8.
18. Wang JZ, Li XA. Impact of tumor repopulation on radiotherapy planning. *Int J Radiat Oncol Biol Phys.* 2005;61(1):220-7.
19. Zecha JAEM, Raber-durlacher JE, Nair RG, Epstein JB, Elad S, Hamblin MR, *et al.* 805Low-level laser therapy/photobiomodulation in the management of side effects of chemoradiation therapy in head and neck cancer: Part 2: Proposed Applications and Treatment Protocols. *Support Care Cancer.* 2016;24(6):2793-805.
20. Wong RKS, Bensadoun RJ, Boers-Doets CB, Bryce J, Chan A, Epstein JB, et al. Clinical practice guidelines for the prevention and treatment of acute and late radiation reactions from the MASCC Skin Toxicity Study Group. *Support Care Cancer.* 2013;21(10):2933-48.

21. Balagula Y, Rosen ST, Lacouture ME. The emergence of supportive oncodermatology: The study of dermatologic adverse events to cancer therapies. *J Am Acad Dermatol* [Internet]. 2011;65(3):624-35. Available from: http://dx.doi.org/10.1016/j.jaad.2010.06.051.
22. Bray FN, Simmons BJ, Wolfson AH, Nouri K. Acute and Chronic Cutaneous Reactions to Ionizing Radiation Therapy. *Dermatol Ther* (Heidelb). 2016;6(2):185-206.
23. Robijns J, Laubach HJ. Acute and chronic radiodermatitis: Clinical signs, pathophysiology, risk factors and management options. *J Egypt Women's Dermatologic Soc.* 2018;15(1):2-9.
24. Brown KR, Rzucidlo E. Acute and chronic radiation injury. *J Vasc Surg* [Internet]. 2011;53(1 Suppl.):15S-21S. Available from: http://dx.doi.org/10.1016/j.jvs.2010.06.175.
25. De Ruysscher D, Faivre-Finn C, Moeller D, Nestle U, Hurkmans CW, Le Péchoux C, et al. European Organization for Research and Treatment of Cancer (EORTC) recommendations for planning and delivery of high-dose, high precision radiotherapy for lung cancer. *Radiother Oncol* [Internet]. 2017;124(1):1-10. Available from: http://dx.doi.org/10.1016/j.radonc.2017.06.003.
26. Robijns J, Censabella S, Claes S, Pannekoeke L, Bussé L, Colson D, et al. Prevention of acute radiodermatitis by photobiomodulation: A randomized, placebo-controlled trial in breast cancer patients (TRANSDERMIS trial). *Lasers Surg Med.* 2018;50(7):763-71.
27. Manik M, Yosi A, Tanjung C. Radiodermatitis incidents in cancer patients receiving radiotherapy at Haji Adam Malik Central. 2018;7(2):447-51.
28. Strouthos I, Chatzikonstantinou G, Tselis N, Bon D, Karagiannis E, Zoga E, et al. Photobiomodulationstherapie zur Behandlung strahlentherapieassoziierter Dermatitis: Eine Single-Institut-Beobachtung zur adjuvanten Radiotherapie bei Brustkrebspatientinnen nach brusterhaltender Operation. *Strahlentherapie und Onkol.* 2017;193(6):491-8.
29. Baskar R, Lee KA, Yeo R, Yeoh KW. Cancer and radiation therapy: Current advances and future directions. *Int J Med Sci.* 2012;9(3):193-9.
30. Drost L, Li N, Vesprini D, Sangha A, Lee J, Leung E, et al. Prospective Study of Breast Radiation Dermatitis. *Clin Breast Cancer* [Internet]. 2018;18(5):e789-95. Available from: http://dx.doi.org/10.1016/j.clbc.2018.03.008
31. Singh M, Alavi A, Wong R, Akita S. Radiodermatitis: A Review of Our Current Understanding. *Am J Clin Dermatol.* 2016;17(3):277-92.
32. McQuestion M. Evidence-Based Skin Care Management in Radiation Therapy. *Semin Oncol Nurs.* 2006;22(3):163-73.
33. Costa MM, Silva SB, Quinto ALP, Pasquinelli PFS, de Queiroz dos Santos V, de Cássia Santos G, et al. Phototherapy 660 nm for the prevention of radiodermatitis in breast cancer patients receiving radiation therapy: Study protocol for a randomized controlled trial. *Trials.* 2014;15(1):1-6.
34. Huang CJ, Hou MF, Luo KH, Wei SY, Huang MY, Su SJ, et al. RTOG, CTCAE and WHO criteria for acute radiation dermatitis correlate with cutaneous blood flow measurements. *Breast* [Internet]. 2015;24(3):230-6. Available from: http://dx.doi.org/10.1016/j.breast.2015.01.008.
35. Schnur JB, Love B, Scheckner BL, Green S, Wernicke G, Montgomery GH. in Breast *Cancer Radiotherapy.* 2013;34(5):529-36.
36. Berger B, Belka C. Severe skin reaction secondary to concomitant radiotherapy plus cetuximab. *Radiat Oncol.* 2008;3(1):4-7.
37. DeLand MM, Weiss RA, McDaniel DH, Geronemus RG. Treatment of radiation-induced dermatitis with light-emitting diode (LED) photomodulation. *Lasers Surg Med.* 2007;39(2):164-8.
38. Harper JL, Franklin LE, Jenrette JM, Aguero EG. Skin toxicity during breast irradiation: Pathophysiology and management. *South Med J.* 2004;97(10):989-93.
39. Schindl A, Schindl M, Schindl L. Successful treatment of a persistent radiation ulcer by low power laser therapy. *J Am Acad Dermatol.* 1997;37(4):646-8.
40. Dirican A, Andacoglu O, Johnson R, McGuire K, Mager L, Soran A. The short-term effects of low-level laser therapy in the management of breast-cancer-related lymphedema. *Support Care Cancer.* 2011;19(5):685-90.

41. Zharinov GM, Zimin AA, Samoĭlova KA NNi. Survival among patients with prostate cancer after distant radiotherapy and low-intensity near-infrared phototherapy. *Vopr Onkol*. 2011.
42. Wietzikoski Lovato EC, Gurgel Velasquez PA, dos Santos Oliveira C, Baruffi C, Anghinoni T, Machado RC, et al. High frequency equipment promotes antibacterial effects dependent on intensity and exposure time. *Clin Cosmet Investig Dermatol*. 2018;11:131-5.
43. Low J, Reed A, Ribeiro LB, Casarotto RA. Eletroterapia explicada: princípios e prática. 3rd ed. São Paulo: Manole; 2001.
44. Korelo RIG, Oliveira JJJ de, Souza RSA, Hullek R de F, Fernandes LC. Gerador de alta frequência como recurso para tratamento de úlceras por pressão: estudo piloto. *Fisioter em Mov*. 2013 Dez;26(4)715-724.
45. Robinson AJ, Mackler LS. Eletrofisiologia clínica. 2. ed. Porto Alegre: Artmed; 2002.
46. Kunz A, Freire RS, Rohwedder JJR, Duran N, Mansilla H, Rodriguez J. Construção e otimização de um sistema para produção e aplicação de ozônio em escala de laboratório. *Quim Nova*. 1999;22(3):425-8.
47. Martins A, Silva JT da, Graciola L, Fréz AR, Ruaro JA, Marquetti M da GK. Efeito bactericida do gerador de alta frequência na cultura de Staphylococcus aureus. *Rev Fisio e Pesquisa*. 2012;19(2):153-7.

DOR ONCOLÓGICA

CAPÍTULO 6

Flávia Maria Ribeiro Vital
Laura Rezende
Juliana Lenzi

O tratamento da dor tem sido considerado um direito humano após o lançamento da primeira campanha global contra a dor em 2004, em Genebra, pela IASP – International Association for the Study of Pain (Associação Internacional para o Estudo da Dor) e pela WHO – World Health Organization (Organização Mundial da Saúde).[13] Em países em desenvolvimento como o Brasil, a dor ainda é subtratada, causando sofrimento e perdas financeiras aos indivíduos e à sociedade. É reconhecido pela IASP que todos os profissionais de saúde devam estar aptos a tratar a maioria dos doentes com dor e síndromes dolorosas comuns.[14]

Dor é definida, pela IASP, como uma experiência sensitiva e emocional desagradável associada a dano tecidual real ou potencial, ou descrita em termos de tal dano. Dessa forma, em 1996, foi considerada pela American Pain Society, como quinto sinal vital.[14] A dor está presente em 79% dos pacientes com câncer em estádios avançados, sendo o sintoma mais temido pelos pacientes,[25,27] causando muito sofrimento, quando não bem controlada, podendo interferir no sono, reduzir a atividade física, o convívio social, o apetite, portanto, influenciando negativamente os conflitos interpessoais e, consequentemente, na qualidade de vida.[14] Portanto, a dor é considerada um fenômeno multidimensional que inclui aspectos biológicos, cognitivos e socioculturais.[12]

O mecanismo da dor é bem complexo. De uma forma simplificada, os receptores do sistema nervoso que informam sobre um estímulo sensorial nocivo são chamados de nociceptores. Estes são terminações nervosas livres não especializadas e não mielinizadas que transduzem uma variedade de impulsos nervosos que o cérebro interpreta como sensação de dor. As células nervosas enviam uma ramificação de fibra nervosa para a periferia e outra para a medula espinal ou tronco cerebral. Existem dois tipos de células nervosas: as de pequeno diâmetro, não mielinizadas, que conduzem lentamente o impulso nervoso (fibras C) e respondem de forma polimodal aos estímulos térmicos, mecânicos e químicos; e as células de maior diâmetro, ligeiramente mielinizadas que conduzem impulsos nervosos mais rapidamente (fibras A) e respondem aos estímulos mecânicos e mecanotérmicos.[14]

Existem quatro etapas para nocicepção:[14]

1. *Transdução:* estímulo nocivo ao organismo, ativa os nociceptores específicos que convertem os estímulos em potencial de ação.
2. *Transmissão:* o potencial de ação percorre pelas fibras A-delta e C, em direção ao SNC pela via aferente, levando a uma abertura dos canais de sódio na membrana pós-sináptica.

3. *Modulação:* o potencial de ação se direciona para a medula e regula o estímulo aumentando ou reduzindo o sinal.
4. *Percepção:* ocorre quando o estímulo que chega é processado nos centros superiores, gerando a experiência de dor. Após processado, o estímulo de resposta é enviado ao órgão efetuador.

A ativação periférica dos nociceptores é modulada por uma série de substâncias químicas que são produzidas ou liberadas quando existe lesão celular, que influenciam o grau de atividade nervosa e, consequentemente, a intensidade da sensação dolorosa. Estímulos repetidos causam uma sensibilização das fibras nervosas periféricas e, consequentemente, uma redução dos limiares de dor, com hipersensibilidade cutânea (p. ex., zonas da pele que sofreram queimaduras solares). A ativação química da substância P provocará vasodilatação, tumefação e liberação de histamina pelos mastócitos, aumentando ainda mais a vasodilatação. Esta sinalização química protege a região lesionada de estímulos mecânicos ou outros. A promoção da resolutividade da causa e a proteção contra a infecção são auxiliadas pelo maior fluxo sanguíneo e pela inflamação (função protetora da dor).[14]

A região do tálamo que recebe a informação relativa à dor a partir da medula espinal ou dos núcleos trigeminais é também a região que recebe a informação acerca dos estímulos sensoriais normais como, por exemplo o toque e a pressão, e as envia para a camada cortical do encéfalo.[14] Dessa forma, ocorre uma representação cortical do corpo para sensações dolorosas e sensoriais normais pela mesma via, o que pode explicar o mecanismo de ação de algumas intervenções de fisioterapia como a massagem e a eletroestimulação nervosa transcutânea (TENS), mas também pode causar sensações dolorosas em amputados (dor fantasma).

A dor aguda funciona como sinal de alerta e precisa ser prontamente investigada quanto à sua causa. Está relacionada a afecções traumáticas, infecciosas ou inflamatórias e se caracteriza pelo início recente e pela duração limitada, desaparecendo com a resolução do processo patológico. Sintomas neurovegetativos que se associam à dor aguda são: taquicardia, hipertensão arterial, sudorese, palidez, expressão facial de desconforto, agitação psicomotora e ansiedade. Quando a dor aguda não é adequadamente tratada em sua causa, podendo evoluir para dor crônica, que é aquela que perdura por mais de 3 meses, sem manifestações neurovegetativas, pois ocorrem adaptações dos sistemas neuronais, mas gera estresse físico, emocional, econômico e social; em virtude da incapacidade laborativa, alterações do sono, do apetite, da vida afetiva, social, sexual e do humor, o que torna o seu tratamento mais difícil, necessitando, muitas vezes, de um acompanhamento multidisciplinar.

A dor pode ser classificada de diferentes maneiras. Uma das mais utilizadas em oncologia é a classificação neurofisiológica da dor (Fig. 6-1).[24,31]

A partir dessa classificação, a dor nociceptiva se subdivide em:

1. *Dor somática:* é a mais comumente relatada em pele, músculos, articulações, ossos, ligamentos e normalmente ativadas em receptores de calor, frio, vibração, inflamação. É geralmente bem localizada e pode ser reproduzida por pressão no local de dor.[24]
2. *Dor visceral:* é a que ocorre em órgãos ou cavidades internas (p. ex., coração, pulmão, fígado, intestino), por ativação de receptores específicos, conduzidas apenas por fibras tipo C, e se caracteriza por ser mal localizada pelo paciente, mas com sintomatologia de cólicas.[24]

```
                    ┌─────────────────┐
                    │  Classificação  │
                    │ neurofisiológica│
                    │     da dor      │
                    └────────┬────────┘
                  ┌──────────┴──────────┐
            ┌─────┴─────┐         ┌─────┴──────┐
            │ Nociceptiva│        │Não nociceptiva│
            └─────┬──────┘        └─────┬──────┘
              ┌───┴───┐              ┌──┴───┐
         ┌────┴──┐ ┌──┴────┐    ┌────┴───┐ ┌┴────────┐
         │Somática│ │Viceral│    │Neuropática│ │Simpática│
         └───────┘ └───────┘    └────────┘ └─────────┘
```

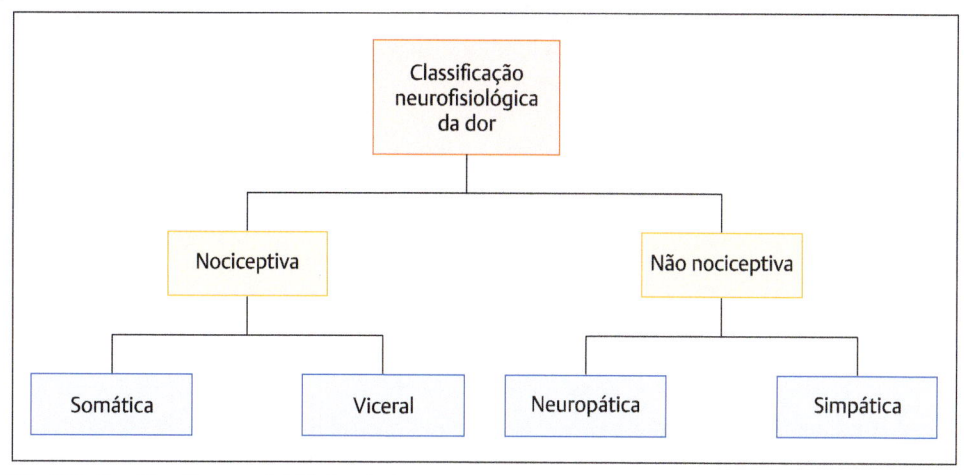

Fig. 6-1. Classificação neurofisiológica da dor.

Já a dor não nociceptiva inclui a dor neuropática (discutida no Capítulo 7), que pode ocorrer por degeneração, compressão, inflamação ou infecção de nervos do sistema nervoso central (SNC) ou no periférico (SNP) ou uma superatividade do sistema nervoso simpático ou mesmo por ativação de nervos com potencial de ação instáveis. São frequentemente descritas como ardente, em choque, em queimação ou ferroada associadas com sinais de má função do nervo (dormência, formigamento, fraqueza) ou alodínia (exacerbação da sensibilidade), quando uma dor provocada por um estímulo que, normalmente, não causaria dor, como por exemplo, um toque ou vento de um ventilador ou a própria roupa do paciente é capaz de provocar a sensação de dor muito intensa.[24]

A DOR ONCOLÓGICA

A dor associada ao câncer, ou dor oncológica, é a dor relacionada à doença oncológica propriamente dita, causada pela invasão tumoral no tecido, pela compressão ou infiltração dos nervos e/ou vasos sanguíneos, pela inflamação, infecção e/ou obstrução orgânica e/ou a dor causada por procedimento diagnóstico ou tratamento relacionado ao câncer (p. ex., biópsia, dor pós-operatória, toxicidade relacionada à realização da quimioterapia e/ou radioterapia).[1]

A dor oncológica é descrita com uma classificação própria em decorrência de inúmeros fatores. Primeiro, são os componentes agudos e crônicos, de múltiplas etiologias, que dificultam a classificação baseada na duração ou na patologia apenas. Outro ponto a ser considerado é que a dor oncológica difere da dor crônica não oncológica em diversos pontos, como a modulação da dor, estádio da doença e estratégia de tratamento.[1]

A dor oncológica pode ter diferentes origens, podendo estar relacionada ao tratamento ou a evolução da doença (metástases, expansão do tumor, compressão de vasos sanguíneos e/ou plexos nervosos). No caso dos tumores sólidos, à medida que eles aumentam de volume, tendem a comprimir as estruturas adjacentes e, consequentemente, obstruir a condução em vasos e nervos, como em situações de obstrução intestinal maligna e distensão da cápsula do fígado, o que irá provocar hipóxia nos tecidos locais e alterações nos estímulos nervosos. A compressão de estruturas do sistema nervoso tem sido considerada a mais difícil de ser suportada pelos pacientes, sendo muito frequente em pacientes que evoluem com metástases ósseas em vértebras, pois com a invasão tumoral local ocorre a compressão das raízes nervosas.

Outras situações dolorosas são comumente provocadas pelo próprio tratamento antineoplásico. São exemplos as dores musculares em pacientes que realizam alguns tipos de quimioterapia, a mialgia quimioinduzida, assim como a neuropatia periférica, a radiodermite decorrente de radioterapia e também a dor do membro fantasma, que são comuns em pacientes que são submetidos à amputação de algum membro.[10,19] Portanto, em oncologia, é comum quadros de dor mista, ou seja, com componente nociceptivo e não nociceptivo, por exemplo, a metástase vertebral que propicia um dano estrutural no periósteo e comprime a raiz do nervo ciático.

Cerca de 30-50% dos pacientes experimentam dor enquanto são tratados por câncer, enquanto 70-90% dos pacientes com doença avançada relatam algum tipo de dor.[11,19,20] Além disso, mais da metade dos pacientes referem que sua dor é controlada de forma incompleta. Em parte, isso se deve à dificuldade em avaliar com precisão o nível de dor e resposta do paciente ao tratamento, bem como utilizar uma abordagem de tratamento que seja agradável para o paciente. É comum os pacientes subnotificarem a gravidade da dor que estão experimentando, às vezes por medo de confirmar a progressão de sua doença ao admitir o aumento da dor ou pela preocupação de um possível vício narcótico. Entretanto, também não é raro o profissional da saúde subestimar o grau de dor do paciente. O fisioterapeuta, como parte de uma equipe multidisciplinar, precisa estar atento a esta condição considerada uma das mais incapacitantes experimentadas pelo paciente com câncer. Essa incapacidade pode ser exacerbada pelo medo do paciente em perder o controle, tanto da capacidade de regular sua dor, quanto de perder o controle de sua mobilidade física em virtude da dor, ou seja, afeta o paciente física e emocionalmente, podendo comprometer ainda mais a capacidade do paciente e da família de lidar com a doença.

Em 1993, Saunders trouxe a definição de dor total (Fig. 6-2), que diz que a dor oncológica não é só física, mas também emocional, social e espiritual, ou seja, o componente físico da dor pode-se modificar sob a influência de fatores emocionais, sociais e também espirituais.[26] Portanto, ao prestar assistência fisioterapêutica a um paciente oncológico com dor, é necessário estar atento à necessidade de abordagem desta dor não apenas no aspecto físico ou o fisioterapeuta poderá se frustrar em não alcançar resultados esperados em outras populações.

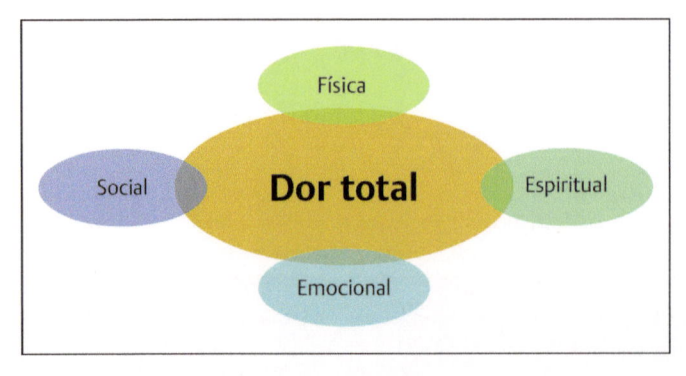

Fig. 6-2. Aspectos que compõem a dor total.

Aspectos psicológicos de um paciente com dor total podem-se traduzir em insônia, sentimentos de impotência, alteração da imagem corporal, medos e incertezas. Em relação aos aspectos espirituais, podem ser citados a desesperança, a percepção de solidão, a flutuação da fé na busca de resposta da razão do câncer tê-lo acometido. Em relação aos aspectos sociais, muitos pacientes sentem a perda do papel laboral, a alteração do seu papel familiar, o surgimento de conflitos não resolvidos e o impacto negativo no aspecto econômico.[10]

Assim, a forma como os pacientes percebem e toleram a dor é individualizada e a abordagem do tratamento também deve ser, além de ser periodicamente reavaliada e alterada de acordo com as necessidades do paciente.

A cada contato com o paciente a dor deve ser reavaliada. Para uma adequada abordagem, é fundamental que essa dor seja caracterizada buscando a sua origem. Portanto, é importante conhecer a intensidade e a frequência da dor.[21] A avaliação da dor é um desafio, e no paciente com câncer deve ser de forma qualitativa e quantitativa. Portanto, a avaliação deve acontecer de forma complexa, levando dor pode ser avaliada em relação a vários fatores, como:[1]

1. Localização:
    - Dor localizada: dor restrita ao local de distribuição da dor (dor cutânea, tendinite e artrite).
    - Dor referida: dor correspondente a uma estrutura distante (dor visceral referida como pancreatite, apendicite e colicistite aguda).
    - Dor projetada: dor transmitida ao longo do trajeto do nervo (herpes-zóster e neuralgia do trigêmio).
    - Dor pelo trajeto do dermátomo correspondente: dor neuropática periférica.
    - Dor não correspondente ao dermátomo: fibromialgia, dor neuropática central.
    - Trajeto da dor não conhecido: síndrome da dor regional complexa.
2. Duração:
    - Dor breve e rápida: dor rápida como agulhadas periódicas.
    - Dor em pulsos ritmados: dor pulsátil, como dor de dente e dor de cabeça.
    - Dor ritmada de longa duração: como cólica intestinal.
    - Dor em platô: dor que aumenta gradualmente ou repentinamente, que se prolonga por um período até a resolução, como angina.
    - Dor paroxística: dor neuropática.
    - Dor contínua e/ou flutuante: dor musculoesquelética.
3. Frequência:
    - Contínua.
    - Episódica.
4. Qualidade:
    - Dor somática superficial: sensação de picada, algo pontiagudo e queimação.
    - Dor visceral: dor em aperto ou em cólicas.
    - Dor somática profunda: dor em aperto ou em cólicas.
    - Dor neuropática: dor em queimação, lancinante, dor em cólicas, dor em compressão.

O alívio da dor é um direito do paciente e pode retardar sua recuperação ou interferir inclusive no tratamento. Portanto, é fundamental avaliar essa dor para que se possa estabelecer o tratamento mais indicado ou verificar se o tratamento foi eficaz no alívio da dor.

Para auxiliar na avaliação da dor existem várias ferramentas simples e úteis, mas que devem estar traduzidas para o português e validadas para a população de interesse. Para avaliar a intensidade da dor e acompanhar o efeito das intervenções antálgicas existe a escala visual analógica (EVA), muito utilizada e com diferentes versões, pois pode ser apenas numérica, ou em escala de cores de frias a quentes, com faces que demonstrem aumento na graduação do sofrimento como as demonstradas nas Figuras 6-3 a 6-7.[9]

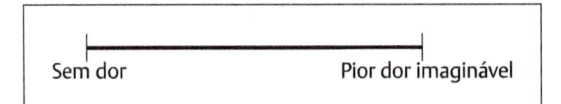

Fig. 6-3. Escala visual analógica.

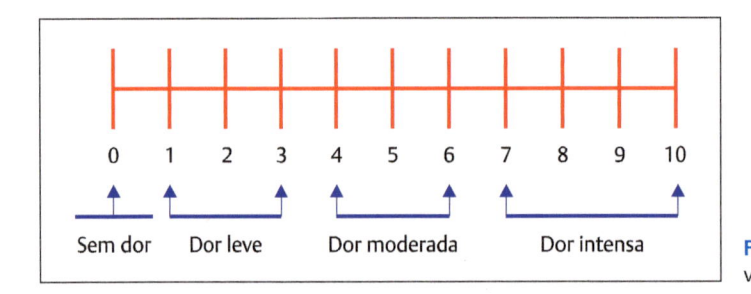

Fig. 6-4. Escala visual/verbal numérica.

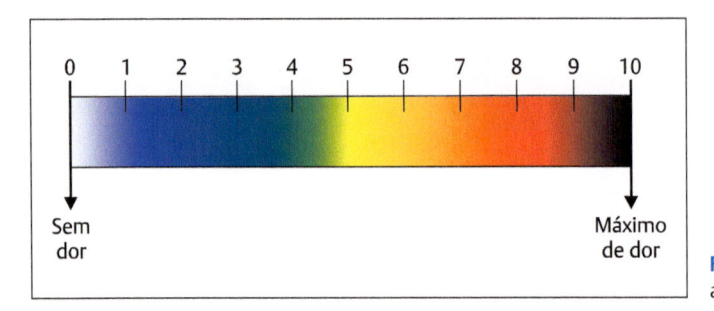

Fig. 6-5. Escala visual analógica de cores.

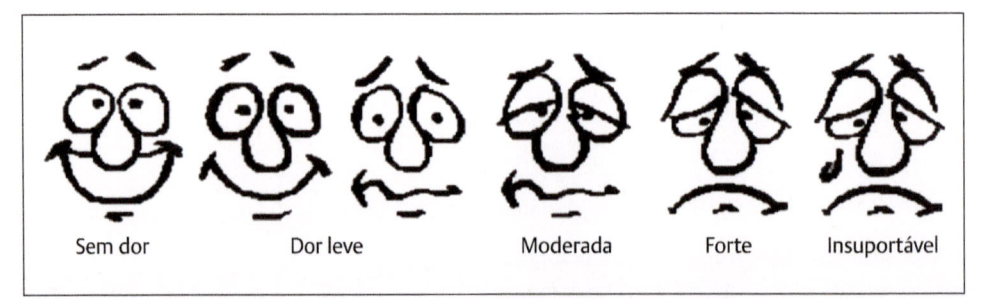

Fig. 6-6. Escala de faces. (Fonte: www.who.int/eportuguese/countries/bra/pt/.)

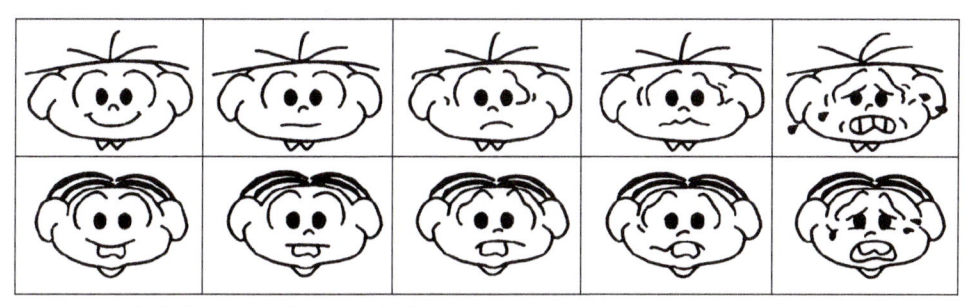

Fig. 6-7. Escala de faces infantil – Maurício de Souza.[7]

A escala visual ou verbal numérica é uma linha que vai de uma pontuação de 0 a 10, onde 1 significa ausência de dor e 10 a pior dor imaginável, entre 1-3 seria uma dor leve, entre 4-6 significa uma dor moderada e entre 7-9 uma dor forte. É importante ressaltar que quem irá quantificar essa intensidade é o paciente, e que só deverá ser registrado o que for descrito como intensidade percebida por ele, pois a avaliação é e deve ser subjetiva para que seja possível, posteriormente, associar as informações identificadas por outras ferramentas e sinais e sintomas para assim melhor direcionar o diagnóstico desta dor.

O questionário de McGill é validado em língua portuguesa e apresenta 68 descritores com quatro grupos (sensorial, afetivo, avaliativo e misto) e vinte subgrupos, sendo que cada um dos subgrupos é constituído de duas a cinco palavras que ajudam a caracterizar a dor do paciente (Anexo 1).[22]

O inventário breve de dor (BPI) foi inicialmente desenvolvido para mensurar dor em paciente oncológico, mas é amplamente utilizado atualmente na avaliação da dor. É um questionário autoadministrado com a capacidade de avaliar a dor de forma multidimensional (Anexo 2).[29]

A avaliação do limiar de dor em mulheres após a cirurgia do câncer de mama comparado com indivíduos saudáveis identificou que tanto o lado afetado como o lado não afetado do grupo com câncer em pós-operatório apresentou baixo limiar de dor a pressão, o que indica uma maior sensibilização central, ou seja, a dor não foi restrita a área afetada e sim generalizada na região contralateral que foi avaliada também.[5]

Segundo relatórios da OMS, a dor é o problema mais comum que leva os pacientes a procurarem os profissionais de saúde em países em desenvolvimento e foi associada a distúrbios psicológicos. Na maioria dos doentes com câncer em estádio avançado, muitas vezes a única opção de tratamento realista é o alívio da dor e cuidados paliativos. Por isso a OMS publicou, em 1986, o *Cancer Pain Relief* (Alívio da Dor Oncológica), na intenção de induzir os sistemas de saúde a usarem opioides como é hoje amplamente conhecida a "escada analgésica".[14]

Embora os medicamentos analgésicos sejam prescritos por médicos, é importante que os fisioterapeutas tenham uma noção dos princípios da farmacoterapia. Para tal é necessário acreditar sempre na queixa do paciente, não subestimando seu sofrimento. Logo, não se deve substituir a estimativa da dor apresentada pelo paciente, uma vez que a dor é aquela que o paciente sente e não aquela que o profissional de saúde acredita que ele está sentindo. Entender isso evita atrasos na prescrição diante de um quadro de dor moderada a intensa. A via oral deve ser a escolhida sempre que possível. Geralmente, os médicos seguem a orientação da escala analgésica da Organização Mundial da Saúde (Fig. 6-8) para prescrever os medicamentos para dor. O primeiro degrau equivale a dor leve onde são

DOR LEVE
Não opioide (dipirona/paracetamol + AINH) + adjuvante

DOR MODERADA
Não opioide + opioide fraco + adjuvante

DOR INTENSA
Não opioide + opioide forte + adjuvante

DOR REFRATÁRIA A FARMACOTERAPIA
Procedimentos invasivos (p. ex.: bloqueios)

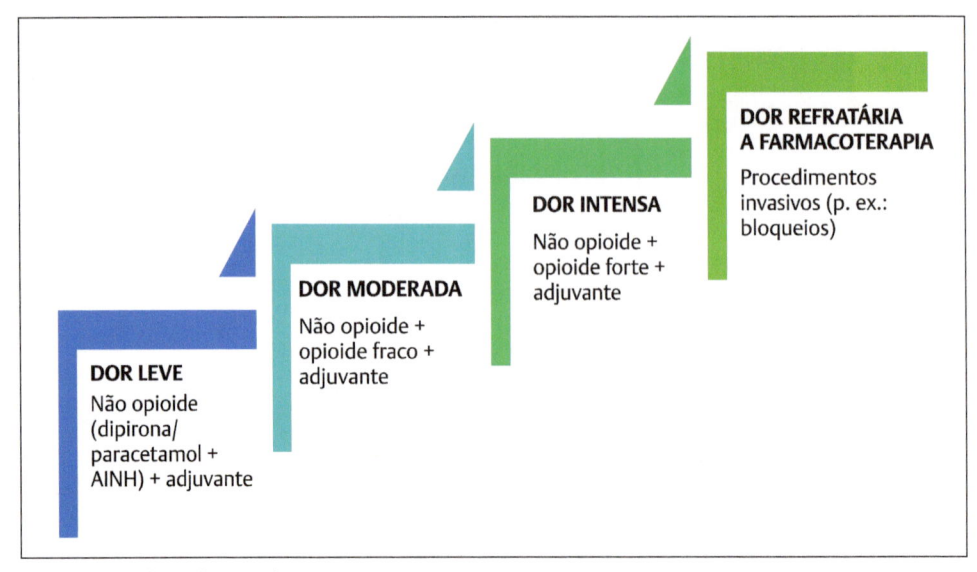

Fig. 6-8. Escada analgésica da OMS.

utilizados analgésicos simples, não opioides como dipirona ou paracetamol associados ou não a anti-inflamatórios não esteroidais associados ou não a terapias adjuvantes, que podem ser medicamentosas ou outras como massagem, acupuntura, exercícios, hipnose, ioga ou musicoterapia. O segundo degrau é caracterizado pela dor moderada, onde são utilizadas drogas não opioides, além de um opioide fraco acompanhado ou não de uma terapia adjuvante. O terceiro degrau é o de dor intensa onde são utilizadas drogas não opioide, um opioide forte acompanhado de terapias adjuvantes, e o quarto degrau é para uma dor refratária onde a farmacoterapia não está trazendo resultados satisfatórios diante de uma dor intensa, quando estão indicados procedimentos invasivos como cirurgias e bloqueios nervosos.[14]

Além do uso tradicional de analgésicos, o tratamento da causa com quimioterapia, radioterapia, cirurgia e bloqueios nervosos para aliviar a dor, a reabilitação da dor relacionada ao câncer emprega uma ampla gama de outras modalidades, tanto físicas quanto cognitivas. A fisioterapia pode utilizar de diferentes recursos no intuito de minimizar a dor e maximizar a função como posicionamento, fortalecimento, alongamento, massagem, órteses e outros que podem ser adjuvantes aos anteriores ou utilizados de forma adjuvante apenas a medicação como a estimulação elétrica nervosa transcutânea (TENS), fotobiomodulação com *laser* de baixa potência, termoterapia à base de frio ou calor, embora a maioria dos recursos de calor profundo sejam contraindicados.[14,18]

Pacientes no pós-operatório de câncer de mama, comumente evoluem com algum grau de dor pós-operatória, que pode ser somática, neuropática ou mista. Na fase aguda do pós-operatório, primeiro mês, esta dor muitas vezes está associada a disfunção de ombro provocada pelo repouso relativo e a ressecção dos tecidos durante a cirurgia. Todavia a médio e longo prazo cerca de 40% apresentam queixa de dor moderada e persistente após 6 meses.[17] Mulheres mais jovens, com alto índice de massa corporal e que informaram a presença de dor na avaliação pré-operatória tem maior probabilidade de manifestarem dor à médio e longo prazo. A realização de radioterapia, hormonoterapia, linfonodenectomia axilar ou a presença de linfedema também aumentam o risco de desenvolvimento de dor crônica. Estes dados podem ser transpostos para qualquer cirurgia oncológica de médio e grande porte.

A prescrição de fisioterapia para controle da dor oncológica pode estar indicada tanto para os pacientes que são acompanhados no ambulatório como também para os pacientes que são acompanhados durante uma internação hospitalar. Serviços especializados estão cada vez mais aderindo a avaliação fisioterápica pré-operatória, que pode ser útil na identificação das disfunções e presença de sintomatologias prévias ao tratamento oncológico e que poderiam ser agravadas pelo mesmo.[28] Esta avaliação precoce também dá uma oportunidade de orientar os pacientes sobre prevenção e cuidados no pós-operatório que podem minimizar as complicações e sequelas comuns com o tratamento oncológico como dor, linfedema, fadiga muscular, redução da amplitude de movimento, fraqueza muscular, entre outros.

Embora a fisioterapia seja considerada um recurso adjuvante, nem todos os recursos antálgicos utilizados por ela têm sido reconhecidos por grandes órgãos como a IASP.[14,18] Na diretriz da IASP, existe a recomendação de exercícios, acupuntura e massagens, mas nada se fala dos recursos de eletrotermofototerapia.

ELETROTERAPIA

Está claro que a dor relacionada ao câncer é complexa e multidimensional, e existe uma necessidade definitiva de uma abordagem de equipe multidisciplinar, utilizando abordagens não farmacológicas e inovadoras. Tratamentos físicos como a TENS podem ter um papel significativo para muitos pacientes com dor em decorrência do câncer ou do seu tratamento. Esta é uma intervenção terapêutica não invasiva que tem sido amplamente usada por muitos anos para gerenciar uma série de problemas de dor aguda e crônica.[12]

A ação analgésica da TENS é mediada por mecanismos do sistema nervoso periférico e central, tanto espinal quanto supraespinal. O uso clínico da TENS convencional é sustentado pela teoria de controle do portão da dor definido por Melzack em 1965, que sugere que há um mecanismo de "bloqueio" no corno dorsal da medula espinal que pode controlar os sinais nociceptivos e, em última análise, influenciar a experiência da dor. Acredita-se que a estimulação de fibras aferentes de grande diâmetro (A – beta) "feche o portão" e reduza a percepção da dor.[16,20,23] A TENS acupuntura estimula as fibras A delta e C e, portanto, acredita-se que ela alcance o controle da dor principalmente através do sistema de supressão da dor descendente. Em essência, entende-se que TENS acupuntura ajuda a fechar o portal da transmissão da dor e, portanto, resulta em uma redução da dor. No entanto, os mecanismos fisiológicos que sustentam a ação de diferentes modalidades de TENS podem não ser tão distintos. Em camundongos, TENS de alta e baixa frequência ativam aferentes de grande diâmetro.

A TENS pode melhorar a dor óssea oncológica durante o movimento, mas não melhora significativamente a dor relacionada ao câncer.[12] Há pouca evidência de que a TENS seja efetiva no tratamento de mulheres com dor crônica após o tratamento do câncer de mama e no tratamento da dor em pacientes de cuidados paliativos.

Tanto a TENS quanto a corrente interferencial provocam a estimulação seletiva de fibras sensoriais ou motoras a fim de liberar substâncias endógenas que auxiliam no controle da dor. A corrente interferencial para dor oncológica, embora não seja muito encontrada na literatura, pode ser útil em pacientes que queixam-se de dor intensa e generalizada. No Quadro 6-1, podem ser identificadas algumas características e diferenças entre estas correntes.

Quadro 6-1. Características e Diferenças das Correntes: TENS e Corrente Interferencial

Equipamento	Propriedades	Efeitos
TENS	Corrente bifásica	Analgesia superficial
	Baixa frequência	Acomodação, maior dependência
	Despolarizada	Sem efeito de cicatrização
Corrente Interferencial	Corrente alternada	Analgesia profunda
	Média frequência	Menor acomodação
	Despolarizada	Efeito de cicatrização tecidual

A corrente interferencial tem um efeito de analgesia profunda com uma menor acomodação, apresenta o efeito de cicatrização tecidual e age diretamente no sistema nervoso autônomo, apresentando um efeito vasomotor com vasodilatação e aumento do fluxo sanguíneo e do metabolismo, o que aumenta o risco de metástases, o que torna a sua indicação em oncologia mais restrita a pacientes já em cuidados paliativos considerando os riscos e benefícios.

É necessário avaliar o efeito da TENS na dor crônica em pacientes em uso de morfina, uma vez que há acomodação da corrente quando utilizada em baixa frequência (< 10 Hz). O efeito pode não ser efetivo por utilizar o mesmo receptor da morfina.

Para a abordagem da dor oncológica, a fisioterapia pode usar outros recursos como a eletroacupuntura, que será discutida no Capítulo 14. O uso da terapia por ondas de choque parece ser promissor no controle e/ou resolução da dor. Em pacientes não oncológicos, a evidência do controle da dor crônica está bem instituído, e, embora ainda não apresente uma robusta evidência de sua abordagem no paciente oncológico, não podemos deixar de lembrar que estudos foram iniciados para melhor segurança.

TERMOTERAPIA

A termoterapia inclui intervenções muito utilizadas pela fisioterapia que possibilitam o relaxamento muscular, a vasodilatação e a redução da inflamação, melhorando o metabolismo e a extensibilidade dos tecidos moles por alterar as propriedades viscoelásticas teciduais. A termoterapia por calor superficial pode ser ofertada por meio do uso de bolsas térmicas, banhos de contraste, banhos de parafina, infravermelho, forno de Bier, hidroterapia de turbilhão e por calor profundo, os equipamentos mais utilizados são o ultrassom, ondas curtas e micro-ondas.[6,18]

A termoterapia superficial tem sido utilizada para aliviar a dor de pacientes em tratamento paliativo de câncer. Nesta população, o objetivo é promover o alívio do espasmo muscular, interferindo desta forma no ciclo dor-espasmo-dor. A utilização do frio (crioterapia) pode ser utilizada em disfunções musculoesqueléticas, traumáticas, inflamatórias incluindo processos agudos. No entanto, não há evidências de boa qualidade analisando a efetividade destas intervenções para aliviar a dor oncológica.[6,18]

Vale ressaltar que, considerando o efeito vasodilatador e de aumento do metabolismo estas intervenções, elas devem ser evitadas em pacientes oncológicos na região onde o tumor está localizado, considerando o potencial risco de disseminação de células tumorais por via linfática e hematogênica, associado a falta de evidência de segurança. Tais cautelas também são necessárias em regiões desprovidas de sensação térmica, em tecidos irradiados, lesados ou infectados.

FOTOTERAPIA

A fotobiomodulação é uma técnica da fisioterapia, também conhecida como terapia com *laser* de baixa potência. Esta envolve a aplicação de uma luz monocromática, colimada e coerente de baixa potência em muitos tipos de lesões e patologias.[30]

O *laser* de baixa potência quando aplicado, gera uma energia que em contato com os tecidos produz efeitos bioquímico, bioelétrico e bioenergético. Estes efeitos induzirão a outros denominados efeitos indiretos, como o aumento da microcirculação e o estímulo trófico na célula. Estas ações, quando desencadeadas, levarão ao aparecimento dos efeitos terapêuticos, destacando a analgesia local, além da redução de edema, estímulo a cicatrização de feridas difíceis; ação anti-inflamatória em diversos distúrbios artríticos e em lesões de tecidos moles.[30]

O efeito analgésico desencadeado pela fotobiomodulação acontece por uma cascata sinalizadora de potencial anti-inflamatório, além de outras possíveis ações como o aumento na concentração de íons de cálcio intracelular aumento da atividade da enzima antioxidante superóxido dismutase. Outro possível mecanismo de ação da fotobiomodulação está na ação no bloqueio de condução neural.

Sendo o processo inflamatório presente nas lesões teciduais, estes favorecem o estímulo de prostaglandinas, que exercem uma variedade de efeitos sobre os vasos sanguíneos, as terminações nervosas e as células, sensibilizando os receptores da dor. Assim, a radiação do *laser* de baixa potência atua atrapalhando a formação delas, diminuindo a inflamação e, por consequência, a sensação dolorosa. Ela vem sendo uma alternativa para prevenção e tratamento da mucosite oral, obtendo respostas positivas funcional e clínica. Em alguns casos, elimina a dor já na primeira aplicação. Acredita-se que esse fato se deve a liberação da β-endorfina (hormônio produzido pela glândula hipófise) nas terminações nervosas das úlceras, ao mesmo tempo em que promove a bioestimulação dos tecidos, fazendo com que a mucosite oral cicatrize em um tempo mais rápido.[2-4,8,15]

Em pacientes com câncer de mama e linfedema, a dor relacionada ao linfedema foi reduzida em 50% com o uso do *laser* na região axilar.[30]

A Figura 6-9 demonstra possibilidades de aplicação de recursos eletrotermofototerápicos em pacientes oncológicos.

Como já foi dito anteriormente, a dor relacionada à doença oncológica pode ser causada por vários fatores. Entender a origem da dor do paciente é fundamental para o posicionamento mais adequado dos eletrodos/aplicação do *laser*, ou seja, da escolha da eletroterapia mais efetiva. Quando a dor ocorre pela invasão tumoral no tecido, as aplicações sobre o tumor não são efetivas, e a escolha da intervenção ao longo do trajeto do nervo e/ou do dermátomo correspondente trará maiores benefícios. O mesmo vale para a dor oriunda da compressão ou infiltração dos nervos e/ou vasos sanguíneos, pela inflamação, infecção e/ou obstrução orgânica.

Dores causadas por procedimento diagnóstico ou tratamento relacionado ao câncer (p. ex., biópsia, dor pós-operatória, toxicidade relacionada à realização da quimioterapia e/ou radioterapia) devem ser avaliadas individualmente e a escolha terapêutica deve buscar atender às necessidades do paciente.

Entretanto, muitos pacientes oncológicos apresentam dores de origem não oncológicas, assunto esse que será abordado no Capítulo 8.

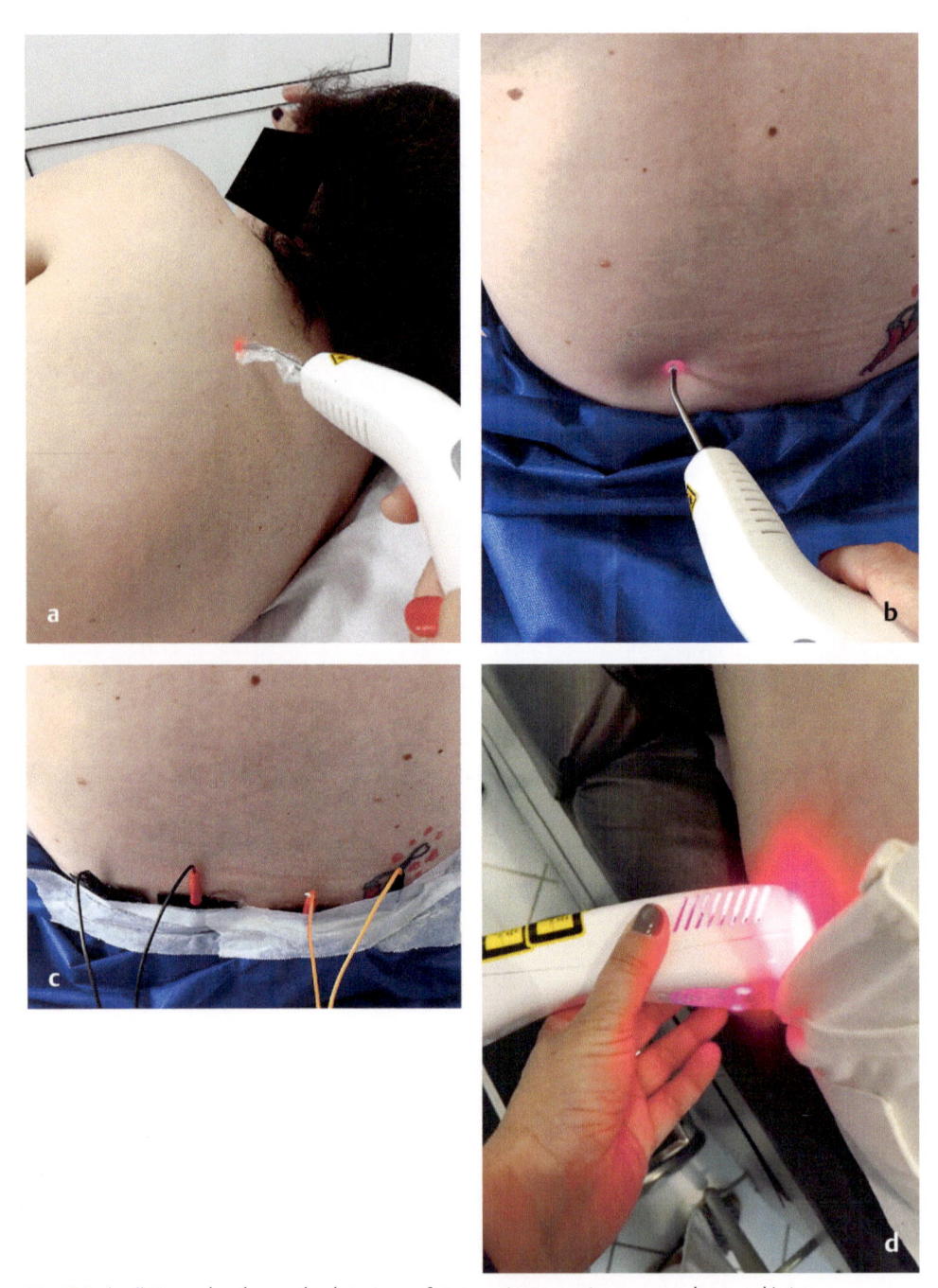

Fig. 6-9. (a-d) Exemplos do uso da eletrotermofototerapia em pacientes com dor oncológica.

Os parâmetros devem ser estabelecidos em função da localização da dor e da queixa do paciente. O alívio da dor, principalmente em pacientes em cuidados paliativos, deve ser o objetivo principal. A pobre resposta de uma frequência mais alta não invalida, por exemplo, o uso da mesma corrente elétrica em frequência mais baixa.

É importante ressaltar que fisioterapeutas oncológicos não estão geralmente acostumados a indicação de recursos eletrotermofototerápicos, pelos anos de contraindicação na literatura científica e livros didáticos. A TENS, por exemplo, é um recurso já não tão frequentemente utilizado por fisioterapeutas especialistas em traumato-ortopedia, por seu efeito apenas analgésico, havendo correntes elétricas com efeitos superiores.

No cuidado paliativo, que tem em sua essência o atendimento voltado à qualidade de vida do paciente, os recursos eletrotermofototerápicos podem ser escolhidos com maior liberdade. Entretanto, pacientes oncológicos não metastáticos, devem seguir protocolos mais conservadores, em função da falta de evidências científicas que asseguram o uso sem riscos ao paciente.

É importante ressaltar que, mesmo com boas intenções, o fisioterapeuta deve procurar prevenir a ocorrência de iatrogenia, que acontece quando o profissional da área da saúde gera danos ao paciente. A iatrogenia é pouco discutida na fisioterapia, talvez pela escassez dos estudos, mas isso não isenta sua responsabilidade. Os fisioterapeutas precisam refletir sobre os recursos que indicam para os seus pacientes considerando a segurança clínica do seu uso e o seu potencial iatrogênico. Além disso, é dever do fisioterapeuta evitar que pacientes estejam em risco de tratamento excessivo, protegendo-os de intervenções inapropriadas, desnecessárias ou sem evidência científica suficiente, sempre sugerindo alternativas eticamente aceitáveis.

Tratar a dor oncológica exige muita humanização, ciência, compaixão, profissionalismo e ação multidisciplinar, além de atualização frequente e o pensamento de que a dor total pode estar presente. Portanto, é necessário identificar sua origem e indicar o melhor recurso fisioterapêutico, considerando as melhores evidências disponíveis e a preferência do paciente.

ANEXO 1
VERSÃO FINAL DO QUESTIONÁRIO BRASILEIRO MCGILL PAIN – PORTUGUÊS

Nome _____ Data _____ Hora _____
Analgésico(s) _____ Dosagem _____ Hora da Adm. _____
Analgésico(s) _____ Dosagem _____ Hora da Adm. _____
Intervalo de administração dos analgésicos   +4   +1   +2   +3

IAvD: S____   Af____   Av____   M(S)____   M(AfAv)____   M(T)____   PRI(T)____
         (1-10) (11-15)   (16)   (17-19)   (20)   (17-20)   (1-20)

1. ☐ Espasmódica
    ☐ Tremor
    ☐ Pulsátil
    ☐ Latejante
    ☐ Martelante
2. ☐ Crescente
    ☐ Repentina
    ☐ Provocada
3. ☐ Picada
    ☐ Agulhada
    ☐ Perfurante
    ☐ Punhalada
    ☐ Lancinante
4. ☐ Aguda
    ☐ Cortante
    ☐ Dilacerante
5. ☐ Beliscante
    ☐ Pressionante
    ☐ Pinçante
    ☐ Cãibra
    ☐ Esmagamento
6. ☐ Fisgada
    ☐ Puxão
    ☐ Distensão
7. ☐ Quente
    ☐ Queimação
    ☐ Escaldante
    ☐ Queimadura
8. ☐ Formigamento
    ☐ Coceira
    ☐ Ardência
    ☐ Ferroada
9. ☐ Insensibilidade
    ☐ Sensibilidade
    ☐ Que machuca
    ☐ Dolorida
    ☐ Forte
10. ☐ Suave
    ☐ Tensão
    ☐ Esfolante
    ☐ Rompimento
11. ☐ Cansativa
    ☐ Exaustiva

12. ☐ Enjoativa
    ☐ Sufocante
13. ☐ Amedrontadora
    ☐ Apavorante
    ☐ Aterrorizante
14. ☐ Castigante
    ☐ Debilitante
    ☐ Cruel
    ☐ Perversa
    ☐ Mortal
15. ☐ Desgraçada
    ☐ Enlouquecedora
16. ☐ Incômoda
    ☐ Perturbadora
    ☐ Desconforto
    ☐ Intensa
    ☐ Insuportável
17. ☐ Difusa
    ☐ Irradiante
    ☐ Penetrante
    ☐ Que transpassa
18. ☐ Aperto
    ☐ Dormente
    ☐ Estirante
    ☐ Esmagadora
    ☐ Demolidora
19. ☐ Fresca
    ☐ Fria
    ☐ Congelante
20. ☐ Importunante
    ☐ Nauseante
    ☐ Angustiante
    ☐ Desagradável
    ☐ Torturante

IAD
0 ☐ Sem dor
1 ☐ Leve
2 ☐ Desconfortante
3 ☐ Angustiante
4 ☐ Horrível
5 ☐ Excruciante

Intensidade Atual de Dor (IAD) _____
Comentários:

Constante ──────
Periódica ──────
Breve ──────

Sintomas que acompanham | **Comentários**
☐ Náusea
☐ Dor de cabeça
☐ Tontura
☐ Sonolência
☐ Constipação
☐ Diarreia

Sono | **Comentários**
☐ Bom
☐ Descontínuo
☐ Insônia

Atividades | **Comentários**
☐ Boa
☐ Alguma
☐ Pouca
☐ Nenhuma

Ingestão de Alimentos | **Comentários**
☐ Boa
☐ Alguma
☐ Pouca
☐ Nenhuma

ANEXO 2

INVENTÁRIO BREVE DE DOR (BPI)

1. Durante a vida, a maioria das pessoas apresenta dor de vez em quando (cefaleia, dor de dente). Você teve, hoje, dores diferentes dessas?
   ☐ Sim   ☐ Não

2. Marque sobre o diagrama, com um ×, as áreas onde você sente dor, e onde a dor é mais intensa.

3. Circule o número que melhor descreve a pior dor que você sentiu nas últimas 24 horas.

Sem dor	0	1	2	3	4	5	6	7	8	9	10	Pior dor possível

4. Circule o número que melhor descreve a dor mais fraca que você sentiu nas últimas 24 horas.

Sem dor	0	1	2	3	4	5	6	7	8	9	10	Pior dor possível

5. Circule o número que melhor descreve a média da sua dor.

Sem dor	0	1	2	3	4	5	6	7	8	9	10	Pior dor possível

6. Circule o número que mostra quanta dor ocorre agora.

Sem dor	0	1	2	3	4	5	6	7	8	9	10	Pior dor possível

7. Que tratamentos ou medicações você está recebendo para dor?

8. Nas últimas 24 horas, qual a intensidade de melhora proporcionada pelos tratamentos ou medicações?
Circule a porcentagem que melhor demonstra o alívio que você obteve.

Sem alívio	0%	10%	20%	30%	40%	50%	60%	70%	80%	90%	100%	Alívio completo

9. Circule o número que descreve como, nas últimas 24 horas, a dor interferiu na sua:

Atividade geral
Não interferiu | 0 1 2 3 4 5 6 7 8 9 10 | Interferiu completamente

Humor
Não interferiu | 0 1 2 3 4 5 6 7 8 9 10 | Interferiu completamente

Habilidade de caminhar
Não interferiu | 0 1 2 3 4 5 6 7 8 9 10 | Interferiu completamente

Trabalho
Não interferiu | 0 1 2 3 4 5 6 7 8 9 10 | Interferiu completamente

Relacionamento com outras pessoas
Não interferiu | 0 1 2 3 4 5 6 7 8 9 10 | Interferiu completamente

Sono
Não interferiu | 0 1 2 3 4 5 6 7 8 9 10 | Interferiu completamente

Apreciar a vida
Não interferiu | 0 1 2 3 4 5 6 7 8 9 10 | Interferiu completamente

REFERÊNCIAS BIBLIOGRÁFICAS

1. American Pain society: Current Understanding of Assessment, Management, and Treatments, Section 1. Available: www.americanpainsociety.org.
2. Arora H, et al. Efficacy of He-Ne laser in the prevention and treatment of radiotherapy-induced oral mucositis in oral cancer patients. *Oral Surg Oral Med Oral Pathol Oral Radiol Oral Endod.* 2008;105:180-186.
3. Barasch A, et al. Helium-neon laser effects on conditioning-induced oral mucositis in bone marrow transplantation patients. *Cancer.* 1995;76:2550-2556.
4. Bensadoun RJ, et al. Low-energy He/Ne laser in the prevention of radiation-induced mucositis: a multicenter phase III randomized study in patients with head and neck cancer. *Support Care Cancer.* 1999;7:244-252.
5. Caro-Morán E, et al. Pressure pain sensitivity maps of the neck-shoulder region in breast cancer survivors. *Pain Med.* 2016;17(10):1942-1952.
6. Cheville AL, Basford JR. Role of rehabilitation medicine and physical agents in the treatment of cancer-associated pain. *J Clin Oncol.* 2014;32(16):1691-702.
7. Claro MT. Escala de faces para avaliação da dor em crianças. Ribeirão Preto. Tese dissertação de mestrado. Universidade de São Paulo; 2013.
8. Cowen D, et al. Low energy helium-neon laser in the prevention of oral mucositis in patients undergoing bone marrow transplant: results of a double blind randomized trial. *Int J Radiat Oncol Biol Phys.* 1997;38:697-703.
9. Fortunato JGS, et al. Escalas de dor no paciente crítico: uma revisão integrativa. *Revista HUPE, Rio de Janeiro.* 2013;12(3):110-117.
10. Graner KM, Junior ALC, Rolim GS. Dor em oncologia: intervenções complementares e alternativas ao tratamento medicamentoso. *Temas em Psicologia.* 2010;18(2):345-355.
11. Gudas SA, Blunk KL. Cancer rehabilitation approaches to neurologic pain syndromes in malignancy. *J Back Musculoskelet Rehabil.* 1993;3(4):68-79.
12. Hurlow A, et al. Transcutaneous electric nerve stimulation (TENS) for cancer pain in adults. *Cochrane Database Syst Rev.* 2012;(3)CD006276.
13. International Association for the Study of Pain. Guia para o Tratamento da Dor em Contextos de Poucos Recursos. IASP Press: Seattle, USA. 2010.
14. Kopf A, Patel NB. *Guia para o tratamento da dor em contextos de pouco recursos Seattle: International Association for the Study Pain*, Associação para o Estudo da Dor e Sociedade Brasileira para o Estudo da Dor; 2010. p. 418.
15. Lima AG, et al. Efficacy of low-level laser therapy and aluminum hydroxide in patients with chemotherapy and radiotherapy-induced oral mucositis. *Braz Dent J.* 2010;21(3):186-92.
16. Melzack R, Wall PD. Mecanismos da dor: uma nova teoria. *Ciência.* 1965;150(3699):971-9.
17. Miaskowski C, et al. Identification of patient subgroups and risk factors for persistent arm/shoulder pain following breast cancer surgery. *Eur J Oncol Nurs.* 2014;18(3):242-53.
18. NCCN (National Comprehensive Cancer Network). NCCN Framework for Resource Stratification of NCCN Guidelines (NCCN Framework™): Adult Cancer Pain. Disponível em: <https://www.nccn.org/framework/> Acesso em: 30 jan. 201X.
19. Paley CA, et al. Acupuncture for cancer pain in adults. *Cochrane Database Syst Rev.* 2015:CD007753.
20. Pena R, Barbosa LA, Ishikawa NM. Estimulação elétrica transcutânea do nervo (TENS) na dor oncológica: revisão da literatura. *Rev Bras Cancerol.* 2008;54(2):193-9.
21. Pimenta CAM. Dor oncológica: bases para avaliação e tratamento. *O mundo da Saúde.* 2003;27(1):98-110.
22. Pimenta CAM, Teixeira MJ. Questionário de dor McGill: proposta de adaptação para a língua portuguesa. *Rev Esc Enf USP.* 1996;30(3):473-83.
23. Portnoi AG. Dor, stress e coping: Grupos Operativos em doentes com síndrome de Fibromialgia. Tese (Doutorado), São Paulo: Instituto de Psicologia da USP; 1999.
24. Regan JM, Peng P. Neurophysiology of cancer pain. *Cancer Control.* 2000;7(2):111-9.

25. Reville B, Axelrod D, Maury R. Palliative care for the cancer patient. *Prim Care.* 2009;36(4):781-810.
26. Saunders C, Sykes Johnson, Hanks N. *The management of terminal malignant disease.* 3 ed. Londres: Edward Arnold; 1993.
27. Shvartzman P, et al. Pain control in ambulatory cancer patients: can we do better? *J Pain Symptom Manage.* 2003;26(2):716-22.
28. Silver JK. Cancer prehabilitation and its role in improving health outcomes and educing health care costs. *Semin Oncol Nurs.* 2015;31(1):13-30.
29. Stanhope J, et al. Physical performance and musculoskeletal disorders: Are musicians and sportspeople on a level playing field? *Performance Enhancement & Health.* 2016;4:18-26.
30. Storz MA, et al. Photobiomodulation therapy in breast cancer-related lymphedema: a randomized placebo-controlled trial. *Photodermatol Photoimmunol Photomed.* 2017;33(1):32-40.
31. Sykes J, Johnson R, Hanks GW. ABC of palliative care: Difficult pain problems. *BMJ.* 1997;315(7112):867-869.

NEUROPATIA PERIFÉRICA INDUZIDA PELA QUIMIOTERAPIA

CAPÍTULO 7

Laura Rezende
Juliana Lenzi

Neuropatia periférica induzida pela quimioterapia (NPIQ) é definida como qualquer dano, inflamação ou degeneração de nervos periféricos em função da administração de agentes quimioterápicos.[1,2] É um importante efeito colateral não hematológico em pacientes submetidos a quimioterapia (QT), ocorrendo predominantemente em nervos motores sensoriais, mas podem estar acompanhados de alterações motoras e autonômicas.[3-6] Sua ocorrência está intimamente relacionada aos efeitos colaterais da dose e a dose-cumulativa administrada por agentes quimioterápicos, principalmente os derivados da platina, taxanes, epotilonas, alcaloides da vinca, talidomida e anticorpo monoclonal.[4,7]

A severidade da neurotoxicidade depende do tipo e da combinação das drogas quimioterápicas utilizadas, assim como do tempo de duração, da dose cumulativa e do número de ciclos realizados.[8] NPIQ pode significar limitação da dose e do número de ciclos da QT, assim como a razão de interrupção prematura do tratamento, além de comprometer a sobrevida e a qualidade de vida pós-tratamento.[5,6,9,10] São fatores de risco para a NPIQ, além dos agentes quimioterápicos, diabetes *mellitus*, deficiência de vitamina B12, raça africana e idade avançada. Algumas variações genéticas também estão associadas ao aumento do risco.

Cada tipo de droga quimioterápica promotora da neurotoxicidade age de forma diferente na célula, apesar do resultado final ser a NPIQ. Entender esses mecanismos de ação é fundamental para a acertada escolha do recurso e dos parâmetros da eletrotermofototerapia. O fisioterapeuta não deve fazer a escolha com base apenas nos sintomas referidos pelo paciente, mas a partir do mecanismo de toxicidade de cada agente quimioterápico. Apesar dos variados mecanismos fisiopatológicos, a disfunção da mitocôndria é o principal fator etiológico das neuropatias periféricas.[11] A falta de entendimento desses mecanismos é a principal causa do insucesso da fisioterapia na tentativa de controlar e/ou minimizar os sintomas, apesar do conhecimento de que a reversibilidade desses sintomas depende de outros fatores, como agentes e as doses dos quimioterápicos administrados. O tratamento da neuropatia periférica induzida pela quimioterapia ainda é um desafio para toda a equipe de saúde envolvida no cuidado do paciente oncológico.

Os agentes quimioterápicos derivados da platina são cisplatina, oxaliplatina e carboplatina. A oxaliplatina é provavelmente a droga antineoplásica com o maior potencial neurotóxico, sendo que mais de 90% dos pacientes desenvolvem neuropatia periférica e, desses, 30-50% a desenvolvem de forma crônica. Os sintomas tendem a diminuir ao longo do tempo, mas muitos são os pacientes que apresentam persistência das queixas por mais de 24 meses após o término dos ciclos de quimioterapia. Um terço dos pacientes ainda apresenta sintomas após 12 meses.[12]

A oxaliplatina é responsável por uma neuropatia aguda (parestesia, alteração de sensibilidade na região distal dos membros e hiperalgesia fria), que ocorre horas ou dias após sua infusão. No primeiro ciclo, a neuropatia tem remissão espontânea em cerca de uma semana e desaparece até o próximo ciclo, mas a repetição dos ciclos torna a neuropatia periférica crônica e incapacitante.[12]

Na prática clínica, a neuropatia periférica provocada pela cisplatina é semelhante à causada pela oxaliplatina. Cerca de 50% das mulheres submetidas a tratamento por câncer de ovário apresentam sintomas após 5,7 anos de tratamento, e 28% de homens após 15 anos de tratamento por câncer testicular. Em crianças, adolescentes e adultos jovens, cerca de 20% apresenta sintomas após 25,2 anos.[12]

O mecanismo de ação das drogas paclitaxel, docetaxel e cabazitaxel não está completamente elucidado. Apesar de agirem de forma diferente no processo anti-tumoral, o mecanismo etiológico da neuropatia periférica induzida pelas drogas antitumorais derivadas da platina e os taxanes é similar.[13]

O paclitaxel provoca uma neuropatia periférica distal, simétrica, com hipoestesia nos pés ou nos pés e mãos, formigamento, queimação e alteração da propriocepção. Alterações motoras são raras, assim como sintomas neurovegetativos. Os pacientes queixam-se comumente de alodínia mecânica e fria e hiperalgesia mecânica.[13] Os sintomas da neuropatia periférica podem-se agravar após o término dos ciclos de quimioterapia, e cerca de 27% referem dor neuropática após o uso de paclitaxel e docetaxel.[12] Pacientes submetidos a tratamento adjuvante por paclitaxel referem neuropatia periférica entre 80-97% das vezes em um período de 1 a 101 meses, com os sintomas permanecendo em média 57 meses.[12]

As drogas quimioterápicas induzem lesões no DNA através da ligação covalente, formando ligações cruzadas (*cross-link*) intra ou interfita, sendo mais citotóxicas durante a fase S, provavelmente pelo potencial de inibição da replicação do DNA. Como consequência, há desnaturação da mitocôndria, com grande prejuízo para a transcrição e replicação do DNA mitocondrial.[14] A interação com o DNA resulta em dano para a mitocôndria e consequente inibição da enzima adenosinatrifosfatases (ATPase), limitando a atividade celular e levando à morte dessa célula, via apoptose e necrose. Além disso, o *cross-link* do DNA com os agentes quimioterápicos aumentam a produção intracelular da espécie reativa de oxigênio (ROS).[12,15]

Essa forma de alteração da função neuronal é uma das mais comuns. O agente quimioterápico promove alteração da localização e alteração da permeabilidade da membrana da mitocôndria. Há uma indução do edema mitocondrial dos axônios dos nervos sensitivos, do corpo celular (SOMA) e das células de Schwann.[12]

A Figura 7-1 apresenta a estrutura de um neurônio, que é uma unidade celular que constitui a estrutura e a função do sistema nervoso. Os prolongamentos que conduzem os impulsos a partir do corpo celular são denominados axônios. Os neurônios, geralmente, possuem apenas um axônio. O corpo celular é a região do neurônio dilatada que contém o núcleo, e é o centro de funções metabólicas e de integração do neurônio. As células de Schwann são células de sustentação do sistema nervoso periférico. A mielina é formada pela deposição em camadas da membrana plasmática da célula de Schwann em torno do axônio. A mielina também aumenta a velocidade de condução do impulso nervoso e isola o axônio do espaço extracelular.[16]

O edema da mitocôndria já ocorre normalmente, mas o aumento da sua ocorrência em função da administração da quimioterapia resulta em alteração da permeabilidade de membrana. Essa alteração, somada a despolarização da mitocôndria, teoricamente resulta na perda da habilidade da mitocôndria em iniciar o processo de glicólise e gerar ATP. A despolarização também produz ROS, um outro mecanismo para a alteração da sensibilidade neuronal.[15]

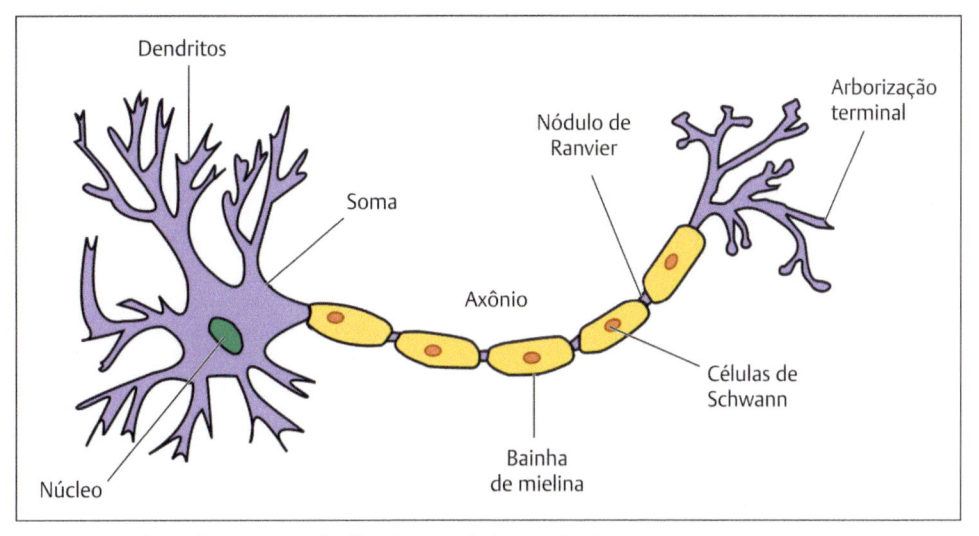

Fig. 7-1. Neurônio. (Fonte: www.significados.com.br/neuronios.)

A Figura 7-2 explicita o dano mitocondrial pelo estresse oxidativo decorrente do aumento da produção da ROS.[17]

Os agentes quimioterápicos aumentam a produção de ROS e também da espécie reativa de nitrogênio (RNS) nos neurônios sensitivos. A produção intracelular da ROS e da RNS incluem a mitocôndria, via transporte dos canais de elétron, e aumento da ocorrência de desfragmenação e aumento da atividade da membrana plasmática do NADPH oxidase. Infelizmente, o estresse oxidativo pode comprometer a sobrevivência e a função do neurônio sensitivo pelo dano causado ao DNA, desmielinização da fibra nervosa, destruição e disfunção mitocondrial, ativação das vias de sinalização e morte neuronal por apoptose.[15]

As drogas quimioterápicas se acumulam nas mitocôndrias dos axônios de nervos sensitivos aferentes, com importante prejuízo para o seu desenvolvimento e função. Além disso há, em decorrência do estresse oxidativo, um aumento de produção da ROS,[18] contribuindo para o aumento do dano celular do sistema nervoso periférico, ativação dos macrófagos e de células da micróglia na medula. A superprodução do RNS contribui para o aumento das citocinas neuroexcitatórias e pró-inflamatórias (TNF-alpha e IL-1beta) e para a diminuição da produção de citocina anti-inflamatória (IL10 e IL-4).[12]

Tanto a oxaliplatina quanto o paclitaxel provocam a formação de um edema e de um vacúolo na mitocôndria das fibras nervosas sensitivas A e C, mas não nas células de Schwann. Há uma citoxicidade da mitocôndria pelos déficits nos Complexos I e II mediadores da respiração e da produção de ATP, causando uma degeneração das fibras nervosas intraepidermais (IENF) e descargas nervosas anormais, provocando hipersensibilidade mecânica e fria. Diante disso, há liberação de elétrons livremente para o sistema de transporte de elétrons, com consequente estresse oxidativo e nítrico.[13]

A molécula de crucial importância entre o estresse oxidativo e a hipersensibilidade fria é o TRPA 1 (Receptor Potencial Transiente Ankiryn 1), que é um canal não seletivo a cátions importante na fixação do limiar nociceptivos, expresso em fibra C-nociceptiva, e é liberado diante de um processo oxidativo mitocondrial.[18]

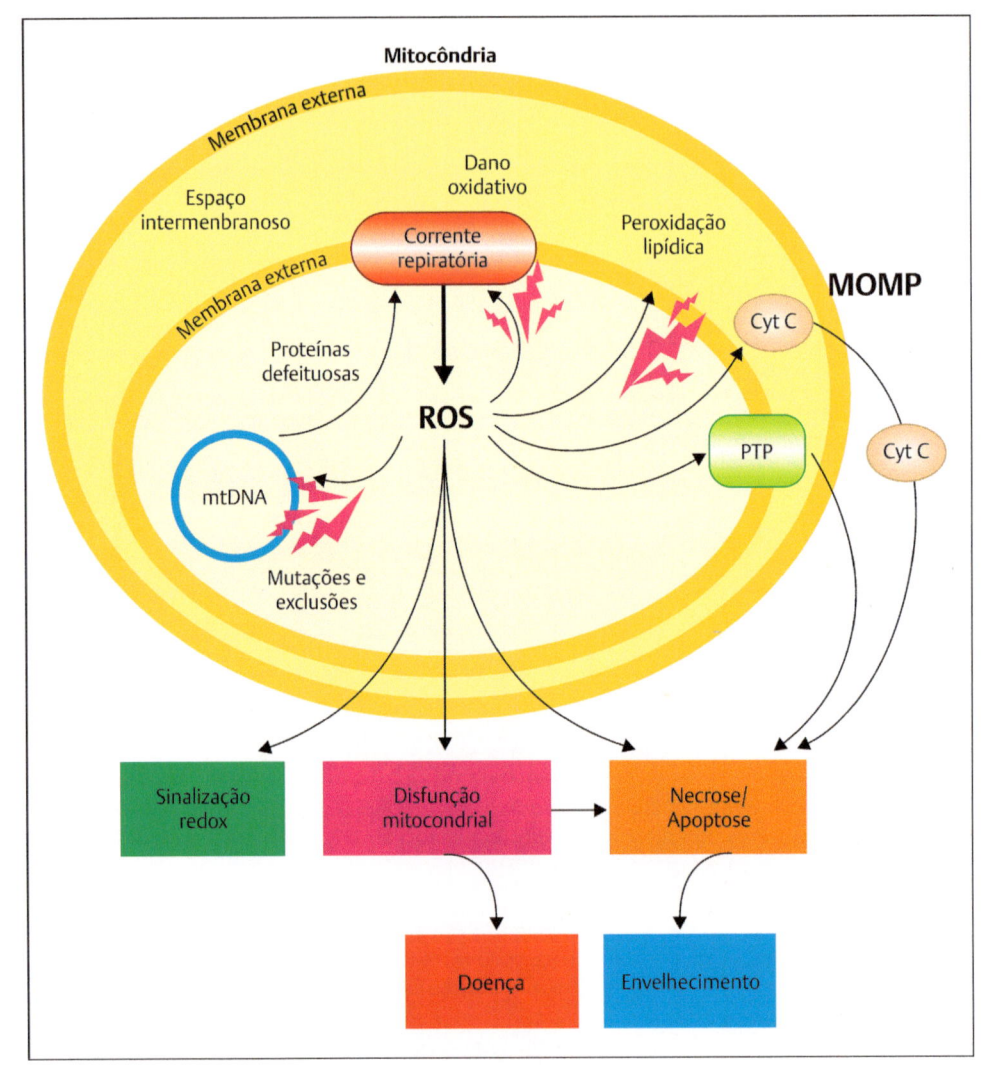

Fig. 7-2. Produção da ROS pela mitocôndria, podendo levar a um dano oxidativo, prejudicando a habilidade da mitocôndria em sintetizar ATP e produzir energia para cumprir suas funções metabólicas (Adaptada de Murphy MP.)[17]

A Figura 7-3 representa a toxicidade mitocondrial na etiologia da neuropatia periférica.[11]

Em função do mecanismo de ação mitocondrial utilizado pelos agentes quimioterápicos, o *laser* de baixa potência no seu espectro visível (630-685 nm) pode trazer benefícios para o controle e minimização da neuropatia periférica induzida pela quimioterapia. Apesar de escassos estudos científicos sobre o assunto, experiências, na prática clínica, têm apresentado sucesso, e o uso do *laser* parece muito promissor.

Outro mecanismo neurotóxico dos agentes quimioterápicos derivados da platina é a diminuição da expressão dos potenciais de canais de íons. A alteração na condução dos

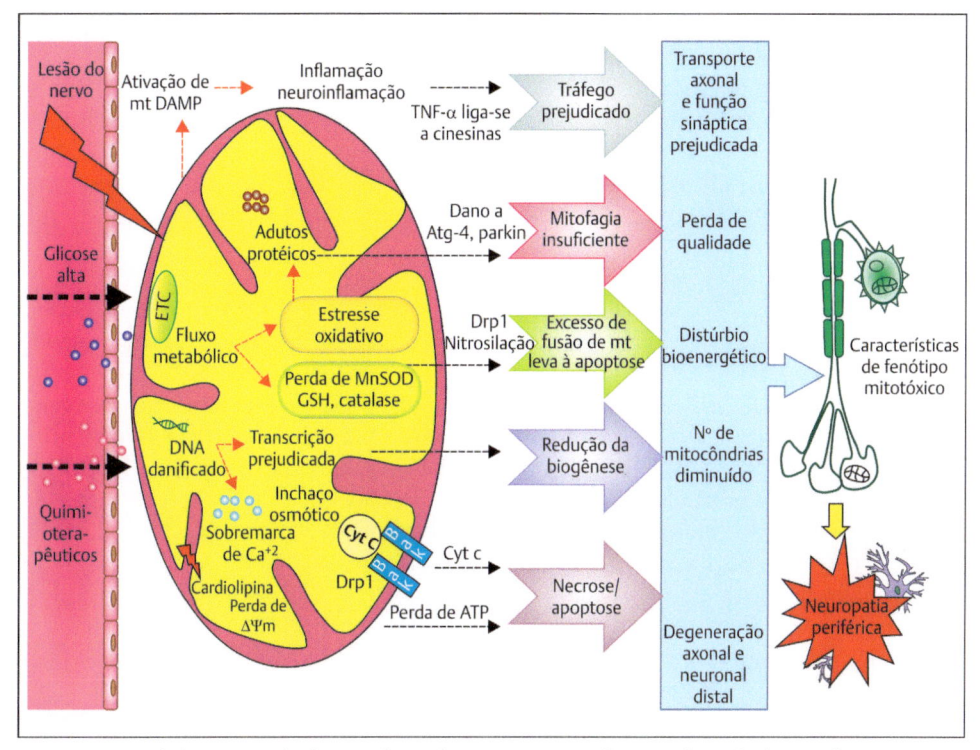

Fig. 7-3. Toxicidade mitocondrial na etiologia da neuropatia periférica. (Adaptada de Murphy MP.)[7]

íons de cálcio pela quimioterapia altera a sensibilidade do neurônio. Tanto a voltagem quanto os receptores dos canais de íons têm importante papel na alteração do comportamento dos nociceptores. Outro mecanismo de ação, também responsável pela disfunção dos canais iônicos, é a quelação de cálcio e magnésio extracelular pelo oxalato, um produto metabólico da oxiplatina.[15] Os íons de potássio agem sobre os receptores térmicos, sendo que sua alteração leva à hiperalgesia fria. A alteração dos canais iônicos de sódio provoca alodínia fria e hiperalgesia.[12]

As fibras A e C dos nervos sensitivos aferentes também são danificadas pelas drogas quimioterápicas, o que provoca uma irregularidade no transporte do impulso, com diminuição da frequência do sinal, diminuição na produção de ATP, diminuição da ativação dos canais de potássio, com consequente diminuição da despolarização e da formação de um novo impulso nervoso.[13]

Considerando essa outra forma de ação dos agentes quimioterápicos – a iônica, o *laser* de baixa potência no seu espectro não visível (780-970 nm), pode trazer benefícios na estabilização e redução dos sintomas da neuropatia periférica induzida pela quimioterapia. Apesar de escassos estudos científicos sobre o assunto, experiências na prática clínica também têm apresentado sucesso, e o uso do *laser* parece ser favorável para a abordagem da fisioterapia.

Drogas quimioterápicas também provocam alteração da sensibilidade pela ativação do sistema imune, induzindo a inflamação. Os fatores de crescimento nervoso (NGF), essenciais para a sobrevivência das células ganglionares dos nervos sensitivos, também são atingidos e têm seus níveis circulantes diminuídos. Além disso, os agentes quimioterápicos alteram a função dos microtúbulos, que são estruturas celulares dinâmicas com importante papel na sinalização, mitose e divisão celular, organização intracelular e transporte vesicular. Há alteração do transporte axonal ao longo dos microtúbulos e alteração na interação proteína-proteína entre os microtúbulos e proteínas celulares.[15]

A Figura 7-4 explicita o mecanismo de ação das drogas quimioterápicas sobre a mitocôndria.

A droga antineoplásica bortezomibe age por meio da inibição dos proteassomos, responsáveis pela função primária de degradação intracelular proteica do neurônio. Também aumenta a polimerização dos microtúbulos, levando a mitocôndria a manifestar prejuízo do transporte axonal e da função sensorial.[19]

As drogas derivadas dos alcaloides da vinca promovem a despolimerização dos microtúbulos pela aglutinação dos microtúbulos, rompendo os fusos mitóticos com prejuízo para o ciclo celular. Os neurônios sensoriais da raiz do gânglio dorsal, que são altamente polimerizados, requerem uma boa função dos microtúbulos para o transporte axonal do RNA mensageiro, proteínas, mitocôndria e outras organelas.[19]

Assim, é possível compreender como duas drogas que agem de maneira oposta nos microtúbulos podem provocar NPIQ.[19]

Já o mecanismo da talidomida é imunossupressor e antiangiogênico, resultando em efeito parcialmente irreversível axonal distal e na raiz do gânglio dorsal dos neurônios com prejuízo capilar e anoxemia.[19]

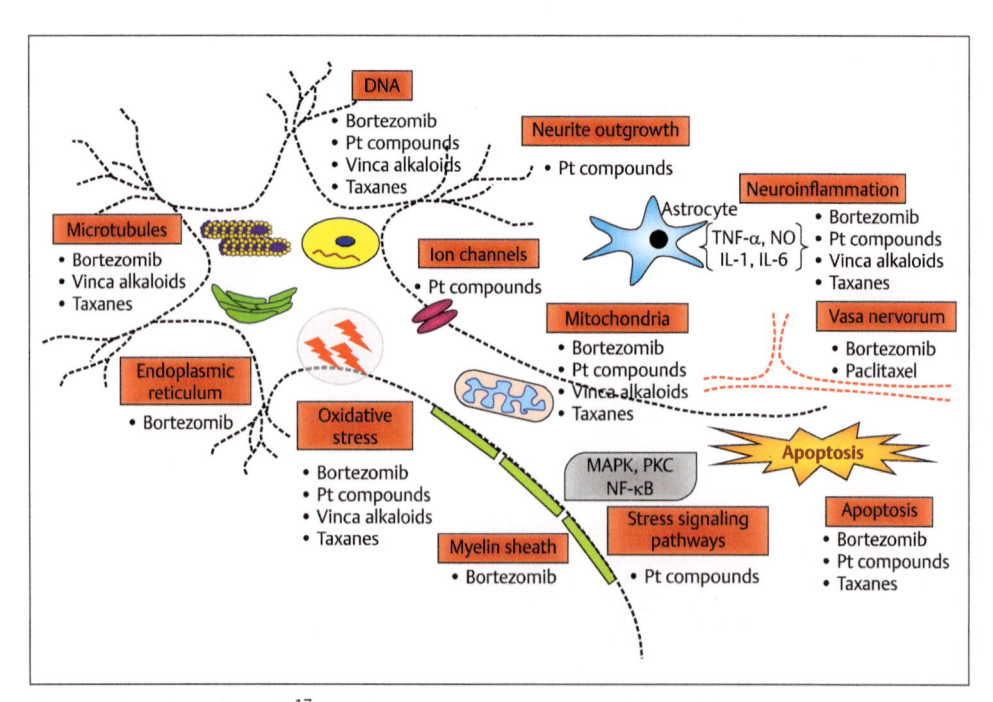

Fig. 7-4. Mecanismo da NPIQ.[17]

A neuropatia periférica pode ser assim classificada:[20]

- Neuronopatias: puramente sensitiva ou puramente motora:
  - Neuronopatias sensitivas.
  - Neuronopatias motoras.
- Neuropatias periféricas: geralmente sensitivo-motoras:
  - Mielopatias.
  - Axonopatias.

As diferentes formas de neuropatia periférica podem ser organizadas clinicamente de acordo com sua distribuição. As principais categorias são:[21]

- Polineuropatia distal simétrica, que pode ser subdividida em:[22]
  - Polineuropatia aguda.
  - Polineuropatia crônica.
  - Polineuropatia dismielinizante crônica.
  - Polineuropatia axonal crônica.
- Polirradiculopatia.
- Mononeuropatia.
- Mononeuropatias múltiplas: envolvimento de múltiplos nervos de forma não contígua.[22]
- Alteração do gânglio, plexo ou nervo.

As neuropatias periféricas também podem ser classificadas de acordo com a realização do eletroneuromiografia, que considera a velocidade de condução nervosa. Existem também algumas formas de classificação sistematizada da neuropatia periférica:[23]

- NCI-CTCAE (National Cancer Institute Common Terminology Criteria for Adverse Events) (neuropatia periférica sensitiva):
  - Grau 1: assintomático: perda de reflexos tendinosos ou parestesia (incluindo queimação), mas sem prejuízo para a função.
  - Grau 2: alterações sensitivas ou parestesia (incluindo queimação), com prejuízo para a função, mas não para as atividades de vida diária.
  - Grau 3: alterações sensitivas ou parestesia, interferindo nas atividades de vida diária.
  - Grau 4: incapacidade funcional.
  - Grau 5: morte.
- NCI-CTCAE (National Cancer Institute Common Terminology Criteria for Adverse Events) (neuropatia periférica motora):
  - Grau 1: assintomático: fraqueza muscular apenas clínica.
  - Grau 2: fraqueza muscular sintomática, com prejuízo para a função, mas não para as atividades de vida diária.
  - Grau 3: fraqueza muscular interferindo nas atividades de vida diária, paciente necessitando de dispositivo de apoio.
  - Grau 4: paralisia.
  - Grau 5: morte.
- Organização Mundial da Saúde:
  - Grau 1: perda de reflexos tendinosos profundos ou parestesia.
  - Grau 2: severa parestesia e/ou fraqueza muscular leve.
  - Grau 3: parestesia intolerável e/ou fraqueza muscular importante.
  - Grau 4: paralisia.

- ECOG (Eastern Cooperative Oncology Group):
  - Grau 1: perda de reflexos tendinosos profundos, parestesia ou constipação.
  - Grau 2: severa parestesia ou constipação, fraqueza muscular leve ou perda dos reflexos tendinosos profundos.
  - Grau 3: alterações sensitivas ou parestesia, interferindo nas atividades de vida diária.
  - Grau 4: disfunção respiratória secundária à fraqueza muscular, constipação intestinal que necessite de intervenção cirúrgica, paralisia que restrinja o paciente a cadeira de rodas ou ao leito.
- Ajani (neuropatia periférica sensitiva):
  - Grau 1: perda de reflexos tendinosos profundos, parestesia.
  - Grau 2: perda dos reflexos tendinosos profundos, limitação leve a moderada para as atividades de vida diária.
  - Grau 3: parestesia severa e limitação severa às atividades de vida diária.
  - Grau 4: perda completa da sensibilidade e da funcionalidade.
- Ajani (neuropatia periférica motora):
  - Grau 1: fraqueza muscular leve ou transitória.
  - Grau 2: persistente e moderada fraqueza muscular.
  - Grau 3: incapacidade de deambulação.
  - Grau 4: paralisia.

As queixas referidas pelos pacientes submetidos à QT dependem do tipo de nervo afetado e por isso variam individualmente:[23]

- *Nervos sensitivos:* dor neuropática, disestesia, alodínia fria, formigamento, dormência, alteração vibratória e de propriocepação e alteração dos reflexos tendinosos.
- *Nervos motores:* fraqueza muscular.
- *Nervos autônomos:* hipotensão ao ortostatismo, constipação, retenção urinária, arritmia cardíaca e disfunção sexual.

O fisioterapeuta precisa de instrumentos mais objetivos para avaliação da NPIQ. A dor pode ser avaliada por meio da escala visual analógica de dor (EVA) (Fig. 7-5).[24]

Existem alguns questionários padronizados e validados para a avaliação da NPIQ. Nos Anexos 1 a 3 estão descritos o Leeds Assessment of Neuropathic Symptoms and Signs for Patients with Chronic Pain (LANNS), o Douleur Neuropathique 4 Questions e a Ferramenta de Avaliação de Neuropatia Periférica Induzida por Quimioterapia (FANPIQ).[25-27]

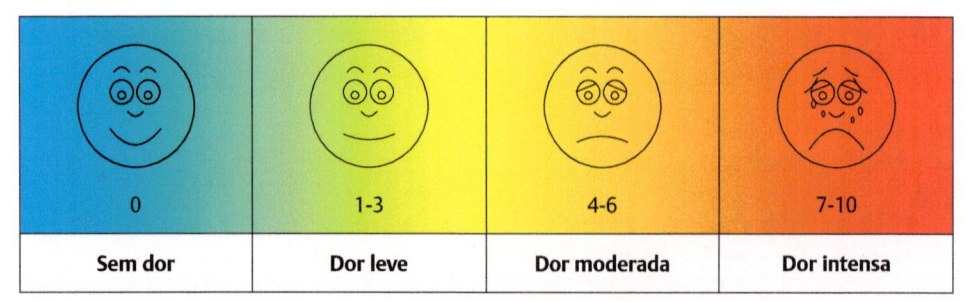

0	1-3	4-6	7-10
Sem dor	Dor leve	Dor moderada	Dor intensa

Fig. 7-5. Escala análogo-visual. (Fonte: Rezende L, Campanholi LL, Tessaro A. Manual de Condutas e Práticas Fisioterapêuticas no Câncer de Mama da ABFO. Rio de Janeiro: Thieme Revinter; 2018.)

ELETROESTIMULAÇÃO NA NPIQ
TENS para NPIQ
Tratar a NPIQ é um desafio para os profissionais envolvidos com o tratamento oncológico. Alguns estudos têm demonstrado que o uso da eletroestimulação aplicada a partir de eletrodos em contato direto com os nervos periféricos após a lesão ou cirurgia podem favorecer a regeneração nervosa e a aceleração do processo de reinervação, aumentando a densidade e o diâmetro da fibra nervosa, melhorando o processo de mielinização e angiogênese e estimulando o fator de crescimento nervoso (NGF). Diante disso, o uso de eletrodos de superfície poderia ser uma alternativa, uma vez que envolvem menor risco, são de simples aplicação e podem ser usados por longos períodos.[28]

O uso de TENS com 2, 4, 20 e 200 Hz em ratos no pós-operatório imediato após trauma do nervo ciático demonstrou aceleração do processo de regeneração nervosa, resultados não encontrados com o uso do TENS com 100 Hz.[28,29]

O uso diário do TENS com eletrodos de superfície, com frequência entre 7 e 65 Hz, 200 μs, por 60 minutos, em pacientes com neuropatia periférica induzida por oxaliplatina ou paclitaxel não melhora a parestesia nem a realização das atividades de vida diária, apesar de não aumentar os sintomas nos demais ciclos de QT, o que pode ser considerado um ganho diante do desafio do controle da NPIQ.[30]

O *National Comprehensive Cancer Network* aponta que o uso do TENS para NPIQ é inconclusivo, mas pode ser utilizado em pacientes que possuem contraindicação ou não alcancem benefícios com o uso de analgésicos.[23]

Terapia Scrambler para NPIQ
A terapia Scrambler é um recurso novo para eletroanalgesia aprovado pela *Food and Drugs Administration* (FDA) para uso em pacientes com dor neuropática. A terapia Scrambler é uma corrente elétrica com frequência entre 43 e 52 Hz, com tempo de duração de pulso de 0,7 a 10 segundos, com densidade de corrente de 0,0002009 W/cm² com amplitude variando dinamicamente (média de 3,5 a 5,5 mA). É uma corrente não linear que mudada constantemente.[31-36]

A terapia Scrambler tem como objetivo bloquear o sinal da dor da área dolorosa e a converter em informação não dolorosa. A corrente elétrica provoca uma informação de "não dor" nos receptores dos nervos periféricos cutâneos através dos eletrodos. Dessa forma a sensação de dor é bloqueada. Essa informação é transmitida para o sistema nervoso central, que reenvia uma informação de "não dor".[31-36] Por intermédio do processo de neuroplasticidade, há um treinamento do cérebro para que atribua uma sensação de ausência de dor na área eletroestimulada.[29]

A corrente Scrambler é conduzida pelas fibras A e C, que geralmente transmitem a sensação de dor.[33,34] O equipamento na figura abaixo é um multiprocessador que permite a eletroestimulação a partir de eletrodos cutâneos, que irão proporcionar potenciais de ação similares aos endógenos.[31] Os eletrodos são similares aos eletrodos de eletrocardiograma, que são aplicados sobre a pele na área específica da dor, ou seja, na área dos dermátomos correspondentes à dor.[31-36]

A aplicação deve ser diária, por 10 dias consecutivos, por 45 minutos.[33-36] O efeito aparece em aproximadamente 10 segundos e o alívio dos sintomas pode durar dias ou meses. Há um consenso em relação a significativa melhora das queixas de NPIQ: cerca de 80% dos pacientes relatam melhora importante da hiperalgesia, do formigamento, da queimação, da sensação de agulhada, ferruada e de estar sendo pinicado (Fig. 7-6).[36]

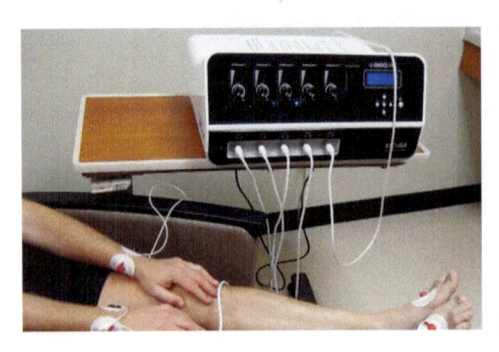

Fig. 7-6. Scrambler *therapy* – Calmare®.[33]

Fotobiomodulação com Laser de Baixa Potência na NPIQ

O uso do *laser* de baixa potência em pacientes com dor neuropática vem mostrando benefícios em pacientes com neuropatia periférica decorrentes da diabetes melito e da síndrome do túnel do carpo, por exemplo.[37]

O objetivo do uso do *laser* em pacientes com NPIQ seria a prevenção da apoptose e promoção do crescimento neural. A energia liberada pelo *laser* e absorvida pela mitocôndria promoveria um incremento na respiração celular, com consequente melhora do processo oxidativo, incluindo fatores que protegem a célula dos sinais de promoção da apoptose.[37]

Estudos demonstraram a alteração de 111 genes depois da exposição ao *laser*, em humanos. Mais da metade desses genes estão envolvidos em processo de proliferação celular e supressão da apoptose.[37] *In vitro*, houve demonstração de crescimento neural e, *in vivo*, maior recuperação funcional pós-traumática e pós-QT.[34,38]

Apesar da pouca evidência científica, os ensaios clínicos publicados têm possibilitado um norteamento da prática clínica. Os pacientes referem alívio imediato da dor, já durante a sessão. Embora a literatura venha avaliando a efetividade da luz invisível, o uso do *laser* 630-685 nm, pela ação direta na mitocôndria, apresenta bons resultados no alívio das queixas dos pacientes. No entanto, o uso do *laser* 780-970 nm, pela sua ação sobre os canais iônicos, também traz resultados satisfatórios. O *laser* deve ser aplicado sobre todo o caminho dos nervos dos plexos correspondentes, dando o intervalo de 1 a 2 cm² entre os pontos de aplicação. Alguns estudos em andamento propõe a aplicação do *laser* na região da origem do plexo nervoso na medula espinal e nas regiões distais (mãos e pés).[37] A energia liberada varia de acordo com a potência do aparelho, mas varia entre 3-4 J. A Figura 7-7 demonstra a aplicação do *laser* de baixa potência no membro inferior de em um paciente com NPIQ.

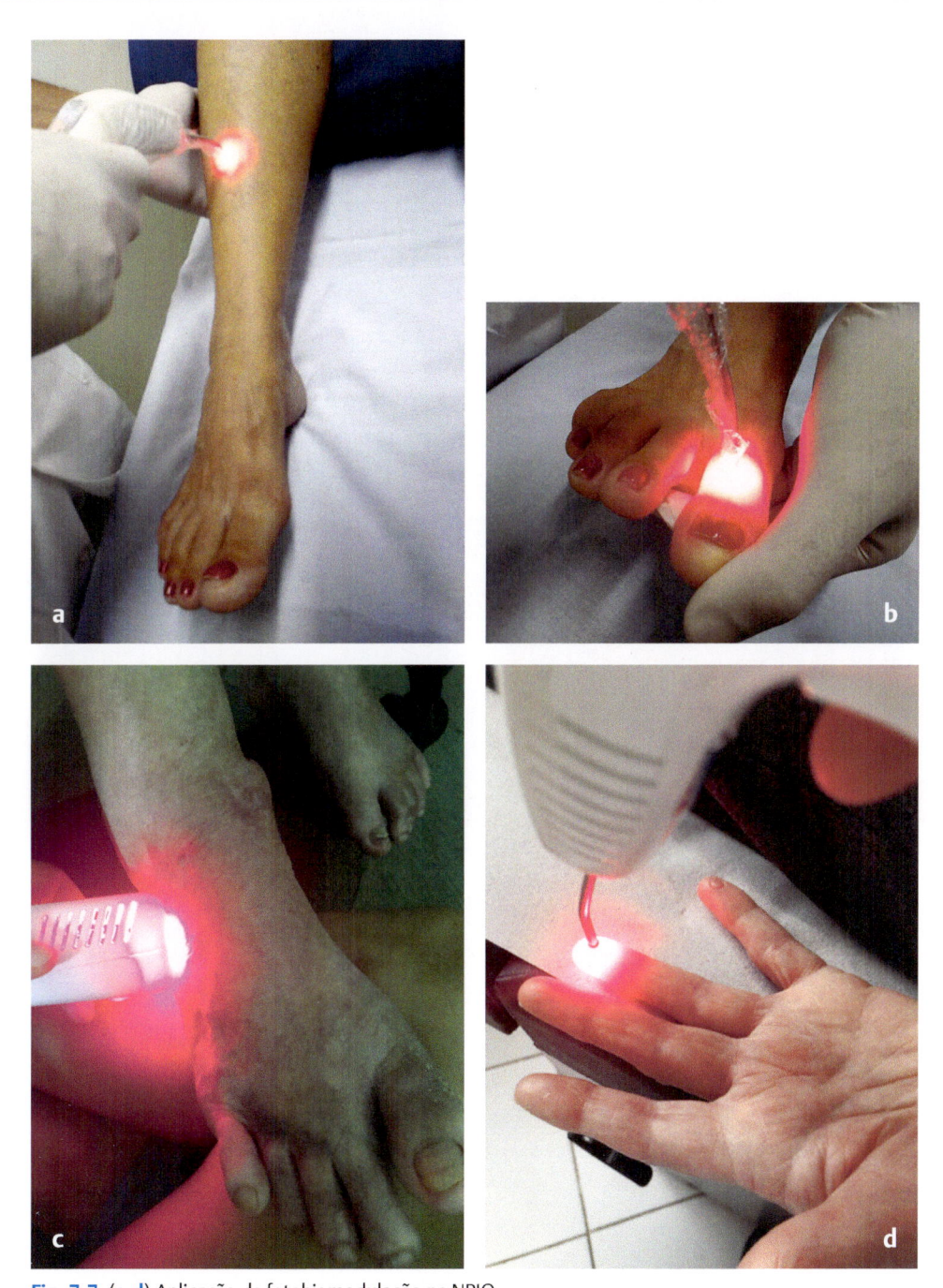

Fig. 7-7. (a-d) Aplicação da fotobiomodulação na NPIQ.

ANEXO 1

VERSÃO EM PORTUGUÊS DA ESCALA LANSS PARA AVALIAÇÃO DE SINAIS E SINTOMAS DA NEUROPATIA PERIFÉRICA

Nome: _____ Data:_____

Esta escala de dor ajuda a determinar como os nervos que carregam a informação de dor estão funcionando. É importante obter este tipo de informação, pois ela pode ajudar na escolha de um tratamento específico para o seu tipo de dor.

A. Questionário de Dor[25]
- Pense na dor que você vem sentindo na última semana.
- Por favor, diga se qualquer uma das características abaixo se aplica a sua dor. Responda apenas **sim** ou **não**.

1. A sua dor se parece com uma sensação estranha e desagradável na pele? Palavras do tipo "agulhadas", "choques elétricos" e "formigamento" são as que melhor descrevem estas sensações.
   a) **Não** – minha dor não se parece com isso. . . . . [0]
   b) **Sim** – eu tenho este tipo de sensação com frequência. . . . . [5]

2. A sua dor faz com que a cor da pele dolorida mude de cor? Palavras como "manchada", "avermelhada" ou "rosada" descrevem a aparência da sua pele.
   a) **Não** – minha dor não afeta a cor da minha pele . . . . [0]
   b) **Sim** – eu percebi que a dor faz com que minha pele mude de cor . . . . [5]

3. A sua dor faz com que a pele afetada fique sensível ao toque? A ocorrência de sensações desagradáveis e/ou dolorosas ao toque leve ou mesmo ao toque da roupa ao vestir-se descrevem esta sensibilidade anormal.
   a) **Não** – minha dor não faz com que minha pele fique mais sensível nesta área . .[0]
   b) **Sim** – minha pele é mais sensível ao toque nesta área. [3]

4. A sua dor inicia de repente, sem nenhuma razão aparente, quando você está parado? Palavras tipo "choques elétricos", "dor em pontada" ou "dor explosiva" descrevem estas sensações.
   a) **Não** – minha dor não é sentida desta forma. . . . . [0]
   b) **Sim** – eu tenho estas sensações com muita frequência . . . . [2]

5. A sua dor faz com que a temperatura da sua pele na área dolorida mude? Palavras tipo "calor" ou "queimação" descrevem estas sensações.
   a) **Não** – eu não tenho este tipo de sensação. . . . . [0]
   b) **Sim** – eu tenho estas sensações com frequência . . . . [1]

B. Exame da Sensibilidade

A sensibilidade da pele pode ser examinada comparando-se a área dolorida com a área contralateral ou nas áreas adjacentes não doloridas avaliando a presença de alodinia e alteração do limiar de sensação ao estímulo da agulha (LSA).

6. Alodinia: examine a resposta ao toque leve com algodão sobre a área não dolorida e, a seguir, na área dolorida. Caso sensações normais forem percebidas no lado não dolorido e, ao contrário, se dor ou sensações desagradáveis (sensação do tipo "picada" ou "latejante") forem percebidas na área afetada, então a alodinia está presente.
    a) **Não** – sensação normal em ambas as áreas .... [0]
    b) **Sim** – alodinia somente na área dolorida .... [5]
7. Alteração do limiar por estímulo de agulha (LEA)
    a) Determine o LEA através da comparação da resposta a uma agulha de espessura 23 (cor azul) conectada a uma seringa de 2 mL – sem a parte interna – suavemente colocada nas áreas doloridas da pele e depois nas não doloridas.
    b) Caso uma sensação de agulhada normal for sentida na área da pele não dolorida, mas uma sensação diferente for sentida na área dolorida como, por exemplo, "nenhuma sensação" ou "somente sensação de toque" (LEA aumentado) ou "dor muito intensa" (LEA diminuído), isso significa que há um LEA alterado.
    c) Caso a sensação de agulhada não for percebida em nenhuma área, conecte a parte interna da seringa à agulha para aumentar o peso e repita a manobra.
        - **Não** – sensação igual em ambas as áreas ....[0]
        - **Sim** – limiar por estímulo de agulha alterado no lado dolorido.............[3]

Escore

Some os valores entre parênteses nos achados descritivos e de exame da sensibilidade para obter um escore global.

ESCORE TOTAL (máximo 24): _____

- Se o escore < 12, mecanismos neuropáticos são improváveis de estarem contribuindo para a dor do paciente.
- Se escore ≥ 12, mecanismos neuropáticos provavelmente estão contribuindo para a dor do paciente.

ANEXO 2

QUESTIONÁRIO PARA DOR NEUROPÁTICA – VERSÃO ABREVIADA (DN-4)[26]

Nas quatro perguntas abaixo, complete o questionário marcando uma resposta para cada número.

Entrevista com o paciente		
1. A sua dor tem uma ou mais das seguintes características?		
a. Queimação	☐ Sim	☐ Não
b. Sensação de frio dolorosa	☐ Sim	☐ Não
c. Choque elétrico	☐ Sim	☐ Não
2. Há presença de um ou mais dos seguintes sintomas na mesma área da sua dor?		
a. Formigamento	☐ Sim	☐ Não
b. Alfinetada e agulhada	☐ Sim	☐ Não
c. Adormecimento	☐ Sim	☐ Não
d. Coceira	☐ Sim	☐ Não
Exame do paciente		
3. A dor está localizada numa área onde o exame físico pode revelar uma ou mais das seguintes características?		
a. Hipoestesia ao toque	☐ Sim	☐ Não
b. Hipoestesia à picada de agulha	☐ Sim	☐ Não
4. Na área dolorosa, a dor pode ser causada ou aumentada por:		
a. Escovação	☐ Sim	☐ Não
Escore	[ ] Dor Nociceptiva (< 4)	[ ] Dor neuropática (≥ 4)

ANEXO 3

FERRAMENTA DE AVALIAÇÃO DE NEUROPATIA PERIFÉRICA INDUZIDA POR QUIMIOTERAPIA (FANPIQ) – CHEMOTHERAPY INDUCED PERIPHERAL NEUROPATHY ASSESSMENT TOOL – (CIPNAT)[27]

1A. Desde o início da quimioterapia, você tem apresentado dormência nas mãos? (circule uma alternativa)
   a) Não (Passe para a questão 2A)　　b) Sim (Responda as questões abaixo)

1B. Quais partes das mãos estão dormentes? (circule uma alternativa)
   a) Somente as pontas dos dedos
   b) Pontas dos dedos e dedos
   c) As mãos inteiras
   d) As mãos inteiras e partes dos braços

1C. Na pior das situações, quão **grave** é a dormência nas mãos? (circule uma alternativa)

0	1	2	3	4	5	6	7	8	9	10
Nada grave					Mais ou menos grave					Extremamente grave

1D. Na pior das situações, quão **angustiante** é a dormência nas mãos? (circule uma alternativa)

0	1	2	3	4	5	6	7	8	9	10
Nada angustiante					Mais ou menos angustiante					Extremamente angustiante

1E. Com qual frequência ocorre a dormência nas mãos? (circule uma alternativa)

0	1	2	3	4	5	6	7	8	9	10
Nunca		Mensal		Semanal		Diariamente		A cada hora		Sempre

1F. Quando a dormência nas mãos é mais grave? (circule todas as alternativas que se aplicam)
   a) Pela manhã
   b) À tarde
   c) Ao entardecer
   d) À noite
   e) Após a quimioterapia, por _____ dias
   f) Não se aplica

2A. Desde o início da quimioterapia, você tem apresentado dormência nos pés? (circule uma alternativa)
   a) Não (Passe para a questão 3A)　　b) Sim (Responda as questões abaixo)

2B. Quais partes dos pés estão dormentes? (circule uma alternativa)
   a) Somente os dedos
   b) Dedos e parte de cima dos pés
   c) Dedos, parte de cima e solas dos pés
   d) Todo o pé
   e) Todo o pé/pares da perna

2C. Na pior das situações, quão **grave** é a dormência nos pés? (circule uma alternativa)

0	1	2	3	4	5	6	7	8	9	10
Nada grave					Mais ou menos grave				Extremamente grave	

2D. Na pior das situações, quão **angustiante** é a dormência nos pés? (circule uma alternativa)

0	1	2	3	4	5	6	7	8	9	10
Nada angustiante					Mais ou menos angustiante				Extremamente angustiante	

2E. Com qual frequência ocorre a dormência nos pés? (circule uma alternativa)

0	1	2	3	4	5	6	7	8	9	10
Nunca		Mensal			Semanal		Diariamente	A cada hora		Sempre

2F. Quando a dormência nos pés é mais grave? (circule todas as alternativas que se aplicam)
 a) Pela manhã
 b) À tarde
 c) Ao entardecer
 d) À noite
 e) Após a quimioterapia, por _____ dias
 f) Não se aplica

3A. Desde o início da quimioterapia, você tem apresentado formigamento nas mãos? (circule uma alternativa)
 a) Não (Passe para a questão 4A)   b) Sim (Responda as questões abaixo)

3B. Quais partes das mãos estão formigando? (circule uma alternativa)
 a) Somente as pontas dos dedos   c) As mãos inteiras
 b) Pontas dos dedos e dedos   d) As mãos inteiras e partes dos braços

3C. Na pior das situações, quão **grave** é o formigamento nas mãos? (circule uma alternativa)

0	1	2	3	4	5	6	7	8	9	10
Nada grave					Mais ou menos grave				Extremamente grave	

3D. Na pior das situações, quão **angustiante** é o formigamento nas mãos? (circule uma alternativa)

0	1	2	3	4	5	6	7	8	9	10
Nada angustiante					Mais ou menos angustiante				Extremamente angustiante	

3E. Com qual frequência ocorre o formigamento nas mãos? (circule uma alternativa)

0	1	2	3	4	5	6	7	8	9	10
Nunca		Mensal		Semanal		Diariamente		A cada hora		Sempre

3F. Quando o formigamento nas mãos é mais grave? (circule todas as alternativas que se aplicam)
  a) Pela manhã
  b) À tarde
  c) Ao entardecer
  d) À noite
  e) Após a quimioterapia, por _____ dias
  f) Não se aplica

4A. Desde o início da quimioterapia, você tem apresentado formigamento nos pés? (circule uma alternativa)
  a) Não (Passe para a questão 5A)
  b) Sim (Responda as questões abaixo)

4B. Quais partes dos pés estão formigando? (circule uma alternativa)
  a) Somente os dedos
  b) Dedos e parte de cima dos pés
  c) Dedos, parte de cima e solas dos pés
  d) Todo o pé
  e) Todo o pé/pares da perna

4C. Na pior das situações, quão **grave** é o formigamento nos pés? (circule uma alternativa)

0	1	2	3	4	5	6	7	8	9	10
Nada grave					Mais ou menos grave					Extremamente grave

4D. Na pior das situações, quão **angustiante** é o formigamento nos pés? (circule uma alternativa)

0	1	2	3	4	5	6	7	8	9	10
Nada angustiante					Mais ou menos angustiante					Extremamente angustiante

4E. Com qual frequência ocorre o formigamento nos pés? (circule uma alternativa)

0	1	2	3	4	5	6	7	8	9	10
Nunca		Mensal		Semanal		Diariamente		A cada hora		Sempre

4F. Quando o formigamento nos pés é mais grave? (circule todas as alternativas que se aplicam)
  a) Pela manhã
  b) À tarde
  c) Ao entardecer
  d) À noite
  e) Após a quimioterapia, por _____ dias
  f) Não se aplica

5A. Desde o início da quimioterapia, você tem apresentado sensibilidade ao frio? (circule uma alternativa)
   a) Não (Passe para a questão 6A)   b) Sim (Responda as questões abaixo)

5B. Qual(is) parte(s) do seu corpo é sensível ao frio? (circule todas as alternativas que se aplicam)
   a) Mãos
   b) Braços
   c) Pés
   d) Pernas
   e) Costas
   f) Abdômen
   g) Garganta
   h) Queixo
   i) Boca

5C. Na pior das situações, quão **grave** é a sensibilidade ao frio? (circule uma alternativa)

0	1	2	3	4	5	6	7	8	9	10
Nada grave				Mais ou menos grave				Extremamente grave		

5D. Na pior das situações, quão **angustiante** é a sensibilidade ao frio? (circule uma alternativa)

0	1	2	3	4	5	6	7	8	9	10
Nada angustiante				Mais ou menos angustiante				Extremamente angustiante		

5E. Com qual frequência ocorre a sensibilidade ao frio? (circule uma alternativa)

0	1	2	3	4	5	6	7	8	9	10
Nunca		Mensal		Semanal		Diariamente		A cada hora		Sempre

5F. Quando a sensibilidade ao frio é mais grave? (circule todas as alternativas que se aplicam)
   a) Pela manhã
   b) À tarde
   c) Ao entardecer
   d) À noite
   e) Após a quimioterapia, por _____ dias
   f) Não se aplica

6A. Desde o início da quimioterapia, você tem apresentado neuralgia (p. ex. queimação, dor aguda, pontada, choques elétricos)? (circule uma alternativa)
   a) Não (Passe para a questão 7A)   b) Sim (Responda as questões abaixo)

6B. Qual(is) parte(s) do seu corpo tem apresentado neuralgia (p. ex. queimação, dor aguda, pontada, choques elétricos)? (circule todas as alternativas que se aplicam)
   a) Mãos
   b) Braços
   c) Pés
   d) Pernas
   e) Costas
   f) Abdômen
   g) Garganta
   h) Queixo
   i) Boca

6C. Na pior das situações, quão **grave** é a neuralgia (p.ex. queimação, dor aguda, pontada, choques elétricos)? (circule uma alternativa)

0	1	2	3	4	5	6	7	8	9	10
Nada grave					Mais ou menos grave					Extremamente grave

6D. Na pior das situações, quão **angustiante** é a neuralgia (p.ex. queimação, dor aguda, pontada, choques elétricos)? (circule uma alternativa)

0	1	2	3	4	5	6	7	8	9	10
Nada angustiante					Mais ou menos angustiante					Extremamente angustiante

6E. Com qual frequência ocorre a neuralgia (p.ex. queimação, dor aguda, pontada, choques elétricos)? (circule uma alternativa)

0	1	2	3	4	5	6	7	8	9	10
Nunca		Mensal		Semanal		Diariamente		A cada hora		Sempre

6F. Circule as palavras que descrevem sua neuralgia (p. ex. queimação, dor aguda, pontada, choques elétricos)? (circule todas que se aplicam)
a) Cortante
b) Aguda
c) Queimação
d) Choque elétrico
e) Pontada
f) Formigamento/ Agulhada
g) Outras_____

6G. Quando a neuralgia ao frio é mais grave? (circule todas as alternativas que se aplicam)
a) Pela manhã
b) À tarde
c) Ao entardecer
d) À noite
e) Após a quimioterapia, por ____ dias
f) Não se aplica

7A. Desde o início da quimioterapia, você tem apresentado dores musculares ou articulares (nas juntas)? (circule uma alternativa)
a) Não (Passe para a questão 8A)   b) Sim (Responda as questões abaixo)

7B. Qual(is) parte(s) do seu corpo ficam doloridas? (circule todas as alternativas que se aplicam)
a) Músculos
b) Articulações (juntas)
c) Mãos
d) Braços
e) Pés
f) Pernas
g) Costas

7C. Na pior das situações, quão **grave** é a sensação dolorida? (circule uma alternativa)

0	1	2	3	4	5	6	7	8	9	10
Nada grave					Mais ou menos grave					Extremamente grave

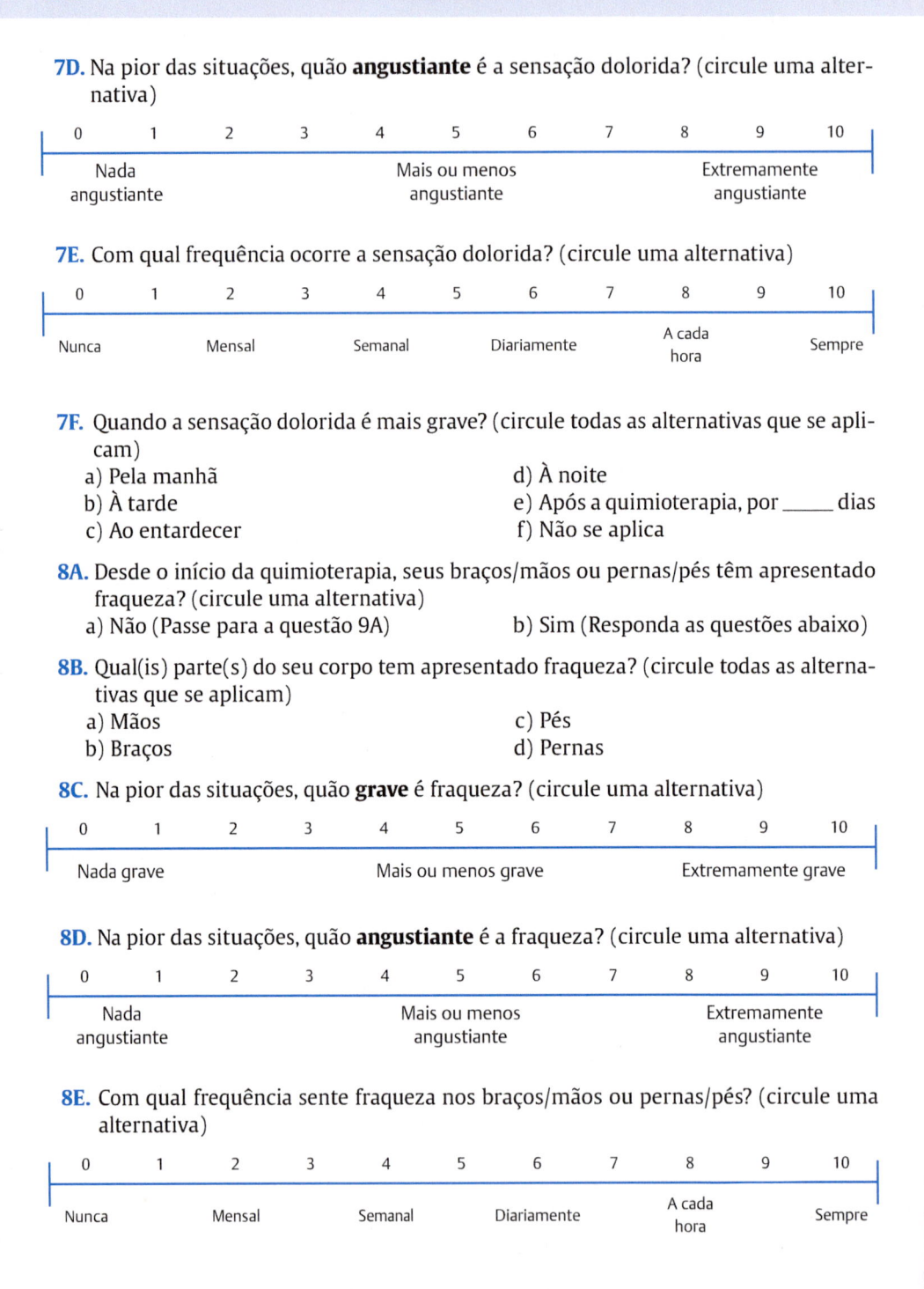

7D. Na pior das situações, quão **angustiante** é a sensação dolorida? (circule uma alternativa)

0	1	2	3	4	5	6	7	8	9	10
Nada angustiante					Mais ou menos angustiante				Extremamente angustiante	

7E. Com qual frequência ocorre a sensação dolorida? (circule uma alternativa)

0	1	2	3	4	5	6	7	8	9	10
Nunca		Mensal		Semanal		Diariamente		A cada hora		Sempre

7F. Quando a sensação dolorida é mais grave? (circule todas as alternativas que se aplicam)
  a) Pela manhã
  b) À tarde
  c) Ao entardecer
  d) À noite
  e) Após a quimioterapia, por _____ dias
  f) Não se aplica

8A. Desde o início da quimioterapia, seus braços/mãos ou pernas/pés têm apresentado fraqueza? (circule uma alternativa)
  a) Não (Passe para a questão 9A)   b) Sim (Responda as questões abaixo)

8B. Qual(is) parte(s) do seu corpo tem apresentado fraqueza? (circule todas as alternativas que se aplicam)
  a) Mãos
  b) Braços
  c) Pés
  d) Pernas

8C. Na pior das situações, quão **grave** é fraqueza? (circule uma alternativa)

0	1	2	3	4	5	6	7	8	9	10
Nada grave					Mais ou menos grave				Extremamente grave	

8D. Na pior das situações, quão **angustiante** é a fraqueza? (circule uma alternativa)

0	1	2	3	4	5	6	7	8	9	10
Nada angustiante					Mais ou menos angustiante				Extremamente angustiante	

8E. Com qual frequência sente fraqueza nos braços/mãos ou pernas/pés? (circule uma alternativa)

0	1	2	3	4	5	6	7	8	9	10
Nunca		Mensal		Semanal		Diariamente		A cada hora		Sempre

8F. Quando a fraqueza é mais grave? (circule todas as alternativas que se aplicam)
a) Pela manhã
b) À tarde
c) Ao entardecer
d) À noite
e) Após a quimioterapia, por _____ dias
f) Não se aplica

9A. Desde o início da quimioterapia, você tem apresentado problemas de equilíbrio (tontura)? (circule uma alternativa)
a) Não (Passe para a questão 10A)   b) Sim (Responda as questões abaixo)

9B. Na pior das situações, quão **grave** é o problema de equilíbrio (tontura)? (circule uma alternativa)

0	1	2	3	4	5	6	7	8	9	10
Nada grave					Mais ou menos grave					Extremamente grave

9C. Na pior das situações, quão **angustiante** é o problema de equilíbrio (tontura)? (circule uma alternativa)

0	1	2	3	4	5	6	7	8	9	10
Nada angustiante					Mais ou menos angustiante					Extremamente angustiante

9D. Com qual frequência ocorre o problema de equilíbrio (tontura)? (circule uma alternativa)

0	1	2	3	4	5	6	7	8	9	10
Nunca		Mensal		Semanal		Diariamente		A cada hora		Sempre

9E. Quando seu problema de equilíbrio (tontura) é mais grave? (circule todas as alternativas que se aplicam)
a) Pela manhã
b) À tarde
c) Ao entardecer
d) À noite
e) Após a quimioterapia, por _____ dias
f) Não se aplica

Se você respondeu "sim" para algum dos sintomas anteriores, o quanto os sintomas interferem para:

10A. Vestir-se (abotoar, fechar zíper, etc.)

0	1	2	3	4	5	6	7	8	9	10
Não interfere em nada					Interfere Mais ou menos					Interfere totalmente

10B. Andar

0	1	2	3	4	5	6	7	8	9	10
Não interfere em nada					Interfere Mais ou menos					Interfere totalmente

10C. Pegar objetos

```
 0    1    2    3    4    5    6    7    8    9   10
```
Não interfere   Interfere   Interfere
em nada   Mais ou menos   totalmente

10D. Segurar objetos

```
 0    1    2    3    4    5    6    7    8    9   10
```
Não interfere   Interfere   Interfere
em nada   Mais ou menos   totalmente

10E. Dirigir

```
 0    1    2    3    4    5    6    7    8    9   10
```
Não interfere   Interfere   Interfere
em nada   Mais ou menos   totalmente

10F. Trabalhar

```
 0    1    2    3    4    5    6    7    8    9   10
```
Não interfere   Interfere   Interfere
em nada   Mais ou menos   totalmente

10G. Participar de atividades de lazer

```
 0    1    2    3    4    5    6    7    8    9   10
```
Não interfere   Interfere   Interfere
em nada   Mais ou menos   totalmente

10H. Exercitar-se

```
 0    1    2    3    4    5    6    7    8    9   10
```
Não interfere   Interfere   Interfere
em nada   Mais ou menos   totalmente

10I. Atividade sexual

```
 0    1    2    3    4    5    6    7    8    9   10
```
Não interfere   Interfere   Interfere
em nada   Mais ou menos   totalmente

10J. Dormir

```
 0    1    2    3    4    5    6    7    8    9   10
```
Não interfere   Interfere   Interfere
em nada   Mais ou menos   totalmente

10K. Relacionar-se

```
  0     1     2     3     4     5     6     7     8     9     10
```
Não interfere   Interfere   Interfere
em nada   Mais ou menos   totalmente

10L. Escrever

```
  0     1     2     3     4     5     6     7     8     9     10
```
Não interfere   Interfere   Interfere
em nada   Mais ou menos   totalmente

10M. Realizar tarefas doméstica habituais

```
  0     1     2     3     4     5     6     7     8     9     10
```
Não interfere   Interfere   Interfere
em nada   Mais ou menos   totalmente

10N. Aproveitar a vida

```
  0     1     2     3     4     5     6     7     8     9     10
```
Não interfere   Interfere   Interfere
em nada   Mais ou menos   totalmente

Você teve algum ferimento (mesmo que pequeno) por causa dos sintomas que você respondeu nesta pesquisa (dormência, fraqueza, problemas de equilíbrio/tontura, etc.)? (circule e descreva caso positivo)

Não   **Sim**

Por favor, descreva:
_____
_____
_____
_____
_____
_____
_____
_____
_____
_____
_____
_____

REFERÊNCIAS BIBLIOGRÁFICAS

1. Gilchrist L. Chemotherapy-Induced Peripheral Neuropathy in Pediatric Cancer Patients. *Sem Pediat Neurol.* 2012;[S.L](19):9-7.
2. Kaley TJ, Deangelis LM. Therapy of chemotherapy-induced peripheral neuropathy. *Br J Haematol.* 2009;145(1)3-14.
3. Sun Y, et al. A prospective study to evaluate the efficacy and safety of oral acetyl-l-carnitine for the treatment of chemotherapy-induced peripheral neuropathy. *Experiment Therap Med.* 2016;[S.L.](12):4017-4024.
4. Brewer JR, et al. Chemotherapy-induced peripheral neuropathy: current status and progress. *Gynecologic Oncology*, 2015.
5. Grisold W, Cavalett G, Windebank AJ. Peripheral neuropathies from chemotherapeutics and targeted agents: diagnosis, treatment, and prevention. *Neuro Oncology.* 2012;14 Suppl 4:45-54.
6. Baumann FS, et al. Exercise Intervention Studies in Patients with Peripheral Neuropathy: A Systematic Review. *Sports Med.* 2014;44(9):1289-1304.
7. Wang X, et al. Discovering cytokines as targets for chemoterapy-induced painful peripheral neuropathy. *Elsevier.* 2012;59(1):3-9.
8. Wolf S, et al. Chemoterapy-inducede peripheral neuropathy: prevention and treatment strategies. *Elsevier.* 2008;44(11):1507-1515.
9. Ocean AJ, Vahdat LT. Chemoteraphy-induced peripheral neuropathy: patogenesis and emerging therapies. *Support Care Cancer.* 2004;12(11):619-625.
10. Hershman DL, et al. Prevention and management of chemotherapy-induced peripheral neuropathy in survivors of adult cancers: american society of clinical oncology clinical practice guideline. *J Clin Oncol.* 2014;[S.L.](32):1-30.
11. Areti A, Yerra VG, Komirishetty P, Kumar A. Potential Therapeutic Benefits of Maintaining Mitochondrial Health in Peripheral Neuropathies. *Curr Neuropharmacol.* 2016;14(6):593-609.
12. Kerckhove N, Collin A, Condé S, Chaleteix C, Pezet D, Balayssac D. Long-Term Effects, Pathophysiological Mechanisms, and Risk Factors of Chemotherapy-Induced Peripheral Neuropathies: A Comprehensive Literature Review. *Front Pharmacol.* 2017;8:86.
13. Xiao WH, Bennett GJ. Effects of mitochondrial poisons on the neuropathic pain produced by the chemotherapeutic agents, paclitaxel and oxaliplatin. *Pain.* 2012;153(3):704-9.
14. Lima LCA. Respostas ao dano do DNA envolvidas na recuperação do bloqueio da replicação e transcrição em células humanas. Tese (doutorado) – Universidade de São Paulo; 2014.
15. Fehrenbacher JC. Chemotherapy-Induced Peripheral Neuropathy. *Prog Mol Biol Transl Sci.* 2015;131:471-508.
16. Machado A, Haertel LM. Neuroanatomia Funcional. 3. ed. Ed Atheneu; 2013.
17. Murphy MP. How mitochondria produce reactive oxygen species. *Biochem J.* 2008;417(1):1-13.
18. Barrière DA, Rieusset J, Chanteranne D, Busserolles J, Chauvin MA, Chapuis L, Morio B. Paclitaxel therapy potentiates cold hyperalgesia in streptozotocin-induced diabetic rats through enhanced mitochondrial reactive oxygen species production and TRPA1 sensitization. *Pain.* 2012;153(3):553-561.
19. Hou S, Huh B, Kim HK, Kim K-H, Abdi S. Treatment of Chemotherapy-Induced Peripheral Neuropathy: Systematic Review and Recommendations. *Pain Physician.* 2018;21:571-592.
20. Vahdat LT, Ocean AJ. Chemotherapy-induced peripheral neuropathy: pathogenesis and emerging therapies. *Support Care Cancer.* 2004;12(11):619-625
21. Vavra MW, et al. The peripheral neuropathy evaluation in an office-based neurology setting. *Semin Neurol.* 2011;31:102-114.
22. England JD, Asbury AK. Peripheral neuropathy. *Lancet.* 2004;363:2151-2161.
23. Stubblefield MD, et al. NCCN task force report: management of neuropathy in cancer. *J Natl Compr Canc Netw.* 2009;7(5):1-35.
24. He M, Zhang B, Shen N, Wu N, Sun J. A systematic review and meta-analysis of the effect of low-level laser therapy (LLLT) on chemotherapy-induced oral mucositis in pediatric and young patients. *Eur J Pediatr.* 2017;177(1):7-17.

25. Schestatsky P, Félix-Torres V, Chaves MLF, et al. Brazilian Portuguese Validation of the Leeds Assessment of Neuropathic Symptoms and Signs for Patients with Chronic Pain. *Pain Medicine.* 2011;12(10):1544-1550.
26. Bouhassira D, et al. Comparison of pain syndromes associated with nervous or somatic lesion and development a new neuropathic pain diagnostic questionnaire (DN4). *Pain.* 2005 Mar;114(1-2):29-36.
27. Zandonai AP. Adaptação transcultural e validação do instrumento Chemotherapy Induced Peripheral Neuropathy Assessment Tool – (CIPNAT) para o Brasil. Tese (doutorado). Escola de enfermagem. Ribeirão Preto/ USP. 2015.
28. Cavalcante MAD, Martins LE, Teixeira GB, Zugaib CJ, Barbosa PA, Vannier-Santos MA, et al. The Parameters of Transcutaneous Electrical Nerve Stimulation Are Critical to Its Regenerative Effects When Applied Just after a Sciatic Crush Lesion in Mice. *BioMed Res Inter.* 2014;1-8.
29. Lu MC, Ho CY, Hsu SF, Lee HC, Lin JH, Yao CH, Chen YS&. Effects of Electrical Stimulation at Different Frequencies on Regeneration of Transected Peripheral Nerve. *Neurorehabili Neural Repair.* 2007;22(4):367-373.
30. Tonezzer T, Caffaro LAM, Menon KRS, Silva FCB, Brito CMM, Sarri AJ, Casarotto RA. Effects of transcutaneous electrical nerve stimulation on chemotherapy-induced peripheral neuropathy symptoms (CIPN): a preliminary case-control study. *J Phys Ther Scienc.* 2017;29(4):685-692.
31. Tomasello C, Pinto RM, Mennini C, Conicella E, Stoppa F, Raucci U. Scrambler therapy efficacy and safety for neuropathic pain correlated with chemotherapy-induced peripheral neuropathy in adolescents: a preliminary study. *Pediatr Blood Cancer.* 2018;e27064.
32. Smith TJ, Coyne PJ, Parker GL, Dodson P, Ramakrishnan V. Pilot trial of a patient-specific cutaneous electrostimulation device (MC5-A Calmare®) for chemotherapy-induced peripheral neuropathy. *J Pain Symptom Manage.* 2010;40(6):883-91.
33. Park HS, Kim WJ, Kim HG, Yoo SH. Scrambler therapy for the treatment of neuropathic pain related to leukemia in a pediatric patient. *Medicine.* 2017;96(45):e8629.
34. Park HS, Sin WK, Kim HY, et al. Scrambler Therapy for Patients with Cancer Pain - Case Series. *Kor J Pain.* 2013;26(1):65.
35. Marineo G, Iorno V, Gandini C, Moschini V, Smith TJ. Scrambler Therapy May Relieve Chronic Neuropathic Pain More Effectively Than Guideline-Based Drug Management: Results of a Pilot, Randomized, Controlled Trial. *J Pain Symptom Manage.* 2012;43(1):87-95.
36. Russo D, Zoratto F, Tirocchi G, Guarda M. Scrambler therapy in the management of somatosensory signs and symptoms related to neuropathic pain: an exploratory and prospective analysis. *ABM.* 2018 Jun;89(2):180-5
37. Argenta PA, Ballman KV, Geller MA, Carson LF, Ghebre R, Mullany SA, et al. The effect of photobiomodulation on chemotherapy-induced peripheral neuropathy: A randomized, sham-controlled clinical trial. *Gynecol Oncol.* 2017;144(1):159-166.
38. Hsieh YL, Fan YC, Yang CC. Low-level laser therapy alleviates mechanical and cold allodynia induced by oxaliplatin administration in rats. *Supportive Care in Cancer.* 2015;24(1):233-242.

LESÕES OSTEOMUSCULARES DE ORIGEM NÃO ONCOLÓGICA EM PACIENTES ONCOLÓGICOS

CAPÍTULO 8

Vanessa Fonseca Vilas Boas
Laura Rezende
Juliana Lenzi

A insegurança em utilizar recursos de eletrofototermoterapia nas lesões osteomusculares de origem não oncológica em pacientes oncológicos ainda é grande, pois, não há muitas evidências científicas quanto à segurança do uso destes recursos. Para orientar o entendimento do capítulo serão abordadas a morfologia e as lesões que acometem as seguintes estruturas: músculos, tendões, ligamento, ossos e articulações e as possibilidades de tratamento por meio da eletrofototermoterapia.

A frequência das lesões ortopédicas depende da idade, gênero, atividade profissional, esportiva ou de lazer. As lesões ortopédicas mais frequentes nos serviços de fisioterapia estão associadas a lesões de tecidos moles, de origem traumática, como acidentes de trânsitos, traumas esportivos, ou não traumática como processos inflamatórios agudos, crônicos ou degenerativos, podendo acometer tendões, músculos, ligamentos, ossos e articulações.

MÚSCULOS

O músculo esquelético é um dos tecidos mais dinâmicos e plásticos do corpo humano. Nos seres humanos, o músculo esquelético compreende aproximadamente 40% do peso total do corpo e contém 50-75% de todas as proteínas do corpo. Em geral, a massa muscular depende do equilíbrio entre a síntese proteica e a degradação e, ambos os processos são sensíveis a fatores como estado nutricional, equilíbrio hormonal, atividade física/exercício e lesão ou doença, entre outros.[1]

O músculo esquelético é composto por uma rede altamente organizada de células alongadas, ricas em filamentos contráteis, estruturas neurovasculares e tecido conjuntivo.[2]

As células musculares são alongadas, por isso são também chamadas fibras musculares. As células do músculo estriado esquelético possuem filamentos de actina e de miosina em abundância, e a sua organização faz com que se observem estriações transversais ao microscópio de luz, o que conferiu o nome estriado ao tecido. O termo esquelético é decorrente de sua localização, já que está ligado ao esqueleto. Esse músculo está sob controle voluntário.[3]

A contração do tecido muscular promove o movimento de estruturas ligadas a ele, como os ossos, e, consequentemente, do corpo.

Músculo e o Câncer

O câncer e seu tratamento podem levar à redução de massa muscular esquelética, força e desempenho físico; parâmetros que caracterizam a sarcopenia e que não estão inseridos na avaliação de rotina dos pacientes oncológicos.[4]

O câncer está associado a perda rápida e extensa da massa muscular, força e função metabólica (caquexia). Em casos de câncer, a perda de massa muscular é importante para determinar a sobrevida.[5]

Na sarcopenia, a perda progressiva de massa muscular e da função que ocorre com o envelhecimento é uma síndrome generalizada que tem efeito devastador na qualidade de vida e, por fim, na sobrevida. Atualmente, é definida como uma síndrome clínica caracterizada pela perda progressiva e generalizada de força e massa muscular.[6,7]

A sarcopenia progressiva é fundamental para o desenvolvimento fragilidade, aumento da probabilidade de quedas e comprometimento da capacidade de realizar atividades de vida diária.[8]

A sarcopenia é a principal característica da caquexia do câncer e está associada à redução da qualidade de vida e sobrevida. É definida como baixa massa musculoesquelética, força de preensão manual e velocidade de marcha.[9]

Pacientes com câncer, apresentam gasto energético exacerbado, anorexia, inflamação e metabolismo desequilibrado. Algumas evidências sugerem que a massa tumoral seja responsável por: produção de citocinas inflamatórias (por exemplo: fator de necrose tumoral e interleucina-1), que leva à liberação de diversas proteínas miofibrilares relacionadas à sarcopenia. Os fatores descritos acima podem predispor as lesões musculares nesta população.[5]

Lesões Musculares

A lesão do músculo esquelético pode resultar de um trauma externo, incluindo contusões, lacerações, queimaduras e exposição a toxinas, ou em decorrência de mecanismos que resultam da aplicação de força que ultrapassa a capacidade de carga do músculo durante o uso rotineiro também pode contribuir para a lesão.[10]

Lesões musculares agudas são condições frequentes em ortopedia e traumatologia.[11] O mecanismo traumático intrínseco (alongamento excessivo) é mais prevalente que o mecanismo extrínseco (choque direto ou lacerações). O diagnóstico clínico é geralmente baseado na descrição do mecanismo de lesão juntamente com o exame clínico. A ultrassonografia é um exame útil para avaliar a gravidade da lesão e o tempo para a retomada esportiva.[12]

Lesões musculares, como mensionado anteriormente, podem ocorrer em virtude de mecanismos traumáticos (contusões, lacerações, estiramento muscular) ou não traumáticos (câimbras e dor muscular tardia, lesões por esforço repetitivo). Os traumas podem ser diretos ou indiretos, os traumas diretos são decorrentes de impactos e fazem com que as fibras musculares se lacerem, às vezes acompanhadas de hemorragia intersticial.[12]

As lesões indiretas foram observadas quando uma contração muscular forte e rápida é solicitada ou como um resultado de um tensionamento, além das possibilidades fisiológicas, onde o músculo está sujeito a restrições além de seus limites, sem controle dos músculos antagonistas. O mecanismo intrínseco traumático (por alongamento muscular) é mais frequente e associado a uma recuperação mais longa em comparação com o mecanismo extrínseco (por contusão direta ou laceração do músculo).[13]

A grande maioria das lesões acomete os membros inferiores, particularmente os músculos biarticulares (reto femoral, isquiotibiais e gastrocnêmio), que estão sujeitos a maiores amplitudes de movimento e expostos à sinergia durante o movimento rápido e violento, normalmente controlado pela relação agonista-antagonista.[13]

Especificamente, o músculo esquelético é capaz de gerar tensões que excedem 0,3 MPa em frequências acima de 10 Hz sem sucumbir à lesão.[10] A magnitude de tais tensões, no entanto, pode ser aumentada significativamente sob certas condições de carga, como quando o músculo está se contraindo excentricamente, resultando em trauma. Independentemente do mecanismo, durante a lesão muscular, o próprio trauma mecânico rompe a lâmina basal e a membrana plasmática das miofibras afetadas, permitindo um influxo desregulado de cálcio extracelular.[14]

Alguns fatores podem predispor a lesão muscular, como as deficiências de flexibilidade ou encurtamento muscular, desequilíbrio entre músculos agonistas e antagonistas, deficiência de força, lesões musculares pregressas, distúrbios nutricionais, alterações hormonais, alterações anatômicas e biomecânicas, treinamento físico inadequado, sobrecarga, doença e fadiga muscular.[12]

A lesão muscular é geralmente seguida por uma resposta de cura bem organizada, que consiste nas seguintes fases: inflamação, regeneração e fibrose.[15]

Quando um músculo é lesado, as miofibras se rompem e sofrem necrose. Um hematoma é formado e, ao mesmo tempo, durante a primeira fase, as células inflamatórias podem invadir livremente o local da lesão uma vez que os vasos sanguíneos estão rompidos.[16]

Na **fase inflamatória**, a maioria das células inflamatórias são leucócitos polimorfonucleares, e, algumas horas após a lesão, são substituídos por monócitos que, posteriormente, se transformam em macrófagos, com 2 funções: remover as miofibras necróticas por fagocitose e produzir, juntamente com fibroblastos, sinais quimiotáticos como, fatores de crescimento, citocinas e quimiocinas.[17]

A matriz extracelular também contém fatores de crescimento que se tornam ativos quando o tecido é danificado. Alguns desses fatores de crescimento, como fator de crescimento de fibroblastos (FGF), fator de crescimento semelhante à insulina-1 (IGF-1), fator de crescimento semelhante à insulina-2 (IGF-2), fator de crescimento transformador-β (TGF-β), fator de crescimento de hepatócitos (HGF), fator de necrose tumoral-α (TNF-α), e interleucina-6 (IL-6) podem ativar celulas miogênicas precursoras, chamados de células-satélite.[18,19]

Todo o processo é coordenado por meio de diferentes mecanismos como interações célula-célula e célula-matriz, bem como fatores secretados extracelulares. HGF, IL-1 e IL-6 são fatores secretados que podem estimular a atividade de células. O FGF eo IGF também podem ativar células satélites, mas ao contrário do IGF, o FGF também pode inibir sua diferenciação, enquanto o IGF estimula a diferenciação. TGF-β1 estimula deposição de colágeno, levando à formação de cicatriz fibrótica tecido.[20,21]

A fase seguinte, **fase de regeneração**, consiste em 2 processos concomitantes. O primeiro é a regeneração das miofibras rompidas, que pode ocorrer porque ainda existem células indiferenciadas de reserva, chamadas miogênicas precursores ou, células-satélites localizadas sob a lâmina basal. As células-satélites irão proliferar e se fundir com as miofibras lesadas, restaurando, assim, a fibra muscular. O segundo processo da fase de reparação é a formação de uma cicatriz tecidual por fibrina e fibronectina, derivados do hematoma que foi formado imediatamente após a lesão. O tecido cicatricial dará força muscular para suportar contrações, e dará aos fibroblastos um local de ancoragem para invadir o tecido de granulação. No entanto, em caso de proliferação destes fibroblastos, formam-se densos tecidos cicatriciais dentro do músculo lesionado. Isso não só interfere com o processo de reparação, mas também interrompe o processo de regeneração muscular e contribui para a recuperação funcional incompleta do músculo lesado durante a terceira fase, a fase **remodelação**. Nesta última fase, a recém-formada fibra é madura, e o tecido cicatricial é reorganizado.[18,19]

A resposta do músculo esquelético à lesão ocorre através de fases sobrepostas, começando com a inflamação, progredindo para a regeneração e concluindo com fibrose (Fig. 8-1).

O trauma intramuscular, em particular, frequentemente prejudica a capacidade funcional ao interromper a continuidade muscular, ou complexo musculotendinoso. No caso de perda de massa muscular maior que 20%, a lesão não pode ser totalmente reparada por mecanismos intrínsecos, resultando em um prejuízo da função. Nesses casos, a cirurgia pode ser a única intervenção capaz de restaurar a função parcial ou total. Portanto, as indicações para o reparo cirúrgico de uma laceração muscular intrassubstância, que geralmente inclui uma transecção parcial ou completa que, se não for reparada, pode resultar em fraqueza e/ou perda de função. O tecido cicatricial formado é mecanicamente inferior e, portanto, menos funcional, e, ainda, mais suscetível a uma nova lesão.[22]

Para fins de avaliação e diagnóstico, a função dos músculos lesionados também deve ser testada com e sem resistência. O diagnóstico é simples quando uma história de tensão é acompanhada por evidência de edema. Pequenos hematomas e aqueles profundos dentro do músculo são mais difíceis para realizar o diagnóstico. Suas dimensões podem ser determinadas por ultrassonografia, tomografia computadorizada ou ressonância nuclear magnética. O ultrassom é o primeiro método de escolha para o diagnóstico da lesão muscular. Se houver divergência entre os achados clínicos e a ultrassonografia, o uso da ressonância nuclear magnética pode ser considerado, especialmente em lesões próximas à junção miotendínea.[23]

As manifestações clínicas de uma tensão muscular dependem da gravidade, do prejuízo e da natureza do hematoma. As lesões musculares são classificadas em três categorias de acordo com sua severidade (Quadro 8-1).[24]

A tensão muscular geralmente resulta em um grande hematoma, porque os vasos sanguíneos intramusculares estão rompidos. Nos músculos lesados, dois tipos diferentes de hematomas podem ser identificados:[24]

1. *Intramuscular:* a fáscia muscular intacta limita o tamanho do hematoma. Neste caso, o extravasamento de sangue aumenta a pressão intramuscular, que comprime e limita o tamanho do hematoma. Os achados clínicos são dor e perda de função.

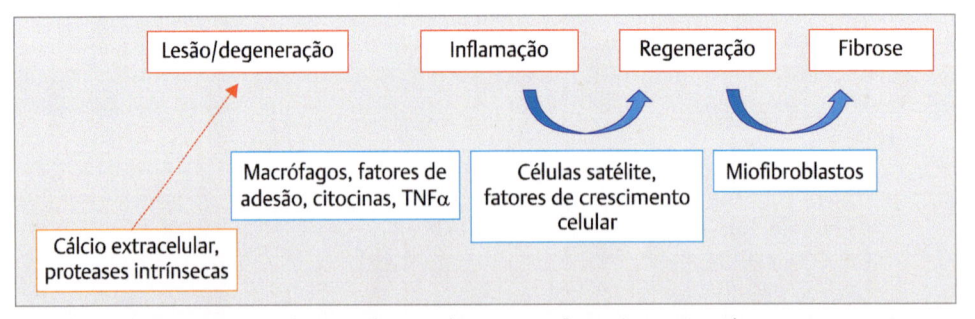

Fig. 8-1. Fases da cicatrização do músculo esquelético. Essas fases são precipitadas por uma cascata celular, citocinas e fatores de crescimento, levando a regeneração muscular e fibrose. (TNF α: Fator de necrose tumoral α.)[16]

Quadro 8-1. Classificação da Lesões Musculares

Classificação das lesões musculares quanto à severidade	
Grau I	Leve tensão, apenas algumas fibras musculares lesadas; pequeno edema e desconforto com nenhuma ou somente perda mínima de força e mínima restrição dos movimentos
Grau II	Moderado grau de tensão, maior dano muscular e perda de força
Grau III	Grave, ruptura ao longo de todo ventre muscular, resultando em perda da função e força muscular

2. *Intermuscular:* desenvolvem-se em meio a fáscia muscular rompida, e o sangue extravasado se espalha pelos espaços intermusculares sem um aumento significativo da pressão. Como a pressão é menor, a dor é menor ou ausente.

Os principais objetivos do tratamento das lesões musculares são destinados a minimizar os danos, aliviar a dor, o espasmo, reduzir a hemorragia e o edema e, assim, facilitar o processo de reparo.

Imediatamente após a lesão muscular, desde que não haja lesões da pele, o uso do "PRICE" (*protection, rest, ice, compression and elevation:* proteção, repouso, gelo, compressão e elevação) é recomendado. Para lesões musculares graves, os pacientes podem-se beneficiar da drenagem do hematoma guiada por ultrassom ou reparo cirúrgico. Os anti-inflamatórios não esteroides devem ser evitados nos primeiros dias. A reabilitação deve começar 48 horas após o trauma, qualquer que seja a gravidade da lesão.[13]

Um curto período de imobilização é necessário para acelerar a formação da cicatriz entre os cotos das miofibras rompidas. A duração ideal da imobilização depende do grau da lesão e não deve ser superior ao necessário para a cicatriz suportar as forças de tração sem ruptura.[25]

A mobilização precoce é necessária para ajudar na orientação das fibras musculares em regeneração, vascularização, pois acelera o crescimento capilar e facilita a regeneração das fibras musculares. Assim, o músculo reestabelecido recupera mais rapidamente seu nível de força pré-lesão. Outro importante objetivo da mobilização precoce, especialmente na medicina esportiva, é minimizar a atrofia induzida pela inatividade, bem como a perda de força e flexibilidade, que ocorrem em decorrência da imobilização prolongada.[25]

Os exercícios devem ser iniciados gradualmente, o treinamento isométrico deve ser seguido por treinamento isotônicos e posteriormente treinamento isocinético, uma vez que os respectivos exercícios devem ser realizados sem dor.[13]

A lesão do músculo esquelético leva ao início de uma cascata bem coordenada que tenta conter o dano e também reparar o músculo lesionado. No entanto, com base na gravidade da lesão muscular, esta resposta à lesão pode não ser suficiente para devolver o músculo lesionado à sua função pré-lesão e pode, portanto, necessitar de tratamento adicional para melhorar o processo de reparação. É improvável que o reparo efetivo do músculo esquelético após lesão grave seja conseguido com uma única intervenção. Para uma recuperação funcional completa do músculo, há uma necessidade de controlar a inflamação, estimular a regeneração e limitar a fibrose.[16]

Em um encontro de Especialistas do GOTS de 2016, iniciado pela Sociedade Alemã-Austro-Suíça de Medicina Esportiva Ortopédica Traumatológica (GOTS), realizado na

Alemanha, enfocou o tópico de lesões musculares e tendinosas. Neste encontro, o comitê chegou a um consenso sobre a utilidade e eficácia do manejo das lesões musculares. O PRICE para direcionar a primeira resposta inflamatória é um dos passos mais relevantes no tratamento de lesões musculares. A drenagem do hematoma pode ser considerada nos estágios iniciais após a lesão. O uso de anti-inflamatórios não esteroides (AINEs) deve ser considerada criticamente porque, atualmente, não há evidências concretas para apoiar seu uso, embora sejam apropriadas em alguns casos.[27]

TENDÕES

Tendões são formas únicas de tecido conectivo que conectam e transmitem forças do músculo ao osso, assegurando movimentos conjuntos, a Figura 8-2 ilustra a estrutura do tendão.[27]

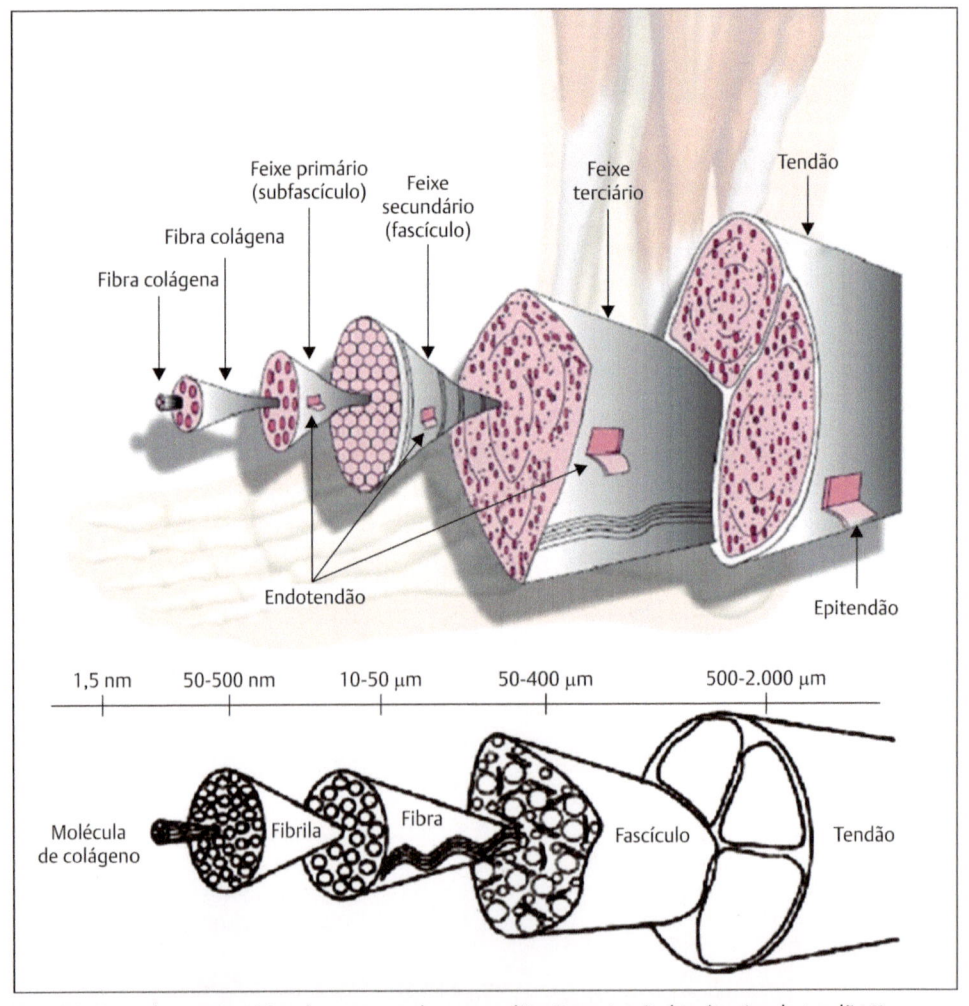

Fig. 8-2. Desenho esquemático da estrutura de um tendão. Organização hierárquica do tendão.[28]

A região do tendão ligada ao osso é denominada osteotendínea ou entese.[29,30] Já a junção entre os músculos e o tendão é denominada junção miotendínea; uma região altamente especializada onde fibrilas tendíneas de colágeno são inseridas em recessos profundos formados por miócitos (Fig. 8-3). Este arranjo permite a transmissão da tensão gerada por proteínas contráteis musculares intracelulares para as fibras de colágeno do tendão e reduz as forças de tensão que são aplicadas ao tendão.[31] A entese reduz e dissipa a tensão na junção de tecido duro-mole, impede lesões, rupturas ou falhas das fibras de colágeno.[32] Existem dois tipos de enteses: enteses fibrosas e enteses fibrocartilaginosas. Em uma entese fibrosa, o tendão colagenoso ou ligamento liga-se diretamente ao osso, enquanto o tecido fibrocartilaginoso a interface engloba diferentes zonas de transição, ou seja, fibrocartilagem não calcificada, fibrocartilagem calcificada e osso.[33]

Os tendões estão sujeitos a lesões degenerativas que podem estar relacionadas a idade ou a lesões em decorrência do uso excessivo.

A perda da integridade do tecido tendíneo com ruptura total ou parcial do tendão na maioria das vezes é decorrente de vários processos patológicos associados a inflamação e dor, sendo, raramente espontâneo.[34]

Alguns fatores podem estar relacionados ao início e/ou progressão das tendinopatias. Fatores intrínsecos incluem idade, gênero, variações anatômicas, peso corporal, outras doenças. Fatores extrínsecos incluem atividades esportivas, carga física, ocupação e condições ambientais, como superfícies de caminhada ou calçado.[34,35] Além disso, tem sido

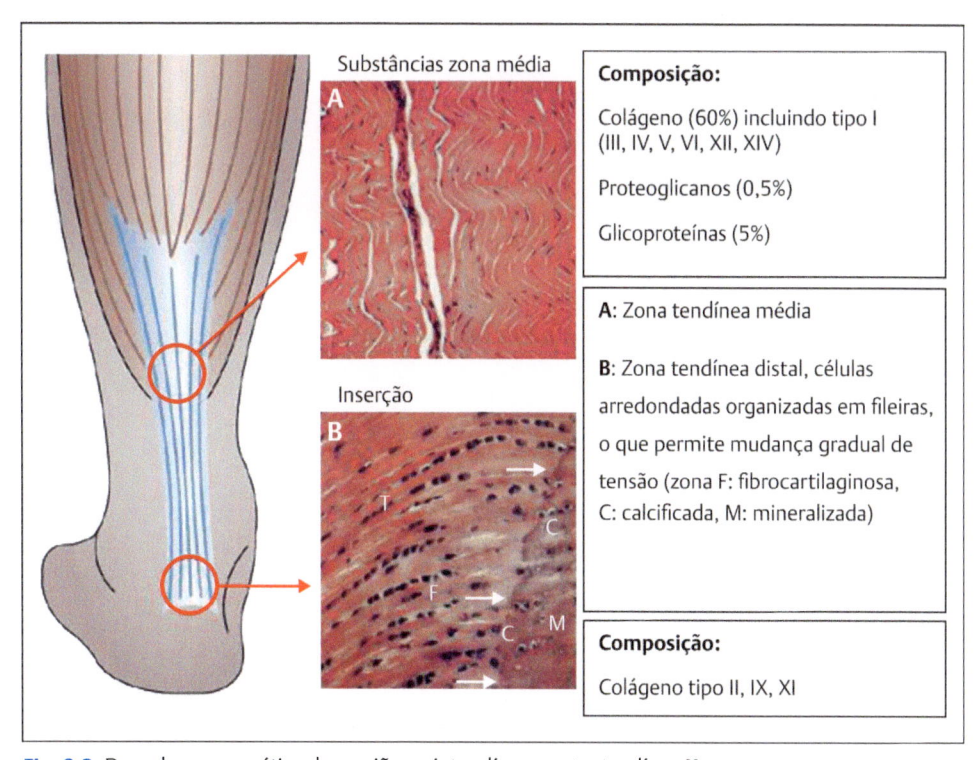

Fig. 8-3. Desenho esquemático das regiões miotendínea e osteotendínea.[36]

relatado que polimorfismos genéticos afetando a formação de fibras de colágeno associados a lesões tendíneas e tendinopatia.

Entretanto, a regeneração tendínea é lenta e a integridade estrutural e mecânica raramente é reestabelecida por completo.[33] Isso ocorre em virtude da hipocelularidade e hipovascularidade, que limitam a capacidade de cura natural dos tendões.[37] Ainda assim, o tecido tendíneo saudável tem o potencial de curar desde que as partes rompidas tenham o contato e o tecido peritendinoso seja bem vascularizado e intacto.[38]

Alguns tendões são mais propensos a lesões, como os tendões do manguito rotador, extensores do antebraço, calcâneo, tibial posterior, isquiostibiais e patelar (Fig. 8-4).[39]

Muito se discute quanto à escolha do tratamento, cirúrgico ou conservador, relacionado principalmente a qual tendão foi lesado, por exemplo, rupturas agudas de tendão calcâneo.[40] Quando se trata de lesões dos tendões do manguito rotador, a escolha do tratamento está atrelada a idade do paciente, ao grau de degeneração ou a extensão da lesão.[41] Com relação ao tendão patelar, que é extremamente importante para o aparelho extensor do joelho, o tratamento de escolha normalmente é cirúrgico.[42] Outros tendões estão sujeitos ao estágio da insuficiência tendínea para determinar o tratamento.[43]

As lesões tendíneas representam um desafio à cirurgia ortopédica, pois, muitas vezes respondem mal ao tratamento, e a reabilitação é prolongada. As opções de reparo, como sutura, aloenxertos, autoenxertos e próteses sintéticas, não demonstram sucesso a longo prazo, pois não são capazes de reestabelecer completamente a função do tendão.[44] Novas estratégias têm sido discutidas na tentativa de reestabelecer a integridade dos tendões por meio de ferramentas moleculares e celulares, como aplicação de fatores de crescimento, células tronco, biomateriais no local do dano tecidual, no entanto, essas estratégias ainda

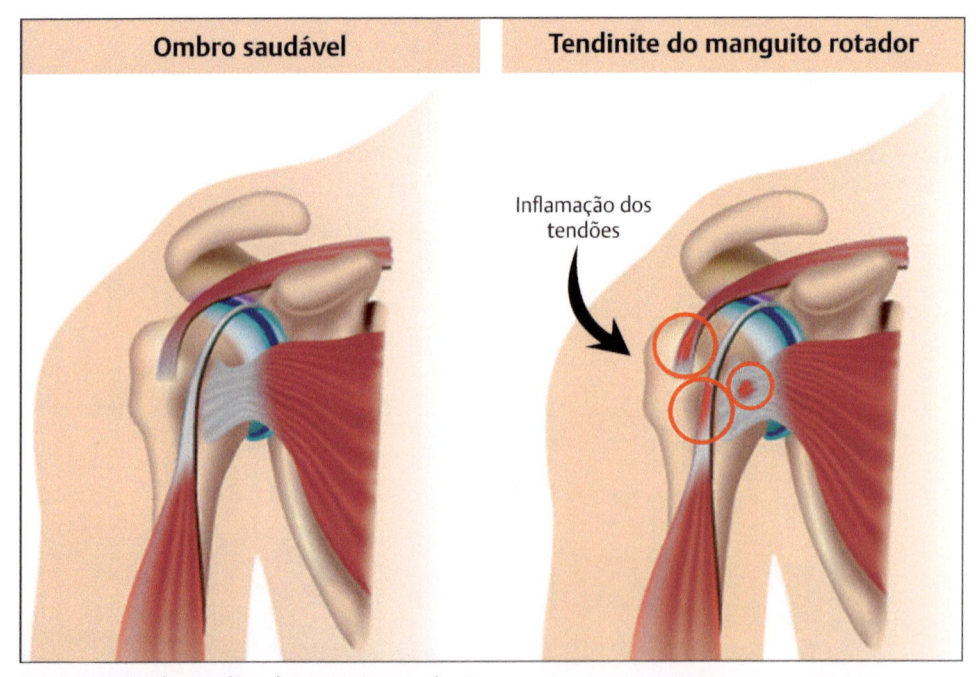

Fig. 8-4. Lesão dos tendões do manguito rotador.[45]

estão em fase de desenvolvimento pré-clínica e para alcançar seu pleno desenvolvimento e opções clínicas realistas são necessárias mais pesquisas.[44,46]

As lesões crônicas dos tendões geram um grande impacto na atividade laboral, nas atividades físicas e nas atividades de vida diária dos pacientes. Na maioria dos casos esta condição está associada ao uso excessivo, os pacientes podem melhorar com o repouso, proteção e modificação de atividades. Entretanto, pacientes com sintomas crônicos (com duração superior a seis semanas) geralmente requerem cuidados para um retorno integral às suas funções, sem dor e com a função reestabelecida. Embora as abordagens gerais possam ser úteis, a localização, anatomia e diagnóstico preciso, podem determinar a abordagem específica de lesões crônicas do tendão.[47]

Para tratamento das lesões tendíneas crônicas são utilizados injeções locais de dextrose, sangue autólogo ou plasma rico em plaquetas, substâncias irritantivas ou pró-inflamatórias são injetadas em tecido degenerativo ou danificado em uma tentativa para induzir uma resposta de cura adicional. Após confirmar o diagnóstico de dor crônica no tendão, estas intervenções podem ser consideradas menos invasivas e alternativas menos onerosas à cirurgia para pacientes que tem dor persistente, no entanto, as evidências não suportam atualmente o uso dessas modalidades como tratamentos de primeira linha para qualquer tipo de tendinopatia crônica.[47]

O tratamento conservador para as lesões agudas e crônicas é fundamentado no uso de medicamentos e/ou fisioterapia; que utiliza recursos de eletrofototermoterapia como principal tratamento.[48]

LIGAMENTOS

Os ligamentos são tecidos conjuntivos especializados, cujas propriedades mecânicas permitem-lhes adaptar e executar funções complexas.

A lesão de um ligamento resulta em uma drástica mudança em sua estrutura e fisiologia e pode-se resolver pela formação de tecido cicatricial, que é biologicamente e biomecanicamente inferior ao ligamento que ele substitui.[49]

Os ligamentos foram estudados extensivamente por causa de seu papel relevante em lesões esportivas bem como sua importância na manutenção da estabilidade articular.

Os ligamentos compreendem bandas densas de tecido conjuntivo fibroso com a função de unir dois ou mais ossos, estende-se pela articulação e são ancorados ao osso. Eles variam em tamanho, forma, orientação e localização. A capacidade dos ligamentos de estabilizar as articulações é baseada no fato de que eles atuam como uma contenção mecânica contra movimento articular anormal e fornecem *feedback* sensorial em resposta à posição relativa e orientação dos segmentos adjacentes. Embora os ligamentos já tenham sido considerados estruturas inativas, elas são, de fato, tecidos complexos que respondem a influências locais e sistêmicas.[50]

Uma inspeção mais próxima revela que os ligamentos estão organizados em grupos de feixes de fibras e são, muitas vezes, cobertos por uma membrana, o epiligamento no caso de ligamentos extra-articulares e uma sinóvia no caso de ligamentos intra-articulares (Fig. 8-5).[51]

A ultraestrutura dos ligamentos é semelhante à dos tendões, mas as fibras são mais variáveis e têm maior conteúdo de elastina. Ao contrário dos tendões, os ligamentos têm microvascularidade homogênea, que começa no sítio de inserção; no entanto, os ligamentos são menos vascularizados em comparação com os tecidos circundantes. Os ligamentos são compostos dos seguintes elementos, que diferem em suas proporções, funções e localização

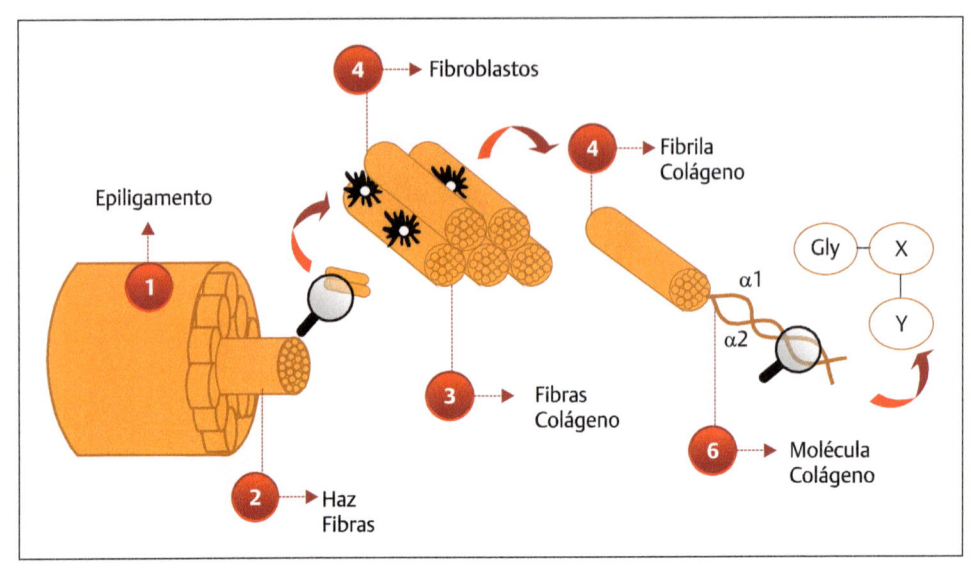

Fig. 8-5. Estrutura do ligamento.[51]

anatômica ao longo do comprimento do ligamento. E, ainda, esses componentes podem mudar quantitativamente durante o crescimento, maturação e envelhecimento:[49]

- Componentes dos ligamentos:
  - Células neurais.
  - Fibroblastos (relativamente raros; formam e mantêm os componentes extracelulares).
  - Matriz extracelular.
  - Fluido (água contribui com cerca de 60% do peso molhado do ligamento).
  - Macromoléculas.
  - Colágenos (principalmente tipos I e III, contribuindo com cerca de 80% do peso seco).
  - Elastina (< 1%).
  - Proteínas não colagenosas.
  - Proteoglicanos (glicosaminoglicanos).

Microscopicamente, o ligamento é composto por dois elementos principais, um componente celular e outro de matriz extracelular. Os fibroblastos estão localizados na matriz extracelular e são distribuídos separadamente e alinhados em colunas ao longo da direção das fibras colágenas, são células sensíveis a cargas mecânicas e desempenham a função de organizar e manter o tecido durante o desenvolvimento e em processos de reparo. Por outro lado, a matriz extracelular (MEC) é uma estrutura organizada e funcional composta de proteínas (colágeno, elastina, proteoglicanos), glicoproteínas e água. Esses componentes não apenas fornecem suporte estrutural, força mecânica e ligação ao receptor na superfície da célula, mas também atuam como um reservatório para muitas moléculas de sinalização que modulam várias funções celulares, como migração, crescimento e diferenciação (Fig. 8-6).[52]

As lesões ligamentares estão entre as causas mais comuns de dor e incapacidade articular musculoesquelética encontradas na prática clínica atualmente. As lesões ligamentares rompem o equilíbrio entre mobilidade articular e estabilidade articular, causando

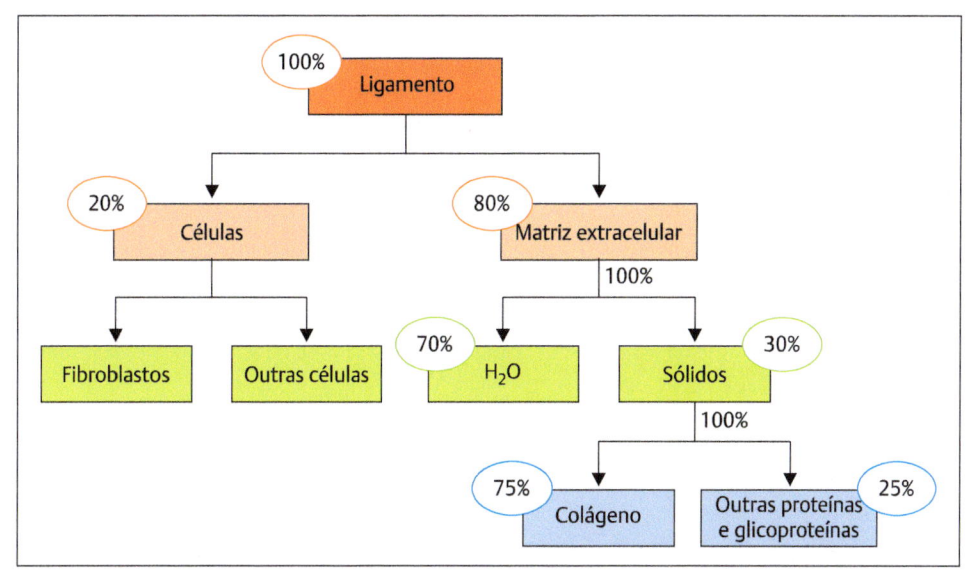

```
                          ┌─────────────┐
                   100%   │  Ligamento  │
                          └──────┬──────┘
                   ┌─────────────┴─────────────┐
           20%     │                           │    80%
           ┌───────┴───────┐          ┌────────┴──────────┐
           │    Células    │          │ Matriz extracelular│
           └───────┬───────┘          └────────┬──────────┘
                                               │ 100%
        ┌─────────┴────────┐          ┌────────┴────────┐
        │                  │    70%   │                 │   30%
┌───────┴─────┐  ┌─────────┴──┐   ┌───┴───┐        ┌────┴────┐
│ Fibroblastos│  │Outras células│  │  H₂O  │        │ Sólidos │
└─────────────┘  └──────────────┘  └───────┘        └────┬────┘
                                                         │ 100%
                                              ┌──────────┴──────────┐
                                       75%    │                     │  25%
                                     ┌────────┴─┐         ┌─────────┴────────┐
                                     │ Colágeno │         │ Outras proteínas │
                                     │          │         │  e glicoproteínas│
                                     └──────────┘         └──────────────────┘
```

Fig. 8-6. Composição do ligamento.[51]

transmissão de força anormal através da articulação, o que resulta em danos a outras estruturas dentro e ao redor da articulação. A consequência a longo prazo da lesão ligamentar não curada é a osteoartrite/osteoartrose, o distúrbio articular mais comum no mundo atual.[53]

O mecanismo mais comum de lesão ligamentar é a ruptura de uma série sequencial de feixes de fibras colágenas distribuídas ao longo do ligamento. Como os ligamentos não se deformam plasticamente, uma ruptura do ligamento pode ser definida como parcial ou total. As lesões ligamentares podem ser classificadas em três graus, conforme detalhado no Quadro 8-2.

Décadas de pesquisa sobre lesões de tendões e ligamentos produziram amplo conhecimento das propriedades mecânicas e biológicas desses densos tecidos conjuntivos, traduzindo-se em avanços em terapias cirúrgicas e conservadoras que podem prevenir grandes incapacidades. No entanto, as lesões dos tendões e ligamentos permanecem um desafio clínico persistente. Somente nos EUA, lesões capsulares dos tendões, ligamentos e articulações respondem por 45% dos 32 milhões de lesões musculoesqueléticas por ano com as taxas subindo em virtude do aumento da participação esportiva e do envelhecimento da população.[54,55]

Infelizmente, as estratégias atuais de tratamento não conseguem restaurar as propriedades funcionais, estruturais e bioquímicas dos tendões e ligamentos reparados às do tecido original. Consequentemente, os principais elementos da engenharia de tecidos – células, *scaffolds* (moldes, ou suporte nos quais as células são cultivadas para produzir um tecido *in vitro*, terapia celular com biomateriais) e moléculas bioativas – têm sido explorados em um esforço para melhorar a cicatrização tecidual. Ambos os estudos *in vitro* e *in vivo* expandiram o entendimento da biologia dos tecidos, enquanto demonstravam a utilidade da engenharia de tecidos no aumento da cicatrização de tecidos musculoesqueléticos. No entanto, nenhuma construção de engenharia de tecidos até agora alcançou a regeneração tecidual completa.[55]

Quadro 8-2. Graus de Severidade da Lesão Ligamentar

Lesão ligamentar de acordo o grau de severidade	
Grau I	O ligamento fica sensível à palpação, e a dor é induzida quando o estresse é aplicado Não há frouxidão Ruptura mínima de algumas fibras está presente Há alterações leves na ressonância magnética Clinicamente, o prognóstico é relativamente bom
Grau II	Dor aguda e edema são relatadas juntamente com estresse doloroso aplicado ao ligamento (como no grau I) Há uma frouxidão articular detectável, bem como a perturbação parcial das fibras ligamentares (algumas fibras) A integridade parcial é observada na ressonância magnética Clinicamente, o prognóstico depende da lesão e do tipo de ligamento, mas, geralmente, é bom
Grau III	Dor, edema e sensibilidade são observados em conjunto com frouxidão importante Perda de continuidade da fibra (ruptura), presença de líquido entre as extremidades rompidas e na lacuna são vistas na ressonância magnética O prognóstico é ligamento-específico (tipo e localização do ligamento), mas, geralmente, a estabilização é necessária

Fonte: Cereatti *et al.*, 2010.[49]

Os ligamentos cicatrizam por meio de uma sequência distinta de eventos celulares que ocorrem em três estágios consecutivos: fase inflamatória, fase proliferativa ou regenerativa e fase de remodelação tecidual (Quadro 8-3).

Os ligamentos mais comumente lesados são os ligamentos do tornozelo (ligamentos laterais) e joelho (ligamento cruzado anterior o mais frequentemente lesado). Em média, são necessárias 6 semanas a 3 meses para cicatrização do ligamento. A estabilidade ligamentar mecânica após a lesão ligamentar leva pelo menos 6 semanas a 3 meses para ser reestabelecida, e, em alguns casos, pode-se observar frouxidão com um ano após a lesão.[53]

O tratamento da lesão ligamentar aguda vai depender do grau da lesão, conforme Quadro 8-3, normalmente as lesões de grau I e II seguem com tratamento conservador, entretanto lesões grau III com grande instabilidade evoluem para tratamento cirúrgico.[56]

Quadro 8-3. Sequência de Eventos para Reparo do Ligamento

| Fase I:
inflamatória | A fase inflamatória aguda começa minutos após a lesão e continua nas próximas 48 a 72 horas
Na ruptura completa de um ligamento, as extremidades rompidas se retraem, um coágulo preenche o espaço
Células inflamatórias são recrutadas para sítio da lesão e liberam histamina, serotonina, bradicinina e prostaglandinas
A vasodilatação e o aumento da permeabilidade capilar levam ao extravasamento de líquido e o movimento de células inflamatórias
Os fibroblastos produzem uma matriz de proteoglicanos e colágeno, formando uma cicatriz rudimentar, o remodelamento do colágeno se segue, começando com o tipo III e posteriormente tipo I |

Continua.

Quadro 8-3. *(Cont.)* Sequência de Eventos para Reparo do Ligamento

Fase II: proliferativa ou regenerativa	Nas próximas 6 semanas, há um aumento da organização do coágulo de fibrina e o espaço original é preenchido com tecido de granulação. Durante esta fase, os fibroblastos predominam, embora macrófagos e mastócitos desempenhem papéis importantes no processo de cura também. A ferida altamente vascularizada é também um sítio ativo da síntese de colágeno, com pontes de fibrilas podem ser vistas em 2 semanas. Inicialmente, as concentrações de colágeno são relativamente baixas, predominando o colágeno tipo I. Há também um aumento do conteúdo de glicosaminoglicano. Com o tempo, a resistência mecânica da cicatriz aumenta
Fase III e IV: remodelação e maturação tecidual	A diminuição relativa na vascularização e celularidade são acompanhadas do aumento da densidade de colágeno. O colágeno se torna mais organizado, com alinhamento das fibras e feixes ao longo do eixo do ligamento. À medida que o conteúdo de colágeno atinge um patamar, a resistência à tração aumenta em virtude da reorganização do colágeno. A cicatrização do ligamento é ligeiramente desorganizada e hipercelular, normalmente com até 12 meses, mas, às vezes, é necessário mais tempo para a completa remodelação

Fontes: Frank *et al.*, 1999; Frank, 2004; West e Fu, 2005; Cereatti *et al.*, 2010; Hauser *et al.*, 2013.[49,50,53,57,58]

Imediatamente após a lesão, qualquer que seja o grau, são indicados o repouso e o gelo, mais especificamente o PRICE e um pequeno período de imobilização e proteção com bandagem, tala ou imobilizadores. A mobilização deve ser precoce, bem como a descarga de peso. A reabilitação tem por objetivo reestabelecer a força, o equilíbrio, a propriocepção e promover retorno às atividades de vida diária e ao esporte mediante treinamento funcional.[56]

Exemplo clínico: Entorse de tornozelo, com lesão ligamentar grau III

Um exemplo de protocolo de tratamento para entorse de tornozelo, grau III, com lesão dos ligamentos laterais em atletas com diagnóstico da lesão foi realizado por meio de ultrassom diagnóstico. Posteriormente, foi injetado ácido hialurônico no local da lesão, guiado por ultrassom. Seguiu com imobilização do tornozelo por seis semanas. Após seis semanas, o gesso foi removido, e os pacientes iniciaram o programa de reabilitação funcional individual com exercícios para ganho de amplitude de movimento de tornozelo, exercícios isométricos e isotônicos para ganho de força muscular e exercícios de propriocepção. Nos estágios finais da reabilitação, atividades específicas relacionadas ao esporte foram desenvolvidas com o objetivo de preparar para o retorno ao esporte. Todos os participantes da pesquisa retornaram às atividades esportivas oito semanas após a lesão aguda inicial. Exames de ultrassom diagnóstico, realizados em posições forçadas (teste de gaveta anterior do tornozelo), demonstraram que todos os participantes do estudo apresentaram cicatrização completa dos ligamentos lesados e melhora da estabilidade do tornozelo em 1 ano de seguimento avaliada por meio de estabilometria.[59]

OSSOS

Os ossos são órgãos do sistema esquelético que tem a função de dar forma, suporte mecânico, proteção ao corpo e facilitar o movimento. Além disso, os ossos contribuem para o homeostase mineral do corpo e recentemente foram associados na regulação endócrina de metabolismo energético.[60]

Osteoporose

A osteoporose é um problema crescente de saúde pública, com impactos na qualidade e quantidade de vida. À medida que envelhecemos, a densidade óssea tende a diminuir gradualmente, e as articulações podem ficar rígidas e sensíveis. As doenças associadas aos ossos e articulações afetam a qualidade de vida de homens e mulheres, atletas e sedentários. Os problemas relacionados ao sistema musculoesquelético são causas importantes de dor crônica e de incapacidade física e requerem tratamento adequado.[61]

A osteoporose é caracterizada por baixa densidade mineral óssea e anormalidades em sua microarquitetura que, juntas, aumentam o risco de fraturas de baixo impacto.[62] As fraturas por osteoporose ocorrem, preferencialmente, nas vertebras, região distal do rádio e região proximal do fêmur, estas fraturas causam dor, incapacidade física, deformidades e prejuízo da qualidade e expectativa de vida.[63]

A baixa densidade mineral óssea (DMO), especialmente no colo femoral é um forte preditor de fraturas. A cada redução de um desvio padrão na DMO, o risco de fratura aumenta em duas a três vezes. Além da baixa DMO, é importante a identificação dos fatores clínicos de risco para osteoporose e fraturas, pois nos auxiliam na avaliação do risco absoluto de fratura para cada indivíduo e na seleção dos pacientes a serem tratados (Fig. 8-7).[64]

A osteoporose não apresenta manifestações clínicas específicas até que ocorra a primeira fratura. As fraturas de quadril são as mais graves e aumentam a taxa de mortalidade em 12 a 20% nos dois anos seguintes à fratura. Mais de 50% dos que sobreviveram a uma fratura de quadril são incapazes de ter uma vida independente ou necessitam viver em ambientes institucionalizados.[65]

Os fatores de risco mais importantes relacionados à osteoporose e a fraturas na pós-menopausa são: idade, sexo feminino, etnia branca ou oriental, história prévia pessoal e familiar de fratura, baixa DMO do colo de fêmur, baixo índice de massa corporal, uso de glicocorticoide oral (dose ≥ 5,0 mg/dia de prednisona por período superior a três meses), fatores ambientais, inclusive o tabagismo, ingestão abusiva de bebidas alcoólicas, inatividade física, baixa ingestão dietética de cálcio e alguns tratamento de câncer.[66]

Muitos tratamentos contra o câncer apresentam efeitos negativos na saúde dos ossos e podem levar a osteoporose. Além disso, o risco de osteoporose durante a sobrevivência do câncer pode diferir entre grupos étnicos e raciais. No geral, as pessoas que tiveram

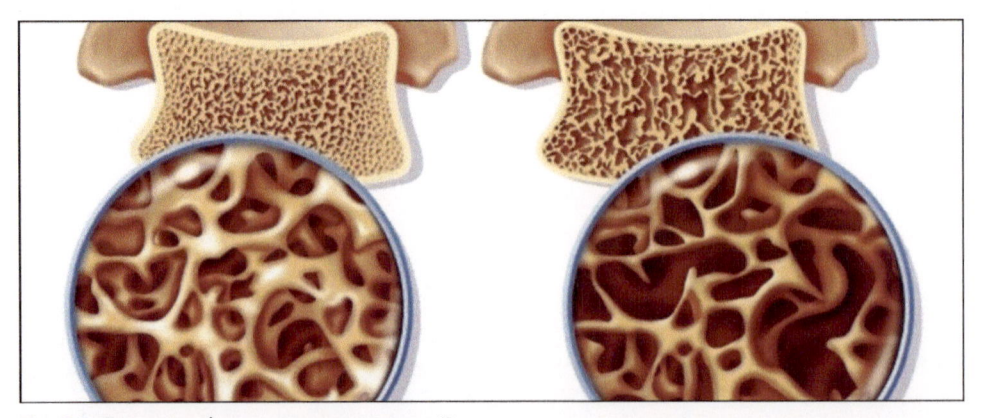

Fig. 8-7. Osso normal x osso com osteoporose.[67]

câncer têm pouca informação sobre o risco de perda óssea em virtude do tratamento do câncer. E podem não se encaixar no perfil de risco normal de osteoporose e podem passar despercebidos.[68]

A osteoporose pode ser prevenida, diagnosticada e tratada antes que ocorram fraturas. Para tanto, história clínica e o exame físico detalhados devem ser feitos em todos os pacientes com o objetivo de identificar fatores que possam contribuir para perda de massa óssea, bem como avaliar fatores preditivos para futuras fraturas e excluir causas secundárias de osteoporose.[66]

Alguns fatores de risco são reversíveis e devem ser alertados e revertidos. O tratamento da osteoporose baseia-se em modificação no estilo de vida, que pode melhorar a integridade e equilíbrio musculoesquelético e preservar a resistência óssea e prevenir fraturas. Além disso é necessária uma ingestão adequada de cálcio e vitamina D, dieta equilibrada, manutenção do peso adequado (índice de massa corporal adequado), exercícios de fortalecimento, treino de equilíbrio para minimizar as quedas, evitar cigarro e limitar o consumo de álcool, eliminar fatores de risco de quedas. Um estilo de vida "saudável para os ossos" é importante para todos, não apenas para pacientes com osteopenia e osteoporose. Pacientes com osteoporose podem-se beneficiar de fisioterapia ou outras medidas não farmacológicas para melhorar a força e reduzir o risco de quedas e fraturas.[61]

Fraturas

Fratura pode ser definida como uma perda ou quebra de continuidade de um osso.[69] Fraturas referem-se a todas perturbações ósseas, variando de uma pequena linha de fratura a muitos fragmentos.[70]

As fraturas geralmente são causadas por trauma,[71] como no caso de uma pelve fraturada em um acidente de carro, ou menor, por esforço repetido como fraturas dos ossos metatarsais de bailarinas ou corredores de longas distâncias. Fraturas patológicas ocorrem como resultado de doenças subjacentes, como Doença de Paget, osteoporose, osteomalácia ou tumor em virtude da fragilidade óssea.[72]

A fratura se dá quando a força aplicada excede a resistência plástica do osso e vai além do seu limite de resistência. Vários fatores influenciam os padrões de fratura. Estes incluem a magnitude da força, a duração, direção e a velocidade em que ela atua. Quando um osso está sujeito a tensões repetidas ele pode, por fim, fraturar, embora a magnitude de uma tensão individual seja muito mais baixa do que a resistência final à tensão do osso. A força de um osso está diretamente relacionada à sua densidade, que é reduzida por osteoporose ou por qualquer condição em que a estrutura óssea seja modificada, baixando a sua resistência à tensão.[73]

As fraturas podem ser classificadas em "aberta" ou "fechada", na fratura "aberta" ocorre lesão da pele, uma ferida ao lado da fratura com o potencial risco de infecção, já na fratura "fechada" a pele fica intacta.[72]

Classificação das fraturas conforme direção das linhas de fratura ilustrada na Figura 8-8:[72]

- *Transversal:* corre perpendicular ao osso.
- *Espiral:* pode, às vezes, ser equivocadamente diagnosticada como oblíqua; contudo, em um exame mais atento, é notada uma aparência de "saca-rolhas" da fratura. É uma fratura altamente instável, que tende a apresentar evolução ruim. As fraturas espirais são causadas por uma força de torção.

- *Oblíqua:* atravessa o osso em um ângulo de 45 a 60° (causadas pela compressão e flexão no local da fratura).
- *Impactada:* é aquela em que as extremidades fraturadas estão comprimidas entre si. Estas fraturas são habitualmente muito estáveis.
- *Cominutiva:* é aquela com mais de dois fragmentos.
- *Incompleta (Greenstick ou fratura em galho verde):* ocorre em crianças. A fratura é incompleta, pois afeta o córtex de um lado do osso apenas, com o outro lado dobra, mas permanecendo intacto.
- *Por avulsão:* causadas por contração brusca ou alongamento excessivo resultante em um fragmento ósseo sendo arrancado por um ligamento ou tendão.

As fraturas podem também ser classificadas conforme localização anatômica, em ossos longos: porção proximal, média ou distal; a fratura pode-se estender até uma articulação, descrita como fratura intra-articular, ao ainda, extra-articular quando não envolvem a articulação. Ainda, termos anatômicos como cabeça, colo, diáfise, base pode ser empregados. Já as fraturas que acometem crianças, podem ocorrer entre a articulação e a placa de crescimento, são chamadas de fraturas epifisárias.[73]

As fraturas podem ser estáveis ou instáveis, uma fratura sem tendência ao deslocamento ou redução é considerada estável, já a fratura que tende a se deslocar após a redução são instáveis (cominutiva, oblíqua, espiral).[73]

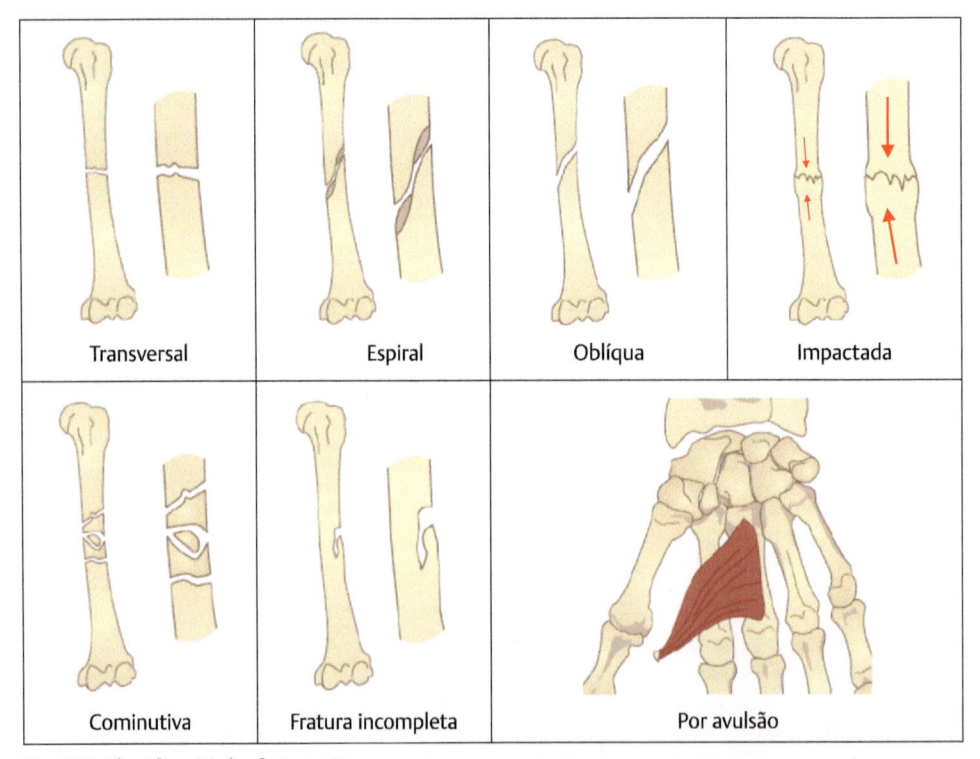

Fig. 8-8. Classificação das fraturas.[72]

A cicatrização de fraturas ósseas é um processo notável, diferentemente da cicatrização de tecidos moles, o resultado final da cicatrização óssea normal é a regeneração da anatomia do osso e retorno completo da função. Em geral, a consolidação da fratura é completada em 6 a 8 semanas após a lesão inicial.[74]

A consolidação óssea de uma fratura é um processo regenerativo complexo que envolve uma sequência de eventos biológicos que são iniciadas em reposta a uma lesão, resultando eventualmente no reparo e restauração da função.[75]

A consolidação de fraturas pode ser dividida em três fases: inflamatória, reparadora e de remodelação conforme Figura 8-8.

Após a fratura, um hematoma se forma no local da fratura, formando um coágulo (Figs. 8-9 e 8-10a). Muitas vezes, ocorre ruptura de vasos sanguíneos levando à morte dos osteócitos. Já com o tecido necrótico, se inicia a fase inflamatória, caracterizada por vasodilatação, edema, liberação de mediadores inflamatórios. E células como leucócitos polimorfonucleares, macrófagos e osteoclastos migram para a área para reabsorver o tecido necrótico. A migração de células mesenquimais do periósteo dá início a fase reparadora. O tecido de granulação invade a partir de vasos circundantes e substitui o hematoma (Figs. 8-9 e 8-10b). Os osteoblastos são responsáveis pela formação do colágeno, que é, então, seguida pela deposição mineral de cristais de hidroxiapatita de cálcio. Um calo é formado, e os primeiros sinais de consolidação podem ser identificados (Figs. 8-9 e 8-10c). A fratura em consolidação ganha resistência, caracterizando a fase de remodelação, o osso

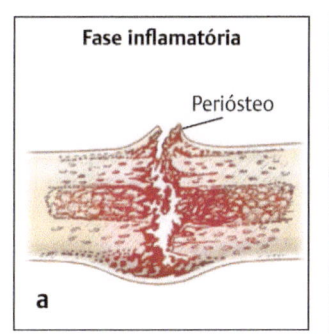

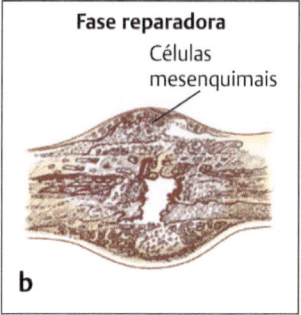

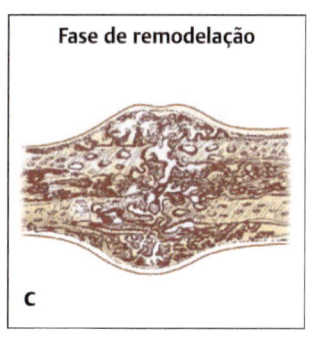

Fig. 8-9. (a-c) Fases da consolidação óssea.[73]

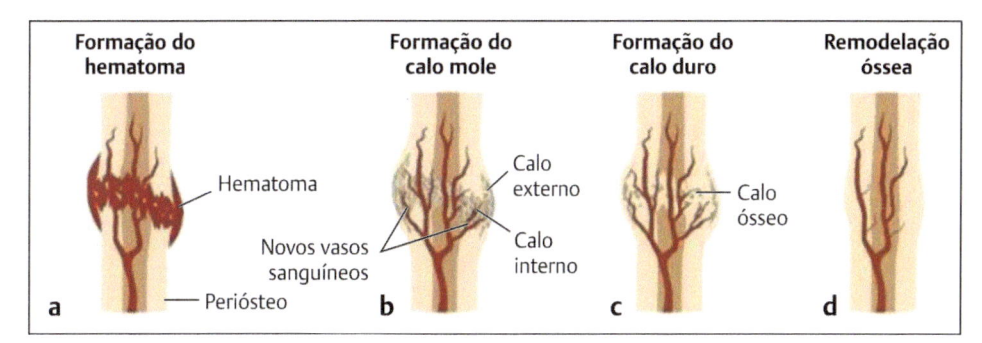

Fig. 8-10. (a-d) Etapas de reparo da fratura.[76,77]

se organiza em trabéculas. A atividade osteoclástica é vista na reabsorção de trabéculas malformadas. O novo osso é, então, formado de acordo com as linhas de força ou de estresse (Fig. 8-10).[74]

Apesar dos diferentes tipos de fratura, o tratamento é similar. Os principais objetivos do tratamento são: restaurar o alinhamento ósseo (redução), assegurar que o alinhamento seja mantido até que a consolidação óssea tenha ocorrido (imobilização), e restaurar a função ou adaptar a possíveis incapacidades (reabilitação).[78]

Recursos eletrofísicos, como o ultrassom (US) e a terapia por fotobiomodulação a *laser* de baixa potência, vêm sendo cada vez mais utilizados na prática fisioterapêutica, pois parecem ser capazes de estimular a proliferação de osteoblastos e a osteogênese no local da fratura, promovendo maior deposição de massa óssea e acelerando o processo de consolidação.[79] No estudo realizado por Oliveira *et al.*, foi observado que tanto o *laser* terapêutico quanto o US de baixa intensidade foram capazes de aumentar a área de tecido ósseo neoformado, acelerando o processo de reparo ósseo após a indução do defeito em tíbias de ratos.[80]

ARTICULAÇÕES

Doenças das articulações incluem artrites inflamatórias e não inflamatórias. Os dois principais tipos de artrite são osteoartrite/osteoartrose e artrite reumatoide. O "desgaste" é um dos principais agentes etiológicos para o desenvolvimento da osteoartrite, enquanto a artrite reumatoide é considerada uma condição autoimune.[81]

As articulações sinoviais são alvo da doença articular degenerativa e a lesão caracteriza-se por fibrilação, fissuras na cartilagem articular, microfraturas, cistos sinoviais e esclerose do osso subcondral com presença de osteófitos. Estas lesões podem causar dor, rigidez articular, deformidades e perda da função articular.[82]

As articulações sinoviais (diartroses: articulação móvel) são articulações em que as faces articulares dos ossos não estão em continuidade, são as mais comuns no corpo e são caracterizadas por serem livremente móveis. Elas estão cobertas por uma cartilagem hialina especializada, e o contato está restrito a esta cartilagem. O contato é facilitado por um líquido viscoso, o líquido sinovial que preenche a cavidade articular, como pode ser ilustrado na Figura 8-11.[83]

Essas articulações apresentam quatro componentes: a cartilagem articular, a cápsula articular, membrana sinovial e sinóvia (líquido sinovial). A cartilagem articular é uma fina camada de cartilagem hialina que recobre a superfície articular. A cápsula articular reveste as articulações, é uma membrana conjuntiva que envolve a articulação sinovial como um manguito, além de ser ricamente inervada, o que permite informações sobre a posição e o movimento articular, além de dor quando presença de lesão. Apresenta-se com duas camadas: a membrana fibrosa (externa) e a membrana sinovial (interna). A primeira é mais resistente e pode estar reforçada, em alguns pontos por feixes também fibrosos, que constituem os ligamentos capsulares, destinados a aumentar sua resistência. Já a membrana sinovial é a mais interna das camadas da cápsula articular. É abundantemente vascularizada e inervada sendo encarregada da produção da sinóvia. O líquido sinovial é responsável pela nutrição e lubrificação das cartilagens articulares. Este atua de fato como amortecedor de peso das articulações (Fig. 8-11).[84]

Além dessas características, algumas articulações sinoviais apresentam discos articulares ou meniscos, estruturas interpostas às superfícies articulares, que são extensões fibrocartilaginosas para dentro da articulação a partir da cápsula articular, como é o caso

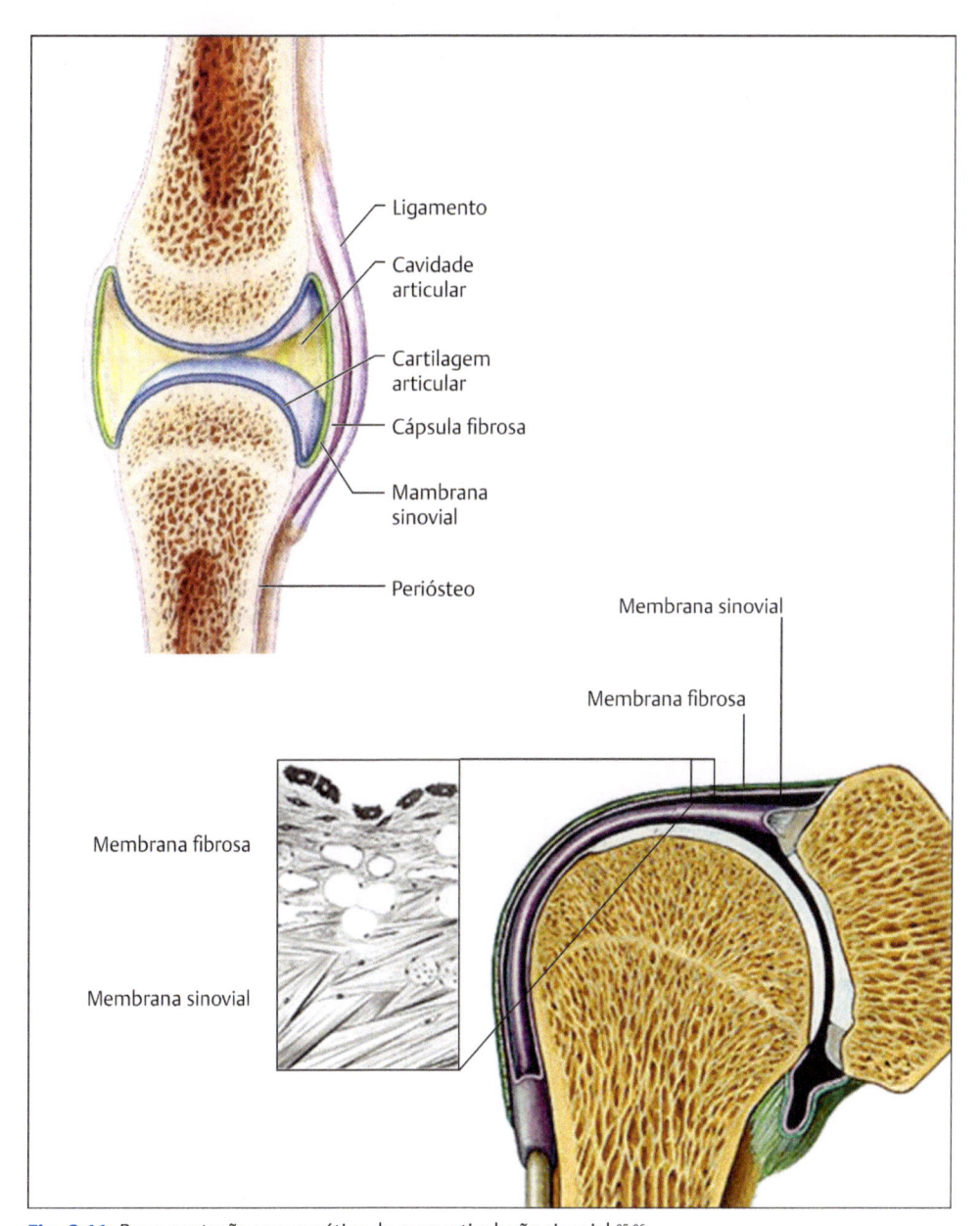

Fig. 8-11. Representação esquemática de uma articulação sinovial.[85,86]

dos discos intervertebrais, da articulação temporomandibular, ou no caso dos joelhos, os meniscos. A função dos discos articulares é de aumentar a congruência articular, ou seja, melhorar a adaptação entre as estruturas e amortecer cargas.[83]

As membranas sinoviais formam duas outras estruturas que embora não façam parte das articulações estão associadas a elas, são as bolsas sinoviais e as bainhas dos tendões.

Ambas as estruturas contêm líquido sinovial e têm a função de reduzir atrito entre as estruturas durante os movimentos.[83]

A cartilagem hialina articular é extensivamente hidratada, mas não é inervada nem vascularizada, e sua baixa densidade celular permite uma autorrenovação extremamente limitada. Por isso, sua reparação, quando nas camadas mais superficiais, é limitada em função da sua condição avascular, impossibilitando o desenvolvimento do processo inflamatório capaz de levar à cicatrização cartilagínea, que deveria seguir o processo de reparação que seria necrose, inflamação e reparação. Entretanto, em lesões mais profundas, atingindo o osso subcondral vascularizado, como no caso dos graus II e IV, onde o osso subcondral é atingido, em virtude de sua maior vascularização se dão, então, as fases do reparo tecidual, verifica-se uma invasão da lesão por tecido de granulação, que mais tarde se transforma em fibrocartilagem por metaplasia (Quadro 8-4).[87-89]

A doença articular degenerativa ocorre em decorrência de esta dificuldade de cicatrização do tecido cartilaginoso e a presença de mediadores inflamatórios, em resposta a lesão da cartilagem, desencadeia-se uma cascata de eventos, seguida pela destruição da matriz extracelular e diminuição da síntese de glicoproteínas pelos condrócitos, o que pode levar a um ciclo de lesão e catabolismo.[90]

A doença articular é uma condição crônica que leva espessamento da cápsula articular e lesão dos discos articulares e meniscos, pode ser definida como uma desordem não inflamatória das articulações móveis, com deterioração progressiva da cartilagem articular acompanhada de alterações dos tecidos ósseo e tecidos moles.[91]

A doença articular degenerativa pode ser classificada considerando as estruturas envolvidas, a patogênese e o diagnóstico conforme sugerido por Veiga (2006) (Quadro 8-5).[92]

As lesões degenerativas da cartilagem articular, como consequência de uma doença articular destrutiva, como a osteoartrite/osteoartrose (OA), podem levar à incapacidade, dor durante o movimento da articulação e deformação gradual da articulação óssea.[93]

A osteoartrite (OA) é a doença articular mais prevalente, caracterizada por dor e lesões degenerativas da cartilagem, do osso subcondral e de outros tecidos articulares. Afeta 10 a 12% da população mundial. Para pessoas acima de 65 anos, essa incidência aumenta para

Quadro 8-4. Graus de Lesão da Cartilagem Articular

As cartilagens estão suscetíveis a lesões constantes, e estas são classificadas conforme a profundidade da lesão
- *Grau 0:* cartilagem normal - *Grau I:* lesão articular branda - *Grau II:* lesões caracterizadas por fibrilação, fissuras menores que 1,5 cm de diâmetro - *Grau III:* lesões com fissuras que atingem até o osso subcondral - *Grau IV:* lesões profundas com exposição do osso subcondral

Fonte: Shah *et al.*, 2007.[89]

Quadro 8-5. Classificação da Doença Articular de Acordo com as Estruturas Envolvidas

- *Tipo I:* associada a sinovites e capsulites
- *Tipo II:* secundária a fraturas, injúrias no osso subcondral, artrite infecciosa e lesões ligamentares
- *Tipo III:* erosão não progressiva da cartilagem articular

Fonte: Veiga, 2006.[92]

49,7% (estatísticas da Organização Mundial da Saúde – OMS, 2010), e esses números continuam aumentando em conexão com o envelhecimento da sociedade e com a escalada da epidemia de obesidade.[94]

> **Relevância Clínica: Multimorbidade**
> - Condições dolorosas, como osteoartrite e lombalgia, são as mais comuns entre as pessoas que já convivem com outras doenças, como, doenças cardíacas, diabetes, doença pulmonar obstrutiva crônica (DPOC) ou câncer.[95]
> - A coexistência de duas ou mais doenças a longo prazo é definida como multimorbidade. A multimorbidade tem demonstrado interferir na qualidade de vida e aumentado a mortalidade. Os distúrbios musculoesqueléticos são frequentes na multimorbidade em virtude de sua alta prevalência, fatores de risco compartilhados e processos patogênicos compartilhados entre outras condições de longo prazo, piorando a qualidade de vida e levando à incapacidade para o trabalho, o que onera os custos com saúde.[96]
> - Como as lesões musculoesqueléticas são comuns e seu impacto é grande, são as causas mais comuns de dor e incapacidade física. Estão reunidas neste grupo as lesões caracterizadas por dor e a alteração da função física, incluindo lesões agudas ou crônicas.[97]
> - As condições mais importantes em termos de frequência e impacto são osteoartrite (AO), artrite reumatoide (AR), osteoporose incluindo susceptibilidade a fraturas, lombalgia e lesões musculoesqueléticas, como fraturas, tensões e entorses relacionados a ocupação ou esportes.[97]
> - As doenças ósseas não neoplásicas mais comuns são a osteoporose, osteonecrose, osteomielite, doença de Paget, osteodistrofia renal e fraturas, e os distúrbios articulares mais comuns são a osteoartrite/osteoartrose, artrite reumatoide e gota.[81]

OA é um distúrbio articular caracterizado por patologia estrutural que envolve toda a articulação, incluindo lesões de cartilagem, remodelação óssea, formação de osteófitos e inflamação articular, entre outros, levando a sintomas e perda da função articular normal. OA tipicamente se torna sintomático mais tarde na vida, geralmente após os 50 anos, embora possa ter início mais cedo, como quando ocorreu uma lesão na articulação ou formulários. É a forma mais comum de artrite em todo o mundo, afetando cerca de 250 milhões de pessoas; cerca de 80% das pessoas com mais de 65 anos têm evidência radiográfica de AO.[98]

Os principais sintomas da OA são dor nas articulações, rigidez pela manhã ou após períodos de inatividade, redução da amplitude de movimento e edema. Esses sintomas podem levar a limitações funcionais e incapacidade. O diagnóstico geralmente pode ser feito com base apenas nos sintomas e no exame físico. Achados radiográficos incluem redução do espaço articular, osteófitos, esclerose subcondrais e cistos; no entanto, fases iniciais da OA não são visíveis em radiografias.[98]

Além disso, a OA é uma das principais causas de incapacidade entre os idosos em todo o mundo. Enquanto qualquer articulação pode ser afetada, as articulações dos joelhos e as mãos são mais comumente envolvidas. Os sintomas da OA podem inicialmente ser intermitentes e relacionadas à atividade, mas, frequentemente progridem para sintomas mais persistentes pontuados por surtos ao longo do tempo.[99]

As causas da OA permanecem incompletamente compreendidas. Ao longo dos anos, tornou-se reconhecido que a OA é uma doença multifatorial. Em particular, envelhecimento e trauma são os principais fatores de risco identificados para o desenvolvimento de OA; no entanto, outros fatores, como predisposição genética, obesidade, inflamação, gênero e hormônios, ou síndrome metabólica contribuem para o desenvolvimento da OA e levam a um desfecho mais grave. Embora essa doença acometa, principalmente, pessoas com mais de 60 anos, a OA se desenvolveu depois que o trauma articular afeta todas as idades e tem um impacto particular em indivíduos jovens e em pessoas com maiores níveis de atividade física, como atletas. A lesão traumática da articulação frequentemente resulta em instabilidade articular ou fraturas intra-articulares que levam à osteoartrite pós-traumática. Em resposta à lesão, vários mecanismos moleculares são ativados, aumentando a produção e a ativação de diferentes fatores que contribuem para a progressão da OA.[100]

Os tratamentos atuais de OA tem como foco principal a redução da dor e inflamação sem abordar as causas subjacentes, o que, eventualmente, leva à cirurgia de substituição articular.[99,101]

Vários são os tratamentos para a OA como, tratamentos não farmacológicos, farmacológicos e cirúrgicos. Algumas estratégias podem ser adotadas no tratamento da osteoartrose, são elas: anti-inflamatórios não seletivos não esteroides (AINEs), injeções intra-articulares de compostos (injeções de corticosteroides, ácido hialurônico, ou, plasma rico em plaquetas autólogo), abordagens cirúrgicas (Cirurgia de Microfratura e Condroplastia), Medicina Regenerativa e Abordagens Baseadas em Células (implante autólogo de condrócitos), utilização de células-tronco para regeneração da cartilagem (células-tronco mesenquimais, embrionárias, pluripotentes, condrogênicas), engenharia de tecidos (bioimpressão tridimensional), abordagens imitando o ambiente natural da cartilagem articular (lubrificação, estímulos mecânicos e hipóxia).[93]

A manutenção adequada da diferenciação dos condrócitos e a intensidade da produção da matriz na cartilagem articular de adultos depende também de estímulos mecânicos, pois foi demonstrado que a imobilização dos roedores nas patas traseiras resulta em alterações catabólicas e degradação da cartilagem enquanto que a estimulação mecânica melhora a quantidade e a qualidade da cartilagem produzida.[102,103]

Medidas podem ser adotadas para minimizar os efeitos da OA, como orientações para perda de peso, repouso articular em fases de dor, evitando o uso excessivo da articulação ou lesão articular, exercícios aeróbicos, fisioterapia (fortalecimento muscular, equilíbrio e terapia aquática), uso de órteses, dispositivos de assistência (bengala, muletas ou andador), vitaminas, suplementos dietéticos são algumas das terapias não farmacológicas disponíveis.[98,104]

POSSIBILIDADES DE TRATAMENTO PARA AS LESÕES OSTEOMUSCULARES UTILIZANDO A ELETROFOTOTERMOTERAPIA

O fisioterapeuta dispõe de uma gama de recursos para tratamento das lesões osteomusculares descritas anteriormente, alguns destes estão exemplificados no Quadro 8-6.[20,105-113]

Quadro 8-6. Alguns Recursos Disponíveis ao Fisioterapeuta para Tratamento das Lesões Osteomusculares em Pacientes não Oncológicos

Eletroterapia (Correntes)	Termoterapia	Fototerapia	Outros
TENS	Ondas Curtas	LED	Cinesioterapia
Interferencial	Ultrassom contínuo e pulsado	LASER	Terapia manual
Alta Voltagem (High Voltage)	Calor superficial (bolsa térmica)		Bandagens elásticas
NMES: Russa e Aussie (Autraliana)	Gelo: PRICE		Treino proprioceptivo
			Reabilitação funcional

TENS: Estimulação elétrica nervosa transcutânea; HVPC: corrente pulsada de alta voltagem; IFC: corrente interferencial; NMES: estimulação elétrica neuromuscular (Russa e Aussye – Australiana).

ELETROFOTOTERMOTERAPIA PARA O PACIENTE ONCOLÓGICO

Recursos de eletrofototermoterapia são muito utilizados no tratamento da dor oncológica em pacientes em tratamento paliativo, porém, existem poucos estudos controlados sobre a eficácia dos recursos fisioterapêuticos no controle da dor oncológica.[114] Não existem evidências suficientes para recomendar ou rejeitar a utilização desses recursos no controle da dor do paciente com câncer.[115] Tão pouco há, para o tratamento de lesões ortopédicas de origem não oncológica, como pode ser observado no Quadro 8-7, a maioria dos recursos são contraindicados para estes pacientes principalmente sobre a área tumoral ou irradiada.[116]

Conforme mencionado anteriormente, muito se preocupa com o uso da eletrofototermoterapia em pacientes oncológicos e, há poucas evidências científicas dos usos destes recursos. Entretanto, em 2010, a revista *Physiotherapy*, Canadá, reconhecida como uma das principais revistas científicas de fisioterapia, publicou o resultado das pesquisas de Houghton et al., (2010) intitulada: "*Electrophysical Agents – Contraindications and Precautions: An Evidence-Based Approach to Clinical Decision Making in Physical Therapy*", que são recomendações para uso de agentes eletrofísicos em diversas condições ou sobre áreas específicas do corpo.[117] As recomendações pertinentes aos pacientes com câncer seguem descritas nos Quadros 8-8 e 8-9.

Quadro 8-7. Contraindicações em Eletrotermoterapia para Pacientes Oncológicos

Calor superficial	Aplicação direta sobre áreas tumorais. O calor provoca uma vasodilatação que pode oferecer riscos na disseminação de células tumorais por via linfática e hematogênica
Calor profundo	Aplica-se a mesma restrição do calor superficial
Crioterapia	Deve ser evitada em casos de alteração sensorial, comprometimento arterial, tumores compressivos que já levam à redução da circulação local e tecidos recentemente irradiados
TENS	Sobre área tumoral, portadores de marca-passo, tecido recentemente irradiado
Radioterapia	Locais que receberam radioterapia recente apresentam alterações dérmicas, o que contraindica o uso de eletrotermoterapia

Adaptado de: Florentino et al., 2012; Sampaio et al., 2005.[114,116]
TENS: estimulação elétrica nervosa transcutânea.

Quadro 8-8. Parte do Resumo das Recomendações dos autores para Uso de Agentes Eletrofísicos em Certas Condições ou Sobre Áreas Específicas do Corpo

Agentes eletrofísicos: contraindicações e precauções

	Ultrassom		Estimulação elétrica			Fototerapia	Termoterapia por adição/ subtração de calor		Ondas curtas	
	Pulsado	Contínuo	TENS	NMES	HVPS	Laser	Calor	Frio	Térmico	Não térmico
Câncer	CI	CI	CI	S*	CI	S*	CI	S	CI	CI

Fonte: Houghton et al., 2010.[117]
CI: Contraindicação/contraindicado: não utilizar o equipamento eletrofísico nesta condição ou nesta localização corporal. Potencial para reação adversa grave e nível de evidência de pesquisa moderada a forte e consenso entre especialistas e recursos; S: seguro: não é contraindicado. Potencial para reação adversa menor e ausência de baixa evidência de pesquisa reações foram notificadas com o uso; S*: neste consenso foi apresentado como contraindicado, porém, pesquisas posteriores demonstraram a segurança do equipamento.

Quadro 8-9. Recomendação, Fundamentação e Nível de Evidência em Pesquisa Segundo Abordagem Baseada em Evidências para a Tomada de Decisão Clínica em Fisioterapia – **Recomendações, Fundamentação e Nível de Evidência de Pesquisa Segundo Houghton et al., 2010**[117]

Ultrassom Terapêutico	
Recomendações	O ultrassom pulsado e contínuo **não deve ser usado** em caso de suspeita ou confirmação de malignidade. O crescimento tecidual anormal deve ser considerado maligno até que o diagnóstico seja confirmado Recidiva do tumor com o uso do ultrassom Usar com cautela ou não utilizar nos casos de dor de origem não diagnosticada
Fundamentação	As ondas sonoras aplicadas às células tumorais podem estimular o crescimento e induzir o crescimento de novos vasos sanguíneos, o que ajuda a fornecer combustível para o crescimento do tumor e promove potencialmente metástases
Nível de evidência de pesquisa	O ultrassom aumentou o crescimento do tumor e a incidência de metástases em modelos animais; acredita-se que estes efeitos são decorrentes da angiogênese realçada pelo ultrassom[117-124] E, ainda, o equipamento de ultrassom terapêutico não deve ser usado para induzir hipertermia com o objetivo de ablação do tumor uma vez que a literatura não é consistente nesses achados[125,126] Foi utilizado o ultrassom em ratas que tiveram o tumor mamário removido, o que levou a recidiva do tumor[127]
Eletroestimulação – correntes (TENS, NMES, HVPS)	
Recomendações	Uso seguro
Fundamentação	Evidências existentes sugerem que a EENM/NMES é segura
Nível de evidência de pesquisa	NMES/EENM: evidências existentes sugerem que a EENM/NMES é segura e pode ser mais eficaz que o tratamento usual para melhorar a HR-QoL. Prescrição e progressão devem ser adaptados para o indivíduo com base em déficits funcionais[128] Na terapia paliativa, não apenas a dor dos pacientes deve ser tratada, mas as condições de vida, e, desta forma, uma série interessante de possibilidade está entrando em evidência pela sua aplicabilidade no sentido de oferecer melhoria na contração muscular por estimulação elétrica neuromuscular (EENM/NMES)[129]

Continua.

Quadro 8-9. *(Cont.)* Recomendação, Fundamentação e Nível de Evidência em Pesquisa Segundo Abordagem Baseada em Evidências para a Tomada de Decisão Clínica em Fisioterapia – **Recomendações, Fundamentação e Nível de Evidência de Pesquisa Segundo Houghton *et al.*, 2010**[117]

Fotobiomodulação – terapia *laser* de baixa intensidade	
Recomendações	Uso seguro*
Fundamentação	A fotobiomodulação a *laser* tem sido utilizada de forma segura no tratamento de diversas complicações do câncer e seu tratamento
Nível de evidência de pesquisa	Em estudos de cultura de células, o *laser* tem demostrado promover alteração na síntese de DNA e produção de ATP, além de estimular a síntese proteica[130] A angiogênese dérmica foi demonstrada após o tratamento com *laser*[131] Estes efeitos estimulantes da luz *laser* não foram estudados no contexto do crescimento do tumor. Não há nenhuma indicação de que o *laser* poderia transformar células normais em células malignas; pelo contrário, a literatura sugere que o *laser* pode promover reparo de DNA[118,132,133] Com base em seus efeitos terapêuticos, a fotobiomodulação a *laser* pode ter utilidade em uma ampla gama de complicações orais, orofaríngeas, faciais e cervicais do tratamento de câncer de cabeça e pescoço[134,135] A terapia utilizando a fotobiomodulação a *laser* pode ser considerada uma abordagem de tratamento eficaz para mulheres com linfedema relacionado ao câncer de mama[136] A fotobiomodulação a *laser* é uma abordagem segura para o manejo e prevenção da mucosite oral em pacientes com câncer que recebem radioterapia ou quimioterapia para câncer de cabeça e pescoço[137]
Termoterapia por adição – calor superficial	
Recomendações	Evite o uso de calor superficial em pessoas com câncer. Crescimento anormal deve ser considerado maligno até que o diagnóstico tenha sido confirmado Não se sabe o efeito deste equipamento na recidiva de tumores em pacientes com histórico de câncer por isso deve ser evitado. Usar com cautela ou não utilizar nos casos de dor de origem não diagnosticada
Fundamentação	Algumas pesquisas recomendam **não utilizar** calor superficial em nenhum lugar do corpo para um indivíduo com malignidade confirmada ou suspeita; as diretrizes da Sociedade Internacional de Fisioterapia, no entanto, aconselham evitar apenas tecido maligno O calor local pode aumentar o crescimento do tumor e aumentar a incidência de metástases em virtude do aumento do fluxo sanguíneo e/ou aumento da taxa metabólica A aplicação de calor em qualquer parte do corpo é um risco potencial, de acordo com alguns especialistas, porque aquecimento de grandes áreas de superfície pode produzir uma resposta sistêmica (isto é, transpiração e vasodilatação) e o aumento da temperatura devido ao aquecimento do membro pode produzir um aumento reflexo do fluxo sanguíneo no membro contralateral
Nível de evidência de pesquisa	Moderado O aumento da temperatura do tecido estimula a atividade metabólica de todos os tipos de células A vasodilatação induzida pelo calor aumenta a perfusão tecidual[138,139,140] *Os efeitos do calor superficial no crescimento tumoral e os processos metastáticos não foram examinados diretamente

Continua.

Quadro 8-9. *(Cont.)* Recomendação, Fundamentação e Nível de Evidência em Pesquisa Segundo Abordagem Baseada em Evidências para a Tomada de Decisão Clínica em Fisioterapia – **Recomendações, Fundamentação e Nível de Evidência de Pesquisa Segundo Houghton** *et al.*, **2010**[117]

Termoterapia por subtração – gelo	
Uso seguro	
Terapia por ondas curtas	
Recomendações	Todas as formas de ondas curtas **devem ser evitadas** em pessoas com malignidade conhecida ou suspeita Crescimento anormal deve ser considerado maligno até que o diagnóstico tenha sido confirmado Não se sabe o efeito deste equipamento na recidiva de tumores em pacientes com histórico de câncer por isso deve ser evitado Usar com cautela ou não utilizar nos casos de dor de origem não diagnosticada
Fundamentação	O crescimento do tumor pode aumentar como resultado da circulação aumentada associada a um aumento da temperatura do tecido e de regulação positiva (aumento) da atividade celular associada a terapia por ondas curtas
Nível de evidência de pesquisa	Baixo Nenhuma referência encontrada

Adaptado de: Houghton *et al.*, 2010.[117]
*Pesquisas recentes têm demonstrado segurança no uso da fotobiomodulação a *laser*, entretanto, a fundamentação do uso do *laser* foi incluída neste quadro.

Dessa forma, as alterações de origem osteomusculares em pacientes oncológicos podem ser tratadas com recursos eletrotermofototerápicos, mas a conduta deve ser individualizada. Seu uso sobre as áreas tumorais é contraindicado, e o fisioterapeuta deve estar sempre atento ao mecanismo de ação de cada recurso eletrotermofototerápico no momento da sua indicação.

Apesar de contraindicado pela maioria dos consensos internacionais de fisioterapia em pacientes oncológicos, a contraindicação para o uso da eletrotermofototerapia acontece mais sobre áreas tumorais do que em pacientes no pós-operatório ou em tratamento complementar. Faltam estudos que permitam ou proíbam o uso da eletrotermofototerapia nesses pacientes, e a falta de evidências científicas, no momento, faz com que o uso da maioria dos recursos seja evitado. Apesar disso, com base em estudos publicados em complicações oncológicas, a fotobiomodulação e a eletroestimulação funcional parecem ser seguras.

O uso da eletrotermofototerapia foi muito banalizado na fisioterapia pelo mau uso e pelo desconhecimento dos próprios fisioterapeutas. Entretanto, é um recurso eficaz para a reabilitação funcional. Compreender o mecanismo de ação de cada equipamento, estabelecer parâmetros adequados e indicar apenas quando for indicado, é fundamental para a segurança e recuperação do paciente.

REFERÊNCIAS BIBLIOGRÁFICAS

1. Silverthorn DU. Fisiologia Humana: uma abordagem integrada. 5. ed. Porto Alegre: Artmed; 2010.
2. Topoleski LDT. Biomecânica do músculo esquelético. In: Oatis CA. Cinesiologia: a mecânica e patomecânica do movimento humano. 2. ed. São Paulo: Manole; 2014.

3. Junqueira LC, Carneiro J. Histologia Básica - Texto & Atlas. Rio de Janeiro: Guanabara Koogan; 2017.
4. Silva TO, Peixoto MI, Santos CM, Andrade MIS, Vasconcelos AA, Melo LS. Avaliação da força, desempenho e massa muscular de pacientes oncológicos e sua relação com parâmetros subjetivos e antropométricos. *Nutr Clín Diet Hosp*. 2018;38(2):92-98.
5. Dela-Vega MCM, Laviano A, Pimentel GD. Sarcopenia e toxicidade mediada pela quimioterapia. *Eisntein*. 2016;14(4):580-4.
6. Queiroz MSC, Wiegert EVM, Lima LC, Oliveira LC. Associação entre Sarcopenia, Estado Nutricional e Qualidade de Vida em Pacientes com Câncer Avançado em Cuidados Paliativos. *Rev Bras Cancerol*. 2018;64(1):69-75.
7. Santilli V, Barnetti A, Mangone M, Paoloni M. Clinical definition of sarcopenia. *Clin Cases Min Bone Metabol*. 2014:11(3):177-180.
8. Barret M, Antoun S, Dalban C, Malka D, Mansourbakht T, Zaanan A, et al. Sarcopenia is linked to treatment toxicity in patients with metastatic colorectal cancer. *Nutr Cancer*. 2014;66(4):583-9.
9. Cruz-Jentoft AJ, Baeyens PJ, Bauer MJ, Boirie Y, Cederholm T, et al. Sarcopenia: European consensus on definition and diagnosis. Report of the European Working Group on Sarcopenia in Older People. *Age and Ageing*. 2010;39(4):412-423.
10. Tidball JG. Mecanismos de lesão muscular, reparo e regeneração. *Comp Physiol*. 2011;1(4):2029-62.
11. Mota-Filho GR, Barros-Filho TEP. Ortopedia e traumatologia. Rio de Janeiro: Elsevier; 2018.
12. Laurino CFS. As lesões musculares. Atualização em ortopedia e traumatologia do esporte. São Paulo: Office Editora; 2012.
13. Schwitzguebel AJ, Muff G, Naets E, Karatzios C. Saubade M, Gremeaux V. Prise en charge des lésions musculaires aiguës en 2018. *Rev Med Suisse*. 2018;14:1332-9.
14. Huard J, Li Y, Fu FH. Muscle injuries and repair: current trends in research. *J Bone Joint Surg Am*. 2002;84(5):822-832.
15. Danna NR, Beutel BG, Campbell KA, Bosco JA. Therapeutic Approaches to Skeletal Muscle Repair and Healing. *Sports Health*. 2014;6(4):348-355.
16. Tidball JG. Inflammatory processes in muscle injury and repair. *Am J Physiol Regul Integr Comp Physiol*. 2005;288(2):R345-R353.
17. Baoge L, Van Den Steen E, Rimbaut S, Philips N, Witvrouw E, Almqvist KF, Vanderstraen G, Bossche LCV. Treatment of skeletal muscle injury: a review. *Inter Schol Res Netw ISRN Ortho*. 2012:689012.
18. Balbino CA, Pereira LM, Curi R. Mecanismos envolvidos na cicatrização: uma revisão. *Rev Bras Cienc Farm*. 2005;41(1):27-51.
19. Fukushima K, Badlani N, Usas A, Riano F, et al. "The use of an antifibrosis agent to improve muscle recovery after laceration," *Am J Sports Med*. 2001;29(4):394-402.
20. Fu FH, Weiss KR, Zelle BA. "Reducing the recovery time after muscle injuries: the accelerated rehabilitation of the injured athlete," in *Proceedings of the 14th International Congress on Sports Rehabilitation and Traumatology*, Bologna, Italy, April 2005.
21. Teixeira CFP, Zamun'er SR, Zuliani JP, et al. Neutrophils do not contribute to local tissue damage, but play a key role in skeletal muscle regeneration, in mice injected with Bothrops asper snake venom, *Muscle Nerve*. 2003 Out;28(4):449-459.
22. Julien TP, Mudgal CS. Anchor suture technique for muscle belly repair. *Tech Hand Up Extrem Surg*. 2011;15(4):257-259.
23. Mueller-Wohlfahrt HW, Haensel L, Mithoefer K, Ekstrand J, English B, et al. Terminology and classification of muscle injuries in sport: The Munich consensus statement. *Br J Sports Med*. 2013;47(6):342-350.
24. Järvinen TAH, Kääriäinen M, Järvinen M, Kalimo H. Muscle strain injuries. *Curr Opinion Rheumatol*. 2000;12(2):155-161.
25. Järvinen TAH, Järvinen TL, Kääriäinen M, Kalimo H, Järvinen M. "Muscle injuries: biology and treatment," *Am J Sports Med*. 2005;33(5):745-764.

26. Hotfiel T, Seil R, Bily W, Bloch W, Gokeler A, et al. Nonoperative treatment of muscle injuries - recommendations from the GOTS expert meeting. *J Exp Orthop.* 2018;5(1):24.
Aslan H, Kimelman-Bleich N, Pelled G, Gazit D. Molecular targets for tendon neoformation. *J Clin Invest.* 2008 Feb;118(2):439-44
27. Kastelic J, Galeski A, Baer E. The multicomposite structure of tendon. *Connect Tissue Res.* 1978;6(1):11-23. Apud Screen HRC, Berk DE, Kadler KE, Ramirez F, Young MF. Tendon Functional Extracellular Matrix. *J Orthop Res.* 2015;33(6):793-799.
28. James R, Kesturu G, Balian G, Chhabra AB. Tendon: biology, biomechanics, repair, growth factors, and evolving treatment options. *J Hand Surg Am.* 2008;33:102-112.
29. Magnusson SP, Kjaer M. Region-specific differences in Achilles tendon crosssectional area in runners and non-runners. *Eur J Appl Physiol.* 2003 Nov;90(5-6):549-553.
30. Sharma P, Maffulli N. Tendinopathy and tendon injury: the future. *Disabil Rehabil.* 2008;30:1733-1745.
31. Benjamin M, Toumi H, Ralphs JR, et al. Where tendons and ligaments meet bone: attachment sites ('entheses') in relation to exercise and/or mechanical load. *J Anat.* 2006;208:471-490.
32. Wu F, Nerlich M, Docheva D. Tendon injuries: basic science and new repair proposals. *EFORT Open Ver.* 2017 Jul;2(7):332-342.
33. Rees JD, Wilson AM, Wolman RL. Current concepts in the management of tendon disorders. *Rheumatology (Oxford).* 2006;45:508-521.
34. Riley G. The pathogenesis of tendinopathy. A molecular perspective. *Rheumatology.* 2004;43:131-142.
35. Riley G. Tendinopathy—from basic science to treatment. *Nat Clin Pract Rheumatol.* 2008;4:82-89.
36. Benjamin M, Ralphs JR. Tendons and ligaments — an overview. *Histol Histopathol.* 1997;12(4):1135-1144.
37. Sharma P, Maffulli N. Tendon Injury and Tendinopathy: Healing and repair. *J Bone Joint Surg Am.* 2005;87(1):187-202.
38. Benjamin M, Kaiser E, Milz S. Structure-function relationships in tendons: a review. *J Anat.* 2008;212(3):211-228.
39. Wilkins R, Bisson LJ. Operative versus nonoperative management of acute Achilles tendon ruptures: a quantitative systematic review of randomized controlled trials. *Am J Sports Med.* 2012;40:2154-2160.
40. Bishay V, Gallo RA. The evaluation and treatment of rotator cuff pathology. *Prim. Care.* 2013;40(4):889-910.
41. Raschke D, Schuttrumpf JP, Tezval M, Sturmer KM, Balcarek P. Extensor-mechanismreconstruction of the knee joint after traumatic loss of the entire extensor apparatus. *Knee.* 2014;21:793-796.
42. Hintermann B, Knupp, M. Injuries and dysfunction of the posterior tibial tendon. *Orthopade.* 2010;39:1148-1157.
43. Docheva D, Müller SA, Majewski M, Evans CH. Biologics for tendon repair. *Adv Drug Deliv Rev.* 2015;84:222-239.
44. Centro de preservação articular Dr. Marcio Rubin [página da internet]. Manguito rotador. [acesso em 10 de jan de 2019]. Disponível em: https://marciorubin.com.br/ombro/manguito-rotador/.
45. Evans CH. Advances in regenerative orthopedics. *Mayo Clin Proc.* 2013;88(11):1323-1339.
46. Childress MA, Butler A. Management of Chronic Tendon Injuries. *Am Fam Phys.* 2013;87(7):486-490.
47. Khor WS, Langer MF, Wong R, Zhou R, Peck F, Wong JK. Improving Outcomes in Tendon Repair: A Critical Look at the Evidence for Flexor Tendon Repair and Rehabilitation. *Plast Reconstr Surg.* 2016;138(6):1045e-1058e.
48. Cereatti A, Ripani FR, Margheritini F. Pathophysiology of Ligament Injuries. In: Margheritini F, Rossi R. *Orthopedic Sports Medicine: principles and practice.* Berlin: Springer; 2010. p. 41-47.

49. Frank CB. Ligament structure, physiology and function. *J Musculoskelet Neuronal Interact.* 2004;4(2):199-201.
50. Sandoval RPC, Alvarado DAG, Cortés LMP. Mecanobiología de reparación del ligamento; 2010.
51. Doroski DM, Brink KS, Temeno JS. Techniques for biological characterization of tissue-engineered tendon and ligament. *Biomaterials.* 2007;28:187-202.
52. Hauser RA, Dolan EE, Phillips HJ, Newlin AC, Moore RE, Woldin BA. Ligament Injury and Healing: A Review of Current Clinical Diagnostics and Therapeutics. *Open Rehab J.* 2013;6:1-20.
53. Butler DL, Juncosa N, Dressler MR. Functional efficacy of tendon repair processes. *Annu Rev Biomed Eng* 2004;6:303-329.
54. Yang G, Rothrauff BB, Tuan RS. Tendon and Ligament Regeneration and Repair: Clinical Relevance and Developmental Paradigm. *Birth Defects Res C Embryo Today.* 2013;99(3):203-222.
55. Hubbard TJ, Hicks-Little CA. Ankle Ligament Healing After an Acute Ankle Sprain: An Evidence-Based Approach. *J Athletic Training.* 2008;43(5):523-529.
56. Frank C, Shireve N, Hiraoka H, Nakamura N, Kaneda Y, Hart D. Optimization of the biology of soft tissue repair. *J Sci Med Sport.* 199;2(3):190-210.
57. West RV, Fu FH. Soft-tissue physiology and repair. In: Vaccaro AR. AAOS Orthopaedic Knowledge Update 8. *Am Acad Orthop Surg.* 2005:15-27.
58. Rezaninová J, Hrazdiraa L, Králováa DM, Svobodab Z, Benaroyac A. Advanced conservative treatment of complete acute rupture of the lateral ankle ligaments: Verifying by stabilometry. *Foot and Ankle Surgery.* 2018;24:65-70.
59. Bigham-Sadegh A, Oryan A. Basic concepts regarding fracture healing and the current options and future directions in managing bone fractures. *Int Wound J.* 2014;12(3):238-47.
60. Camacho PM, Petak SM, Binkley N, Clarke BL, Harris ST, et al. American association of clinical endocrinologists and american college of endocrinology clinical practice guidelines for the diagnosis and treatment of postmenopausal osteoporosis — 2016. *Endocr Pract.* 2016;22(Suppl 4):1111-8.
61. Kanis JA, Melton LJ, Christiansen C, Johnston CC, Khaltaev N, Melton LJ. The diagnosis of osteoporosis. *J Bone Miner Res.* 1994;9(8):1137-41.
62. Radominski SC, Bernardo W, Paula AP, Albergariad B, Moreirae C, Fernandes CE, et al. Diretrizes brasileiras para o diagnóstico e tratamento da osteoporose em mulheres na pós-menopausa. *Rev Bras Reumatol.* 2017;57(S2):S452-S466.
63. Cummings SR, Black DM, Nevitt MC, Browner W, Cauley J, Ensrud K, et al. Bone density at various sites for prediction of hip fractures. The Study of Osteoporotic Fractures Research Group. *Lancet.* 1993;341:72-5.
64. Orwig DL, Chan J, Magaziner J. Hip fracture and its consequences: differences between men and women. *Orthop Clin N Am.* 2006;37(4):611-22.
65. Cosman F, De Beur SJ, Leboff MS, Lewiecki EM, Tanner B, Randall S, et al. Clinician's guide to prevention and treatment of osteoporosis. *Osteoporos Int.* 2014;25(10):2359-81.
66. Blasting News Brasil. [página da internet]. Osteoporose: quanto mais envelhecemos, maior o risco de perda óssea e de fraturas. [acesso em 10 de jan de 2019]. Disponível em: https://br.blastingnews.com/ciencia-saude/2016/11/osteoporose-quanto-mais-envelhecemos-maior-o-risco-de-perda-ossea-e-de-fraturas-001225665.amp.html.
67. Almstedt HC, Tarleton HP. Mind the gaps: missed opportunities to promote bone health among cancer survivors. *Support Care Cancer.* 2015;23(3):611-4.
68. Kunkler C. Fractures. In: Maher AB, Salmond SW, Pellino TA. (Eds) Orthopaedic Nursing. 3rd ed. Philadelphia: Saunders; 2002. p. 609-649.
69. McRae R, Esser M. Practical Fracture Treatment. 4th ed. Churchill Livingstone: Edinburgh; 2002.
70. Biswas SV, Iqbal R. Musculoskeletal System. Mosby, Edinburgh, 1998.
71. Whiteing NL. Fractures: pathophysiology, treatment and nursing care. *Nursing Standard.* 2008;23(2):49-57.

72. Simon RR, Sherman SC. Emergências Ortopédicas. In: Princípios Gerais. 6. ed. Porto Alegre: McGrawHill/Artmed; 2014.
73. Sfeir C, Ho L, Doll BA, Azari K, Hollinger JO. Fracture Repair. In: Lieberman J, Friedlaender G. *Bone Regeneration and Repair: Biology and Clinical Applications*. N Jersey: Humana Press Inc; 2005.
74. Ai-Aql ZS, Alagl AS, Graves DT, Gerstenfeld LC, Einhorn TA. Molecular mechanisms controlling bone formation during fracture healing and distraction. *J Dental Res.* 2008;87(2):107-118.
75. Carano RAD, Filvaroff EH. Angiogenesis and bone repair. *Drug Discovery Today*. 2003;8(21):980-9.
76. Santos KS, Paulo NM. Princípios da Cicatrização Óssea. Goiânia. Revisão de literatura. Seminário Aplicado. [Pós-graduação em Ciência Animal] – Universidade Federal de Goiás; 2011.
77. Solomon L, Warwick DJ, Nayagam S. Apley's Concise System of Orthopaedics and Fractures. 3rd ed. London: Hodder Arnold; 2005.
78. Schaefer N, Schafer H, Maintz D, Wagner M, Overhaus M, Hoelischer AH, et al. Efficacy of direct electrical therapy and laser induced interstitial thermotherapy in local treatment of hepatic colorectal metastases: an experimental model in the rat. *J Surg Res.* 2008;146:230-40.
79. Oliveira P, Sperandio E, Fernandes KR, Pastor FAC, Nonaka KO, Renno ACM. Comparação dos efeitos do laser de baixa potência e do ultrassom de baixa intensidade no processo de reparo ósseo em tíbia de rato. *Rev Bras Fisioter.* 2011;15(3):200-5.
80. Klemp WL, Burns DK, Brown TG. Chapter 19. Pathology of the Bones and Joints. In: Pathology: The Big Picture. China: The McGraw-Hill Companies, 2008.
81. Borges NF. Vídeo-artroscopia da articulação fêmoro-tíbio-patelar de cães antes e 21 dias após secção do ligamento cruzado cranial - estudo experimental. Dissertação (Mestrado em Medicina Veterinária), Escola de Veterinária, Universidade Federal de Minas Gerais, Minas Gerais, Belo Horizonte; 2006.
82. Mansour JM. In: Oatis CA. Cinesiologia: a mecânica e patomecânica do movimento humano. 2. ed. São Paulo: Manole; 2014.
83. Lippert LS. Cinesiologia Clínica e Anatomia. 5 ed. Rio de Janeiro: Guanabara Koogan; 2016.
84. Aula de anatomia.com. [página da internet]. Diartroses. [acesso em 10 de jan de 2019]. Disponível em: https://www.auladeanatomia.com/novosite/sistemas/sistema-articular/diartroses/.
85. Marieb EM, Hoehn K. Human Anatomy and Physiology. 8. ed. São Francisco: Benjamin Cummings, 2010 apud Laskoski GT, Pichorim SF. Desenvolvimento de um goniômetro telemétrico com sensor indutivo para aplicações médicas. Dissertação, Curitiba; 2010.
86. Piermattei DL, Flo GL, Decamp CE. Handbook of Small Animal Orthopedics and Fracture Repair. 4. ed. Missouri: Saunders Elsevier; 2006.
87. Ribeiro JL, Camanho GL, Takita LC. Estudo Macroscopico e histologico de reparos osteocondrais biologicamente aceitaveis. *Acta Orthopedic Bras.* 2004;12(1): 16-21.
88. Shah MR, Kaplan KM, Meislin RJ, Bosco JA. Articular cartilage restoration of the knee. *Bull NYU Hosp Jt Dis.* 2007;65(1):51-60.
89. Vieira ALS. Morfologia da formação e crescimento ósseo e osteocondrose. Belo Horizonte. Especialização [Residência Médico Veterinária] - Universidade Federal de Minas Gerais; 2010.
90. Silva LH, Borges NC. Doença articular degenerativa: principais meios diagnósticos. Goiás. Seminários aplicados. [Pós-graduação em Ciência Animal] – Universidade Federal de Goiás; 2012.
91. Veiga ACR. Estudo retrospectivo de casuística, abrangendo metodologia diagnóstica da osteoartrite em equinos. São Paulo. Dissertação. [Mestrado em Clínica Veterinária] – Universidade de São Paulo; 2006.
92. Medvedeva EV, Grebenik EA, Gornostaeva SN, Telpuhov VI, Lychagin AV, et al. Repair of Damaged Articular Cartilage: Current Approaches and Future Directions. *Int J Mol Sci.* 2018;19(8):E2366.

93. Murray CJL, Vos T, Lozano R, Naghavi M, Flaxman AD, Michaud C, et al. Disability-adjusted life years (DALYs) for 291 diseases and injuries in 21 regions, 1990-2010: A systematic analysis for the Global Burden of Disease Study 2010. *Lancet.* 2012;380,2197-2223.
94. Barnett K, Mercer SW, Norbury M, et al. Epidemiology of multimorbidity and implications for health care, research, and medical education: a cross-sectional study. *Lancet.* 2012;380(9836):37e43.
95. Duffield SJ, Ellis BM, Goodson N, Walker-Bone K, et al. The contribution of musculoskeletal disorders in multimorbidity: Implications for practice and policy. *Best Practice & Research Clinical Rheumatology.* 2017;31:129-144.
96. Lidgren L, Smolen J, Bentley G, Delmas P, European Bone and Joint Health Strategies Project. European Action Towards Better Musculoskeletal Health. A Public Health Strategy to Reduce the Burden of Musculoskeletal Conditions. *The Bone & Joint. Decade Department of Orthopedics University Hospital* SE-221 85 LUND, Sweden; 2010.
97. Kolasinski SL, Hochberg M, Neogi T, Oatis C, Reston J, Guyatt G. Guideline for the Pharmacologic and Non-Pharmacologic Management of Osteoarthritis of the Hand, Hip and Knee Project Plan. *American College of Rheumatology (ACR)*, September; 2017.
98. Bellavia D, Veronesi F, Carina V, Costa V, Raimondi L, et al. Gene therapy for chondral and osteochondral regeneration: Is the future now? *Cell Mol Life Sci.* 2018;75(4):649-667.
99. Jiménez G, Cobo-molinos J, Antich C, López-Ruiz E. Osteoarthritis: Trauma vs Disease. *Adv Exp Med Biol.* 2018;1059:63-83.
100. Grol MW, Lee BH. Gene therapy for repair and regeneration of bone and cartilage. *Curr Opin Pharmacol.* 2018;40;59-66.
101. Leong DJ, Hardin JA, Cobelli NJ, Sun HB. Mechanotransduction and cartilage integrity. *Ann NY Acad Sci.* 2011;1240:32-37.
102. Shahin K, Doran PM. Tissue engineering of cartilage using a mechanobioreactor exerting simultaneous mechanical shear and compression to simulate the rolling action of articular joints. *Biotechnol Bioeng.* 2012;109(4):1060-73.
103. Fraenkel L, Bathon JM, England B, Clair EW, AKL, E.A. American College Of Rheumatology Updated Guideline for the Management of Rheumatoid Arthritis Project Plan – October, 2018.
104. Alexander LD, Gilman DR, Brown DR, Brown JL, Houghton PE. A exposição a baixas quantidades de energia ultrassônica não melhora a patologia do ombro do tecido mole: uma revisão sistemática. *Phys Ther.* 2010;90:14-25.
105. Araújo RC, Franciulli PM, Assis RO, Souza RR, Mochizuki L. Efeitos do laser, ultra-som e estimulação elétrica no reparo de lesões do tendão de Aquiles em ratos: um estudo comparativo. *Braz J Morphol Sci.* 2007;24(3):187-191.
106. Arruda ERB, Rodrigues NC, Taciro C, Parizotto NA. Influência de diferentes comprimentos de onda da laserterapia de baixa intensidade na regeneração tendínea do rato após tenotomia. *Rev Bras Fisioter.* 2007 Jul/Ago;11(4).
107. Baker KG, Robertson VJ, Duck FA. Uma revisão do ultra-som terapêutico: efeitos biofísicos. *Phys Ther.* 2001;81:1351-1358.
108. Burssens P, Forsyth R, Steyaert A, Van Ovost E, Praet M, Verdonk R. Influência da estimulação da TENS de ruptura na cicatrização da sutura do tendão de Aquiles no homem. *Acta Orthop Belg.* 2003;69(6):528-532.
109. Folha RAC, Pinfildi CE, Liebano RE, Rampazo EP, Pereira RN, et al. A estimulação elétrica nervosa transcutânea pode melhorar a cicatrização do tendão de Aquiles em ratos? *Braz J Phys Ther.* 2015;19(6):433-440.
110. Logan CA, Asnis PD, Provencher MT. The Role of Therapeutic Modalities in Surgical and Nonsurgical Management of Orthopaedic Injuries. *J Am Acad Orthop Surg.* 2017 Ago;25(8):556-568.
111. Machado AFP, Santana EF, Tacani PME, Liebano RE. Os efeitos da estimulação elétrica nervosa transcutânea na reparação tecidual: uma revisão de literatura. *Can J Plast Surg.* 2012;20(4):237-240.

112. Reddy GK, Stehno-Bittel L, Enwemeka CS. Laser photostimulation of collagen production in healing rabbit Achilles tendons. *Lasers Surg Med*. 1998;22:281-7.
113. Sampaio LR, Moura CV, Resende MA. Recursos fisioterapêuticos no controle da dor oncológica: revisão da literatura. *Rev Bras Cancerol*. 2005;51(4):339-346.
114. Bausewein C, Booth S, Gysels M, Higginson I. Non-pharmacological interventions for breathlessness in advanced stages of malignant and non-malignant diseases. *Cochrane Database Syst Rev*. 2008 Abr;(2():CD005623.
115. Florentino DM, Sousa FRA, Maiworn AI, Carvalho ACA, Silva MK. A fisioterapia no alívio da dor: uma reabilitadora em cuidados paliativos. *Revista do Hospital Universitário Pedro Ernesto*. 2012;11.
116. Houghton PE, Nussbaum EL, Hoens AM. Electrophysical agents: Contraindications and Precautions: An Evidence-Based Approach to Clinical Decision Making in Physical Therapy. *Physiother Can*. 2010;62(5):1-80.
117. Carmeliet P, Jain RK. Angiogenesis in cancer and other diseases. *Nature*. 2000;407(6801):249-57.
118. Maxwell L. Therapeutic ultrasound and the metastasis of a solid tumour. *J Sport Rehabil*. 1995b;4:273-81.
119. Maxwell L. Therapeutic ultrasound and tumour metastasis. *Physiotherapy*. 1995a;81:272-5.
120. Mizrahi N, Seliktar D, Kimmel E. Ultrasound-induced angiogenic response in endothelial cells. *Ultrasound Med Biol*. 2007;33:1818-29.
121. Oakley EM. Dangers and contra-indications of therapeutic ultrasound. *Physiotherapy*. 1978;64:173-4.
122. Pospisilova J, Rottova A. Ultrasonic effect of collagen synthesis and deposition in differently localized experimental granulomas. *Acta Chir Plast*. 1977;19:148-57.
123. ter Haar G, Hopewell J. Ultrasonic heating of mammalian tissues in vivo. *Brit J Cancer Suppl*. 1982;45:65-7.
124. Quan KM, Shiran M, Watmough DJ. Applicators for generating ultrasound-induced hyperthermia in neoplastic tumours and for use in ultrasound physiotherapy. *Phys Med Biol*. 1989;34:1719-31.
125. Smachlo K, Fridd CW, Child SZ, Hare JD, Linke CA, Carstensen EL. Ultrasonic treatment of tumors, I: absence of metastases following treatment of hamster fibrosarcoma. *Ultrasound Med Biol*. 1979;5:45-9.
126. Rezende LF, Silva-da-Costa EC, Schenka NGM, Schenka AA, Uemura G. Effect of continuous and pulsed therapeutic ultrasound in the appearance of local recurrence of mammary cancer in rats. *J Buon*. 2012;17(3):581-4.
127. O'Connor D, Caulfield B. The application of neuromuscular electrical stimulation (NMES) in cancer rehabilitation: current prescription, pitfalls, and future directions. *Support Care Cancer*. 26(11):3661-3663.
128. Ojima M, Takegawa R, Hirose T, Ohnishi M, Shiozaki T, Shimazu T. Hemodynamic effects of electrical muscle stimulation in the prophylaxis of deep vein thrombosis for intensive care unit patients: a randomized trial. *J Intensive Care* 2017;5:9.
129. Lubart R, Lavi R, Friedmann H, Rochkind S. Photochemistry and photobiology of light absorption by living cells. *Photomed Laser Surg*. 2006;24(2):179-85.
130. Schindl A, Schindl M, Schindl L, Jurecka W, Honigsmann H, Breier F. Increased dermal angiogenesis after low-intensity laser therapy for a chronic radiation ulcer determined by a video measuring system. *J Am Acad Dermatol*. 1999;40(3):481-4.
131. Logan ID, McKenna PG, Barnett YA. An investigation of the cytotoxic and mutagenic potential of low intensity laser irradiation in Friend Erythroleukemia cells. *Mutat Res Lett*. 1995;347(2):67-71.
132. Navratil L, Kymplova K. Contraindications in noninvasive laser therapy: truth and fiction. *J Clin Laser Med Surg*. 2002;20:341-3.
133. Zecha JA, Raber-Durlacher JE, Nair RG, Epstein JB, Sonis ST, Elad S, et al. Low level laser therapy/photobiomodulation in the management of side effects of chemoradiation therapy in

head and neck cancer: part 1: mechanisms of action, dosimetric, and safety considerations. *Support Care Cancer.* 2016;24(6):2781-92.
134. Zecha JA, Raber-Durlacher JE, Nair RG, Epstein JB, Sonis ST, Elad S, et al. Low level laser therapy/photobiomodulation in the management of side effects of chemoradiation therapy in head and neck cancer: part 2: proposed applications and treatment protocols. *Support Care Cancer.* 2016;24(6):2793-805.
135. Baxter GD, Liu L, Petrich S, Gisselman AS, Chapple C, Anders JJ, Tumilty S. Low level laser therapy (Photobiomodulation therapy) for breast cancer-related lymphedema: a systematic review. *BMC Cancer.* 2017;17(1):833.
136. Fekrazad R, Chiniforush N. Oral mucositis prevention and managemente by therapeutic laser in head and neck cancers. *J Lasers Med Sci.* 2014;5(1):1-7.
137. Astrup A, Simonsen L, Bülow J, Christensen NJ. Measurement of forearm oxygen consumption: role of heating the contralateral hand. *Am J Physiol.* 1988 Out;255(4 Pt 1):E572-8.
138. Fiscus KA, Kaminski TW, Powers ME. Changes in lower-leg blood flow during warm-, cold- and contrast-water therapy. *Arch Phys Med Rehabil.* 2005;86(7):1404-10.
139. Marshall JM, Stone A, Johns EJ. Analysis of the responses evoked in the cutaneous circulation of one hand by heating the contralateral hand. *J Auton Nerv Syst.* 1991;32(2):91-9.

COMPLICAÇÕES MUSCULARES NO CÂNCER

CAPÍTULO 9

Laura Rezende
Juliana Lenzi
Vanessa Fonseca Vilas Boas

Por ano cerca de 10 milhões de pessoas são diagnosticadas com câncer, e estima-se que até 2030 haja um aumento de 50% nos casos novos.[1] Com o avanço do tratamento, houve uma queda significativa na mortalidade. Nos anos 1970, nos Estados Unidos da América, 49% dos doentes viviam 5 anos após o diagnóstico do câncer, enquanto, em 2016, esse índice saltou para 70%. Desde 2011, na Europa, a mortalidade por câncer foi reduzida em 8% para os homens e em 3% para as mulheres.[2]

SARCOPENIA

Recentemente, a sarcopenia, que é uma perda degenerativa e sistêmica da massa muscular esquelética,[3] passou a receber especial atenção dos profissionais da saúde porque está significativamente associada à redução da atividade física e ao aumento da mortalidade em pacientes oncológicos.[4]

Sarcopenia é definida como perda muscular relacionada a doença crônica, inatividade física ou mobilidade prejudicada associada a desnutrição e combinada com alterações na função física e na qualidade muscular.[3,5] Suas causas estão demonstradas na Figura 9-1.

O músculo do paciente com sarcopenia está profundamente alterado. Há uma infiltração da massa muscular pelo tecido conjuntivo e gorduroso, com diminuição do número de fibras musculares do tipo 1 e 2, simultaneamente a redução de unidades motoras, desorganização dos miofilamentos e da linha Z, com depósito de gordura entre as fibras. Esse fenômeno está intimamente relacionado ao processo do envelhecimento e provoca a redução da força e função muscular.[6] Sendo assim, a sarcopenia não pode ser considerada apenas perda da massa muscular, mas também perda da qualidade muscular.[6]

A massa muscular esquelética pode variar dependendo do estado da doença e das condições do paciente durante e após os tratamentos em pacientes com câncer.[3] O envelhecimento muscular é um fenômeno fisiológico, mas, uma vez que o declínio da massa muscular torna-se patológico, deve ser levado em conta no tratamento do câncer, pois tem impacto nos resultados negativos (maior tempo de internação, sobrevida geral ou toxicidade).[6]

Sendo o envelhecimento um importante fator de risco para o desenvolvimento do câncer, é fundamental que o fisioterapeuta compreenda as alterações musculares ocorridas ao longo do tempo, para que possa reabilitar adequadamente um paciente sarcopênico. A partir dos 30 anos, estima-se uma perda de massa muscular de 3 a 8% por década. Depois dos 50 anos, essa perda passa a ser de 1 a 2% por ano, e depois dos 60 anos, de 3% ao ano,

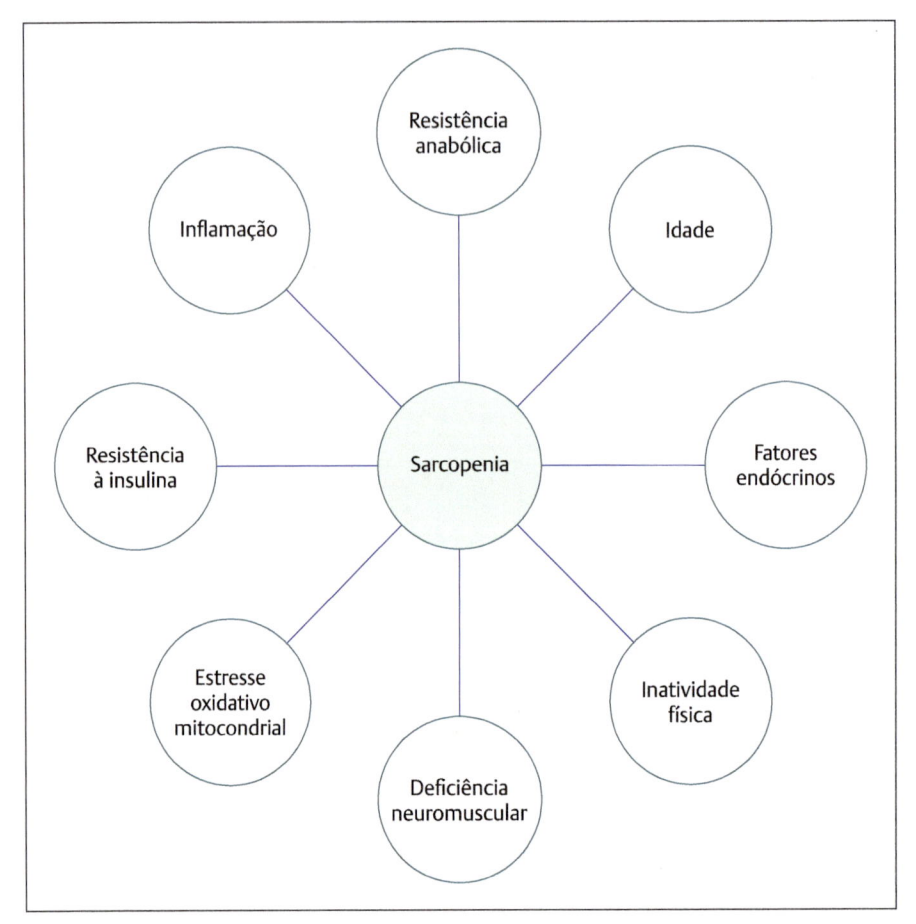

Fig. 9-1. Causas da sarcopenia.

acompanhada de uma perda de 1,5% de força muscular.[6,7] Com o envelhecimento há perda do número de células musculares, diminuição do volume do retículo sarcoplasmático, menor capacidade de funcionamento da bomba de cálcio, desorganização do espaço sarcoplasmático, menor excitabilidade da membrana plasmática muscular, menor tempo de contração muscular, menor habilidade de regeneração do tecido nervoso e maior acúmulo de gordura dentro e fora da célula muscular.[6] A Figura 9-2 apresenta a perda de massa muscular ocorrida, fisiologicamente, com o processo de envelhecimento.

A perda progressiva de massa muscular relacionada ao envelhecimento traz consigo o aumento do risco de algumas complicações, como apresentado no Quadro 9-1.[6]

As alterações metabólicas induzidas pela malignidade e pela caquexia do câncer são principais fatores da relação sarcopenia e câncer.[5] A abordagem da fisioterapia para redução desta perda muscular é importante, porque a sarcopenia reduz a capacidade funcional, assim como o tempo de progressão do tumor, relacionando-se com menor sobrevida e maior incidência de toxicidade limitante de dose a muitos agentes citotóxicos.[8] A sarcopenia também está associada ao aumento da morbidade, ao maior tempo de

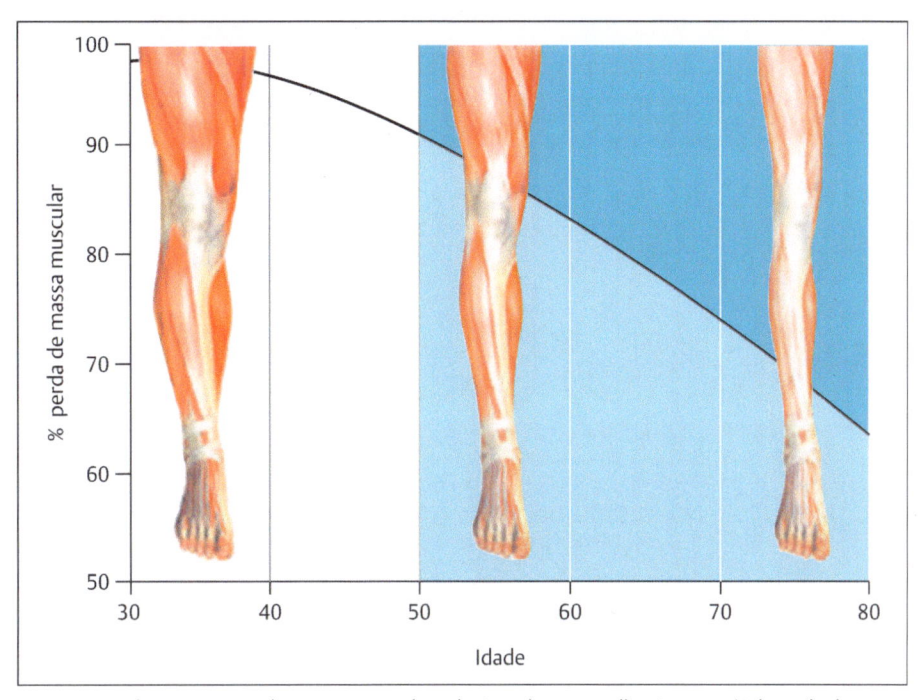

Fig. 9-2. Perda progressiva de massa muscular relacionada ao envelhecimento. (Adaptada de Colloca G et al, 2018.)[6]

Quadro 9-1. Complicações × Perda de Peso Progressiva da Massa Muscular[6]

Perda de massa muscular	10%	20%	30%	40%
Redução da imunidade	•	•	•	•
Maior risco de infecção	•	•	•	•
Menor capacidade de cicatrização tecidual		•	•	•
Aumento da fraqueza muscular		•	•	•
Maior risco de úlcera de decúbito			•	•
Maior risco de pneumonia			•	•
Maior risco de óbito				•

internação e a pior sobrevida, relacionados à relação metabólica e funcional entre massa muscular e vitalidade (Fig. 9-3).[9]

É importante diferenciar os conceitos de caquexia e sarcopenia.[7] A caquexia tem características clínicas semelhantes à sarcopenia, mas é diferente nas características fisiopatológicas e etiológicas.[6] A caquexia é uma condição multifatorial complexa, é uma síndrome de depleção nutricional, que envolve anorexia, má nutrição e inflamação sistêmica, o que perturba o equilíbrio entre a síntese e a degradação de proteínas e transforma o corpo em um estado de metabolismo mais catabólico e menos anabólico, resultando em

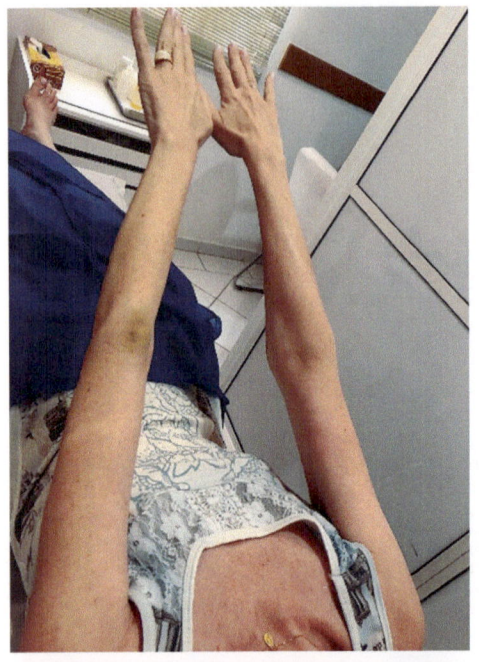

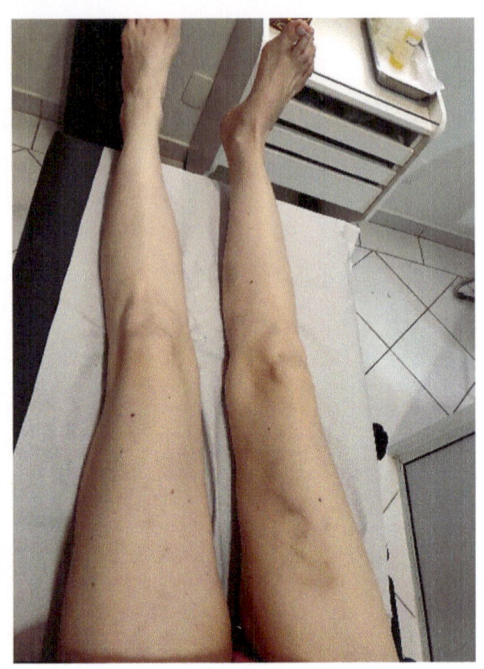

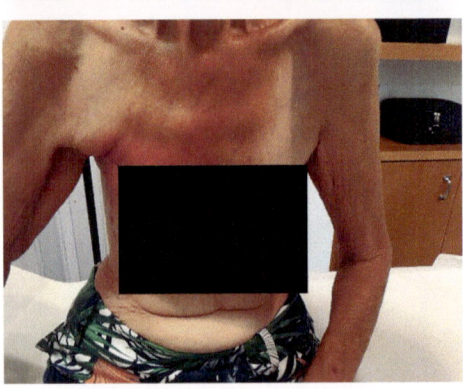

Fig. 9-3. Pacientes sarcopênicos.

sarcopenia caracterizada pelo aumento da atividade catabólica durante uma doença crônica grave associada à inflamação de alto grau,[3,5] o desequilíbrio entre as citocinas pró-inflamatórias (fator de necrose tumoral-α [TNF-α], interleucina-1 [IL-1], interleucina-6 [IL-6], interferon-g. Acredita-se, atualmente, que as citocinas [IFN-γ]) e anti-inflamatórias (p. ex., IL-4, IL-12, IL-15) resultem em caquexia.[6] As manifestações da caquexia incluem perda de peso com perda de massa muscular e, frequentemente, massa gorda, distúrbios metabólicos e anorexia.[5]

A sarcopenia está associada à perda de mitocôndrias musculares e enzimas mitocondriais, mutações do DNA mitocondrial e, eventualmente, alterações na beta-oxidação de ácidos graxos e na função da cadeia respiratória mitocondrial que produz energia na forma de ATP. Juntamente com prejuízos nas propriedades antioxidantes celulares, essa disfunção mitocondrial relacionada à idade contribui para o acúmulo de espécies reativas de oxigênio (ROS), que alteram a função das miofibrilas, dos neurônios motores e do retículo sarcoplasmático e prejudicam a regeneração muscular.[6]

A presença de sarcopenia em adultos mais velhos com câncer tem sido associada ao aumento do risco de toxicidade da quimioterapia, mais complicações pós-operatórias e maiores taxas de mortalidade, independentemente do estágio da doença.[6]

Diversas condições que levam à perda de massa muscular envolvem distintas cascatas de sinalização intracelular que podem levar à morte celular programada (apoptose), ao aumento da degradação proteica ou ainda à diminuição da ativação das células-satélite responsáveis pela regeneração muscular.[10]

No paciente oncológico, diversos são os fatores que podem induzir a sarcopenia. A massa tumoral é responsável pelo estímulo da cascata inflamatória, e uma série de distúrbios metabólicos que levam a potencializada perda do músculo esquelético.[11] Tratamentos antineoplásicos como cirurgia, quimioterapia e radioterapia também estão relacionados como fatores desencadeadores de sarcopenia e, quando administradas conjuntamente com seus efeitos deletérios, são ainda maiores.[9,12]

A sarcopenia pode ser classificada em três estágios:[6]

- *Pré-sarcopenia:* pequena perda de massa muscular com perda leve de força e função.
- *Sarcopenia:* moderada perda de massa muscular, com perda moderada de força, já suficiente para prejudicar as atividades de vida diária.
- *Sarcopenia severa:* severa perda de massa muscular, com importante perda de força e significativo prejuízo para a função.

Historicamente, pacientes sarcopênicos são magros e o índice de massa corpórea abaixo de 18,5 kg/m^2 confirma o diagnóstico. Entretanto, a Organização Mundial da Saúde estima que haja, no mundo, mais de 600 milhões de pessoas obesas (com índice de massa corpórea acima de 30 kg/m^2). Dessa forma, atualmente, é comum pacientes com perda de massa muscular magra, mas ainda com significativo acúmulo de massa muscular gorda, ponto esse que pode confundir o fisioterapeuta menos experiente no diagnóstico funcional da sarcopenia.[13]

Embora a classificação de sarcopenia em pacientes oncológicos não tenha um padrão completamente estabelecido, a massa muscular pode ser quantificada por muitas técnicas.[11] O Grupo de Trabalho Europeu sobre Sarcopenia em Idosos, o Grupo de Trabalho Internacional sobre Sarcopenia, a Sociedade de Sarcopenia, Caquexia e Desordens de Desnutrição e o Grupo de Especial Interesse em Nutrição Parenteral e Enteral da Sociedade Europeia têm proposto um padrão para diagnóstico,[7] incluindo densitometria de dupla energia, tomografia computadorizada, ressonância magnética e bioimpedância elétrica, sendo esta última a mais amplamente utilizada em virtude do seu menor custo e disponibilidade.[7,9,14] O grupo europeu que trabalha com sarcopenia no envelhecimento, sugere técnicas para a avaliação da *performance* física para a adequada mensuração da sarcopenia:[6]

1. *Short Physical Performance* Battery (SPPB) (Anexo 1).[15]
2. Teste de Velocidade Usual da Marcha (Anexo 2).[16]
3. Teste *Timed up and Go*: tempo (em segundos) que o paciente gasta para levantar de uma cadeira, andar 3 metros, virar e retornar para a cadeira, sentar em posição neutra. Dispositivos de apoio podem ser utilizado quando necessário.[16] Indivíduos saudáveis entre 60 e 69 anos gastam em média 8,1 segundos para completar o teste, enquanto indivíduos entre 70 e 79 anos gastam 9,2 segundos. Indivíduos que demoram mais de 14 segundos para completar o teste têm alto risco de quedas.[16]

4. Teste da capacidade de subir escadas: tempo (medido em segundos) que o paciente gasta para subir e descer degraus de uma escada. O número de degraus depende das características individuais do paciente e do ambiente. Sendo possível, 9 degraus com 20 centímetros de altura cada. O uso de corrimão é recomendado. Um homem saudável gasta em média 8,72 (± 2,58) segundos e uma mulher 10,22 (± 2,61).[16]

FOTOTERAPIA

A aplicação da fotobiomodulação vem sendo sugerida como terapia adjuvante na fisioterapia para tratamento e/ou prevenção da sarcopenia. Isto se justifica por alguns motivos importantes. Por exemplo, o treino de força muscular, que é uma das terapias mais difundidas para tratamento e/ou prevenção da sarcopenia, apesar de benefícios, como o aumento no número e atividade de células-satélites e, consequentemente, a hipertrofia muscular, apresenta mecanismos como liberação de citocinas inflamatórias e também possível dano muscular. Além disso, a depleção de glicogênio local, produção excessiva de lactato e proliferação de linfócitos, consequentemente alteração do ph sanguíneo podem induzir a apoptose. A apoptose e a sarcopenia estão associados a um aumento na geração de espécies reativas de oxigênio durante hiperemia sustentada após exercício de alta intensidade por alterações bioquímicas e estruturais nas mitocôndrias. Esse acúmulo de espécies reativas de oxigênio pode induzir estresse oxidativo. Então, a fototerapia por meio da conversão de energia eletromagnética a bioquímica com aumento da ligação de oxigênio, taxa de respiração celular e produção de adenosina trifosfato, evitando liberação de altos níveis de espécies reativas de oxigênio.

Parâmetros

Embora a literatura ainda se apresente fraca neste contexto sarcopenia-câncer-fotobiomodulação, nos parece claro seu benefício quando utilizado no comprimento de onda do infravermelho próximo (aproximadamente 808 a 904 nm), energia entre 4 a 6 J (Fig. 9-4).

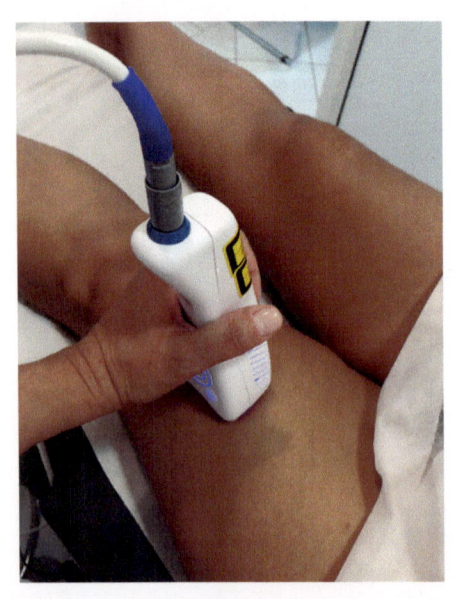

Fig. 9-4. Uso da fotobiomodulação com *laser* de baixa frequência em paciente sarcopênico.

PÓS-OPERATÓRIO DE CIRURGIA ONCOLÓGICA

Cirurgias oncológicas com envolvimento muscular, como sarcomas, causam prejuízos físicos e limitações funcionais aos pacientes. Alterações no equilíbrio e na marcha são comumente observados, com consequente inatividade ao paciente. Em função disso, algumas complicações podem ser observadas, como aumento no risco de quedas e fraturas, exposição às consequências mais sérias de fraturas, prejuízo e perda da independência, e, em última análise, diminuição da qualidade de vida.[17]

Sarcomas são um grupo heterogêneo de câncer raro com comprometimento ósseo e de tecidos moles, incluindo osteossarcoma, sarcoma de Ewing, sarcoma de tecidos moles, como mixofibrossarcoma e lipossarcoma.[18] Podem acometer qualquer sítio anatômico, com uma incidência estimada de 27.908 casos novos por ano na Europa. Cerca de 84% dos sarcomas são de tecidos moles, sendo a idade um fator de risco. Já 14% são sarcomas ósseos, mais comuns em crianças e adolescentes. O tratamento envolve a realização de quimioterapia, radioterapia e cirurgias de grande porte. Embora 85% dos pacientes realizem cirurgia que tem como objetivo poupar parcialmente o membro, complicações como perda do implante, encurtamento de membros, redução da amplitude de movimento, deiscência cicatricial e infecção podem demandar múltiplas cirurgias de revisão. Em alguns casos, a amputação do membro é necessária.[17,19]

Crianças e adolescentes sobreviventes terão muito tempo de vida com atividades funcionais restritas em função da extensão do procedimento cirúrgico. Já pacientes idosos terão grandes prejuízos relacionados ao equilíbrio e à marcha.[17] Fadiga, função e dor são grandes desafios para o paciente após o procedimento cirúrgico.[18]

A restrição funcional provocada por uma cirurgia em função de um sarcoma, especificamente de membros inferiores geralmente é pior durante o tratamento e pode ir melhorando, ano a ano, desde que com adequado acompanhamento de um fisioterapeuta. Pacientes com tumores maiores e mais agressivos, com a necessidade de remoção de nervos periféricos motores durante a cirurgia e com a necessidade de reconstrução, tem recuperação ainda mais prejudicada. Prejuízos funcionais para as atividades de vida diária, de lazer e laborais são comuns, com impacto direto e negativo nos aspectos psicossociais do paciente.[19]

Quantificar o nível de equilíbrio, marcha e atividade física no pré-operatório, no pós-operatório imediato e durante todo o período da reabilitação é importante para que o fisioterapeuta possa acompanhar a severidade e a natureza da limitação física, contribuindo para a identificação do paciente com risco de queda e permitindo que intervenções precoces sejam realizadas.[17]

As avaliações funcionais mais utilizadas para pacientes com sarcoma são: *Muskuloskeletal Tumor Society Rating Scale* (MSTS)[20,21] e *Toronto Extremity Salvage Escore* (TESS),[22,23] embora os testes funcionais apresentados para avaliação de sarcopenia também possam ser utilizados.

O TESS consiste em um questionário para avaliação da função, tendo sido desenvolvido e validado para pacientes com tumores ósseos.[22] Trata-se de um questionário autoaplicativo que se inicia por uma breve explicação de como as questões devem ser respondidas, citando um exemplo. Ele é composto por cinco questões que focalizam a situação atual do paciente em relação à ocupação (empregado, desempregado, estudante etc.), breve descrição das atividades de lazer ou recreação, uso de medicações para dor e sua frequência de uso, ajuda para se mover ou andar (uso de andador, muleta, bengala ou cadeira de rodas) e quais os fatores que podem limitar as atividades do dia a dia (dor, rigidez, fadiga, fraqueza, diminuição do movimento). Na sequência, são formuladas 30 questões fechadas nas quais o paciente possui 6 possíveis alternativas. São questionados:[24]

- Colocar as calças.
- Colocar os sapatos.
- Colocar as meias ou meia-calças.
- Tomar banho no chuveiro.
- Trabalhos domésticos leves como arrumar e tirar pó.
- Jardinagem ou trabalho no quintal.
- Preparar refeições.
- Sair para fazer compras.
- Trabalhos domésticos pesados como passar o aspirador de pó e mudar a mobília.
- Entrar e sair da banheira.
- Levantar da cama.
- Levantar da cadeira.
- Ajoelhar.
- Abaixar para pegar algo no chão.
- Subir escadas.
- Descer escadas.
- Dirigir.
- Andar em casa.
- Andar fora de casa.
- Sentar.
- Subir ou descer ladeiras ou rampas.
- Ficar em pé.
- Levantar-se da posição ajoelhada.
- Entrar e sair do carro.
- Participar de atividades sexuais.
- Completar as tarefas de rotina no trabalho (trabalho inclui tanto o trabalho fora de casa quanto dentro de casa).
- Trabalhar um número de horas habitual.
- Participar das atividades de lazer de costume.
- Relacionar-se com amigos e família.
- Participar das minhas atividades esportivas de costume.

Ao final do questionário também há uma pergunta opcional, aberta, para o paciente registrar se existe alguma atividade em que ele sinta dificuldade e que não tenha sido abordada nas questões anteriores. Cada questão possui um escore de 0 a 5 pontos.

1. Impossível de fazer	4. Pouca dificuldade
2. Dificuldade extrema	5. Sem dificuldade
3. Dificuldade moderada	99. Este item não se aplica a mim

A pontuação máxima a ser atingida é de 150. Entretanto, o escore final pode atingir no máximo 100 pontos, sendo que altos escores indicam menores restrições.[24]

Outro questionário muito utilizado é o MSTS, desenvolvido pela Sociedade Americana de Tumores Musculoesqueléticos, que soma 30 pontos ou pode ser convertida em porcentagem, sendo que o escore mais alto representa um melhor desempenho funcional (Anexo 3).[25]

Pacientes no pós-operatório de cirurgia oncológica por sarcoma costumam referir dor, sendo queixa de 90% dos pacientes após amputação (9,5% de forma severa).[19] O uso de eletrotermofototerapia para analgesia está detalhado no capítulo de dor oncológica.

Linfedema também é uma complicação, especialmente em pacientes com tumores grandes e profundos, com necessidade de ressecção de vasos sanguíneos durante o procedimento cirúrgico.[19]

ELETROTERAPIA

Muitos pacientes oncológicos encontram-se hospitalizados ou restritos ao leito ou mesmo com restrições funcionais pelas complicações em decorrência da doença ou do tratamento. Embora atualmente, com tratamentos mais eficazes e, consequentemente, aumento de sobrevida após o diagnóstico, efeitos colaterais como fadiga muscular, perda de massa muscular e perda da capacidade funcional são comuns. Exercícios são indicados para a reabilitação cardiovascular e neuromuscular (150 minutos semanais de exercícios aeróbicos moderados – ou 75 minutos vigorosos – e treinamento com carga progressiva entre duas e três vezes por semana). Entretanto, alguns pacientes são impossibilitados de realizar exercícios, por contraindicações, por complicações ou por alguma morbidade.[1,2] E quando conseguem, muitas vezes, não é com qualidade e frequência suficiente. Cerca de 35% dos pacientes têm algum sintoma após o término do tratamento oncológico, como dispneia, fadiga e/ou fraqueza muscular, associados ou não a déficits de equilíbrio, que afetam direta e negativamente a possibilidade de realização de exercícios físicos simples, como a caminhada.[2] Pacientes com metástases ósseas e cerebrais, por exemplo, são excluídos pelo risco de complicações. Dessa forma, alternativas são necessárias na tentativa de alcançar bons resultados para acelerar a reabilitação e fazer com que o paciente retorne ao exercício voluntariamente.[1]

A estimulação elétrica neuromuscular (EENM) envolve o controle da contração muscular por impulsos elétricos, com o uso de eletrodos de superfície, geralmente em grandes músculos, como o quadríceps, gastrocnêmios e os isquiotibiais, para aumento da força muscular e condicionamento cardiorrespiratório.[1-2,26-29]

A EENM é um recurso seguro com o objetivo de acelerar o processo de reabilitação, para que o paciente retorne a realizar exercícios de maneira voluntária.[27] É uma intervenção muscular passiva, que demanda baixa motivação, que pode ser realizada com o paciente em casa, no leito ou sentado. É uma forma alternativa de realização dos exercícios, que produz contração e relaxamento muscular equivalente a 20-50% da contração voluntária máxima, com capacidade de melhorar a força muscular entre 10 e 40%.[30]

Em alguns pacientes, pelo avanço da perda muscular, a realização de exercícios isoladamente não é suficiente para o recrutamento das fibras musculares para o ganho de força. A EENM é um recurso auxiliar com o objetivo de promover efeitos musculares semelhantes ao exercício físico, como o aumento da capacidade oxidativa.[30]

O paciente deve ser estimulado a realizar contração muscular simultaneamente à utilização da EENM e dispositivos para o treino de marcha com suspensão de peso, que permitam apoio ao paciente sem restrição de mobilidade),[26] como demonstrado na Figura 9-5. A EENM aumenta a força e a resistência muscular, a autoconfiança e a independência do paciente, além da melhora da capacidade cardiorrespiratória.[1]

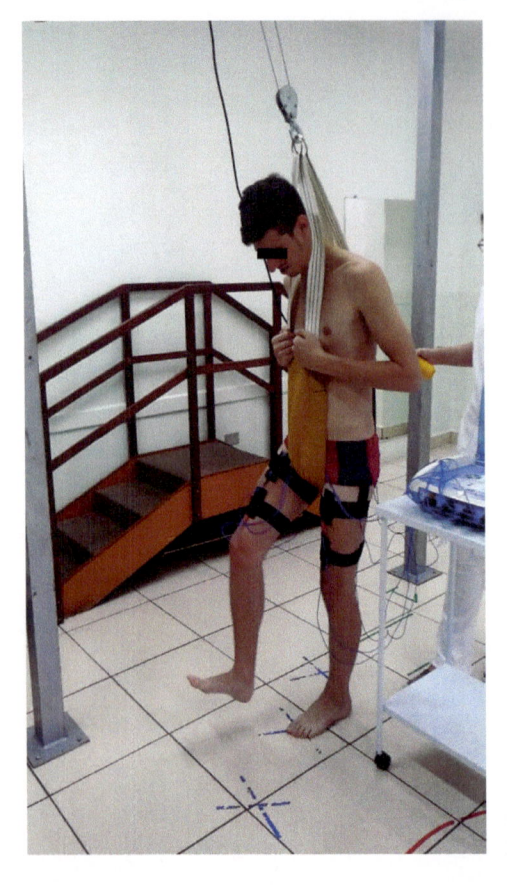

Fig. 9-5. Treino de marcha com uso da EENM com suspensão do peso corporal.

Parâmetros

Tanto os resultados obtidos quantos os parâmetros utilizados ainda são controversos. A EENM deve ser realizada de 3 a 7 vezes na semana.[2,30] A frequência utilizada depende do objetivo do fisioterapeuta: com frequências menores, haverá maior ganho de resistência muscular e capacidade cardiorrespiratória e com maiores frequências o maior ganho será de força muscular.[27,30] Os parâmetros sugeridos abaixo são os intervalos mais comumente utilizados, mas devem sempre ser definidos a partir das características individuais do paciente e do objetivo do tratamento:

- *EENM:* FES ou corrente russa ou corrente australiana (AUSSIE).
- *Frequência:* entre 4 e 63 Hz.[1-2,26-30]
- *Tempo de duração de pulso:* entre 200 e 400 μs.[1-2,26-30]
- *Ciclo ON/OFF:* entre 5 e 40 segundos.[1-2,26-30]
- *Tempo de duração da sessão:* sempre progressivo. A eletroestimulação pode começar com 15 minutos e evoluir para 60 minutos em uma sessão.[1-2, 26-30]
- *Localização dos eletrodos:* ventre muscular de grandes músculos. Para fortalecimento da musculatura de membros inferiores, os músculos geralmente eletroestimulados são: quadríceps, isquiotibiais e gastrocnêmios, como demonstrado na Figura 9-6.[1-2, 26-30]

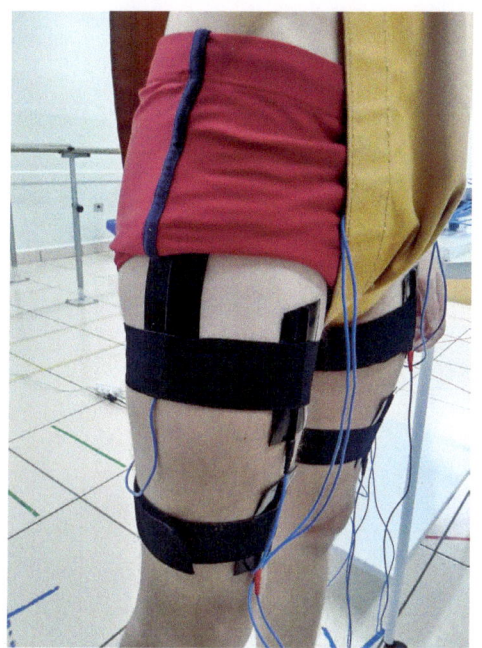

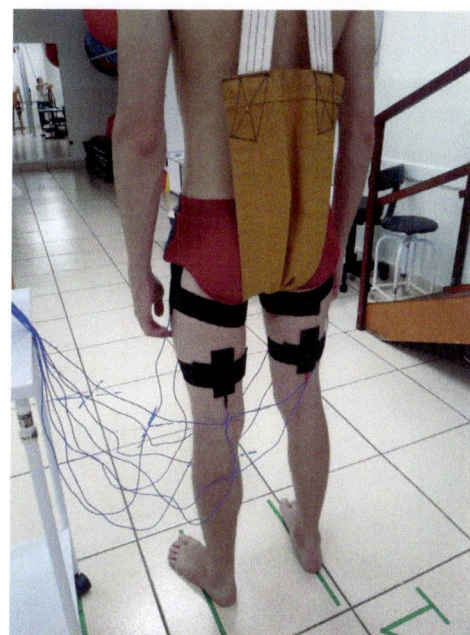

Fig. 9-6. Sugestão de posicionamento dos eletrodos.

EENM

A eletroestimulação neuromuscular ou estimulação elétrica neuromuscular (EENM ou NMES – *Neuromuscular Electrical Stimulation*) refere-se à utilização de equipamentos que geram corrente elétrica para estimulação no nível motor, ou seja, geram contração muscular por atuarem no limiar motor, o que exige um pulso de maior duração (Fig. 9-7).[31]

Evidências existentes sugerem que a EENM é segura e pode ser mais eficaz que o tratamento usual para melhorar a qualidade de vida. Prescrição e progressão devem ser adaptadas para o indivíduo com base em déficits funcionais.[1,2]

Esses recursos de EENM, quando aplicados no corpo humano, tendem a gerar uma despolarização do motoneurônio inferior e, consequentemente, todas as etapas fisiológicas da contração. Exemplos de EENM são a Corrente Russa e a FES.

A corrente russa, apresentada pelo Russo Kots, por volta de 1977, é uma corrente de média frequência, constituída por trens de pulsos, bipolar, simétrica, disparados em uma frequência de onda portadora de 2500 Hz, modulada em até 100 Hz ou pouco mais de acordo com cada equipamento, com ação profunda para contração muscular com inervação preservada, Portanto, para que se tenha o resultado esperado com esses recursos, há a necessidade de uma fibra nervosa eferente íntegra, proporcionando uma contração sincronizada diferentemente da contração voluntária.[32-34]

A duração do pulso desta corrente pode variar de 50 a 250 μs; a duração da fase de 25 a 125 μs. Para que não ocorra dor durante a aplicação da corrente, são gerados envelopes de 50 burst/s, com um intervalo de *interburst* de 10 ms.[34]

A corrente russa é considerada uma corrente elétrica de média frequência (2.000 a 10.000 Hz), entretanto, como as frequências entre 2.000 e 2.500 Hz produzem maior

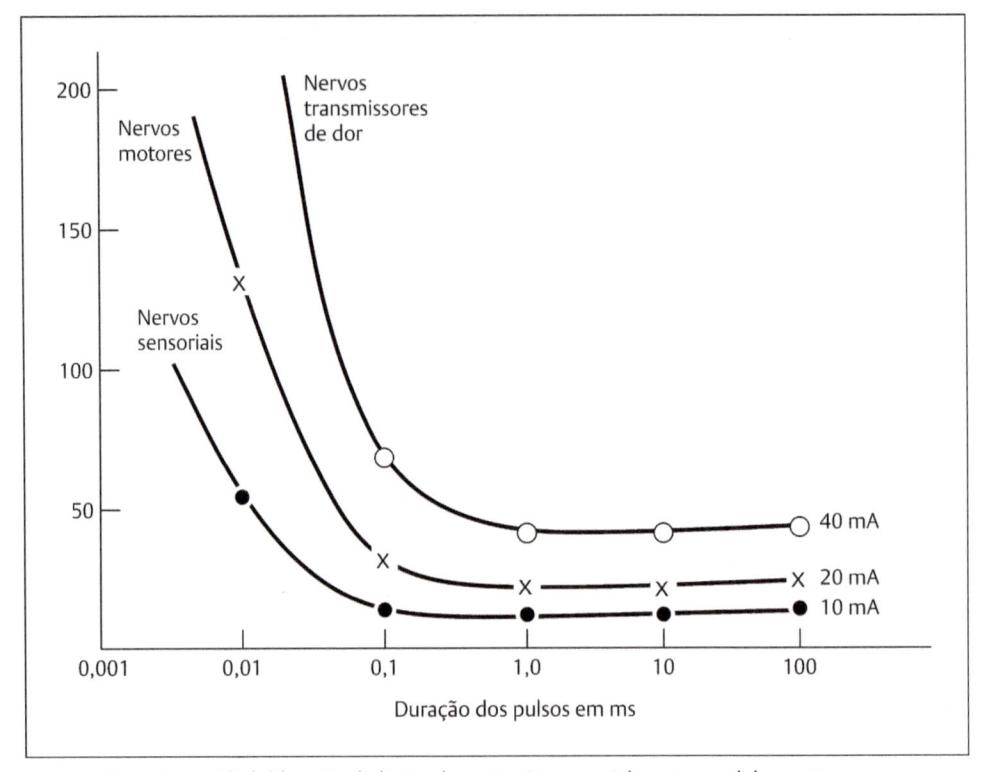

Fig. 9-7. Curva intensidade/duração do limiar de excitação sensorial, motora e dolorosa.[31]

atividade motora e são mais agradáveis aos usuários, essa faixa de frequência vem sendo utilizada de forma padrão nos atuais modelos de aparelhos, conforme Figura 9-8.[35]

Já a estimulação elétrica funcional (FES – *Functional Electrical Stimulation*), que, diferentemente da corrente russa, é uma corrente de baixa frequência, utilizada em associação a uma função motora, com objetivo de prevenção de atrofia e para fortalecimento muscular.[36,37]

A EENM consiste na aplicação de impulsos elétricos nas fibras nervosas motoras periféricas para gerar contrações musculares. Se essas contrações musculares são geradas de forma coordenada visando atingir uma função específica, ela é chamada de FES.[38]

A FES proporciona o ajuste da duração do pulso, podendo ser empregada tanto em músculos sadios quanto naqueles com sequelas neurológicas leves. É empregada na contração de músculos paréticos objetivando a funcionalidade. Também pode ser utilizada em músculos espásticos, para relaxamento destes músculos utilizando a inibição recíproca.[32]

Para se obter os efeitos terapêuticos da FES os parâmetros comumente utilizados são: frequência de 10 a 90 Hz, para conseguir contração sem causar fadiga muscular e duração de pulso entre 0,2 e 0,5 ms.

Alguns estudos comparando as correntes EENM – corrente russa e FES – demonstraram que ambas aumentam o torque do músculo quadríceps, sugerindo o uso da corrente russa em estágios mais iniciais da reabilitação por ser mais bem tolerada causando menor desconforto ao paciente (Fig. 9-9).[39]

COMPLICAÇÕES MUSCULARES NO CÂNCER

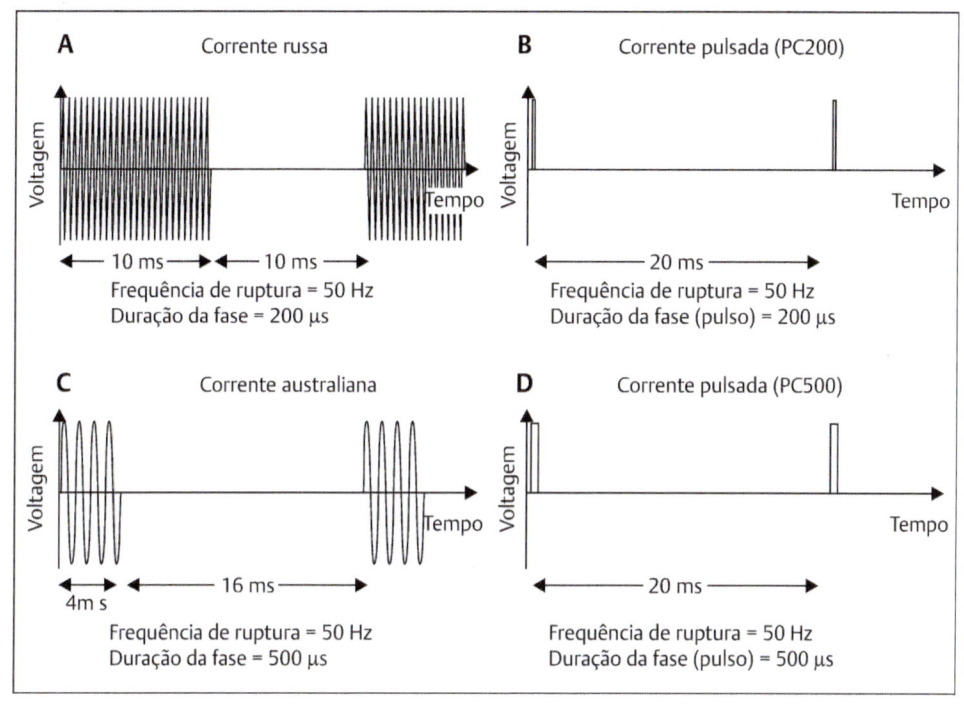

A Corrente russa
- 10 ms — 10 ms
- Frequência de ruptura = 50 Hz
- Duração da fase = 200 μs

B Corrente pulsada (PC200)
- 20 ms
- Frequência de ruptura = 50 Hz
- Duração da fase (pulso) = 200 μs

C Corrente australiana
- 4m s — 16 ms
- Frequência de ruptura = 50 Hz
- Duração da fase = 500 μs

D Corrente pulsada (PC500)
- 20 ms
- Frequência de ruptura = 50 Hz
- Duração da fase (pulso) = 500 μs

Fig. 9-8. Corrente russa.

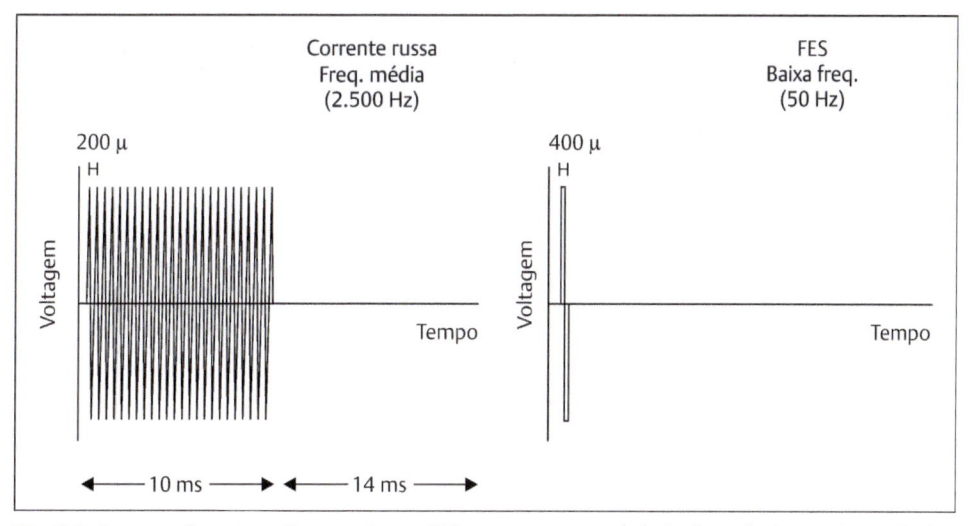

Corrente russa Freq. média (2.500 Hz) — 200 μ — 10 ms — 14 ms

FES Baixa freq. (50 Hz) — 400 μ

Fig. 9-9. Comparação entre a Corrente Russa, FES e outra corrente de baixa frequência com intervalo de pulso de 100 ms (VMS).[39]

Identificação do Ponto Motor

A identificação do ponto motor é essencial para otimizar o uso da eletroestimulação. A EENM envolve a aplicação de estímulos elétricos na musculatura esquelética superficial, com o objetivo principal de desencadear contrações musculares visíveis e válidas, em virtude da ativação de axônios do neurônio motor ou ramos axonais intramusculares.[40]

É amplamente adotada na prática de reabilitação para restaurar ou preservar a massa muscular e função em caso de períodos prolongados de desuso/imobilização. No entanto, a técnica apresenta algumas limitações como: conforto, recrutamento adequado e dosagem. Essas limitações devem-se em parte à aplicação não ideal da EENM pelos usuários finais, que, frequentemente, colocam eletrodos em locais pouco eficazes.[41]

Com isso, a identificação do ponto motor muscular (PM) antes da colocação dos eletrodos de estimulação representa uma estratégia simples, barata e direta para melhorar o uso da EENM no contexto da reabilitação clínica. O posicionamento dos eletrodos influencia criticamente a trajetória da corrente de espalhamento e, portanto, sua densidade relativa através das diferentes estruturas anatômicas dentro do campo atual, ou seja, ramos sensoriais e motores do nervo periférico.[42]

A estimulação via pontos motores provavelmente envolve, principalmente, excitação do ramo motor, enquanto o posicionamento não ótimo do eletrodo exigiria níveis mais altos de corrente para alcançar e excitar o ramo motor com maior excitação concomitante de fibras aferentes de dor. Por esta razão, a colocação correta dos eletrodos de estimulação sobre os PMs identificados permite ultrapassar, pelo menos em parte, duas das limitações da EENM anteriormente descritas, nomeadamente o desconforto e o recrutamento espacial limitado.[42]

O PM é a localização da área da pele acima do músculo em que um pulso elétrico aplicado transcutaneamente evoca uma contração muscular com a menor corrente emitida. Em outras palavras, representa a área da pele acima do músculo onde o limiar motor é o mais baixo para uma determinada entrada elétrica.[43,44]

Os mapas dos pontos motores podem ajudar a direção do ponto, entretanto, há uma grande variabilidade interindividual da localização do PM muscular nos músculos dos membros inferiores por exemplo, como pode ser visualizado na Figura 9-10.[44]

A EENM administrada através de PMs individualmente identificados, em oposição aos gráficos anatômicos para o posicionamento do eletrodo, é fundamental para maximizar a tensão muscular evocada e as alterações metabólicas relacionadas, minimizando a intensidade e o desconforto da corrente. É essencial que o PM seja cuidadosamente pesquisado antes da aplicação da EENM, respeitando a morfologia anatômica individual e otimizando a EENM.

Para identificação do ponto motor, pode ser utilizada uma técnica simples de localização: acoplando um eletrodo no músculo do paciente e outro na palma da mão do terapeuta, para fechar um circuito entre ambos. Aplica-se o gel sobre a pele na região do ponto motor, então o terapeuta desliza o dedo indicador sobre a pele, e o local de percepção da maior intensidade da corrente equivale ao ponto motor. Uma intensidade baixa da corrente é utilizada para tal procedimento e, muitas vezes, é imperceptível ao paciente, apenas o terapeuta sente a corrente. Após localizar a região, o eletrodo apropriado deve ser posicionado (Fig. 9-11).

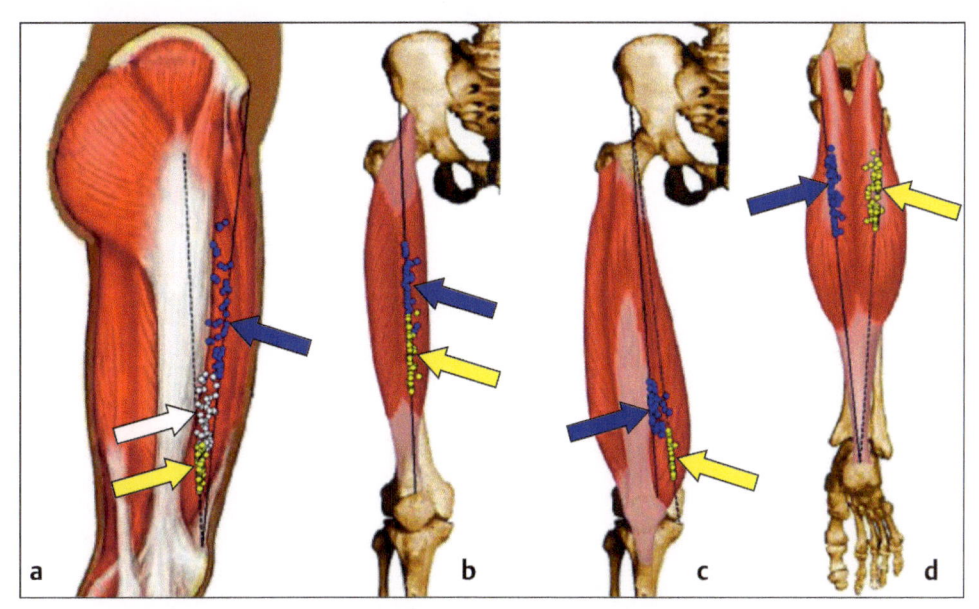

Fig. 9-10. Variabilidade da localização do ponto motor do quadríceps e gastrocnêmio. As setas indicam as posições do PM ao longo das respectivas linhas de referência. (**a**) PMs do músculo vasto lateral (círculos azuis: PM proximal; círculos brancos: PM central; círculos amarelos: PM distal). A linha preta contínua é a linha de referência para o PM proximal, enquanto a linha preta tracejada é a linha de referência para os PMs central e distal. (**b**) PMs do músculo reto femoral (círculos azuis: PM proximal; círculos amarelos: PM distal). (**c**) PM do músculo do vasto medial (círculos azuis: PM proximal; círculos amarelos: PM distal). A linha preta contínua é a linha de referência para o PM proximal, enquanto a linha preta tracejada é a linha de referência para o PM distal. (**d**) PMs do músculo gastrocnêmio medial (círculos azuis) e laterais (círculos amarelos).[44]

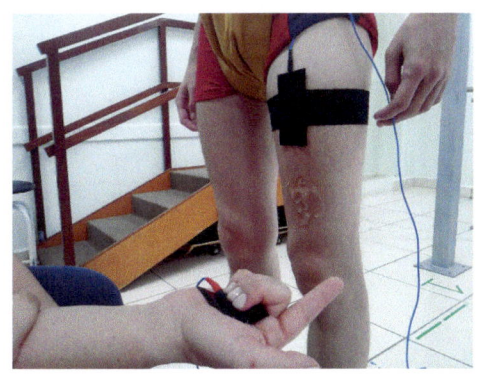

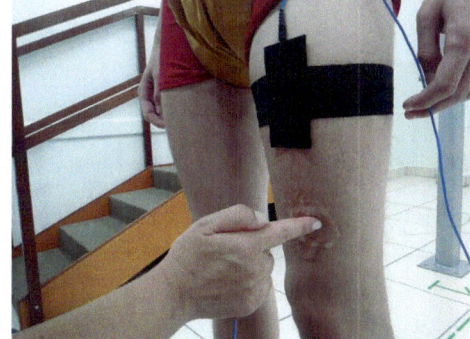

Fig. 9-11. Identificação do PM.

Alguns equipamentos possuem uma caneta própria (Fig. 9-12) para realizar este procedimento – procedimento eletrofisiológico, onde o PM pode ser localizado por meio de uma caneta que deslizada sobre o músculo a uma baixa intensidade da corrente aplicada para localizar o ponto motor varia 1 a 2 Hz.

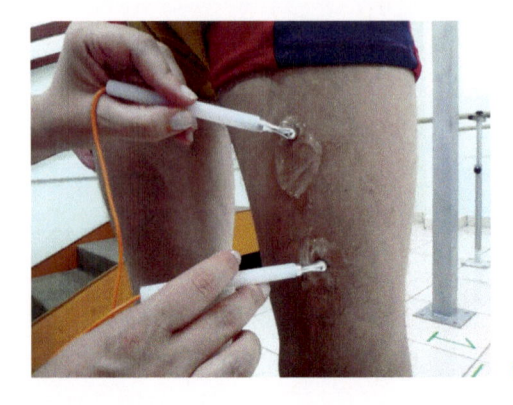

Fig. 9-12. Identificação do PM através da caneta.

ANEXO 1

1. TESTES DE EQUILÍBRIO

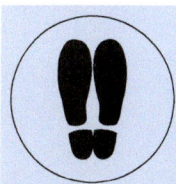

A. Posição em pé com os pés juntos

Instruções para o avaliador	Instruções para o paciente
O paciente deve conseguir ficar em pé sem utilizar bengala ou andador. Ele pode ser ajudado a levantar-se para ficar na posição	<ul><li>Agora vamos começar a avaliação</li><li>Eu gostaria que o(a) Sr(a). tentasse realizar vários movimentos com o corpo</li><li>**Primeiro eu demonstro e explico** como fazer cada movimento, depois o(a) Sr(a). tenta fazer o mesmo</li><li>Se o(a) Sr(a). não puder fazer algum movimento, ou sentir-se inseguro para realizá-lo, avise-me e passaremos para o próximo teste</li><li>Vamos deixar bem claro que o(a) Sr(a). não tentará fazer qualquer movimento se não se sentir seguro</li><li>O(a) Sr(a). tem alguma pergunta antes de começarmos?</li></ul>
Agora eu vou mostrar o 1º movimento. Depois o(a) Sr(a). fará o mesmo	
a. Demonstre	<ul><li>Fique em pé, com os pés juntos, um **encostado** no outro, por 10 segundos</li><li>Pode usar os braços, dobrar os joelhos ou balançar o corpo para manter o equilíbrio, mas procure não mexer os pés</li><li>Tente ficar nesta posição até eu falar "pronto"</li></ul>
b. Fique perto do paciente para ajudá-lo(la) a ficar em pé com os pés juntos.	
c. Caso seja necessário, segure o braço do paciente para ficar na posição e evitar que ele perca o equilíbrio	
d. Assim que o paciente estiver com os pés juntos, pergunte:	"O(a) Sr(a). está pronto(a)?"
e. Retire o apoio, se foi necessário ajudar o paciente a ficar em pé, na posição, e diga:	"Preparar, já!" (disparando o cronômetro)
f. Pare o cronômetro depois de 10 segundos, ou quando o paciente sair da posição ou segurar o seu braço, dizendo:	"Pronto, acabou"
g. Se o paciente não conseguir se manter na posição por 10 segundos, marque o resultado e prossiga para o teste de velocidade de marcha.	

A. Pontuação	
▪ Manteve por 10 segundos	▪ 1 ponto
▪ Não manteve por 10 segundos	▪ 0 ponto
▪ Não tentou	▪ 0 ponto
A1. Se pontuar 0, encerre os Testes de Equilíbrio e marque o motivo no Quadro 1 (pág. 172) Tempo de execução quando for menor que 10 seg: ___:___ segundos	

1. TESTES DE EQUILÍBRIO

B. Posição em pé com um pé parcialmente à frente	
Instruções para o avaliador	Instruções para o paciente
a. Demonstre	▪ Agora eu vou demonstrar o 2º movimento, depois o(a) Sr(a). fará o mesmo ▪ Eu gostaria que o(a) Sr(a). colocasse um dos pés um pouco mais à frente do outro pé, até ficar com o calcanhar de um pé encostado ao lado do dedão do outro pé ▪ Fique nesta posição por 10 segundos ▪ O(a) Sr(a). pode colocar tanto um pé quanto o outro na frente, o que for mais confortável ▪ O(a) Sr(a). pode usar os braços, dobrar os joelhos ou o corpo para manter o equilíbrio, mas procure não mexer os pés ▪ Tente ficar nesta posição até eu falar "pronto"
b. Fique perto do paciente para ajudá-lo/la a ficar em pé com um pé parcialmente à frente.	
c. Caso seja necessário, segure o braço do paciente para ficar na posição e evitar que ele perca o equilíbrio	
d. Assim que o paciente estiver na posição, com o pé parcialmente à frente, pergunte:	"O(a) Sr(a). está pronto(a)?"
e. Retire o apoio, caso tenha sido necessário ajudar o paciente a ficar em pé na posição, e diga:	"Preparar, já!" (disparando o cronômetro)
f. Pare o cronômetro depois de 10 segundos, ou quando o paciente sair da posição ou segurar o seu braço, dizendo:	"Pronto, acabou"
g. Se o paciente não conseguir se manter na posição por 10 segundos, marque o resultado e prossiga para o teste de velocidade de marcha.	

B. Pontuação

- Manteve por 10 segundos
- Não manteve por 10 segundos
- Não tentou

- 1 ponto
- 0 ponto
- 0 ponto

B1. Se pontuar 0, encerre os Testes de Equilíbrio e marque o motivo no Quadro 1
Tempo de execução quando for menor que 10 seg: ___:___ segundos

1. TESTES DE EQUILÍBRIO

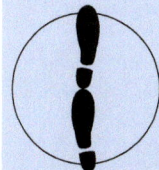

	C. Posição em pé com um pé à frente
Instruções para o avaliador	**Instruções para o paciente**
a. Demonstre	▪ Agora eu vou demonstrar o 3º movimento, depois o(a) Sr(a). fará o mesmo ▪ Eu gostaria que o(a) Sr(a). colocasse um dos pés totalmente à frente do outro até ficar com o calcanhar deste pé encostado nos dedos do outro pé ▪ Fique nesta posição por 10 segundos ▪ O(a) Sr(a). pode colocar qualquer um dos pés na frente, o que for mais confortável ▪ O(a) Sr(a). pode usar os braços, dobrar os joelhos ou o corpo para manter o equilíbrio, mas procure não mexer os pés ▪ Tente ficar nesta posição até eu avisar quando parar
b. Fique perto do paciente para ajudá-lo/la a ficar em pé com um pé à frente.	
c. Caso seja necessário, segure o braço do paciente para ficar na posição e evitar que ele perca o equilíbrio	
d. Assim que o paciente estiver na posição, com o pé parcialmente à frente, pergunte:	"O(a) Sr(a). está pronto(a)?"
e. Retire o apoio, caso tenha sido necessário ajudar o paciente a ficar em pé na posição, e diga:	"Preparar, já!" (disparando o cronômetro)
f. Pare o cronômetro depois de 10 segundos, ou quando o paciente sair da posição ou segurar o seu braço, dizendo:	"Pronto, acabou"
C. Pontuação	
▪ Manteve por 10 segundos	▪ 2 pontos
▪ Manteve por 3 a 9,99 segundos	▪ 1 ponto
▪ Manteve por menos de 3 segundos	▪ 0 ponto
▪ Não tentou	▪ 0 ponto
C1. Se pontuar 0, encerre os Testes de Equilíbrio e marque o motivo no Quadro 1 Tempo de execução quando for menor que 10 seg: ___:___ segundos	
D. Pontuação Total nos Testes de Equilíbrio: _____ (soma dos pontos)	

Quadro 1 – Se o paciente não realizou o teste ou falhou, marque o motivo:

☐ Tentou, mas não conseguiu   ☐ O paciente não cosneguiu entender as intruções

☐ O paciente não consegue manter-se na posição sem ajuda   ☐ Outros (Especifique):

☐ Não tentou, o avaliador sentiu-se inseguro   ☐ O paciente recusou participar

☐ Não tentou, o paciente sentiu-se inseguro

2. TESTE DE VELOCIDADE DE MARCHA

	1 m	2 m	3 m	4 m

(Podem ser utilizados 3 ou 4 metros)

Material: fita crepe ou fita adesiva, espaço de 3 ou 4 metros, fita métrica ou trena e cronômetro

A. Primeira tentativa

Instruções para o avaliador	Instruções para o paciente
a. Demonstre a caminhada para o paciente	■ Agora vou observar o(a) Sr(a). andando normalmente. Se precisar de bengala ou andador para caminhar, pode utilizá-los ■ Eu caminharei primeiro e **só depois** o(a) Sr(a). irá caminhar na marca inicial até **ultrapassar completamente** a marca final, no **seu passo de costume**, como se estivesse andando na rua para ir a uma loja
b. Posicione o paciente em pé com a **ponta dos pés tocando** a marca inicial	■ Caminhe até **ultrapassar completamente** a marca final e depois pare ■ Eu andarei com o(a) Sr(a). sente-se seguro para fazer isto?
c. Dispare o cronômetro assim que o paciente tirar o pé do chão	■ Quando eu disser "Já!", o(a) Sr(a). começa a andar ■ "Entendeu?" Assim que o paciente disser que sim, diga: "Então, preparar, já!"
d. Caminhe ao lado e logo atrás do participante	
e. Quando um dos pés do paciente ultrapassar completamente a marca final, pare de marcar o tempo	

A. Tempo da primeira tentativa

A1. Tempo para 3 ou 4 metros: ___:___ segundos

A2. Se o paciente não realizou o teste ou falhou, marque o motivo:

☐ Tentou, mas não conseguiu ☐ O paciente não conseguiu entender as instruções

☐ O paciente não consegue caminhar sem ajuda de outra pessoa ☐ Outros (Especifique):

☐ Não tentou, o avaliador julgou inseguro ☐ O paciente recusou participação

☐ Não tentou, o paciente sentiu-se inseguro

A3. Apoios para a primeira caminhada

☐ Nenhum ☐ Bengala ☐ Outro

A4. Se o paciente não conseguiu realizar a caminhada, pontue:

■ **0 ponto** e prossiga para o Teste de levantar da cadeira.

2. TESTE DE VELOCIDADE DE MARCHA

B. Segunda tentativa	
Instruções para o avaliador	**Instruções para o paciente**
a. Posicione o paciente em pé com as **pontas dos pés** tocando a marca inical	
b. Dispare o cronômetro assim que o paciente tirar o pé do chão	
c. Caminhe ao lado e logo atrás do participante	
e. Quando **um dos pés** do paciente **ultrapassar completamente** a marca final, pare de marcar o tempo	

B. Tempo da segunda tentativa
B1. Tempo para 3 ou 4 metros: ___:___ segundos

B2. Se o paciente não realizou o teste ou falhou, marque o motivo:

☐ Tentou, mas não conseguiu	☐ O paciente não conseguiu entender as instruções
☐ O paciente não consegue caminhar sem ajuda de outra pessoa	☐ Outros (Especifique):
☐ Não tentou, o avaliador julgou inseguro	☐ O paciente recusou participação
☐ Não tentou, o paciente sentiu-se inseguro	

B3. Apoios para a primeira caminhada

☐ Nenhum	☐ Bengala	☐ Outro

B4. Se o paciente não conseguiu realizar a caminhada, pontue:

- **0 ponto** e prossiga para o Teste de levantar da cadeira.

C. Pontuação do teste de velocidade de marcha

- Extensão do teste de marcha (selecione a extensão utilizada): ☐ Quatro metros
  ☐ Três metros

- Qual foi **o tempo mais rápido** dentre as duas caminhadas? Marque **o menor dos dois tempos** e utilize para pontuar: ■ ____:____ segundos
  ■ ____:____ segundos
- Se **somente uma caminhada** foi realizada, marque esse tempo: ■ ____:____ segundos
- Se o paciente **não conseguiu realizar** a caminhada: ■ **0 ponto**

Pontuação para a caminhada de **3 metros**		Pontuação para a caminhada de **4 metros**	
■ Se o tempo for maior que 6,52 s	■ 1 ponto	■ Se o tempo for maior que 8,70 s	■ 1 ponto
■ Se o tempo for de 4,66 a 6,52 s	■ 2 pontos	■ Se o tempo for de 6,21 a 8,70 s	■ 2 pontos
■ Se o tempo for de 3,62 a 4,65 s	■ 3 pontos	■ Se o tempo for de 4,82 a 6,20 s	■ 3 pontos
■ Se o tempo for menor que 3,62 s	■ 4 pontos	■ Se o tempo for menor que 4,82 s	■ 4 pontos

3. TESTE DE LEVANTAR-SE DA CADEIRA

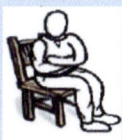

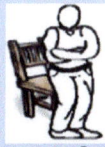

Posição inicial   Posição final

Material: cadeira com encosto reto, sem apoio lateral, com aproximadamente 45 cm de atura, e cronômetro. A cadeira deve estar encostada à parede ou estabilizada de alguma forma para impedir que se mova durante o teste.

A. Pré-teste: levantar-se da cadeira de uma vez

Instruções para o avaliador	Instruções para o paciente
a. Certifique-se de que o participante esteja sentado ocupando a maior parte do assento, mas com os pés bem apoiados no chão. Não precisa necessariamente encostar a coluna no encosto da cadeira, isso vai depender da altura do paciente.	▪ Vamos fazer o último teste. Ele mede a força de suas pernas. O(a) Sr(a). se sente seguro(a) para levantar-se da cadeira sem ajuda dos braços?
b. Demonstre e explique os procedimentos	Eu vou demonstrar primeiro. Depois o(a) Sr(a). fará o mesmo ▪ Primeiro, cruze os braços sobre o peito e sente-se com os pés apoiados no chão ▪ Depois, **levante-se completamente** mantendo os braços cruzados sobre o peito e sem tirar os pés do chão
c. Anote o resultado	▪ Agora, por favor, levante-se completamente mantendo os braços cruzados sobre o peito
d. Se o paciente não conseguir levantar-se sem usar os braços, não realize o teste, apenas diga:	"Tudo bem, este é o fim dos testes"
e. Finalize e registre o resultado e prossiga para a pontuação completa da SPPB	

A. Resultado do pré-teste: levantar-se da cadeira uma vez

A1. Levantou-se da cadeira sem ajuda e com segurança	☐ Sim ☐ Não
▪ O paciente **levantou-se sem usar os braços**: ▪ O paciente **usou os braços para levantar-se**: ▪ Teste **não completado** ou não realizado:	▪ vá para o teste levantar-se da cadeira 5 vezes ▪ encerre o teste e pontue 0 ponto ▪ encerre o teste e pontue 0 ponto

A2. Se o paciente não realizou o teste ou falhou, marque o motivo

☐ Tentou, mas não conseguiu	☐ O paciente não conseguiu entender as instruções
☐ O paciente não consegue levantar-se da cadeira sem ajuda	☐ Outros (especifique):
☐ Não tentou, o avaliador julgou inseguro	☐ O paciente recusou participação
☐ Não tentou, o paciente sentiu-se inseguro	

3. TESTE DE LEVANTAR-SE DA CADEIRA

B. Levantar-se da cadeira cinco vezes	
Instruções para o avaliador	Instruções para o paciente
a. Demonstre e explique os procedimentos	Agora o(a) Sr(a). se sente seguro para levantar-se da cadeira completamente cinco vezes, com os pés bem apoiados no chão e sem usar os braços? Eu vou demonstrar primeiro. Depois o(a) Sr(a). fará o mesmo ▪ Por favor, levante-se **completamente o mais rápido possível** cinco vezes seguidas, **sem parar** entre as repetições ▪ Cada vez que se levantar, sente-se e levante-se novamente, mantendo os braços cruzados sobre o peito ▪ Eu vou marcar o tempo com um cronômetro
b. Quando o paciente estiver sentado adequadamente, como descrito anteriormente, avise que vai disparar o cronômetro, dizendo:	"Preparar, já!"

c. Conte em **voz alta** cada vez que o paciente se levantar, até a quinta vez
▪ Pare o cronômetro quando o paciente levantar-se completamente pela quinta vez
▪ Também pare se:
  • o paciente ficar cansado ou com a respiração ofegante durante o teste
  • o paciente usar os braços
  • após um minuto, o paciente não completar o teste
  • achar que é necessário para a segurança do paciente	

d. Se o paciente parar e parecer cansado antes de completar os cinco movimentos, pergunte-lhe se ele pode continuar. Se o paciente disser "sim", continue marcando o tempo. Se disser "não", pare e zere o cronômetro	
B. Resultado do teste levantar-se da cadeira cinco vezes	
B1. Levantou-se as cinco vezes com segurança:	☐ Sim ☐ Não
B2. Levantou-se as 5 vezes com êxito, registre o tempo: ___:___ segundos	

B3. Se o paciente não realizou o teste ou falhou, marque o motivo

☐ Tentou, mas não conseguiu

☐ O paciente não consegue levantar-se da cadeira sem ajuda

☐ Não tentou, o avaliador julgou inseguro

☐ Não tentou, o paciente sentiu-se inseguro

☐ O paciente não conseguiu entender as instruções

☐ Outros (especifique):

☐ O paciente recusou participação

C. Pontuação do teste de levantar-se da cadeira

- Se o tempo do teste for 16,70 s ou mais:
- Se o tempo do teste for de 13,70 a 16,69 s:
- Se o tempo do teste for de 11,20 a 13,69 s:
- Se o tempo do teste for de 11,19 s ou menos:

- 1 ponto
- 2 pontos
- 3 pontos
- 4 pontos

**Pontuação completa para a versão brasileira da
Short Physical Performance Battery – SPPB**

- Pontuação total do teste de equilíbrio: _____ pontos
- Pontuação do teste de velocidade de marcha: _____ pontos
- Pontuação do teste de levantar-se da cadeira: _____ pontos

Pontuação total: _____ pontos (some os pontos acima)

ANEXO 2

TESTE DE VELOCIDADE HABITUAL DE MARCHA

Instruções

- **Material/equipamento:** cadeira (45 a 48 cm de altura) com braços, de pés fixos (sem rodinhas), cronômetro, fita adesiva e trena ou barbante, ou fita com 3 m (para demarcar a distância de 3 m em linha reta).
- Utilizar um vão livre de 8,6 metros, realizando as seguintes demarcações:
  - ponto de partida
  - trecho de 2 metros (aceleração)
  - trecho de 4,6 metros (o que será medido efetivamente)
  - trecho de 2 metros (desaceleração) e ponto de chegada

  Observação: a demarcação dos trechos deverá estar bem visível, para que o profissional saiba exatamente, quando o idoso pisa naquele ponto.
- Considerar os dois metros iniciais para aceleração e os 2 m finais para desaceleração, medindo a velocidade apenas do trecho intermediário de 4,6 metros.
- Orientar o idoso, certificando-se do entendimento da tarefa;
- Cronometrar o trajeto intermediário (4,6 m).
- Solicitar ao idoso, que ande no ritmo normal a distância de 8,6 m, sendo os dois metros iniciais para aceleração e os 2 m finais para desaceleração. Necessita-se de um espaço livre de 8,6 metros, sem irregularidades.

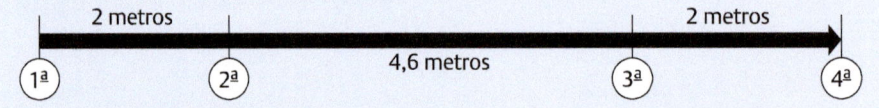

```
        2 metros                                      2 metros
  |────────────────|──────────────────────────|────────────────|
                          4,6 metros
 (1ª)            (2ª)                      (3ª)            (4ª)
```

- O cronômetro deverá ser acionado a partir da 2ª marca (2 m) e pausado na 3ª marca (6,6 m), ou seja, só deve ser registrado o tempo gasto, para percorrer o espaço entre a 2ª e a 3ª marcas (4,6 metros).
- O tempo que é gasto nas partes iniciais e finais do trajeto não precisa ser registrado (2 metros iniciais e finais).
- Esse procedimento deverá ser repetido três vezes.
- O indivíduo deverá aguardar a realização de cada teste subsequente, mantendo-se na posição de pé.
- Anotar o tempo obtido em cada percurso e calcular a média dos três percursos no campo específico (resultados).
- O resultado a ser considerado será a média do tempo gasto (em segundos) nos três percursos.
- O ponto de corte leva em consideração o gênero e a altura, conforme tabela abaixo.

Resultados

1ª medida: ____ s   2ª medida: ____ s   3ª medida: ____ s   **Média dos 3 percursos:** ____ s

Avaliações dos Resultados

Gênero	Altura (cm)	Ponto de corte	Gênero	Altura (cm)	Ponto de corte
Masculino	< 168	< 5,49 s	Feminino	< 155	< 6,61 s
	> 168	< 5,54 s		> 155	< 5,92 s

Orientações

Teste de Velocidade de Marcha

- **O que é?** Teste que avalia a velocidade de marcha, que será expressa em metros por segundo.
- **Objetivo:** É um teste indicativo de equilíbrio corporal, cadência e, indiretamente, de *endurance*, ou seja, de resistência e adaptação postural.
- **Procedimento:** O idoso deverá andar no ritmo normal uma distância de 8,6 m, sendo os dois metros iniciais para aceleração e os 2 m finais para desaceleração. Necessita-se de um espaço livre de 8,6 metros, sem irregularidades. É computado, apenas, o tempo que o participante leva para percorrer os 4,6 metros.
- **Quem faz?** O Teste de Velocidade de Marcha poderá ser realizado por qualquer membro da equipe técnica multiprofissional da Unidade Básica de Saúde, que tenha sido devidamente treinado no serviço.
- **Avaliação de resultados:** Deverá ser considerada a média dos 3 resultados obtidos. Para avaliação considerar o gênero e altura, conforme a tabela. Os tempos médios, que forem superiores ao corte proposto, serão indicadores de déficit de marcha e risco de quedas.
- **Encaminhamentos:** Os idosos com alterações de marcha e equilíbrio, ou com história de quedas, deverão ser encaminhados diretamente para a Unidade de Referência em Saúde do Idoso (URSI), ou outras especialidades, conforme avaliação da equipe da UBS.

ANEXO 3

MUSCULOSKELETAL TUMOR SOCIETY RATING SCALE (MSTS)
Extremidade superior e inferior
Dor ( )
- 5: ausência de dor (sem medicação)
- 4: intermediária
- 3: leve/não incapacitante (analgésicos não narcóticos)
- 2: intermediária
- 1: moderada/incapacitante de forma intermitente (narcóticos de forma intermitente)
- 0: severa/continuamente incapacitante (narcóticos de forma contínua)

Função ( )
- 5: nenhuma restrição (ausência de incapacidade)
- 4: intermediária
- 3: restrição recreativa (incapacidade leve)
- 2: intermediária
- 1: restrição ocupacional parcial (incapacidade grave)
- 0: restrição ocupacional total (incapacidade total)

Aceitação emocional ( )
- 5: entusiasmado (recomendaria a outros)
- 4: intermediária
- 3: satisfeito (faria de novo)
- 2: intermediária
- 1: aceita (repetiria relutantemente)
- 0: não gosta (não repetiria)

Extremidade inferior
Auxílio ( )
- 5: nenhum (ausência de auxílio)
- 4: intermediário (uso esporádico de órtese)
- 3: órtese (principalmente órtese)
- 2: intermediário (bengala ou muleta ocasionalmente)
- 1: uma bengala ou muleta (principalmente bengala ou muleta)
- 0: duas bengalas ou muletas (bengalas ou muletas sempre)

Capacidade de deambulação ( )
- 5: ilimitada (equivalente à pré-operatória)
- 4: intermediária
- 3: limitada (significantemente menor)
- 2: intermediária
- 1: somente dentro de casa (não consegue andar fora de casa
- 0: dependente (anda somente com assistência ou em cadeira de rodas)

Marcha ( )

- 5: normal (sem alterações)
- 4: intermediária
- 3: alteração cosmética mínima (somente alteração cosmética)
- 2: intermediária
- 1: alteração cosmética significativa (déficit funcional mínimo)
- 0: deficiência significativa (déficit funcional significativo)

Escore total: ( ) = ( )%

REFERÊNCIAS BIBLIOGRÁFICAS

1. O'Connor D, Caulfield B. The application of neuromuscular electrical stimulation (NMES) in cancer rehabilitation: current prescription, pitfalls, and future directions. *Supportive Care in Cancer*. 2018;26(11):3661-3663.
2. O'Connor D, Caulfield B, Lennon O. The efficacy and prescription of neuromuscular electrical stimulation (NMES) in adult cancer survivors: a systematic review and meta-analysis. *Support Care Cancer*. 2018;26(12):3985-4000.
3. Fukushima H, Koga F. Impact of sarcopenia in the management of urological cancer patients. *Expert Rev Anticancer Ther*. 2017;17(5):455-66.
4. Morishita S. Prevalence of Sarcopenia in Cancer Patients: Review and Future Directions. *Int J Phys Med Rehabil*. 2016;4(3):1000342.
5. Fuggle N, Shaw S, Dennison E, Cooper C. Sarcopenia. *Best Pract Res Clin Rheumatol*. 2017;3(2):218-42.
6. Colloca G, Di Capua B, Bellieni A, Cesari M, Valentini V, Marzetti E, et al. Muscoloskeletal aging, sarcopenia and cancer. *J Geriatr Oncol* [Internet]. 2018
7. Peterson SJ, Mozer M. Differentiating Sarcopenia and Cachexia among Patients with Cancer. *Nutr Clin Pract*. 2017;32(1):30-9.
8. Cushen SJ, Power DG, Murphy KP, McDermott R, Griffin BT, Lim M, et al. Impact of body composition parameters on clinical outcomes in patients with metastatic castrate-resistant prostate cancer treated with docetaxel. *Clin Nutr ESPEN*. 2016;13:e39-45.
9. Camargo DAP, Pérez SRA, Avilés EV, Franco MMR, García AM, Gómez ÁH, et al. Assessment and Impact of Phase Angle and Sarcopenia in Palliative Cancer Patients. *Nutr Cancer*. 2017;69(8):1227-33.
10. Guinan EM, Doule SL, Bennett AE, O'Neil L, Gannon J, et al. Sarcopenia during neoadjuvant therapy for oesophageal cancer: characterising the impact on muscle strength and physical performance. *Support Care Cancer*. 2018;26(5):1569-76.
11. Vega MCMD, Laviano A, Pimentel GD. Sarcopenia and chemotherapy-mediated toxicity. *Einstein*. 2016;14(4):580-4.
12. Kurita Y, Kobayashi N, Tokuhisa M, Goto A, Kubota K, Endo I, et al. Sarcopenia is a reliable prognostic factor in patients with advanced pancreatic cancer receiving FOLFIRINOX chemotherapy. *Pancreatology* 2019;17(1):127-135.
13. Dev R. Measuring cachexia—diagnostic criteria. *Annals of Palliative Medicine*. 2019;8(1):1-8.
14. Klassen O, Schmidt ME, Ulrich CM, Schneeweiss A, Potthoff K, Steindorf K, et al. Muscle strength in breast cancer patients receiving different treatment regimes. *J Cachexia Sarcopenia Muscle*. 2017;8(2):305-16.
15. Nakano MM. Versão Brasileira da Short Physical Performance Battery (SPPB): adaptação cultural e estudo de confiabilidade. São Paulo. Dissertação [Mestrado em Educação] – Universidade Estadual de Campinas; 2007.
16. Dobson F, Hinman RS, Roos EM, Abbott JH, Stratford P, et al. Osteoarthritis Research Society International. Recommended performance-based tests to assess physical function in people diagnosed with hip or knee osteoarthritis. *Osteoarthritis Cartilage*. 2013;21(8):1042-52.
17. Furtado S, Errington L, Godfrey A, Rochester L, Gerrand C. Objective clinical measurement of physical functioning after treatment for lower extremity sarcoma e A systematic review. *Eur J Surg Oncol*. 2017;43(6):968-993.
18. Kwong TNK, Furtado S, Gerrand C. What do we know about survivorship after treatment for extremity sarcoma? A systematic review. *Eur J Surg Oncol (EJSO)*. 2014;40(9):1109-124.
19. Gerrand C, Furtado S. Issues of Survivorship and Rehabilitation in Soft Tissue Sarcoma. *Clinical Oncology*, 2017;29(8):538-545.
20. Enneking WF. Limb salvage in musculoskeletal oncology. Modification of the system for function evaluation in the surgical management of musculoskeletal tumors. New York: Churchilli-Livingston; 1987. p. 626-39.

21. Enneking WF, Dunham W, Gebhardt MC, Malawar M, Pritchard MD. A system for the functional evaluation of reconstructive procedures after surgical treatment of tumors of the musculoskeletal system. *Clin Orthop Rel Res* 1993;286:241-6.
22. Davis AM, Wright JG, Williams JI, Bombardier C, Griffin A, Bell RS. Development of measure of physical function for patients with bone and soft tissue sarcoma. *Qual Life Res.* 1996;5(5):508-16.
23. Davis AM, Bell RS, Badley EM, Yoshida K, Williams JI. Evaluating functional outcome in patients with lower extremity sarcoma. *Clin Orthop Rel Res.* 1999;(358):90-100.
24. Saraiva D. Tradução e validação do questionário Toronto Extremity Salvage Score (TESS) em adolescentes e adultos jovens com diagnóstico de osteossarcoma de extremidade inferior. São Paulo. Dissertação [Mestrado em Oncologia] – Fundação Antônio Prudente; 2007.
25. Rebolledo DCS. Tradução e validação do instrumento Muskuloskeletal Tumor Society Rating Scale (MSTS) para avaliação da função em pacientes com sarcomas ósseos dos membros inferiores. São Paulo. Dissertação [Mestrado] – Faculdade de Ciências Médicas da Universidade de São Paulo; 2011.
26. Banerjee P, Caulfield B, Crowe L, Clark AL. Prolonged Electrical Muscle Stimulation Exercise Improves Strength, Peak VO2, and Exercise Capacity in Patients With Stable Chronic Heart Failure. *J Cardiac Fail.* 2009;15(4):319-326.
27. Caulfield B, Prendergast A, Rainsford G, Minogue C. Self directed home based electrical muscle stimulation training improves exercise tolerance and strength in healthy elderly. *Conf Proc IEEE Engin Med Biol Soc (EMBC).* 2013;2013:7036-9
28. Groehs RV, Antunes-Correa LM, Nobre TS, Alves MJN, Rondon MUP, Barreto ACP, Negrão CE. Muscle electrical stimulation improves neurovascular control and exercise tolerance in hospitalised advanced heart failure patients. *Eur J Prev Cardiol.* 2016;23(15):1599-1608.
29. Iliou MC, Vergès-Patois B, Pavy B, Charles-Nelson A, Monpère C, Richard R, Verdier JC. Effects of combined exercise training and electromyostimulation treatments in chronic heart failure: A prospective multicentre study. *Eur J Prev Cardiol.* 2017;24(12):1274-82.
30. Maddocks M, Halliday V, Chauhan A, Taylor V, Nelson A, Sampson C, et al. Neuromuscular Electrical Stimulation of the Quadriceps in Patients with Non-Small Cell Lung Cancer Receiving Palliative Chemotherapy: A Randomized Phase II Study. *PLoS ONE,* 2013;8(12):e86059.
31. Fukuda T. Uso da eletroestimulação neuromuscular em Fisioterapia. In: Vega JM, Luque A, Sarmento GJV, Moderno LFO. Tratado de Fisioterapia Hospitalar - Assistência Integral Ao Paciente. São Paulo: Atheneu; 2011.
32. Agne JE. Eletrotermofototerapia. Santa Maria: Andreoli; 2013.
33. Abdalla DR, Bertoncello D, Carvalho LC. Avaliação das propriedades mecânicas no músculo gastrocnêmio de ratas imobilizado e submetido à corrente russa. *Fisioter Pesqui.* 2009;16(1):59-64.
34. Prentice WE. Modalidades terapêuticas em medicina esportiva. Tradução Maria Alice Quartim Araújo. 4. ed. Barueri: Manole; 2002.
35. Agne JE. Eletrotermoterapia teoria e prática. Santa Maria: Orium; 2005.
36. Schuester RC. Efeitos da estimulação elétrica funcional na atividade muscular do membro afetado de pacientes pós – AVC: estudo piloto. Rio Grande do Sul. Dissertação [Mestrado em Medicina] – Universidade Federal do Rio Grande do Sul; 2009.
37. Low J, Red A. A eletroterapia aplicada: princípios e prática. São Paulo: Manole, 2001.
38. Ojanguren EI. Neuro-fuzzy Modeling of Multi-field Surface Neuroprostheses for Hand Grasp PhD Thesis, BUBOK; 2016.
39. Fukuda TY, Marcondes FB, dos Anjos NR, de Vasconcelos RA, Junior CC. Comparison of peak torque, intensity and discomfort generated by neuromuscular electrical stimulation of low and medium frequency. *Isokinetics Exercise Science.* 2013;21(2):167-173.

40. Hultman E, Sjöholm H, Jäderholm-ek I, Krynicki J. Evaluation of methods for electrical stimulation of human skeletal muscle in situ. *Pflugers Arch.* 1983;398:139-141. apud Gobbo M, Maffiuletti NA, Orizio C, Minetto MA. Muscle motor point identification is essential for optimizing neuromuscular electrical stimulation use. *J Neuroeng Rehabil.* 2014;11:17.
41. Doucet BM, Lam A, Griffin L. Neuromuscular electrical stimulation for skeletal muscle function. *Yale J Biol Med.* 2012;85:201-215.
42. Gobbo M, Mafiuletti NA, Orizio C, Minetto MA. Muscle motor point identification is essential for optimizing neuromuscular electrical stimulation use. *J Neuroeng Rehabil.* 2014;11:17.
43. Gobbo M, Gaffurini P, Bissolotti L, Esposito F, Orizio C. Transcutaneous neuromuscular electrical stimulation: influence of electrode positioning and stimulus amplitude settings on muscle response. *Eur J Appl Physiol.* 2011;111:2451-2459.
44. Botter A, Oprandi G, Lanfranco F, Allasia S, Maffiuletti NA, Minetto MA. Atlas of the muscle motor points for the lower limb: implications for electrical stimulation procedures and electrode positioning. *Eur J Appl Physiol.* 2011;111:2461-2471.

LINFEDEMA

CAPÍTULO 10

Laura Rezende
Juliana Lenzi

O linfedema é uma doença crônica e progressiva. Seu tratamento está principalmente focado no controle do volume do membro e qualidade de vida da paciente. O aumento do volume do membro pode desfigurar a imagem corporal, assim como aumentar a morbidade física e psicológica da paciente, além de promover significativo prejuízo para a função.[1] É uma alteração com difícil tratamento, muitas vezes por ser subdiagnosticada e subtratada.[2]

Entre as complicações do tratamento antineoplásico, o linfedema é uma das complicações pós-operatórias mais comum, no entanto, além da linfadenectomia axilar, a radioterapia em cadeias de drenagem e a obesidade são fatores preponderantes de risco de linfedema,[3] e seus efeitos adversos afetam diretamente a qualidade de vida das pacientes. Embora sua incidência esteja diminuindo em virtude do diagnóstico precoce, ao progresso nas estratégias terapêuticas – em especial à técnica da biópsia do linfonodo sentinela – o linfedema ainda permanece como um desafio significativo para os pacientes e seus fisioterapeutas.[3,4] Apesar desses avanços, o aumento da incidência de câncer e o aumento de sobrevida das pacientes podendo levar ao consequente aumento da incidência do linfedema. O *National Cancer Institute* estima que, em 2024, serão 4 milhões de sobreviventes de câncer de mama no mundo, com 2 milhões de diagnósticos anuais.[2]

O linfedema secundário ao câncer, é mais comumente diagnosticado e estudado em pacientes tratadas por câncer de mama, em virtude de sua maior incidência, para outros tipos de cânceres ele é, muitas vezes, subdiagnosticado e subtratado. Sua complicação, com tempo de instalação variável com 90% dos casos ocorrendo nos primeiros 24 meses de pós-operatório,[3] no câncer de mama apresenta incidência entre 24 e 49% após mastectomia, entre 4 e 28% após tumorectomia com dissecção axilar e 25-40% após cirurgia combinada à radioterapia,[1,4] promovendo um substancial prejuízo funcional e psicológico para a paciente. O linfedema no câncer ginecológico apresenta uma incidência alta, embora discrepante na literatura,[1,4] sendo o câncer de endométrio prevalente em 1/3 das pacientes; 7 a 78% descrito em câncer de endométrio, 10 a 13% pós-tratamento de câncer pélvico, aproximadamente 6% no câncer de vulva,[2] e 21 a 49% no câncer cervical.[5,6] Quando se refere a linfedema relacionado com a radioterapia no câncer do trato geniturinário a prevalência é de 16%.[7] No melanoma, o linfedema é prevalente pela linfadenectomia axilar ou inguinal, acometendo cerca de 20% dos pacientes.[8,9] Embora, quando associada a radioterapia, a incidência de linfedema chega até a 34%.[7] Para o câncer de cabeça e pescoço, a literatura tem uma prevalência também destoante, mostrando uma diferença entre 54 a 75%.[10]

Mais raro ainda, podemos ter o linfedema genital (vulva ou escroto) cuja a incidência de 4% foi descrita na literatura,[7] seu tratamento apresenta e, na maioria das vezes, por cirurgia.[11]

Poucos estudos incluem uma descrição detalhada sobre a relação do linfedema e da radioterapia. Em uma revisão sistemática, foi descrito que a incidência do linfedema no câncer de mama relacionado com a irradiação difere de acordo com o local irradiado, sendo 14,5% quando irradiado mama e parede torácica; 31,5% quando além destas áreas acrescenta-se a irradiação da região supraclavicular e uma incidência próxima de 42% quando a região posterior da axila associada às anteriormente descritas também é irradiada.[7]

O diagnóstico de linfedema pode ser obtido por meio de critérios subjetivos e objetivos, sendo realizado, na maioria dos casos, por meio da história e do exame físico e pode ser fisicamente classificado em quatro estágios, de acordo com o Consenso da Sociedade Internacional de Linfologia:[2]

- *Estágio 0:* edema subclínico e não evidente, apesar do prejuízo do transporte da linfa e alterações sutis do tecido. Sintomas subjetivos, como sensação de peso no membro, diminuição da flexibilidade articular, sensação de aperto de anel, pulseira ou roupa, já são referidas pelos pacientes. Pode ocorrer meses ou anos antes do linfedema de estágios mais avançados. A avaliação da alteração precoce do fluido pode ser realizada pela bioimpedância espectroscópica ou pela análise da constante dielétrica do tecido (Fig. 10-1).
- *Estágio 1:* representa o acúmulo inicial de fluido com alta concentração proteica, que pode desaparecer com a elevação do membro. Pode ou não ser encontrada depressão tecidual (Fig. 10-2).
- *Estágio 2:* a elevação do membro raramente reduz o edema tecidual, e a depressão pode ser percebida. Em alguns pacientes, o excesso de gordura tecidual e o desenvolvimento da fibrose podem atrapalhar a visualização dessa depressão tecidual (Fig. 10-3).

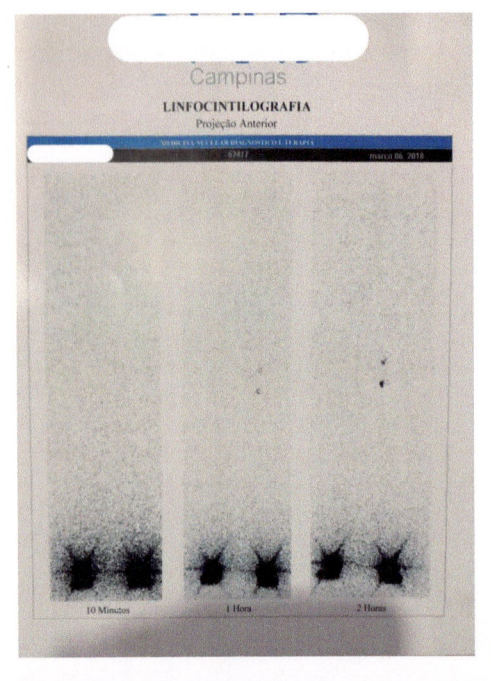

Fig. 10-1. Exame de linfedema subclínico.

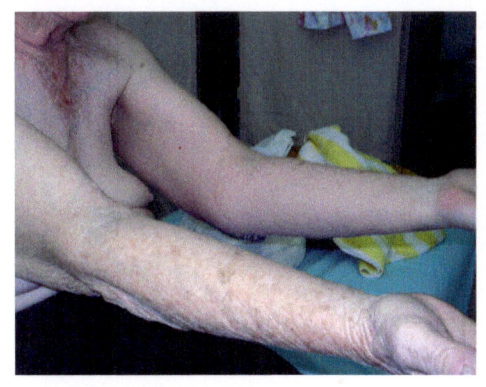

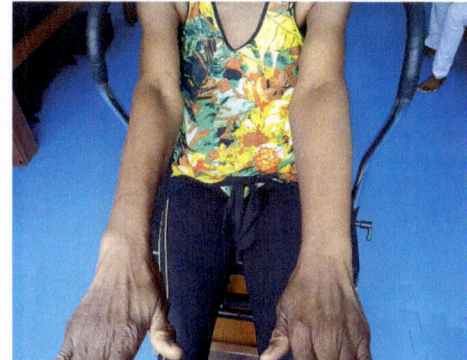

Fig. 10-2. Linfedema grau 1.

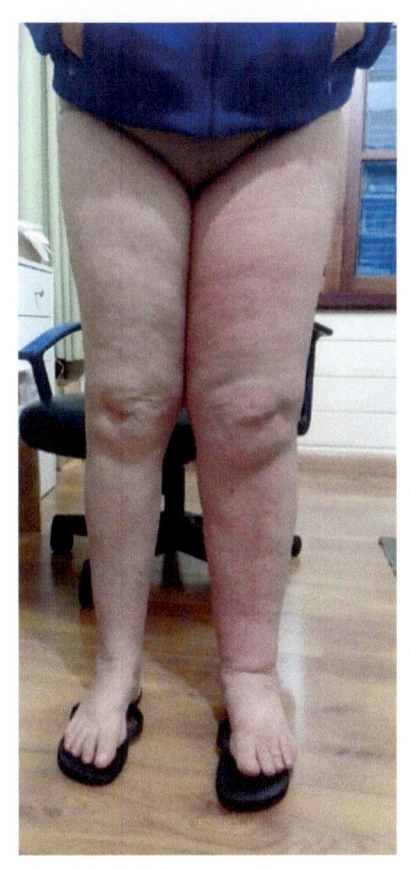

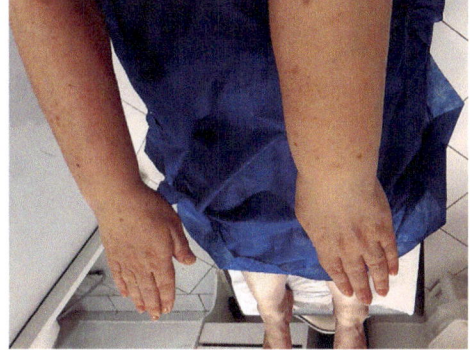

Fig. 10-3. Linfedema grau 2.

- *Estágio 3:* elefantíase. A depressão tecidual pode ter desaparecido, e as alterações tróficas da pele estão presentes, como aumento da espessura da camada superficial da pele e alterações características da pele, além de depósito de gordura e fibrose. O crescimento de verrugas pode ocorrer. É preciso observar que mais de um estágio no mesmo membro pode aparecer, reflexo das diferentes alterações do sistema linfático (Fig. 10-4).

A severidade funcional para ser avaliada de forma simples, por exemplo através da diferença de volume entre os membros acometidos.[2]

- *Mínimo:* aumento do volume do membro entre 5 e 10%.
- *Leve:* entre 10 e 20% de aumento do volume do membro.
- *Moderado:* entre 20-40% de aumento do volume do membro.
- *Severo:* maior que 40% de aumento do volume do membro.

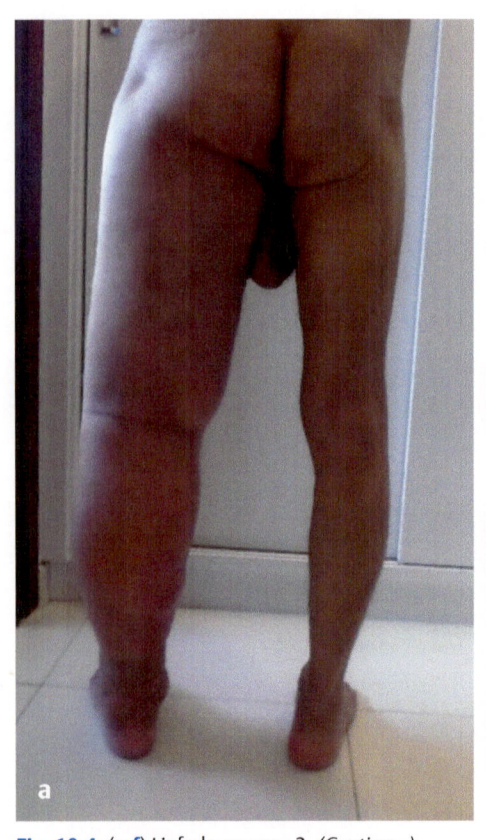

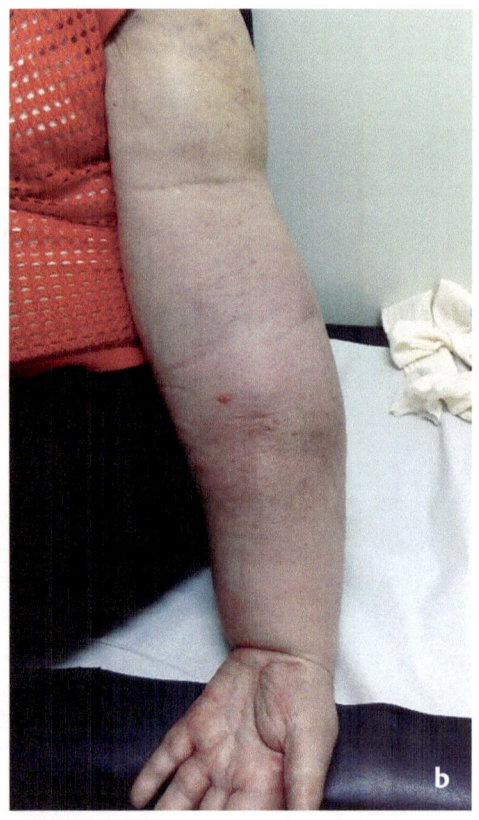

Fig. 10-4. (a-f) Linfedema grau 3. *(Continua.)*

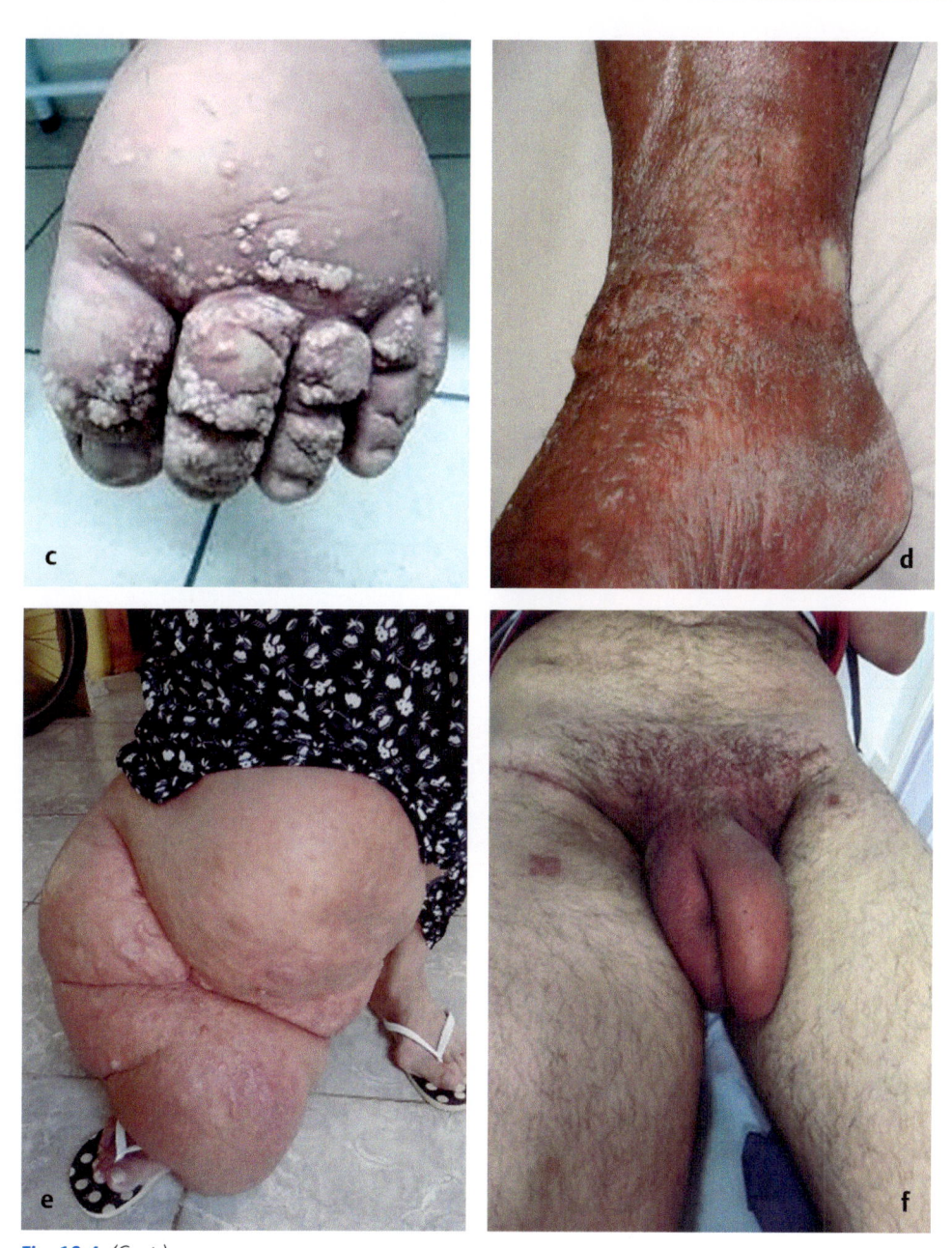

Fig. 10-4. *(Cont.)*

$$V1 = \frac{h(C1^2 + C1 \times C2 + C2^2)}{12\pi}$$

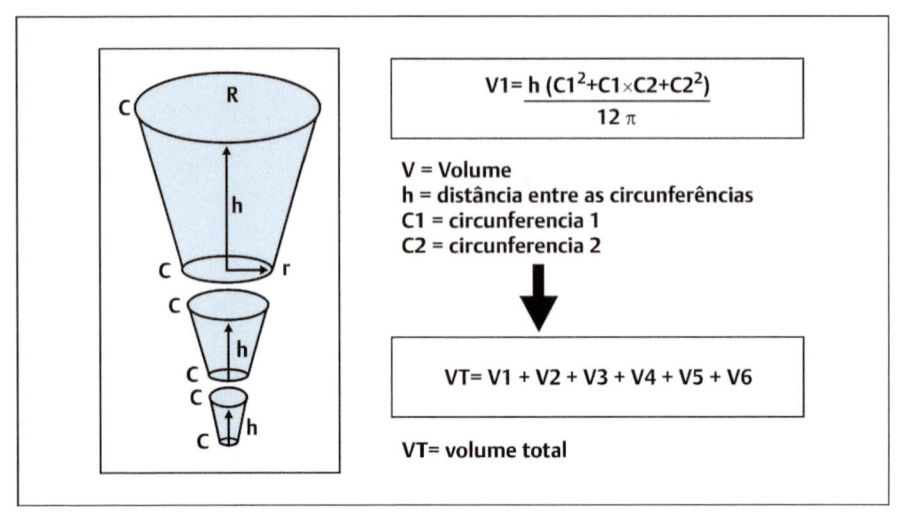

V = Volume
h = distância entre as circunferências
C1 = circunferencia 1
C2 = circunferencia 2

$$VT = V1 + V2 + V3 + V4 + V5 + V6$$

VT= volume total

Fig. 10-5. Fórmula do cone truncado.

Essa diferença no volume do membro pode ser medida na prática clínica através da fita métrica e submetida a da fórmula do cone truncado, para membros superiores e inferiores. Esses métodos são largamente utilizados na prática clínica e têm baixo custo (Fig. 10-5).[5]

No linfedema de cabeça e pescoço, uma das possibilidades de mensurar é utilizando o MD *Anderson Cancer Center Head and Neck Lymphedema* (MDACC HNL), ferramenta validada para o português que inclui um protocolo de anamnese, avaliação visual e tátil da face, pescoço e região dos ombros, e avaliação funcional de deglutição e da comunicação oral (Anexo 1). O exame também utiliza de fotografia, mensuração com fita e estadiamento do edema, para caracterizar a aparência geral e a severidade do linfedema.[10]

No linfedema genital, não há um consenso de como avaliar as medidas, então sugerimos a fotografia científica.

Uma forma de avaliar os sintomas de linfedema é por meio de questionários, que são especialmente úteis quando as medidas objetivas ainda não são possíveis em função dos estágios muito iniciais da doença, como o Questionário sobre Sintomas de Linfedema, apresentado no Anexo 2.[6]

A etiologia e os fatores de risco para o desenvolvimento do linfedema em pacientes submetidos à cirurgia por câncer parecem ser multifatoriais e ainda não completamente compreendidos. O risco para o aparecimento do linfedema está associado, principalmente, à:[4,7,8]

- *Linfonodectomia:* uma vez realizada a remoção dos linfonodos, os principais coletores linfáticos que ali desembocam ficam sem o caminho para dar continuidade à drenagem linfática. A ausência dos linfonodos gera uma obstrução do sistema linfático, levando a uma sobrecarga funcional do sistema linfático, onde o volume da linfa excede o seu transporte pelos coletores e absorção pelos capilares.[4,7,8]
- *Radioterapia de linfonodos:* provoca uma constrição dos vasos linfáticos em decorrência da fibrose gerada, levando a um significativo prejuízo da função de filtração do linfonodo e alterando a resposta imunológica.[4,7,8]
- *Obesidade:*[4,7,8] aumento em 1,4 vezes a chance de desenvolvimento do linfedema no paciente com índice de massa corpórea acima de 30.

- *Infecção:* obstrução linfática provocada pela infecção.[4,7]
- *Quimioterapia com taxane:* pelo aumento do fluido intersticial, há aumento do volume dos quatro membros, que não necessariamente se resolve após o término dos ciclos de quimioterapia.[8]

A linfonodectomia axilar leva à redução da capacidade de transporte de linfa de um sistema vascular linfático intacto de tributárias, isto é, haverá uma redução do transporte de linfa no braço e no quadrante superior do tronco.[10]

O sistema linfático possui várias funções importantes, dentre elas o controle da homeostase macromolecular, absorção de lipídios, metástases, função imunológica e controle dos fluidos teciduais.[11] Tem como principal característica a capacidade de remover líquidos e proteínas dos espaços intersticiais. A remoção desses elementos, por sua vez, só é possível através da membrana capilar linfática, que é mais permeável que a membrana capilar sanguínea. Dessa forma, quando ocorre a falência do sistema linfático, associada à inadequada ação dos macrófagos e consequente estagnação de proteínas plasmáticas, pode-se observar o surgimento do linfedema.[12]

Após a linfonodectomia, o sistema linfático buscará mecanismos de compensação na tentativa de suprir a ausência dos linfonodos retirados, adequando, assim, a capacidade de transporte da linfa. Esses mecanismos de compensação podem ser realizados das seguintes formas:[10]

- Os vasos linfáticos íntegros remanescentes da cirurgia e da radioterapia iniciam suas funções valvulares.
- Surge atividade de fluxos linfáticos colaterais com anastomoses axilo-axilares e axilo-inguinais.
- Através dos canais de tecido conjuntivo e do plexo superficial linfático da derme não valvulado, tecidos ricos em proteínas migram para fora da área de estase linfática, em direção aos limites do quadrante superior do tronco, promovendo vasos linfáticos saudáveis.
- Anastomoses linfolinfáticas se desenvolvem na área de ressecção axilar.
- Anastomoses linfovenosas periféricas podem estabilizar a capacidade de transporte de linfa através de novas conexões entre veias e linfáticos.
- Macrófagos provenientes do maior número possível de capilares sanguíneos da região da estase linfática iniciam a lise de proteínas, com o objetivo de estagnar a concentração de proteínas plasmáticas.

Em estudo com o cadáver de uma mulher com 81 anos e história de mastectomia com linfonodectomia axilar direita há 11 anos, observou-se completa ausência de caminhos linfáticos superficiais no braço direito e próximo ao cotovelo, encontrando fibrose e bloqueio dos canais linfáticos. Foram identificadas várias formas de compensação linfática: refluxo dérmico; anastomoses linfolinfáticas superficiais; anastomoses linfolinfáticas superficiais e profundas; atrofia do vaso linfático significando bloqueio; e anastomoses linfovenosas.[13]

O linfedema é um problema quantitativo entre o fluxo linfático produzido e a capacidade de transporte. Se os mecanismos de compensação forem insuficientes, o equilíbrio entre a produção e o transporte estará arruinado; se a produção normal de proteínas linfáticas for maior que a capacidade de transporte, o linfedema aparecerá imediatamente.[10]

Quando um linfonodo é ressecado, ocorre um processo de linfangiogênese, e, em muitos casos, a capacidade de transporte dos novos vasos formados parece suficiente para prevenir a manifestação clínica do edema. A questão é conhecer quais os parâmetros normais e os fatores de risco que acompanham esse processo. Essa resposta pode ser importante, sendo presumível que qualquer alteração sutil de transporte linfático possa alterar a drenagem linfática do tecido e, consequentemente, aumentar o risco de desenvolvimento do linfedema.[14]

Em um estudo experimental com animais, foi possível observar que após a retirada do linfonodo, houve, em um período de quatro semanas, o aparecimento de um plexo de pequenos vasos como uma ponte lacunada de ligação entre o ducto pré-nodal e os vasos pré-nodais, sem evidência clínica de edema no membro do animal, sugerindo que a drenagem linfática superficial tenha sido restaurada. Entretanto, essas pontes apresentaram estruturas muito irregulares, o que gerava um aumento da resistência do fluxo linfático, provocando uma relação não linear entre o fluxo e a pressão de perfusão. Pode-se notar, também, que essas estruturas se enredaram no tecido fibroso, distorcendo, assim, o caminho do vaso linfático, contribuindo para o aumento da resistência do fluxo. Dessa forma, apesar do linfonodo removido promover a geração de novos vasos linfáticos, houve um prejuízo para o fluxo de transporte da linfa.[14]

Muitas são as formas de compensação do sistema linfático no pós-operatório, fazendo com que a maior parte das pacientes não desenvolva linfedema após a realização de cirurgia por câncer de mama, por exemplo.[15,16] A discussão em torno dos fatores de risco faz com que todos os pacientes operados sejam incluídos em programas de prevenção, uma vez que a linfonodectomia e a radioterapia são fatores de risco bem estabelecidos.

O sistema linfático, após a retirada cirúrgica dos linfonodos, tem a capacidade de formação de novos vasos e o de transporte de linfa através desses novos vasos parece suficiente para prevenir a manifestação clínica do linfedema apenas em algumas pacientes.[14]

Dessa maneira, se o conhecimento da formação das compensações linfáticas for precoce, antes do desenvolvimento do linfedema, medidas de prevenção poderão ser realizadas com maior empenho a fim de minimizar o seu aparecimento. Dentro desse contexto, aparece a fotobiomodulação com *laser* de baixa potência, que estimula a linfangiogênese e estimulação da drenagem linfática, bem como estimulação das células macrofágicas e estimulação do sistema imunológico.[17]

FOTOBIOMODULAÇÃO COM *LASER* DE BAIXA POTÊNCIA NO LINFEDEMA

A fotobiomodulação com *laser* de baixa potência afeta a linfangiogênese em função dos fatores de crescimento VEGF (VEGF-C, VEGF-D, VEGFR3), que estimula a regeneração e a regulação dos vasos linfáticos. Há um estímulo sobre a circulação linfática local, com efeitos nos vasos linfáticos, consequente ao aumento da mobilização dos fluidos.[18-20] VEGF-C que, ao se ligar ao receptor VGFR-3, é responsável pela regulação da linfangiogênese, pela normalização do número e do tamanho dos vasos linfáticos, e pela facilitação da resolução do linfedema. Por isso, promove e protege os efeitos linfangiogenéticos possivelmente possibilitando o incremento da linfangiogênese.[20]

O uso da fotobiomodulação em paciente com linfedema vem sendo estudado na interação com o tecido com fibrose intersticial através da lise de colágeno e de proteínas plasmáticas acumuladas no tecido, permitindo a absorção venosa direta dos aminoácidos e a remoção osmótica obrigatória do fluido intersticial. Assim, possivelmente, haverá uma regressão gradual da fibrose tecidual.[21]

Com o aumento da absorção do fluido extracelular, haverá consequente aumento da atividade dos neutrófilos, da secreção de fatores de crescimento de mastócitos, da síntese de DNA, da cadeia respiratória – aumentando a secreção endotelial de prostaciclina I2, e degradação da rede de fibrina. O aumento da secreção da prostaciclina I2 e a inibição da agregação plaquetária e vasodilatação, levarão a uma redução do edema e a uma melhora na oxigenação tecidual. Com essa reabsorção micro e macroscópica do fluido intersticial, associado ao aumento do diâmetro do vaso linfático, ao aumento da contratilidade e regeneração linfática, ao estímulo da atividade fagocitária de monócitos e neutrófilos ocorrerá a diminuição do volume do linfedema.[18,20]

A fotobiomodulação com *laser* de baixa potência age na interação celular, pela interligação com a cadeia de transporte dos elétrons mitocondriais e pela produção local de gradientes de energia, resultando em um gradiente celular de aquecimento local, com estimulação da atividade mitogênica, de adesão, síntese e viabilidade de fibroblastos. Com isso, há estímulo para a proliferação e ativação dos linfócitos, mesmo essas células já estando naturalmente estimuladas pelas condições fisiopatológicas.[19]

Dentro desse contexto, é possível dizer que fotobiomodulação com *laser* de baixa potência é um recurso viável e promissor no tratamento do linfedema, como recurso único ou complementar a outras terapias já bem estabelecidas, como a terapia física complexa.

Parâmetros

O comprimento de onda mais frequentemente utilizado para o tratamento de linfedema secundário ao tratamento oncológico é o 904 nm, mas também há benefícios com o uso do *laser* 780-890 nm.[18,20,22] A densidade de energia mais utilizada está na faixa de 1,5 J/cm² a 3 J/cm², para equipamentos com potência de saída entre 20 e 80 mW.[22-24] Os locais frequentes de aplicação são:

- *Para linfedema de membro inferior:* fossa poplítea e região inguinal (Fig. 10-6).
- *Para linfedema de membro superior:* fossa cubital e região axilar (Fig. 10-7).[18,20,22]
- *Para linfedema de cabeça e pescoço:* região supraclavicular (Fig. 10-8).[23]

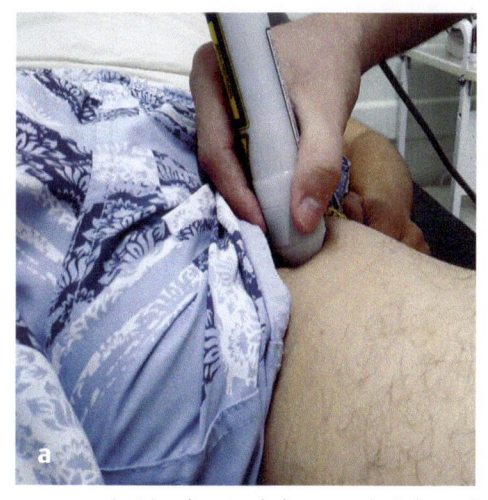

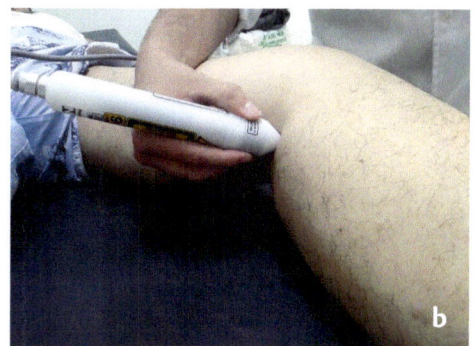

Fig. 10-6. (a, b) Aplicação de *laser* para linfedema de membro inferior.

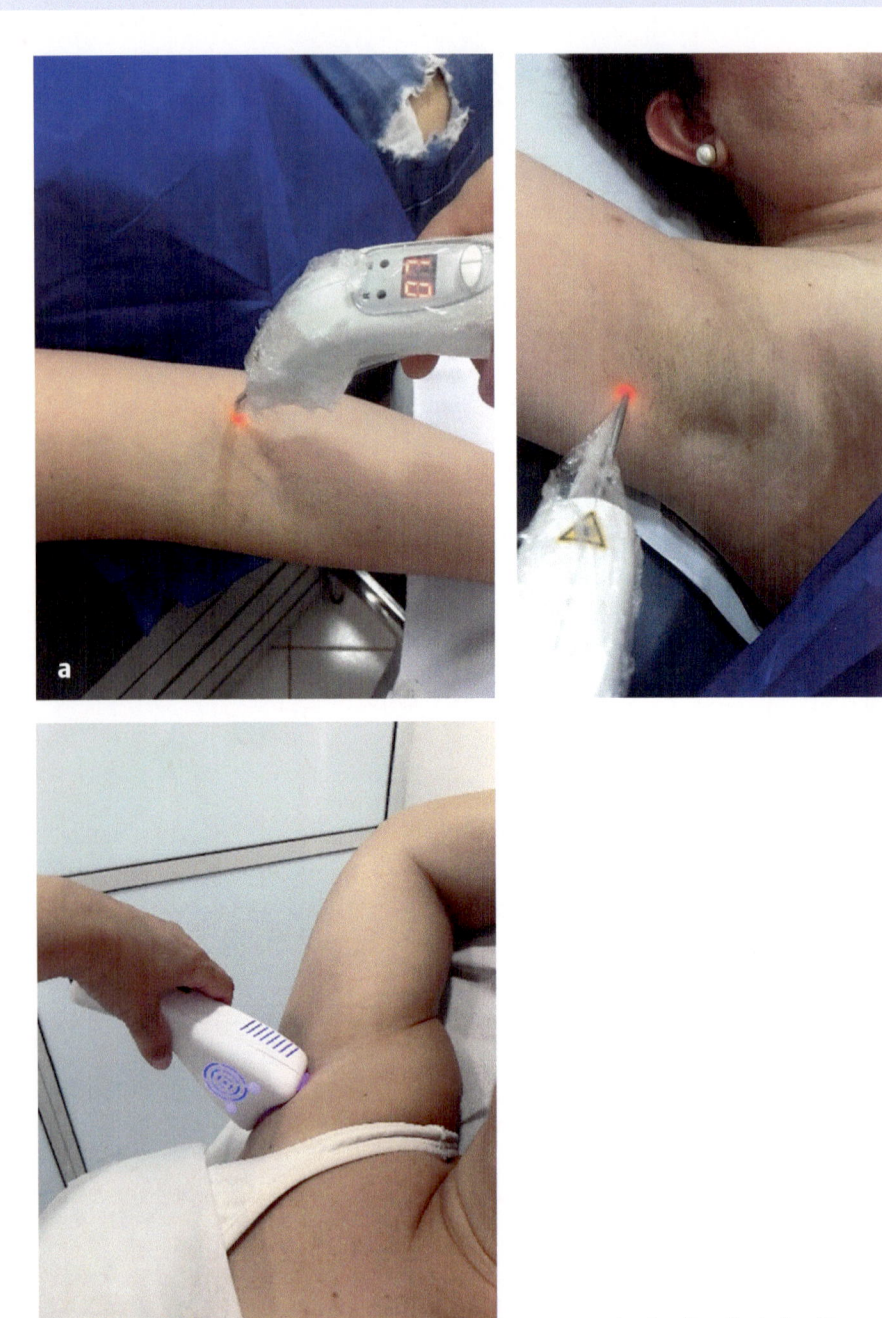

Fig. 10-7. (a-c) Aplicação de fotobiomodulação para linfedema de membro superior.

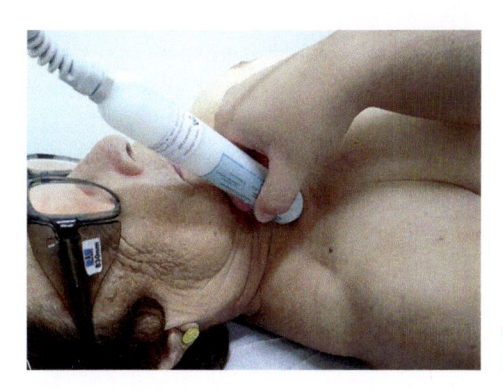

Fig. 10-8. Aplicação de fotobiomodulação para linfedema de cabeça e pescoço.

Geralmente, as aplicações devem ser realizadas três vezes por semana, com tempo de tratamento variando entre 4 e 12 semanas.[22] A distância entre os pontos deve ser entre 1 e 2 cm², com o eletrodo posicionado verticalmente ao ponto a ser estimulado e suavemente pressionado ao tecido.

ANEXO 1

MD ANDERSON CANCER CENTER HEAD AND NECK LYMPHEDEMA (MDACC HNL)
Avaliação da face
1. Circunferência facial
   a. Diagonal: mento a glabela
   b. Submentoniana: < 1 cm a frente da orelha, alinhamento vertical da fita
2. Ponto a ponto
   a. Ângulo a ângulo da mandíbula
   b. Trágus a trágus
   c. Composição facial
      I. Trágus a protuberância mentoniana
      II. Trágus a comissura labial
      III. Ângulo da mandíbula a asa nasal
      IV. Ângulo da mandíbula ao canto interno do olho
      V. Ângulo da mandíbula ao canto externo do olho
      VI. Protuberância mentoniana ao canto interno do olho
      VII. Ângulo da mandíbula a protuberância mentoniana

Circunferências do pescoço
1. Parte superior do pescoço: imediatamente abaixo da mandíbula
2. Parte média do pescoço: porção média entre a superior e inferior
3. Parte inferior do pescoço: nível inferior

Escala de linfedema em cabeça e pescoço MDACC

Níveis	Descrição
0	Sem edema visível, mas o paciente relata peso
1a	Edema leve visível: sem depressão, reversível
1b	Edema com depressão leve; reversível
2	Edema com depressão firme; não reversível; sem alteração dos tecidos
3	Irreversível; alterações dos tecidos

Fonte: Traduzida com autorização do autor. Smith BG, Lewis JS. Lymphedema management in head and neck cancer. *Curr Opin Otolaryngol Head Neck Surg.* 2010;18(3):153-8. Review.[12]

ANEXO 2

QUESTIONÁRIO SOBRE SINTOMAS DE LINFEDEMA (QSL)

Orientações: Responda às perguntas que você entender. Indique qualquer palavra que você não conheça. A palavra "afetado" se refere ao mesmo lado do corpo em que você teve a cirurgia de mama ou radiação. A palavra **linfedema** significa inchaço do braço, mão, ombro ou parte superior do corpo no lado onde sua mama foi tratada.

1. Qual lado do seu corpo foi tratado de câncer de mama?

  ☐ Esquerdo   ☐ Direito   ☐ Ambos

Mudanças em seu braço ou em seu corpo no últio mês:

2. Você teve alguma mudança no tamanho do braço?

  ☐ Aumentou   ☐ Diminuiu   ☐ Não houve mudanças

3. Você teve alguma mudança no tamanho do ombro?

  ☐ Aumentou   ☐ Diminuiu   ☐ Não houve mudanças

4. Você teve alguma mudança no tamanho do pescoço (largura)?

  ☐ Aumentou   ☐ Diminuiu   ☐ Não houve mudanças

5. Você sentiu que a manga de sua blusa ficou:

  ☐ Mais larga   ☐ Mais apertada   ☐ Não houve mudanças

6. Você sentiu que o punho da manga da blusa ficou:

  ☐ Mais largo   ☐ Mais apertado   ☐ Não houve mudanças

7. Você sentiu que sua aliança, ou anéis, ficaram:

  ☐ Mais largos   ☐ Mais apertados   ☐ Não houve mudanças

As questões a seguir se referem ao que você sente ao mexer o braço, ou ao dormir:

Você tem sentido limitação de movimentos?	Nos últimos 30 dias. Se sim, como?	Durante o último ano. Se sim, como?
8. Ombro?	☐ Sim ☐ Não	☐ Sim ☐ Não
9. Cotovelo?	☐ Sim ☐ Não	☐ Sim ☐ Não
10. Pulso?	☐ Sim ☐ Não	☐ Sim ☐ Não
11. Dedos?	☐ Sim ☐ Não	☐ Sim ☐ Não

As questões a seguir se referem ao que você sente ao mexer o braço, ou ao dormir:		
Você tem sentido:	Nos últimos 30 dias. Se sim, como?	Durante o último ano. Se sim, como?
12. fraqueza no braço ou na mão?	☐ Sim ☐ Não	☐ Sim ☐ Não
13. que precisa usar o braço ou a mão repetidas vezes em seu trabalho?	☐ Sim ☐ Não	☐ Sim ☐ Não
14. que precisa de travesseiros para sustentar e elevar o braço?	☐ Sim ☐ Não	☐ Sim ☐ Não
15. que tem dificuldades em dormir à noite porque sente o braço desconfortável?	☐ Sim ☐ Não	☐ Sim ☐ Não

As questões a seguir se referem a sintomas no braço, mama ou tórax:			
Você tem sentido:	Nos últimos 30 dias	Durante o último ano	O que você fez quando sentiu isso?
16. Muito sensível?	☐ Sim ☐ Não	☐ Sim ☐ Não	☐ Não fez nada ☐ O que fez:
17. Inchado?	☐ Sim ☐ Não	☐ Sim ☐ Não	☐ Não fez nada ☐ O que fez:
18. Inchaço que chega a ficar marcado quando você aperta o dedo firmemente contra a pele?	☐ Sim ☐ Não	☐ Sim ☐ Não	☐ Não fez nada ☐ O que fez:
19. Vermelhidão?	☐ Sim ☐ Não	☐ Sim ☐ Não	☐ Não fez nada ☐ O que fez:
20. Bolhas?	☐ Sim ☐ Não	☐ Sim ☐ Não	☐ Não fez nada ☐ O que fez:
21. Mais firme (menos macio)?	☐ Sim ☐ Não	☐ Sim ☐ Não	☐ Não fez nada ☐ O que fez:
22. Mais quente?	☐ Sim ☐ Não	☐ Sim ☐ Não	☐ Não fez nada ☐ O que fez:
23. Mais pesado?	☐ Sim ☐ Não	☐ Sim ☐ Não	☐ Não fez nada ☐ O que fez:
24. Dormente?	☐ Sim ☐ Não	☐ Sim ☐ Não	☐ Não fez nada ☐ O que fez:
25. Rigidez (resistência/dificuldade ao mexer)?	☐ Sim ☐ Não	☐ Sim ☐ Não	☐ Não fez nada ☐ O que fez:
26. Dor?	☐ Sim ☐ Não	☐ Sim ☐ Não	☐ Não fez nada ☐ O que fez:
27. Tórax parece inchado?	☐ Sim ☐ Não	☐ Sim ☐ Não	☐ Não fez nada ☐ O que fez:
28. Mama inchada?	☐ Sim ☐ Não	☐ Sim ☐ Não	☐ Não fez nada ☐ O que fez:

As questões a seguir se referem a sintomas no braço, mama ou tórax:			
Você tem sentido:	**Nos últimos 30 dias**	**Durante o último ano**	**O que você fez quando sentiu isso?**
29. Desenvolveu bolsas de liquido (seroma)?	☐ Sim ☐ Não	☐ Sim ☐ Não	☐ Não fez nada ☐ O que fez:
30. Outros sintomas?	☐ Sim ☐ Não	☐ Sim ☐ Não	☐ Não fez nada ☐ O que fez:

REFERÊNCIAS BIBLIOGRÁFICAS

1. Kim SI, Lim MC, Lee JS, Lee Y, Park KB, Joo J, et al. Impact of lower limb lymphedema on quality of life in gynecologic cancer survivors after pelvic lymph node dissection. *Eur J Obstet Gynecol Reprod Biol* [Internet]. 2015;192:31-6.
2. Huang J, Yu N, Wang X, Long X. Incidence of lower limb lymphedema after vulvar cancer: A systematic review and meta-analysis. *Med* (United States). 2017;96(46):1-6.
3. Bergmann A, Mattos IE, Koifman RJ. Fatores de risco para linfedema após câncer de mama: uma revisão da literatura. *Fisioter e Pesqui* [Internet]. 2008;15(2):207-13.
4. Mendivil AA, Rettenmaier MA, Abaid LN, Brown J V., Micha JP, Lopez KL, et al. Lower-extremity lymphedema following management for endometrial and cervical cancer. *Surg Oncol* [Internet]. 2016;25(3):200-4.
5. Biglia N, Zanfagnin V, Daniele A, Robba E, Bounous VE. Lower Body Lymphedema in Patients with Gynecologic Cancer. *Anticancer Res* [Internet]. 2017;37(8):4005-15.
6. Tiwari P, Coriddi M, Salani R, Povoski SP. Breast and gynecologic cancer-related extremity lymphedema: A review of diagnostic modalities and management options. *World J Surg Oncol.* 2013;11(1):237.
7. Stout NL, Armer JM, Lasinski BB. HHS Public Access. 2016;65(1):55-81.
8. Gjorup CA, Groenvold M, Hendel HW, Dahlstroem K, Drzewiecki KT, Klausen TW, et al. Health-related quality of life in melanoma patients: Impact of melanoma-related limb lymphoedema. *Eur J Cancer.* 2017;85:122-32.
9. Eiger D, de Oliveira DA, de Oliveira RL, Sousa MC, Brandão MDC, de Oliveira Filho RS. Complete lymphadenectomy following positive sentinel lymph node biopsy in cutaneous melanoma: A critical review. *An Bras Dermatol.* 2018;93(4):553-8.
10. Queija D dos S, Arakawa-Sugueno L, Chamma BM, Kulcsar MAV, Dedivitis RA. Translation and adaptation to Brazilian Portuguese of the Lymphedema Rating Scale in Head and Neck Cancer. *Einstein* (São Paulo) 2017;15(4):457-64.
11. Mauriac, et al. Surgical treatment of lymphedema of the penis and scrotum. *Clinics* 2006;61(4):289-94. Rockson SG. Lymphedema after Breast Cancer Treatment. *N Eng J Med.* 2018;379(20):1937-1944.
12. McLaughlin SA, Staley AC, Vicini F, Thiruchelvam P, Hutchison NA, Mendez J, et al. Considerations for Clinicians in the Diagnosis, Prevention, and Treatment of Breast Cancer-Related Lymphedema: Recommendations from a Multidisciplinary Expert ASBrS Panel. *Ann Surg Onc.* 2017;24(10):2818-2826.
13. International Society of Lymphology. Consensus Document of International Society of Lymphology. The diagnosis and treatment of peripheral lymphedema. *Lymphology.* 2016;49(4):170-84.
14. Rezende, Laura Ferreira de, Rocha, Alessandra Vilanova Reis, & Gomes, Caroline Silvestre. Avaliação dos fatores de risco no linfedema pós-tratamento de câncer de mama. *J Vasc Bras.* 2010;9(4):233-238.
15. Foldi E, Foldi M, Clodius l. The lymphedema chaos: a lancet. *Ann Plast Surg* 1989;22:505-15.
16. Suami H, Pan WR, Taylor GL. Changes in the lymph structure of the upper limb after axillary dissection: radiographic and anatomical study in human cadaver. *Plast Reconstr Surg.* 2007;20(4):982-91.
17. Jang D, Song D, Chang E, Jeon JY. Anti-inflamatory and lymphangiogenetic effects of low-level laser therapy on lymphedema in a experimental mouse tail model. *Laser Med Sci.* 2016;31:289-96.
18. Omar MTA, Ebid AA, El Morsy AM. Treatmente of post-mastectomy lymphedema with laser therapy: double blind placebo control randomized study. *J Surg Research.* 2011:165:82-90.
19. Piller NB, Thelander A. Treatment of chronic postmastectomy lymphedema with low level laser therapy: a 2.5 year follow-up. *Lymphology.* 1998;31(2):74-86.
20. Baxter GD, Liu L, Petrich S, Gisselman AS, Chapple C, Anders JJ, et al. Low level laser therapy (Photobiomodulation therapy) for breast cancer-related lymphedema: a systematic review. *BMC Cancer.* 2017;17:833.

21. Zecha JA, Raber-Durlacher JE, Nair RG, et al. Low-level laser therapy/photobiomodulation in the management of side effects of chemoradiation therapy in head and neck cancer: part 2: proposed applications and treatment protocols. *Support Care Cancer*. 2016;24(6):2793-805.
22. Bensadoun, R-J. Photobiomodulation or low-level laser therapy in the management of cancer therapy-induced mucositis, dermatites and lymphedema. *Current Opin Oncol*. 2018;30(4):226-232.

ELETROTERMOFOTOTERAPIA NAS COMPLICAÇÕES DO CÂNCER DE CABEÇA E PESCOÇO

CAPÍTULO 11

Carolina Barreto Mozzini
Laura Rezende
Juliana Lenzi

Em virtude da alta complexidade anatômica, associada, muitas vezes, à necessidade de tratamento agressivo, o câncer de cabeça e pescoço pode gerar inúmeras disfunções. Tais alterações são passíveis de tratamento fisioterápico com as mais diversas técnicas e instrumentos, dentre eles a eletrotermofototerapia. Neste capítulo, serão abordadas as disfunções mais comuns do tratamento do câncer de cabeça e pescoço.

SÍNDROME DO OMBRO CAÍDO

A síndrome do ombro caído, também conhecida como síndrome do ombro, caracteriza-se pela paralisia ou fraqueza do músculo trapézio, com instabilidade do complexo do ombro, podendo gerar dor, sensação de peso, depressão e protração do ombro, limitação na amplitude de movimento (especialmente na abdução e presença de escápula alada) (Fig. 11-1).[1,2,3] Ocorre em decorrência da tração, desvascularização ou ressecção do nervo acessório durante a linfonodectomia cervical, podendo provocar disfunção ou denervação do músculo trapézio.[4,5,6]

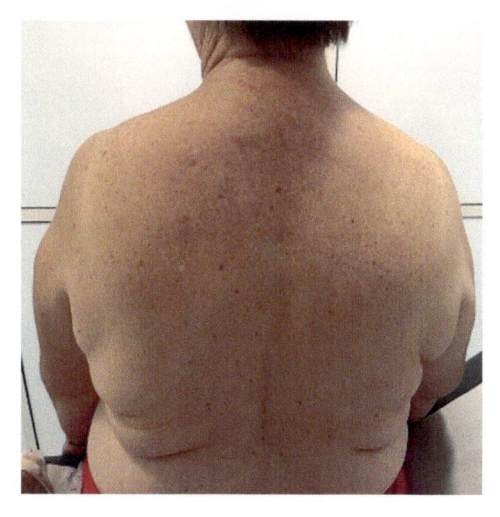

Fig. 11-1. Síndrome do ombro caído.

A detecção da síndrome do ombro caído ocorre por meio de uma avaliação funcional, na qual devem ser verificadas, dentre outros parâmetros, a amplitude de movimento do ombro e a força muscular dos músculos estabilizadores da escápula.[7] Diversas escalas funcionais estão disponíveis para avaliar a função do ombro destes pacientes, dentre elas pode-se citar o Escore de Constant, já usado em pacientes com câncer de cabeça e pescoço (Anexo 1).[7,8]

Mesmo com a condução nervosa preservada ao longo do nervo periférico, alguns pacientes ainda apresentam persistência da disfunção, sendo este um dos principais desafios na reabilitação.[2,9]

A lesão no nervo periférico pode gerar atrofia muscular por desuso, resultando em mudanças na adaptação do próprio músculo, medula espinal e cérebro.[10] Em nível medular, há alterações sinápticas neuronais e, nas vias reflexas e, em nível central, há menor disponibilidade de área cortical para o nervo danificado, em virtude da reorganização no córtex sensório-motor.[11] Dessa forma, a desorganização da via corticospinal (entre cérebro e medula espinal) colabora para a disfunção duradoura no trapézio, fazendo com que as abordagens fisioterápicas tradicionais tenham um benefício limitado.[12]

Seguindo este raciocínio, a eletroterapia é um dos recursos que podem ser utilizados pela fisioterapia para tratamento da síndrome do ombro.

A estimulação elétrica neuromuscular (EENM) e a estimulação elétrica muscular (FES) são utilizadas, nesse caso, visando o fortalecimento e reeducação do músculo trapézio, bem como o alívio da dor. Diversos tipos de correntes com nomes variados estão disponíveis, mas, de forma direta ou indireta, o músculo ou o nervo são estimulados.[13]

Poucos são os estudos descrevendo o uso da EENM em pacientes com câncer de cabeça e pescoço. Contudo, os relatos disponíveis mostram a sua utilização no pós-operatório e até mesmo no momento intraoperatório, com bons resultados.

No pós-operatório, ao invés da aplicação mais comum, sobre o ventre muscular, a eletroestimulação pode ser aplicada com tempo de duração de pulso e frequências altas sobre o trajeto do nervo acessório no lado afetado associada a exercícios ativos bilaterais.[12] O objetivo desta técnica é aumentar as contrações no músculo trapézio, aumentando a massa e a força muscular, além de ordenar as vias corticospinais para o músculo e, consequentemente, melhorar a função do ombro.[12]

O uso da EENM sobre o trajeto nervoso proporciona redução da quantidade de corrente elétrica necessária para gerar a contração muscular, evitando, assim, que outros músculos sejam também estimulados. O fisioterapeuta precisa levar em consideração o desafio da realização da eletroestimulação sobre ponto motor em um músculo já atrofiado, buscando, ao máximo, a melhor contribuição central para as contrações que forem eletricamente evocadas, ou seja, "relembradas" pelo córtex motor, pois o uso de tempo de duração de pulso (1 ms) e frequência (100 Hz, em formato triangular por 10 s) altas geram uma maior descarga sensorial.[12,14,15]

Se a EENM ocorrer também no lado não afetado associada ao exercício, garante conscientemente a ativação do córtex motor pelo movimento voluntário e pela descarga sensorial eletricamente evocada, gerando um aumento da excitabilidade corticospinal.[16,17]

Para a aplicação sobre o nervo, posiciona-se os eletrodos a aproximadamente 1 cm de distância sobre a parte anterior das fibras superiores e médias do trapézio bilateralmente, utiliza-se uma corrente constante, gerando ativação de axônios motores (estimulando o músculo) e sensitivos (estimulando o SNC). O local de estímulo deve ser identificado como aquele capaz de gerar contração (por meio de palpação e verificação por EMG, com a menor intensidade de estímulo sem ser desconfortável ao paciente (Fig. 11-2).[12]

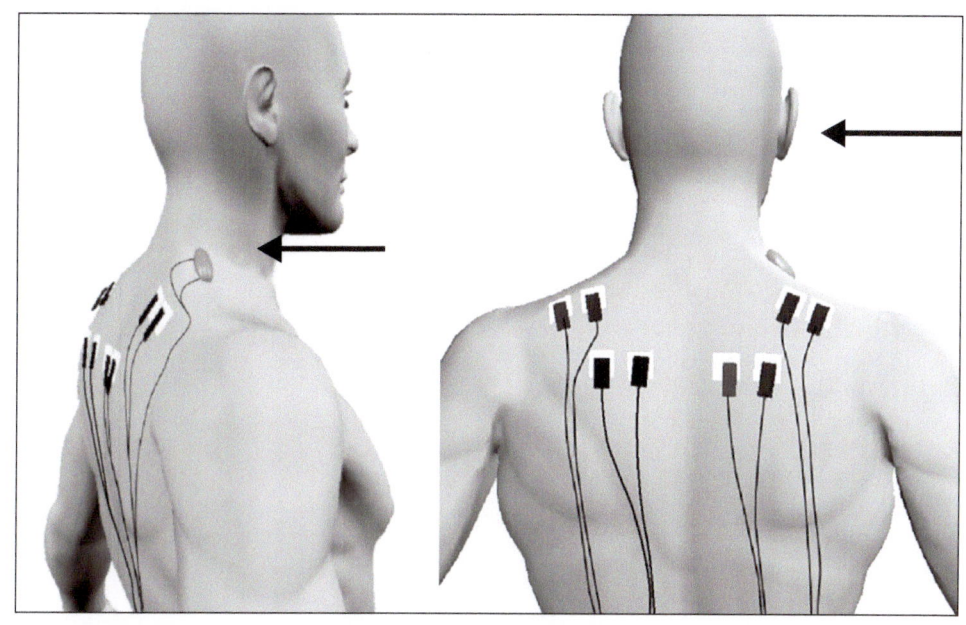

Fig. 11-2. Eletroestimulação para síndrome do ombro caído.¹²

A realização do exercício no lado afetado deve ser iniciado quando houver aparecimento de atividade do trapézio no lado não afetado, garantindo o momento exato de ativação do córtex motor por meio de comandos voluntários e da descarga sensorial desencadeada pela estimulação.[12,17]

Durante a eletroestimulação, os exercícios ativos podem ser realizados simultaneamente, como por exemplo, retração escapular bilateral (isolando o trapézio médio) com resistência de uma bandagem elástica de moderada a forte e também elevação de ombro (trapézio superior) com a mesma resistência. A progressão deve obedecer a ocorrência de contração no trapézio, a qualidade do movimento realizado e a concordância do paciente, sendo, inicialmente, pelo aumento das repetições e depois das séries.[12]

A realização de exercícios bilaterais proporcionam uma maior excitabilidade cortical, bem como potencializam as vias corticospinais, ainda mais quando associados a EENM.[16,18] Os resultados desta combinação mostram-se satisfatórios, com melhora na amplitude de movimento (ADM) de flexão e abdução, bem como redução da dor e da incapacidade em pacientes com câncer de cabeça e pescoço.[12]

Na rotina clínica diária, diante da preservação do nervo acessório, a eletroestimulação por meio de frequências baixas (30-40 Hz) e tempo de duração de pulso altas (200 μs) nos músculos estabilizadores da escápula associada a exercício ativo de adução escapular e depressão da escápula, com estímulo vocal para contração voluntária, pode ser benéfico para estes pacientes. Além disso, correntes de média frequência, como a corrente russa, mostram-se mais efetivas para fortalecimento muscular. Contudo, é importante salientar que o tempo de terapia é determinando pelo número de contrações musculares ativas e não por minutos, sendo o tempo de repouso proporcional à força do paciente, evitando, assim, a fadiga. Se o paciente foi submetido à ressecção do nervo acessório, o fortalecimento muscular por meio da eletroterapia deve ocorrer na musculatura de ombro, romboides e serrátil anterior (Fig. 11-3).

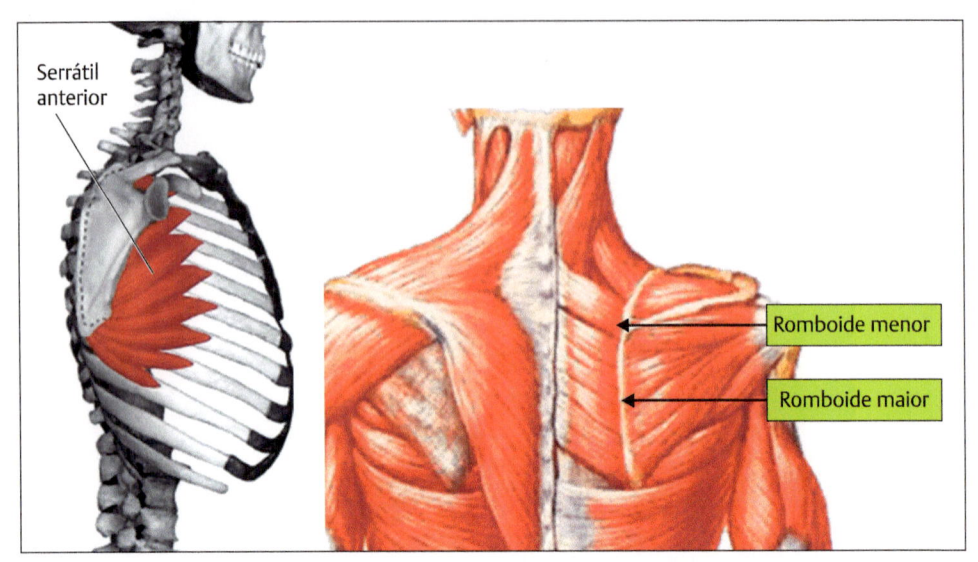

Fig. 11-3. Locais para eletroestimulação.

Outro recurso útil na prática clínica é a fotobiomodulação com *laser* de baixa frequência (3-4 J), por ser um recurso não invasivo, com propriedades analgésicas e anti-inflamatórias, que pode ser usado na musculatura do trapézio para estes benefícios.[19] Além disso, auxilia o relaxamento muscular e melhora a circulação local (Fig. 11-4).[20,21]

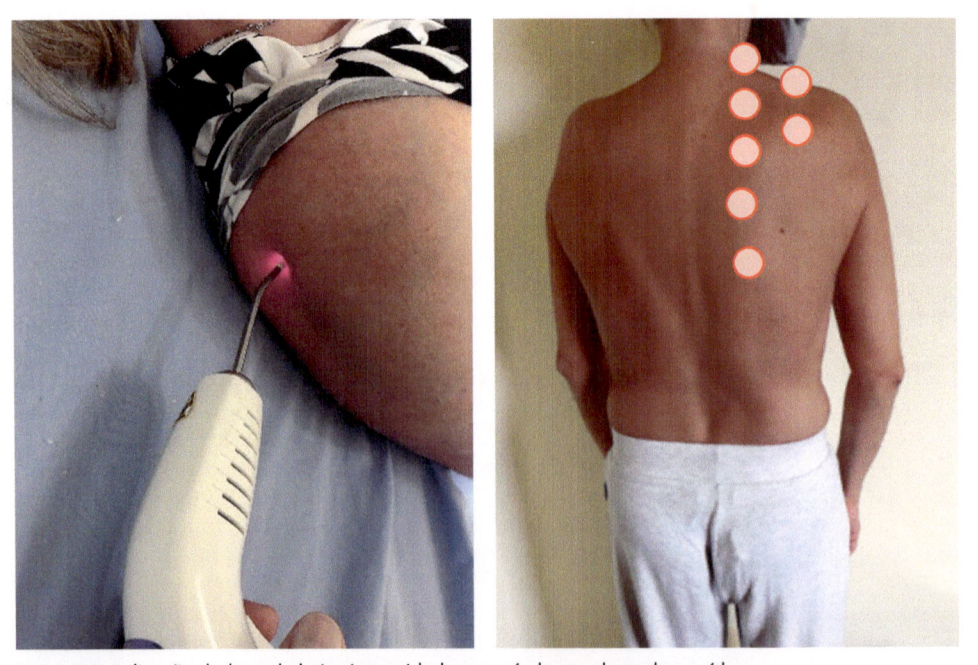

Fig. 11-4. Aplicação do *laser* de baixa intensidade para síndrome do ombro caído.

ALTERAÇÃO DE SENSIBILIDADE

Em decorrência do manejo das estruturas da região da cabeça e do pescoço durante os procedimentos cirúrgicos oncológicos, a ocorrência de distúrbios sensoriais locais não são incomuns na região, os quais são diretamente proporcionais ao nível da cirurgia realizado e geram interferências na qualidade de vida do paciente.

Tais distúrbios advêm da lesão ou remoção de nervos sensoriais e, mais comumente, das raízes cervicais, as quais estão envolvidas no campo cirúrgico da linfonodectomia cervical e são responsáveis, dentre outras funções, pela inervação da pele do pescoço e áreas da cabeça e face.[22] Quando maior a manipulação cirúrgica destas raízes, maior o índice de morbidades no pescoço, dentre elas, a perda da função sensorial normal.[23,24]

As alterações sensitivas podem ainda ser oriundas da radioterapia e/ou quimioterapia, associadas ou isoladas, nestes pacientes. Neuropatias induzidas pela radiação podem ser causadas por neurotoxicidade, isquemia, estresse oxidativo e inflamação, associada, em geral, à presença de mucosite oral.[25]

Para avaliar o nível de comprometimento sensitivo nestes pacientes, usa-se, na maioria dos estudos disponíveis, o mapa de regiões do pescoço proposto por Saffold et al. (2000), no qual a região cervicofacial é dividida em oito regiões, as quais foram escolhidas de acordo com marcos anatômicos.[22]

Na prática clínica, sabe-se que eletroestimulação com altas frequências (acima de 100 Hz) e tempo de duração de pulso pequena (80 μs) é geradora de estímulo tátil. Se realizada no modo de variação de intensidade e frequência (VIF), evita a acomodação neural em virtude da oscilação desses parâmetros. Em pacientes submetidos ao tratamento oncológico em cabeça e pescoço, especialmente cirúrgico com linfonodectomia cervical, há, com frequência no pós-operatório, anestesia e/ou hipoestesia na região cervicofacial. Se anestesia, este método estaria contraindicado. Se hipoestesia, até poderia ser realizado, uma vez que o paciente tem estímulo local, mesmo que leve e prejudicado. Contudo, por causa da complexidade anatômica do pescoço e da presença dos seios carotídeos no mesmo, dificulta a realização de correntes elétricas na região.[26]

Outro recurso que clinicamente poderia ser utilizado para melhoria da sensibilidade local seria a fotobiomodulação,[27] em decorrência de seu potencial para modular os processos celulares (proliferação, migração e diferenciação)[28,29], bem como sua atuação na cadeia respiratória da mitocôndria (Fig. 11-5).[30,31,32] No Capítulo 7, específico sobre neuropatia periférica induzido pela quimioterapia e radioterapia, é possível encontrar uma descrição mais detalhada sobre o uso da fotobiomodulação nas alterações de sensibilidade.

FIBROSE

O tratamento para o câncer de cabeça e pescoço é, muitas vezes, agressivo e necessita de abordagem multidisciplinar, mas, proporciona uma maior sobrevida aos pacientes, bem como uma maior preservação de estruturas e funcionalidade. Contudo, em decorrência da toxicidade tardia, é gerador de outros efeitos, como a fibrose e linfedema secundário.[33]

Estes pacientes apresentam alto risco de desenvolvimento dessas alterações, pela interrupção da drenagem linfática devido à lesão no tecido linfático e tecido mole da área e também adjacente à área tratada, gerando, por fim, a formação de um tecido fibroso.[34-36] Dessa forma, a fibrose progressiva é preocupante, podendo envolver os tecidos moles da cabeça, do pescoço e da área supraclavicular, sendo a área tratada portadora de um tecido rígido e inflexível, limitando a amplitude de movimento e/ou ocasionando dor ao movimento,[37] além de gerar estenose local.[38]

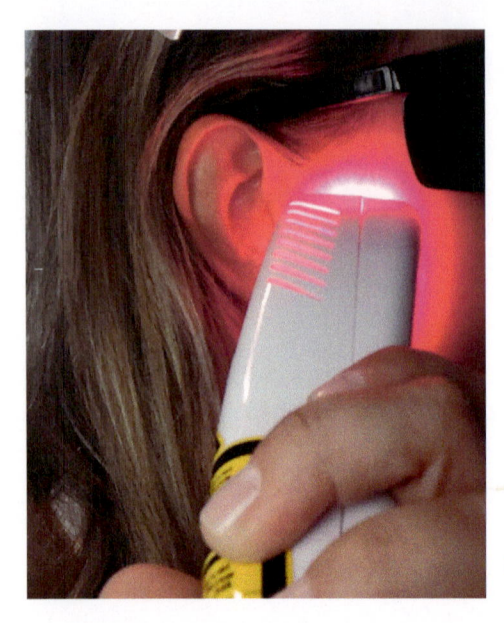

Fig. 11-5. Aplicação da fotobiomodulação para alteração de sensibilidade.

Há uma visão biomolecular para a ocorrência de fibrose, envolvendo fatores de crescimento, como o TGF-β1 (fator de crescimento transformante beta-1 – uma citocina pluripotente envolvida na resposta imune, fibrose e na regulação de processos biológicos) e proteínas, como a Myo D (desempenha um papel na diferenciação muscular). O uso de EENM concomitante à realização de exercícios ativos para deglutição em pacientes com câncer de cavidade oral e orofaringe durante a radioterapia, após a sessão de radiação, parece reduzir a expressão de TGF-β1 e sua repressão da expressão de MyoD, sendo portanto, profiláticas para a fibrose radioinduzida.[39]

Todavia, não foram encontrados estudos da fisioterapia com a modalidade da eletroterapia para tal disfunção. Na prática clínica, acredita-se que o receio para o uso de EENM na região do pescoço seja pelos efeitos anestésicos/hipoestésicos locais gerados pelo procedimento cirúrgico, especialmente a linfonodectomia cervical.

A fotobiomodulação também pode ser utilizada na prática para tratamento de fibroses. O *laser* de baixa potência reduz o processo inflamatório e previne a fibrose[31,40] uma vez que, nas sequelas induzidas pela quimiorradioterapia em cabeça e pescoço, há lesão oxidativa aguda e, consequentemente, dano celular, isquemia e resposta inflamatória seguida de fibrose, e isso pode ser uma das hipóteses para a resposta fibroblástica aumentada após o tratamento.[41] Assim, os efeitos benéficos da fotobiomodulação no equilíbrio da oxidação[42] na inibição da proliferação exacerbada de fibroblastos e na regulação do fator de crescimento transformador profibrótico-β pode proporcionar a redução da fibrose.[31]

Muito embora a eficácia do *laser* de baixa intensidade tem-se mostrado promissora na maioria dos estudos, resultados negativos são relatados, e, muito provavelmente, esta divergência se deva à dosimetria.[41] Se usada de forma adequada, a luz emitida apresenta capacidade para penetrar nos tecidos e ativar os processos celulares.[43]

LINFEDEMA

A rica rede de linfonodos da cabeça e do pescoço realizam a drenagem linfática do couro cabeludo, face e pescoço, por meio dos linfonodos da cabeça, cervicais superficiais e profundos.[44-46] Contudo, o procedimento cirúrgico realizado, a radioterapia e até mesmo o próprio acometimento tumoral, podem ressecar (de forma completa ou não) ou inviabilizar o funcionamento linfonodal na região, gerando prejuízos na drenagem linfática e, consequentemente, edema e linfedema, que quando severo, pode ocasionar obstrução respiratória, disfagia e grandes deformações estéticas.[21,47-49]

O linfedema em cabeça e pescoço pode ser externo (estruturas externas da região cervicofacial) e interno (faringe e laringe)[34], sendo que o primeiro gera um grande impacto na imagem corporal e o segundo, impacto funcional.[50] O acúmulo de linfa no interstício acarreta a infiltração de células inflamatórias, que persistem e resultam em danos adicionais nos tecidos moles e fibrose, a qual afeta ainda mais a função linfática.[51]

Diversas são as formas de mensurar um edema local, contudo, na região da cabeça e pescoço nem todas elas são aplicáveis pois são métodos indiretos, como deslocamento de água e perimetria. Na literatura, a maioria dos métodos relatados envolvem a mensuração por meio da distância entre dois pontos anatômicos.[52-55] Uma técnica inovadora é a técnica dielétrica, a qual é capaz de mensurar mudanças locais de água na pele e gordura subcutânea em qualquer local do corpo humano.[57] Contudo, o equipamento tem um custo elevado e, portanto, a disponibilidade do mesmo na prática clínica é limitada.

O tratamento do linfedema já é bem-definido na literatura, e a fotobiomodulação já é bem descrita em estudos para pacientes com câncer de mama por exemplo, nos quais os pacientes submetidos à terapia com *laser* de baixa potência obtiveram benefícios adicionais.[58] Contudo, a abordagem eletrotermofototerápica em cabeça e pescoço ainda é escassa. Para maiores informações sobre o tratamento eletrotermofototerápico do linfedema, consulte o Capítulo 10.

TRISMO

O trismo é definido como a abertura reduzida da boca em decorrência de espasmo ou fibrose dos músculos mastigatórios (masseter e pterigóideos lateral e medial) e desordens na articulação temporomandibular (ATM).[59] Quando relacionado a neoplasia, é resultado de presença tumoral ou do tratamento oncológico, seja ele cirúrgico ou radioterápico,[60] os quais geram, respectivamente, lesão tecidual e/ou cicatriz cirúrgica ou formação de tecido fibroso.[61]

Alguns aspectos são decisivos para o desenvolvimento de trismo radioinduzido: dosagem cumulativa acima de 60 Gy[62] e envolvimento dos músculos pterigóideos laterais no campo de alta dose.[60] Porém, a sua ocorrência é de 3 a 6 meses após o término da radioterapia, tendendo a ser um problema permanente.[61]

Há diversas formas de avaliar a medida da abertura bucal, dentre elas encontra-se a régua milimétrica, paquímetro, compasso de Will's[63] e até os próprios dedos do paciente.[64]

A presença de trismo e da dor orofacial subsequente geram transtornos funcionais com impacto direto na saúde e na vida do paciente, em virtude do prejuízo para mastigar, falar e higienizar a cavidade oral.[65] Dessa forma, quanto mais precoce forem as intervenções com estes pacientes, menores serão os efeitos gerados pelo tratamento.[66]

A fotobiomodulação com *laser* de baixa potência apresenta efeitos benéficos na redução de espasmos musculares após cirurgias orais,[67] e em pacientes com câncer de cabeça e pescoço submetidos a radioterapia e/ou quimiorradioterapia. A terapia com *laser* pode ser iniciada concomitante à radioterapia, ocorrendo 30 minutos antes da mesma, 3 vezes por semana, com *laser* vermelho 660 nm, com densidade de energia de 6 J/cm². A Figura 11-6 mostra 27 pontos que podem receber a energia pela luz *laser*, evitando, obviamente, as áreas com comprometimento tumoral macroscópico. Com esta abordagem, o

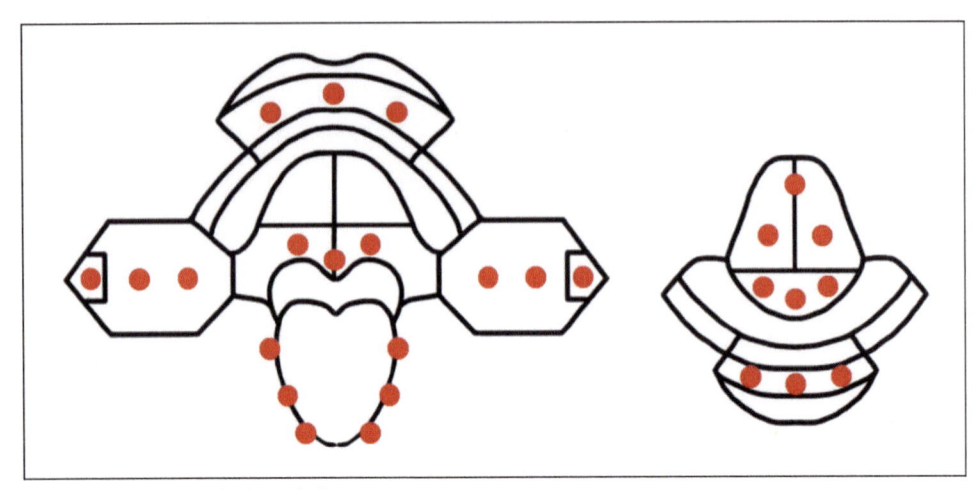

Fig. 11-6. Pontos irradiados pelo *laser*.[68]

laser diminuiu a frequência de pacientes com trismo. Assim, seu uso de forma profilática durante a radioterapia fornece um efeito protetor aos tecidos moles e outros tecidos da região perioral.[30,59,68] Sugerimos 2 a 3 J por ponto com o comprimento de onda vermelho, nos mesmos pontos descritos na Figura 11-6.

PARALISIA FACIAL

Em oncologia, a disfunção do nervo facial pode ocorrer após a parotidectomia, gerando paralisia facial, temporária (paresia) ou definitiva (perda total da função), ou aguda e crônica, respectivamente. Ambas produzem um impacto negativo na qualidade de vida do paciente, resultando em dificuldades na mastigação, deglutição, fala, fechamento ocular e comunicação.[69-70-71]

Para avaliar o grau de comprometimento funcional do paciente algumas escalas estão disponíveis para a avaliação da face, contudo, a mais comumente utilizada é a escala de House-Brackman (Quadro 11-1), a qual classifica a disfunção facial em seis graus, sendo o grau I considerado normal e o VI paralisia total.

A fisioterapia é eficaz na recuperação de pacientes acometidos por paralisia do nervo facial, sendo associada a outros tratamentos, contudo poucos são os estudos em paralisia facial secundária ao tratamento oncológico.[72]

A EENM evita a atrofia nos músculos faciais na face parética ou paralisada, porém, estes pacientes podem ser acometidos por algum grau de sincinesia (movimentos anormais na face durante movimentos voluntários), e, neste caso, este recurso não é indicado, pois pode realçar ainda mais o padrão.[72-74] Seu uso não é apropriado em casos agudos e, em paralisias faciais crônicas, o seu uso é limitado.[75]

Na prática, o uso de eletroestimulação ocorre com frequências baixas (30-40 Hz) e tempo de duração de pulso alta (200 μs), através de caneta de eletrodiagnóstico, com tempo de repouso dobrado em relação ao tempo de contração pode ser utilizado. Em geral, encontra-se o ponto motor do músculo facial a ser estimulado e, em seguida, aplica-se a EENM no mesmo durante 8 repetições associado à contração muscular ativa do mesmo, sendo o eletrodo ativo no ponto motor (caneta) e o eletrodo dispersivo no trapézio médio

Quadro 11-1. Escala de House-Brackman para Avaliação do Movimento Facial

Grau	Descrição	Em repouso	Em movimento
I	Normal	Simetria	Função facial normal
II	Disfunção leve	Simetria e tônus normais	Fronte: função moderada a boa Olho: fechamento completo com esforço mínimo Boca: assimetria discreta
III	Disfunção moderada	Simetria e tônus normais	Fronte: movimento discreto a moderado Olho: fechamento completo com esforço Boca: discreta fraqueza com máximo esforço
IV	Disfunção moderadamente grave	Simetria e tônus normais	Fronte: nenhum Olho: fechamento incompleto Boca: assimetria com esforço máximo
V	Disfunção grave	Assimetria	Fronte: nenhum Olho: fechamento incompleto Boca: discreto movimento
VI	Paralisia total	Assimetria	Nenhum movimento

do paciente (este somente para fechar a corrente elétrica). Quanto maior o eletrodo dispersivo, menor será o seu efeito e mais confortável ficará para o paciente. É prudente iniciar a terapia após 21 dias do procedimento cirúrgico em virtude do tempo de readaptação nervosa da fibra, pois a despolarização nervosa com a eletroestimulação é bilateral, ou seja, aferente e eferente.

HIPOSSALIVAÇÃO E XEROSTOMIA

A saliva é uma secreção exógena e muito instável produzida pelo organismo, sendo muito importante na preservação da saúde oral.[76] Sua composição é alterada mediante a quantidade de água ingerida e alimentos consumidos.[77]

As disfunções salivares podem ser classificadas em hipossalivação (redução objetiva do fluxo salivar – Quadro 11-2), alterações na composição salivar e xerostomia (sensação de boca seca) (Fig. 11-7).[78]

Dentre as muitas causas da hipossalivação, encontra-se a radiação na região de cabeça e pescoço, e ressecções cirúrgicas das glândulas salivares.[79-81] Esta disfunção gera muitos transtornos orais ao paciente, como dor, halitose, periodontite, gengivite, cárie dentária, disgeusia, disfagia, disfonia[79] e até mucosite oral,[81] impactando negativamente na qualidade de vida do paciente (Quadro 11-3).[82]

Quadro 11-2. Classificação da Taxa de Fluxo Salivar Total

Taxa de fluxo de saliva total (mL/min)	Muito baixa	Baixa	Normal
Sem estímulo	< 0,1	0,1-0,25	> 0,25
Com estímulo	< 0,7	0,7-1,0	> 1,0

Ericsson e Hardwick, 1978.[85]

Quadro 11-3. Principais Manifestações Clínicas da Xerostomia

- Dificuldade de mastigar, engolir e falar
- Paladar alterado
- Sensação de ardência
- Halitose
- Sensação de boca seca
- Candidíase oral
- Cárie dental

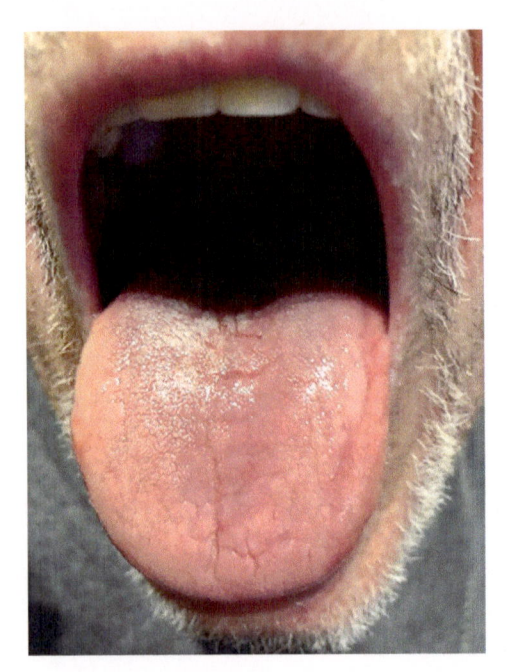

Fig. 11-7. Hipossalivação. Paciente em tratamento de quimioterapia.

O tratamento com a radioterapia é essencial, uma vez que as glândulas salivares localizam-se próximas aos sítios primários e também aos linfonodos cervicais, sendo a gravidade da hipossalivação dependente da dose, do tipo de radiação ionizante, da resposta do próprio paciente[83] e da quantidade de tecido salivar exposto.[84]

Acredita-se que a fisiopatologia da hipossalivação esteja relacionada com o dano à membrana plasmática das células acinares, sendo que, em uma fase tardia, o efeito se daria em função da redução na quantidade de células acinares funcionais.[86,87] Já para a xerostomia, o dano direto ou indireto no ácido desoxirribonucleico (DNA) das células da glândula salivar pela radioterapia ou a citotoxicidade celular podem induzir a apoptose e justificar a sua ocorrência, a qual pode-se manifestar de forma aguda (durante o tratamento) ou tardia (meses ou anos após a terapia de radiação).[88] Apesar das células se regenerarem após o tratamento oncológico, podem não ter sua função totalmente reestabelecida pelos danos estruturais gerados.[86,89]

Para avaliar a mensuração da saliva nos pacientes com estas disfunções pode ser utilizada a sialometria, de forma não estimulada (escorrendo passivamente a saliva presente na boca em um recipiente graduado) e estimulada (por meio de um estímulo mecânico como mastigar parafina, silicone ou goma de mascar e após expectorar no recipiente graduado).[81,90,86] Porém, para a realização deste exame, o paciente deve seguir algumas orientações prévias, como não comer, beber, fumar ou realizar quaisquer procedimentos de higiene bucal nas duas horas que antecedem as medições, tomar 300 mL de água duas horas antes das coletas de saliva.

A xerostomia pode ser descrita nos seguintes graus:[91]

- *Grau 1:* saliva espessa ou escassa, taxa de fluxo normal, dieta não alterada.
- *Grau 2:* saliva espessa ou escassa, taxa de fluxo baixa, dieta limitada.
- *Grau 3:* incapacidade de se alimentar, taxa de fluxo muito baixa.

Dentre as formas de manejo dos pacientes com hipossalivação e xerostomia radioinduzidos podem ser citados agentes tópicos como gelo, substitutos de saliva como pilocarpina sistêmica ou tópica, cevimelina sistêmica, substitutos de saliva, cuidados bucais, acupuntura e os recursos eletrotermofototerápicos.[81,92,93]

A terapia por fotobiomodulação pode ser empregada com o uso da luz com comprimento de onda que varia de 685 a 808 nm ambos descritos como efetivos na potencialização da função secretora da glândula salivar.[82,88]

A fotobiomodulação pode ser utilizada em comprimentos de onda vermelho, com densidade de energia de 2 J/cm^2 a 10 J/cm^2, com aplicação por contato intraoral e extraoral. Os pontos relatados envolvem as glândulas parótida, submandibular e sublingual, mucosa jugal, assoalho bucal, língua móvel, pilar amigdaliano, úvula, lábios, palato duro e mole, sempre evitando a área tumoral.[19,88]

A Figura 11-8 exemplifica pontos de aplicação do *laser* de baixa potência, onde sugere-se que a aplicação intraoral seja no comprimento de onda 630 a 685 nm, com energia de 1 a 3 J, pontual, e a aplicação intraoral com comprimento de onda infravermelho, com energia de 2 a 4 J, pontual.

Em pacientes com hipossalivação, o comprimento de onda do *laser* de 830 nm provou ser mais efetivo em estimular a salivação quando comparado à luz visível. Essa diferença pode ser atribuída às diferentes propriedades de absorção espectral dos principais cromóforos dos tecidos moles orais.[94]

Embora alguns ensaios tenham demonstrado benefício na utilização da fotobiomodulação, ainda não se definiu qual a melhor dose utilizada, ou comprimento de onda selecionado, especialmente em pacientes que já finalizaram o tratamento oncológico, pois os resultados alcançados com a terapia podem estar associados aos efeitos tardios da radioterapia na estrutura glandular, como fibrose e atrofia acinar.[84]

Sugere-se a aplicação da fotobiomodulação no comprimento de onda 630 a 685 nm, com energia de 1 a 3 J intraoral e a fotobiomodulação no comprimento de onda infravermelho, com energia de 2 a 4 J na aplicação extraoral (Fig. 11-8).

Outra modalidade utilizada na prática clínica para tratar ou melhorar a hipossalivação e/ou xerostomia no paciente em tratamento para o câncer de cabeça e pescoço é a estimulação elétrica nervosa transcutânea (TENS) seja aplicada durante a realização do tratamento radioterápico ou após o seu término.[87,92,95]

A TENS ainda é pouco estudada quando se trata de estimulação do fluxo salivar, principalmente em pacientes oncológicos, assim como seus mecanismos de ação.[87-92] Contudo, acredita-se que a corrente elétrica atue a partir da estimulação direta do nervo auriculotemporal. Estes feixes nervosos são localizados bilateralmente e constituem trajetos aferentes que transportam informações sensoriais para os núcleos salivares na medula, que, por sua vez, dirigem respostas eferentes do reflexo responsável pela salivação.[87,96]

A aplicação isolada de TENS após a finalização da radioterapia parece aumentar significativamente o fluxo salivar, posicionando os eletrodos na região das glândulas salivares maiores: parótidas e submandibulares (se preservado o nível I linfonodal após a linfonodectomia cervical) (Fig. 11-7).[87,95] O intervalo para a aplicação da TENS após a radioterapia parece influenciar significativamente a melhora do fluxo salivar.[92] Estudos, entretanto, precisam ser realizados para estabelecer se há ou não segurança para o uso em pacientes oncológicos.

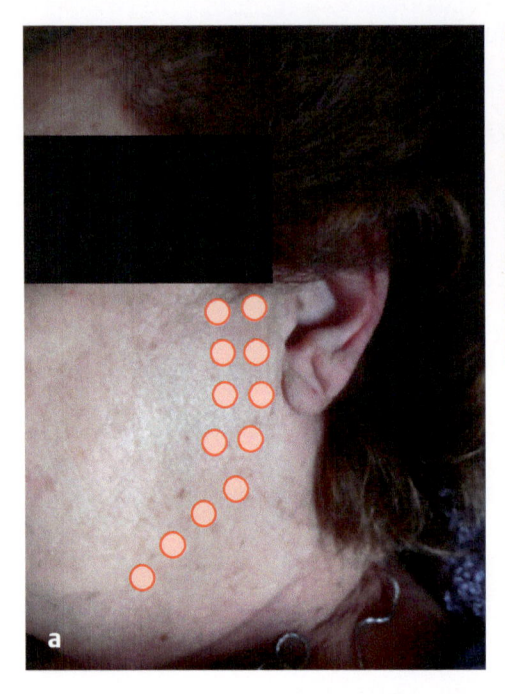

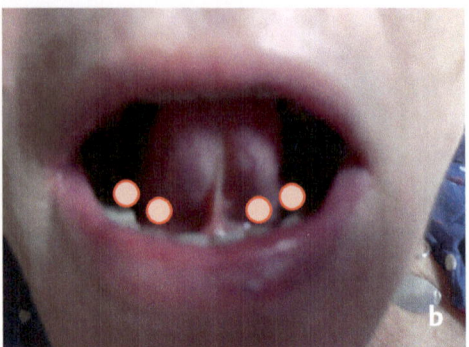

Fig. 11-8. Aplicação de *laser* extraoral e sublingual em pacientes com hipossalivação. (a) Infravermelho – extraoral. (b) Vermelho sublingual.

DISFAGIA

Ao menos dois terços dos pacientes com câncer de cabeça e pescoço têm problemas permanentes para deglutir – disfagia.[97] A deglutição é um mecanismo que permite a progressão da comida pela cavidade oral e pela porção superior do esfíncter esofagiano. Está associada com a proteção das vias aéreas e envolve atividades reflexas e voluntárias. É uma função complexa, como a participação de 30 pares de músculos e seis nervos cranianos.[98]

A disfagia, em função da radioterapia por câncer de cabeça e pescoço, ocorre entre 27 e 80% dos pacientes dependendo do método de avaliação, da definição de prejuízo da deglutição, da dosagem da radioterapia. Suas principais características são lentidão do trânsito faringeal, diminuição da contração da musculatura da faringe, incompleta elevação do osso hioide, aumento da estase da mucosa oral e uma anormal função do esfíncter esofageano superior. A ocorrência de pneumonia por aspiração é uma consequência frequente pela incompleta elevação do osso hioide e da errônea função do esfíncter esofageano superior. A disfagia pós-radioterapia também tem impacto negativo na nutrição, na hidratação e na qualidade de vida do paciente.[97]

O efeito da radioterapia sobre o músculo esquelético é limitado, uma vez que é conhecido pela sua radiorresistência, em função da sua atividade mitótica latente (células de crescimento) e da baixa descrição de efeitos colaterais. Entretanto, declínio funcional, fraqueza muscular e prejuízo para a amplitude de movimento são frequentemente relatados por pacientes oncológicos.[99]

Sabe-se que uma sessão de radioterapia é capaz de provocar uma contratura muscular em poucas horas. Alterações nas fibras musculares e na microvasculatura podem ser percebidas após 24 horas da exposição do músculo à radiação. Além disso, 40 dias após a exposição à radiação, há um progressivo prejuízo para o músculo esquelético, que vai evoluindo para uma atrofia das fibras tipo II e necrose na microvasculatura.[99]

Fibras musculares com alta capacidade glicolítica e menor resposta a ROS, como as fibras tipo II, têm maior prejuízo quando um paciente é submetido a sessões de radioterapia. Como são fibras de contração rápida, dependem de um eficiente metabolismo glicolítico. Além disso, em função da menor densidade mitocondrial, as fibras tipo II têm uma imperfeita capacidade de remoção da ROS.[99]

Músculos que são predominantemente constituídos por fibras tipo II, como o músculo constritor inferior da faringe, tem menor capacidade oxidativa. Quando exposto à radiação, há um prejuízo na motilidade, e o paciente apresenta dificuldades de deglutição, por exemplo.[99]

Entre outras condutas, o fortalecimento muscular é uma forma de minimizar a disfagia pós-radioterapia.[97] O objetivo principal do uso da eletroestimulação em pacientes com disfagia é recrutar a musculatura das regiões laríngeas e faríngeas, com inervação preservada, para melhorar a *performance* da elevação da laringe. A eletroestimulação vai proporcionar o recrutamento de músculos atrofiados ou hipotrofiados pelo desuso, facilitando a recuperação da capacidade de deglutir.[100]

Os eletrodos devem ser posicionados sobre as regiões laríngeas e submentonianas, para ativarem simultaneamente uma contração dos músculos:[100]

- *Milo-hióideo na região mentoniana:* esse músculo supra-hióideo tem inserção superior na linha milo-hióidea da mandíbula e inserção inferior no corpo do osso hioide, com o objetivo de elevar o osso hioide.
- *Tireóideo na região do pescoço:* esse músculo infra-hióideo tem inserção superior no corno maior do osso hioide e inserção inferior na cartilagem tireoide, com o objetivo de abaixar o osso hioide e elevar a laringe, passo essencial para a abertura do esfíncter esofageano superior.

A Figura 11-9 apresenta a colocação dos eletrodos.

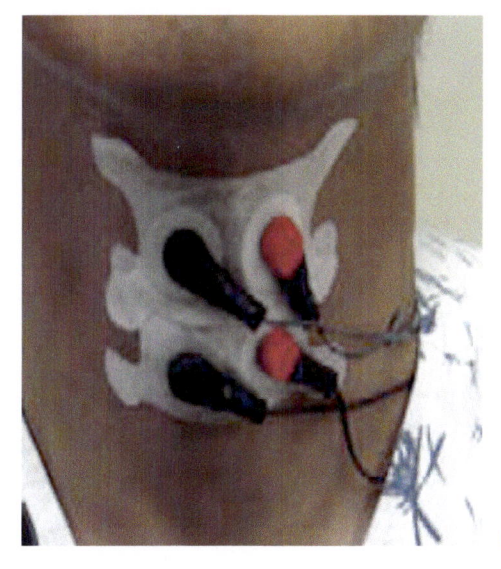

Fig. 11-9. Eletroestimulação para disfagia.[79]

Dessa forma, os pacientes serão estimulados a, junto com a contração voluntária, recrutar a musculatura necessária para a deglutição, diminuindo o risco de aspiração e facilitando a realização do movimento. O uso da eletroestimulação combinada à realização de exercícios ativos é superior ao uso isolado dos exercícios.[100]

Diante do exposto, o uso das terapias eletrotermofototerápicas em pacientes com câncer de cabeça e pescoço necessitam ser mais bem estudadas, pela particularidade anatômica da região e pelas peculiaridades de cada recurso. Somente assim, os fisioterapeutas poderão utilizá-los com mais segurança e confiabilidade. Contudo, com cautela e, principalmente, com o conhecimento oncológico sobre a doença e também sobre o tratamento de cada paciente, podem ser utilizados em seu benefício.

ANEXO 1

ESCORE DE CONSTANT PARA AVALIAÇÃO DA SÍNDROME DO OMBRO CAÍDO[63]

A. Dor (/15): Média (1+2)			A _____
1. Você tem dor em seu ombro (atividades normais?)			
[15] Nenhuma	[10] Dor leve	[5] Moderada	[0] Severa ou permanente
2. Escala Linear: se "0" significa nenhuma dor e "15" o máximo de dor que você pode experimentar, por favor, circule qual é o nível de dor do seu ombro.			

Nível de dor	0	1	2	3	4	5	6	7	8	9	10	11	12	13	14	15
Pontos	15	14	13	12	11	10	9	8	7	6	5	4	3	2	1	0

B. AVD's (/20): Total (1+2+3+4)			B _____
1. Sua ocupação ou vida diária é limitada pelo seu ombro?			
[4] Não	[2] Limitação moderada		[0] Limitação severa
2. Suas atividades de lazer e recreação são limitadas pelo seu ombro?			
[4] Não	[2] Limitação moderada		[0] Limitação severa
3. Seu sono noturno é perturbado pelo seu ombro?			
[2] Não	[1] Às vezes		[0] Sim
4. Em que nível você pode usar o seu braço para dor razoável, atividades razoáveis?			
[2] Cintura	[4] Xifoide (esterno)	[6] Pescoço	[8] Cabeça [10] Acima da cabeça

C. ADM (/40): Total (1+2+3+4)					C _____	
1. Flexão: _____ pts	0-30	0 pts	3. Rotação externa _____ pts	Mão atrás da cabeça e cotovelo para frente		2
	31-60	2 pts		Mão atrás da cabeça e cotovelo para trás		4
	61-90	4 pts		Mão acima da cabeça e cotovelo para frente		6
	91-120	6 pts		Mão acima da cabeça e cotovelo para trás		8
	121-150	8 pts		Elevação completa do braço		10
	> 150	10 pts	4. Rotação interna (dorso da mão) _____ pts	Coxa		0
2. Abdução: _____ pts	0-30	0 pts		Nádega		2
	31-60	2 pts		Quadril		4
	61-90	4 pts		Cintura		6
	91-120	6 pts		T12		8
	121-150	8 pts		Entre ombros		10
	> 150	10 pts	D. Total (/75): A+B+C		_____	

REFERÊNCIAS BIBLIOGRÁFICAS

1. van Wilgen CP, Dijkstra PU, van der Laan BF, Plukker JT, Roodenburg JL. Shoulder complaints after neck dissection; is the spinal accessory nerve involved? *Br J Oral Maxillofac Surg.* 2003;41(1):7-11.
2. McGarvey AC, Chiarelli PE, Osmotherly PG, Hoffman GR. Physiotherapy for accessory nerve shoulder dysfunction following neck dissection surgery: a literature review. *Head Neck.* 2011;33(2):274-280.
3. Barber B, McNeely M, Chan KM, Beaudry R, Olson J, Harris J, et al. Intraoperative brief electrical stimulation (BES) for prevention of shoulder dysfunction after oncologic neck dissection: study protocol for a randomized controlled trial. *Trials.* 2015,30;16:240.
4. El Ghani F, Van Den Brekel MWM, De Goede CJT, Kuik J, Leemans CR, Smeele LE. Shoulder function and patient well-being after various types of neck dissections. *Clin Otolaryngol.* 2002;27:403-408.
5. Chummun S, McLean NR, Ragbir M. Surgical education: neck dissection. *Br J Plast Surg.* 2004;57:610-623.
6. Cicconetti A, Matteini C, Cruccu G, Romaniello A. Comparative study on sensory recovery after oral cavity reconstruction by free flaps: preliminary results. *J Craniomaxillofac Surg.* 2000;28(2):74-8.
7. Mozzini CB. Avaliação da funcionalidade do ombro, dor e qualidade de vida em pacientes submetidos a esvaziamento cervical e a resposta ao protocolo de reabilitação fisioterápica. São Paulo. Dissertação [Mestrado] – Universidade de São Paulo; 2009. p. 210
8. Chepeha DB, Taylor RJ, Chepeha JC, Teknos TN, Bradford CR, Sharma PK, et al. Functional assessment using Constant's Shoulder Scale after modified radical and selective neck dissection. *Head Neck.* 2002;24:432-6.
9. Erisen L, Basel B, Irdesel J, Zarifoglu M, Coskun H, Basut O, et al. Shoulder function after accessory nerve-sparing neck dissections. *Head Neck.* 2004;26(11):967–971.
10. Kraft GH. Fibrillation potential amplitude and muscle atrophy following peripheral nerve injury. *Muscle Nerve.* 1990;13(9):814-821.
11. Navarro X, Vivó M, Valero-Cabré A. Neural plasticity after peripheral nerve injury and regeneration. *Prog Neurobiol.* 2007;82(4):163-201.
12. Baldwin ERL, Baldwin TD, Lancaster JS, McNeely ML, Collins DF. Neuromuscular electrical stimulation and exercise for reducing trapezius muscle dysfunction in survivors of head and neck cancer: a case-series report. *Physioth Can.* 2012;64(3);317-324.
13. Trevor THM. Correntes de baixa frequência. In: Eletroterapia prática baseada em evidências. 2. ed. – Barueri, SP: Manole; 2003. Cap 15. p. 233-239.
14. Mang CS, Lagerquist O, Collins DF. Changes in corticospinal excitability evoked by common peroneal nerve stimulation depend on stimulation frequency. *Exp Brain Res.* 2010;203:11-20.
15. Bergquist AJ, Clair JM, Lagerquist O, Mang CS, Okuma Y, Collins DF. Neuromuscular electrical stimulation: implications of the electrically evoked sensory volley. *Eur J Appl Physiol.* 2011;111(10):2409-2426.
16. Cauraugh JH, Kim S. Two coupled motor recovery protocols are better than one: electromyogram-triggered neuromuscular stimulation and bilateral movements. *Stroke.* 2002;33(6):1589-1594.
17. Khaslavskaia S, Sinkjaer T. Motor cortex excitability following repetitive electrical stimulation of the common peroneal nerve depends on the voluntary drive. *Exp Brain Res.* 2005;162(4):497-502.
18. Cauraugh JH, Summers JJ. Neural plasticity and bilateral movements: a rehabilitation approach for chronic stroke. *Prog Neurobiol.* 2005;75(5):309-20.
19. Gonnelli FAS, Palma LF, Giordani AJ, Deboni ALS, Dias RS, Segreto RA, et al. Low-Level Laser for Mitigation of Low Salivary Flow Rate in Head and Neck Cancer Patients Undergoing Radiochemotherapy: A Prospective Longitudinal Study. *Photomed Laser Surg.* 2016;34(8):326-330.

20. Baxter D. Laserterapia de baixa intensidade. In: Kitchen, S. Eletroterapia: prática baseada em evidências. 11. ed. Barueri/SP: Manole; 2003. p. 171-90.
21. Chung H, Dai T, Sharma SK, Huang YY, Carroll JD, Hamblin MR. The nuts and bolts of low-level laser (light) therapy. *Ann Biomed Eng.* 2012;40:516-533.
22. Saffold SH, Wax MK, Nguyen A, Caro JE, Andersen PE, Everts EC, et al. Sensory changes associated with selective neck dissection. *Arch Otolaryngol Head Neck Surgery.* 2000;126:425-428.
23. van Wilgen CP, Dijkstra PU, van der Laan BFAM, Plukker JT, Roodenburg JLN. Morbidity of the neck after head and neck cancer therapy. *Head Neck.* 2004;9:758-91.
24. Roh JL, Yoon YH, Kim SY, Park CI. Cervical sensory preservation during neck dissection. *Oral Oncol.* 2007; 43:491-498.
25. Dropcho EJ. Neurotoxicity of Radiation Therapy. *Neurologic Clinics.* 2010;28(1):217-234.
26. Cameron M. Agentes físicos na reabilitação (tradução: Alcir Costa Fernandes Filho). 3. ed. Rio de Janeiro: Elsevier; 2009.
27. Ordahan B, Karahan AY. Role of low-level laser therapy added to facial expression exercises in patients with idiopathic facial (Bell's) palsy. *Lasers Med Sci* 2017;32:931-936.
28. AlGhamdi KM, Kumar A, Moussa NA. Low-level laser therapy: a useful technique for enhancing the proliferation of various cultured cells. *Lasers in Medical Science.* 2011;27(1):237-249.
29. Jenkins PA, Carroll JD. How to report low-level laser therapy (LLLT)/photomedicine dose and beam parameters in clinical and laboratory studies. *Photomed Laser Surg.* 2011;29:785-787.
30. Zecha JA, Raber-Durlacher JE, Nair RG, Epstein JB, Sonis ST, Elad S, et al. Low level laser therapy/photobiomodulation in the management of side effects of chemoradiation therapy in head and neck cancer: part 1: mechanisms of action, dosimetric, and safety considerations. *Support Care Cancer.* 2016b;24:2781-2792.
31. Bensadoun RJ. Photobiomodulation or low-level laser therapy in the management of cancer therapy-induced mucositis, dermatitis and lymphedema. *Curr Opin Oncol.* 2018;30(4):226-232.
32. Hamblin MR, Nelson ST, Strahan JR. Photobiomodulation and Cancer: What Is the Truth? *Photomed Laser Surg.* 2018;36(5):241-245.
33. Ridner SH, Dietrich MS, Niermann K, Cmelak A, Mannion K, Murphy B. A prospective study of the lymphedema and fibrosis continuum in patients with head and neck cancer. *Lymphat Res Biol* 2016;14:198-205.
34. Deng J, Ridner SH, Dietrich MS, Wells N, Wallston KA, Sinard RJ, et al. Prevalence of secondary lymphedema in patients with head and neck cancer. *J Pain Symptom Manage.* 2012a;43:244-252.
35. Deng J, Ridner SH, Murphy BA, Dietrich MS. Preliminary development of a lymphedema symptom assessment scale for patients with head and neck cancer. *Support Care Cancer.* 2012b;20:1911-1918.
36. Deng J, Murphy BA, Dietrich MS, Wells N, Wallston Ka, Sinard RJ, et al. Impact of secondary lymphedema after head and neck cancer treatment on symptoms, functional status, and quality of life. *Head Neck.* 2013;35:1026-1035.
37. Lennox AJ, Shafer JP, Hatcher M, Beil J, Funder SJ. Pilot study of impedance-controlled microcurrent therapy for managing radiation-induced fibrosis in head-and-neck cancer patients. *Int J Radiation Oncology Biol Phys.* 2002;54(1):23-34.
38. Robbins KT: Barriers to winning the battle with head and neck cancer. *Int J Radiat Oncol Biol Phys.* 2002;53:4-5.
39. Peng G, Masood K, Gantz O, Sinha U. Neuromuscular electrical stimulation improves radiation-induced fibrosis through Tgf-B1/MyoD homeostasis in head and neck cancer. *J Surg Onc.* 2016;114:27-31
40. Oliveira FA, Moraes AC, Paiva AP, Schinzel V, Correa-Costa M, Semedo P, et al. Low-level laser therapy decreases renal interstitial fibrosis. *Photomed Laser Surg.* 2012; 30:705-713.

41. Epstein JB, Thariat J, Bensadoun RJ, Barasch A, Murphy BA, Kolnick L, et al. Oral complications of cancer and cancer therapy: from cancer treatment to survivorship. *CA Cancer J Clin.* 2012; 62:400-422.
42. Fillipin LI, Mauriz JL, Vedovelli K, Moreira AJ, Zettler CG, Lech O, et al. Low-level laser therapy (LLLT) prevents oxidative stress and reduces fibrosis in rat traumatized Achilles tendon. *Lasers Surg Med.* 2005;37:293-300.
43. Hudson DE, Hudson DO, Wininger JM, Richardson BD. Penetration of laser light at 808 and 980 nm in bovine tissue samples. *Photomed Laser Surg*, 2013;31(4):163-168.
44. Moore KL, Agur AMR. Essential Clinical Anatomy. 3rd ed. Philadelphia: Lippincott Williams & Wilkins; 2007. Neck; p. 584-629.
45. Rodrigues EP, Teixeira LMS, Reher P. Drenagem venosa e linfática da cabeça e do pescoço. In: Teixeira LS, Reher P, Reher VGS. Anatomia aplicada à odontologia. São Paulo: Guanabara Koogan; 2008. p.112-20.
46. Ewing MR, Martin H. Disability following "radical neck dissection". An Assessment based on the postoperative evaluation of 100 patients. *Cancer.* 1952;5:873-883.
47. Dunlop R. Palliative care for head and neck cancer. In: Shah JP, Johnson NW, Batsakis JG. Oral cancer. London: Martin Dunitz; 2003. p. 373-83.
48. Chen MH, Chang PM, Chen PM, Tzeng CH, Chu PY, Chang SY, et al. Prolonged facial edema is an indicator of poor prognosis in patients with head and neck squamous cell carcinoma. *Support Care Cancer.* 2010;18:1313-9.
49. Mozzini CB. Edema na face e no pescoço após esvaziamento cervical com ou sem ressecção da veia jugular interna. São Paulo. Tese [Doutorado] – Universidade de São Paulo; 2011. p. 130.
50. McGarvey AC, Osmotherly PG, Hoffman GR, Chiarelli PE. Lymphoedema following treatment for head and neck cancer: impact on patients, and beliefs of health professionals. *Eur J Cancer Care.* 2014;23(3):317-327.
51. Deng J, Ridner SH, Murphy BA. Lymphedema in patients with head and neck cancer. *Oncol Nurs Forum.* 2011;38(1):E1-E10.
52. Schultze-Mosgau S, Schmelzeisen R, Frölich JC, Schmele H. Use of ibuprofen and methylprednisolone for the prevention of pain and swelling after removal of impacted third molars. *J Oral Maxillofac Surg.* 1995;53:2-7.
53. Rakprasitkul S, Pairuehvej V. Mandibular third molar surgery with primary closure and tube drain. *Int J Oral Maxillofac Surg.* 1997;26:187-90.
54. Piso DU, Eckardt A, Liebermann A, Gutenbrunner C, Schäfer P, Gehrke A. Early rehabilitation of head-neck edema after curative surgery for orofacial tumors. *Am J Phys Med Rehabil.* 2001;80:261-269.
55. Sağlam AA. Effects of tube drain with primary closure technique on postoperative trismus and swelling after removal of fully impacted mandibular third molars. *Quintessence Int.* 2003;34:143-147.
56. Cerqueira PRF, Vasconcelos BCE, Bessa-Nogueira RV. Comparative Study of the effect of a tube drain in impacted lower third molar surgery. *J Oral Maxillofac Surg.* 2004;62:57-61.
57. Lahtinen T, Nuutinen J, Alanen E. Dieletric properties of the skin. *Phy Med Biol.* 1997;42:1471-1472.
58. Dirican A, Andacoglu O, Johnson R, McGuire K, Mager L, Soran A. The short-term effects of low-level laser therapy in the management of breast-cancer-related lymphedema. *Support Care Cancer.* 2011;19(5):685-690.
59. Zecha JA, Raber-Durlacher JE, Nair RG, Epstein JB, Elad S, Hamblin MR, et al. Low-level laser therapy/photobiomodulation in the management of side effects of chemoradiation therapy in head and neck cancer: part 2: proposed applications and treatment protocols. *Support Care Cancer.* 2016a;24:2793-2805.
60. Goldstein M, Maxymiw WG, Cummings BJ, Wood RE. The effects of antitumor irradiation on mandibular opening and mobility: a prospective study of 58 patients. *Oral Surg Oral Med Oral Pathol Oral Radiol Endod.* 1999;88:365-373.

61. Wang CJ, Huang EY, Hsu HC, Chen HC, Fang FM, Hsiung CY. The degree and time-course assessment of radiation-induced trismus occurring after radiotherapy for nasopharyngeal cancer. *Laryngoscope.* 2005;115:1458-60.
62. Teguh DN, Levendag PC, Voet P, van der Est H, Noever I, De KW, et al. Trismus in patients with oropharyngeal cancer: relationship with dose in structures of mastication apparatus. *Head Neck.* 2008;30(5):622-630.
63. Al-Ani MZ, Gray RJ. Evaluation of three devices used for measuring mouth opening. *Dent Update.* 2004;31:346-8.
64. Leonard M. Trismus: what is it, what causes it, and how to treat it. *Dent Today.* 1999;18:74-77.
65. Dijkstra PU, Kalk WW, Roodenburg JL. Trismus in head and neck oncology: a systematic review. *Oral Oncol.* 2004;40(9):879-889.
66. van der Molen L, van Rossum MA, Burkhead LM, Smeele LE, Hilgers FJ. Functional outcomes and rehabilitation strategies in patients treated with chemoradiotherapy for advanced head and neck cancer: a systematic review. *Eur Arch Otorhinolaryngol.* 2009;266(6):889-900.
67. Aras MH, Gungormus M. Placebo-controlled randomized clinical trial of the effect two different low-level laser therapies (LLLT)–intraoral and extraoral–on trismus and facial swelling following surgical extraction of the lower third molar. *Lasers Med Sci.* 2010;25(5):641-645.
68. González-Arriagada WA, Ramos LMA, Andrade MAC, Lopes MA. Efficacy of low-level laser therapy as an auxiliary tool for management of acute side effects of head and neck radiotherapy. *J Cosmet Laser Ther.* 2018;20(2):117-122.
69. Stew B, Williams H. Modern management of facial palsy: a review of current literature. *Brit J Gen Pract.* 2013;63:109-110.
70. Reilly J, Myssiorek D. Facial nerve stimulation and postparotidectomy facial paresis. *Otolaryngol Head Neck Surg.* 2003;128(4):529-533.
71. Targan R, Alon G, Kay SL. Effect of long-term electrical stimulation on motor recovery and improvement of clinical residuals in patients with unresolved facial nerve palsy. *Otolaryngol Head Neck Surg.* 2000;122(2):246-252.
72. van Landingham SW., Diels J, Lucarelli MJ. Physical therapy for facial nerve palsy: applications for the physician. *Curr Opin Ophthalmol.* 2018;29:469-475.
73. Van Swearingen, J. Facial Rehabilitation: A Neuromuscular Reeducation, Patient-Centered Approach. *Facial plastic surgery.* 2008;24(2):250-259.
74. Tuncay F, Borman P, Taşer B, Ünlü I, Samim E. Role of electrical stimulation added to conventional therapy in patients with idiopathic facial (bell) palsy. *Am J Phys Med Rehabil.* 2015;222-228.
75. Fargher KA, Coulson SE. Effectiveness of electrical stimulation for rehabilitation of facial nerve paralysis. *Phys Ther Rev.* 2017; 22:169-176.
76. Saleh J, Figueiredo MA, Cherubini K, Salum FG. Salivary hypofunction: An update on aetiology, diagnosis and therapeutics. *Arch Oral Biol.* 2015;60(2):242-255.
77. Douglas CR. Tratado de fisiologia – aplicada às ciências médicas. Rio de Janeiro: Guanabara Koogan; 2006.
78. Nederfors T. Xerostomia and hyposalivation. *Adv Dent Res.* 2000,14:48-56.
79. Villa A, Connell CL, Abati S. Diagnosis and management of xerostomia and hyposalivation. *Ther Clin Risk Manag.* 2014;11:45-51.
80. Mercadante V, Al Hamad A, Lodi G, Porter S, Fedele S. Interventions for the management of radiotherapy-induced xerostomia and hyposalivation: A systematic review and meta-analysis. *Oral Oncol.* 2017;66:64-74.
81. Eisbruch A, Kim HM, Terrell JE, Marsh LH, Dawson LA, Ship JA. Xerostomia and its predictors following parotid-sparing irradiation of head-and-neck cancer. *Int J Radiat Oncol Biol Phys.* 2001;50(3):695-704.
82. Palma LF, Gonnelli FAS, Marcucci M, Dias RS, Giordani AJ, Segreto RA, et al. Impact of low-level laser therapy on hyposalivation, salivary pH, and quality of life in head and neck cancer patients post-radiotherapy. *Lasers Med Sci.* 2017;32(4):827-832.

83. Lin, SC, Jen YM, Chang YC, Lin CC. Assessment of xerostomia and its impact on quality of life in head and neck cancer patients undergoing radiotherapy, and validation of the Taiwanese version of the xerostomia questionnaire. *J Pain Symptom Manage.* 2008;36(2):141-148.
84. Saleh J, Figueiredo MAZ, Cherubini K, Braga-Filho A, Salum FG. Effect of Low-Level Laser Therapy on Radiotherapy-Induced Hyposalivation and Xerostomia: A Pilot Study. *Photomed Laser Surg.* 2014;32(10):546-552.
85. Ericsson V, Hardwick L. Individual diagnosis, prognosis and ounsellingfor caries prevention. *Caries Res* 1978;12 (Suppl 1):94-102.
86. Wong RKW, James JL, Sagar S, Wyatt G, Nguyen-Tân PF, Singh AK, et al. Phase 2 results from radiation therapy oncology group study 0537. *Cancer.* 2012;118(17):4244-4252.
87. Paim ÉD, Macagnan FE, Martins VB, Zanella VG, Guimarães B, Berbert MCB, et al. Efeito agudo da Transcutaneous Electric Nerve Stimulation (TENS) sobre a hipossalivação induzida pela radioterapia na região de cabeça e pescoço: um estudo preliminar. *CoDAS.* 2018;30(3):1-7.
88. Lopes CO, Mas JRI, Zângaro RA. Prevenção da xerostomia e da mucosite oral induzidas por radioterapia com uso do laser de baixa potência. *Radiol Bras.* 2006;39(2):131-136.
89. Lacouture M, Sibaud V. Toxic Side Effects of Targeted Therapies and Immunotherapies Affecting the Skin, Oral Mucosa, Hair, and Nails. *Am J Clin Dermatol.* 2018;19(s1):31-39.
90. Al-Nawas B, Al-Nawas K, Kunkel M, Grötz KA. Quantifying radioxerostomia: Salivary flow rate, examiner's score, and quality of life questionnaire. *Strahlenther Onkol.* 2006;182(6):336-341.
91. Falcão DP, Mota LMH, Pires AL, Bezerra ACB. Sialometria : aspectos de interesse clínico. *Rev Bras Reumatol.* 2013;53(6):525-531.
92. Lakshman A, Babu Gs, Rao S. Evaluation of effect of transcutaneous electrical nerve stimulation on salivary flow rate in radiation induced xerostomia patients: A pilot study. *J Cancer Res Ther.* 2015;11(1):229-233.
93. Ferreira DC, De Rossi A, Torres CP, Galo R, Paula-Silva FW, Queiroz AM. Effect of laser acupuncture and auricular acupressure in a child with trismus as a sequela of medulloblastoma. *Acupunct Med* 2014;32:190-193
94. Brzak BL, Cigić L, Baričević M, Sabol I, Mravak-Stipetić M, Risović D. Different Protocols of Photobiomodulation Therapy of Hyposalivation. *Photomed Laser Surg.* 2018;36(2):78-82.
95. Vijayan A, Asha ML, Babu S, Chakraborty S. Prospective Phase II Study of the Efficacy of Transcutaneous Electrical Nerve Stimulation in Post-radiation Patients. *Clin Oncol.* 2014;26(12):743-747.
96. Gordon T, Brushart TM, Amirjani N, Chan KM. The potential of electrical stimulation to promote functional recovery after peripheral nerve injury– comparisons between rats and humans. *Acta Neurochir Suppl.* 2007;100:3-11.
97. Langmore SE, McCulloch TM, Krisciunas GP, Lazarus CL, Van Daele DJ, Pauloski BR, et al. Efficacy of Electrical Stimulation and Exercise for Dysphagia in Head and Neck Cancer Patients: A Randomized Clinical Trial. *Head Neck.* 2016 April;38(Suppl 1):E1221-E1231.
98. Servagi-Vernat S, Ali D, Roubieu C, Durdux C, Laccourreye O, Giraud P. Dysphadia after radiotherapy: state of the art and prevention. *Eur Ann Otorhinolaryngol Head Neck Dis.* 2015;132(1):23-27.
99. King S, Dunlap NE, Tennant PA, Pitts T. Pathophysiology of Radiation-Induced Dysphagia in Head and Neck Cancer. *Dysphagia.* 2016 June;31(3):339-351.
100. Ryu JS, Kang JY, Park JY, Nam SY, Choi SH, Roh JL, et al. The effect of electrical stimulation therapy on dysphagia following treatment for head and neck cancer. *Oral Oncology.* 2009;45(8):665-668.

FOTOBIOMODULAÇÃO: ILIB – *LASER* INTRAVASCULAR NO PACIENTE ONCOLÓGICO

CAPÍTULO 12

Larissa Louise Campanholi
Juliana Lenzi
Laura Rezende

A terapia com *laser* de baixa potência tem demonstrado grandes benefícios em diversas áreas da fisioterapia. De fato, seu uso clínico vem acompanhando seu progresso científico. Embora alguns destes efeitos apresentem boa evidência, seus mecanismos ainda precisam ser esclarecidos. O método ILIB (*Intravascular Laser Irradiation of Blood*) foi idealizado na década de 1970, por cientistas russos e originalmente desenvolvido para tratamento de doença cardiovascular.[1] Sua aplicação, assim como estudos sobre a técnica coincidiram com uma fase conturbada da política mundial. Talvez este seja, entre outros, um dos grandes motivos para sua baixa evidência científica.[2] Assim, o ILIB permaneceu em descrédito por décadas.[3]

O uso do *laser* na modalidade ILIB consiste na sua aplicação com comprimento de onda vermelho, através de uma fibra óptica acoplada ao cateter intravenoso, geralmente realizada no antebraço do paciente.

Embora alguns estudos publicados já entre a década de 1980 e 1990 demonstrem bons resultados no paciente oncológico,[4] seu mecanismo ainda permanece incerto e os artigos disponíveis nas principais bases de dados eletrônicos apenas disponibilizam o resumo. Seu efeito especulativo e sua falta evidência robusta na literatura limita seu uso clínico e parâmetros adequados. De fato, na prática clínica, o que se percebe são diferentes protocolos entre os profissionais. Atualmente, percebe-se um pequeno, mas crescente, corpo de estudos clínicos, com o objetivo de comprovar à eficácia terapêutica do ILIB, no entanto, até o momento, não há uma estratégia cientificamente aceita.[5] Estudos com fotobiomodulação vêm apresentando resultados benéficos e seguros quanto à aplicação no paciente oncológico, portanto, é de suma importância que este assunto seja abordado neste livro. Em virtude do avanço tecnológico e novos estudos de aplicabilidade, o ILIB vem sendo aplicado de forma modificada e não invasiva (Fig. 12-1).

A aplicação mais comum é a que envolve o *laser* de baixa potência, com comprimento de onda vermelho, onde o aparelho é acoplado a um dispositivo (espaçador), que, por sua vez, direciona a luz para próximo a veia do antebraço. No entanto, outros comprimentos de onda são também estudados. Em um levantamento bibliográfico, podemos encontrar diferentes comprimentos de onda, sendo os mais comuns o de 808 nm, 890 nm, 630 nm, 650 nm e, recentemente, 450 nm.[6,7] Seu tempo de aplicação pode variar de 20 a 60 minutos.[1,3]

A técnica ILIB, atualmente no Brasil, encontra-se em fase de comprovação. No entanto, a literatura já demonstra que alterações morfológicas nas mitocôndrias,[8] assim como

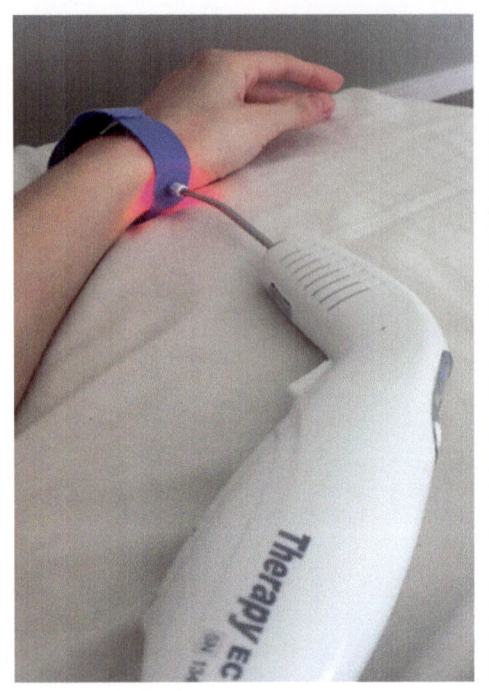

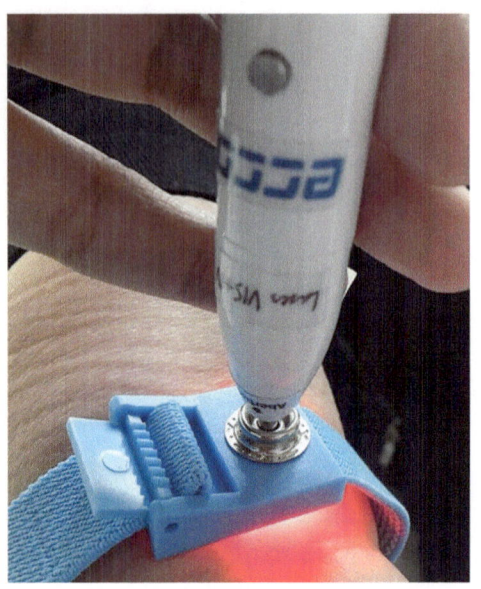

Fig. 12-1. Aplicação do ILIB.

a ativação de processos energéticos metabólicos que acontecem nos pacientes com seu uso.[5] Este processo de modulação parece intervir na sinalização redox da cadeia respiratória. A produção de trifosfato de adenosina (ATP) e a redução na geração de radicais livres seriam, portanto, aumentadas por qualquer situação que melhore o fluxo de elétrons através da cadeia respiratória.[7]

A indicação do ILIB, de maneira geral, objetiva reduzir os efeitos do estresse metabólico. Em condições de estresse, ocorre o aumento da síntese e o acúmulo de espécies reativas de oxigênio (EROs) que levam a um desequilíbrio conhecido como estresse oxidativo, portanto estresse oxidativo é o desequilíbrio sob condições de excesso de agentes oxidantes e/ou deficiência do sistema protetor.[5,9-11]

As EROs são relacionadas a alguns processos do metabolismo celular normal e/ou patológicos. As EROs são produzidas em grandes quantidades pelo metabolismo endógeno que são representados principalmente pela ativação de neutrófilos, os produtos da ciclo-oxigenase (COX), lipoxigenase (LOX), e sintases de óxido nítrico (NOS). Algumas das suas diversas formas estão descritas no Quadro 12-1.[12,13]

É importante recordar que reações de redução implicam em ganho de elétrons e as de oxidação, em perda.[11] Este mecanismo conhecido como redox da célula é ativado quando o citocromo c-oxidase presente na mitocôndria interage com a luz.[5]

Outro exemplo de cadeias redox importantes são as NO-sintases, um grupo de flavocitocromos do tipo P450, redox-ativos, que são responsáveis pela geração de NO sob condições fisiológicas, no entanto, os efeitos de irradiação nesses sistemas ainda não foram esclarecidos.

Quadro 12-1. Principais Espécies Reativas de Oxigênio e seus Locais de Aplicação

Espécies	Estrutura química	Descrição	Ocorrência	Ação
Radical superóxido	O_2^{-}	Radical mais potente na indução de dano celular	Aproximadamente, em todas as células aeróbicas	Na maioria das reações, atua como agente redutor
Radical hidroxila	$HO·$	Altamente reativo	Formado a partir da homólise da água	DNA, proteínas, carboidratos e lipídios
Radical hidroperoxil	$HO_2·$	Protonado a partir do O_2	Através do peróxido de hidrogênio	Membranas biológicas
Peróxido de hidrogênio	H_2O_2	Não é um radical livre, porque não possui elétrons desemparelhados na última camada	Reações para produção de $HO·$	Proteínas e lipídios
Oxigênio singleto	$^1O_2$	Molécula de oxigênio excitada; não é um radical livre, porque não possui elétrons desemparelhados na última camada	Produzidos pelos fagócitos, indução luminosa e reações catalisadas pelas peroxidases	Mutações no DNA

Adaptado de Garcez *et al.* (2004) e Oliveira & Schoffen (2010).[12,13]

A fotobiomodulação com *laser* de baixa potência aumenta a atividade das enzimas contra espécies reativas de oxigênio e nitrogênio, atuando na função redox da célula. E se considerarmos que o paciente oncológico apresenta um distúrbio metabólico levando ao aumento de radicais livres, a terapia ILIB poderia contribuir para o reequilíbrio da célula.

Diversas são as ações resultantes descritas do ILIB, a aplicação da luz intravascular parece atuar na redução da hipóxia tecidual, estimulando a oxigenação local; normalização metabólica tecidual; incremento do sistema imunológico com o aumento no nível de imunoglobulinas principalmente IgA, IgM, IgC.[6,14] Um efeito positivo sobre a proliferação de linfócitos e subpopulações de células B e T pode ser verificado também,[1] além da redução do conteúdo da proteína C-reativa (PCR) e da capacidade de agregação de trombócitos, assim como ativação do processo de fibrinólise.[6,15]

A fotobiomodulação com *laser* de baixa potência aumenta a atividade das enzimas contra espécies reativas de oxigênio e nitrogênio, atuando na função redox da célula. E, se considerarmos que o paciente oncológico apresenta um distúrbio metabólico levando ao aumento de radicais livres, a terapia ILIB poderia contribuir para o reequilíbrio da célula.

A ação descrita no sistema imunológico possivelmente pode ser usada também para benefício do paciente em tratamento oncológico.[14]

Todas essas novas técnicas de ILIB precisam ser mais bem estudadas e pesquisadas. Investigações adicionais sobre o tempo de irradiação, quantidade de luz e taxa de absorção de luz pelos vasos sanguíneos irradiados devem ser feitas por intermédio de uma metodologia adequada, assim, então, apresentando dados necessários para a segurança do paciente.

REFERÊNCIAS BIBLIOGRÁFICAS

1. Momenzadeh S, Abbasi M, Ebadifar A, Aryani M, Bayrami J NF. The Intravenous Laser Blood Irradiation in Chronic Pain and Fibromyalgia. *J Lasers Med Sci.* 2015;6(1)6-9.
2. Xu Y, Lin Y, Gao S. Study on the selection of laser wavelengths in the intravascular low-level laser irradiation therapy. *Lasers Med Sci.* 2015;30(4):1373-6.
3. Derkacz A, Protasiewicz M, Rola P, Podgorska K, Szymczyszyn A, et al. Effects of intravascular low-level laser therapy during coronary intervention on selected growth factors levels. *Photomed Laser Surg.* 2014 Oct;32(10):582-7.
4. Huang S-F, Tsai Y-A, Wu S-B, Wei Y-H, Tsai P-Y, Chuang T-Y. Effects of Intravascular Laser Irradiation of Blood in Mitochondria Dysfunction and Oxidative Stress in Adults with Chronic Spinal Cord Injury. *Photomed Laser Surg* [Internet]. 2012;30(10):579-86.
5. KazemiKhoo N, Ansari F. Blue or red: which intravascular laser light has more effects in diabetic patients? *Lasers Med Sci.* 2014;30(1):363-6.
6. Kazemi Khoo N, Iravani A, Arjmand M, Vahabi F, Lajevardi M, Akrami SM, et al. A metabolomic study on the effect of intravascular laser blood irradiation on type 2 diabetic patients. *Lasers Med Sci.* 2013;28(6):1527-32.
7. Bortoletto R, Silva NS, Zângaro RA, Pacheco MTT, Da Matta RA, Pachecossoares C. Mitochondrial membrane potential after low-power laser irradiation. *Lasers Med Sci.* 2003;18(4):204-6.
8. Karu TI. <Photochem. Photobiol. 2008 Karu-1.pdf>. 2008;1988:1091-9.
9. MacEdo RS, Leal MP, Braga TT, Barioni ÉD, Duro SO, Horliana ACRT, et al. Photobiomodulation Therapy Decreases Oxidative Stress in the Lung Tissue after Formaldehyde Exposure: Role of Oxidant/Antioxidant Enzymes. *Mediators Inflamm.* 2016;9303126.
10. Ferreira ALA, Matsubara LS. Radicais Livres: Conceitos E Mecanismo De Lesão. *Rev Ass Med Bras.* 1997;43(1):61-9.
11. Garcez M, Bordin D, Peres W, Salvador M. Radicais livres e espécies reativas. In: Salvador M, Henrique JAP. Radicais livres e a resposta celular ao estresse oxidativo. Canoas: Ulbra; 2004. p. 13-33
12. Oliveira MC, Schoffen JPF. Oxidative stress action in cellular aging. *Braz Arch Biol Tech.* 2010;53(6):1333-1342.
13. Timofeyev VT, Poryadin GV, Goloviznin MV. Laser irradiation as a potential pathogenetic method for immunocorrection in rheumatoid arthritis. *Pathophysiology.* 2001;8(1):35-40.
14. Kogawa EM, Kato MT, Santos CN, Conti PCR. Evaluation of the efficacy of low-level laser therapy (LLLT) and the microelectric neurostimulation (MENS) in the treatment of myogenic temporomandibular disorders: a randomized clinical trial. *J Appl Oral Sci* [Internet]. 2005;13(3):280-5.

RECURSOS ELETROTERMOFOTOTERÁPICOS NO TRATAMENTO DAS COMPLICAÇÕES DE CÂNCERES UROGINECOLÓGICOS

CAPÍTULO 13

Marcela Ponzio Pinto e Silva
Claudia Pignatti Frederice Teixeira
Juliana Lenzi
Laura Rezende

Um dos importantes problemas de saúde pública nos dias atuais é o número crescente de casos de câncer. Com a mudança no paradigma do tratamento antineoplásico, o reconhecimento dos cuidados de suporte está crescendo, sendo considerado um componente-chave da rotina de atendimento ao paciente oncológico. O tratamento oncológico está alcançando evidentes sucessos, e o tempo de sobrevida livre de doença é cada vez maior. Entretanto, com esses avanços, a reabilitação dos efeitos físicos adversos causados pelo tratamento tornaram-se uma realidade e um desafio para os fisioterapeutas especialistas em oncologia. Todas as abordagens terapêuticas do tratamento cirúrgico e complementar envolvem direta ou indiretamente a função dos músculos do assoalho pélvico e a função sexual dos pacientes.[1]

Os cânceres ginecológicos acometem o sistema reprodutor feminino, e dentre eles, pode-se destacar os de ovário, endométrio, útero e vulva. Alguns destes com taxas elevadas de mortalidade e/ou morbidade. Os aspectos cirúrgicos e do tratamento dependerão de uma série de fatores como: diagnóstico da doença, estadiamento clínico e ou cirúrgico, estado clínico da mulher, idade, morbidades associadas e desejo da paciente.[2]

Independente da escolha do tratamento, as mulheres apresentam constantemente complicações físico-funcionais, psicossociais, que podem contribuir consideravelmente na qualidade de vida. Dentre as complicações dos possíveis tratamentos, destacam-se: dor, distúrbios de cicatrização e circulatórios, linfedema, alterações respiratórias, disfunções sexuais e do assoalho pélvico, estenose e mucosite vaginal e gastrointestinal.[1]

ESTENOSE VAGINAL

O tratamento dos cânceres uterino, cervical, vaginal e anorretal envolvem a radioterapia pélvica. Um efeito adverso comumente observado é a estenose vaginal (Fig. 13-1).

A estenose vaginal pode ocorrer após a realização de radioterapia por feixe externo (teleterapia), por braquiterapia, (Fig. 13-2) ou ambos, independente de circunstâncias adjuvantes ou paliativas.

É bem reconhecido que a estenose vaginal induzida por radioterapia pélvica possa promover impactos negativos no bem-estar da mulher, em particular na sua função sexual.[3]

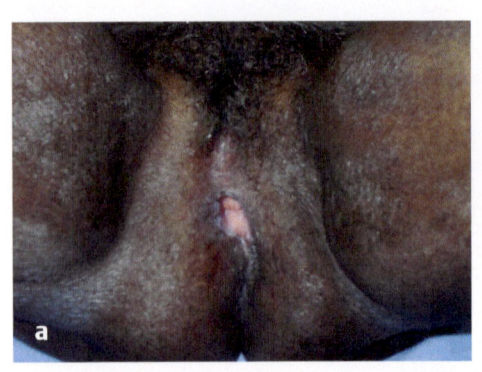

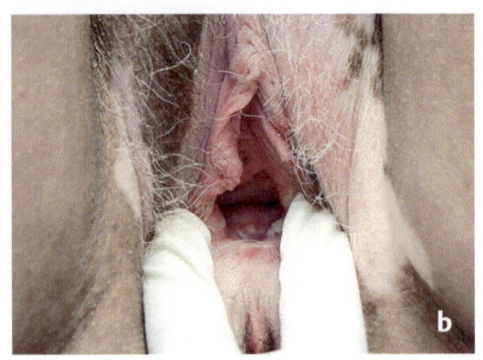

Fig. 13-1. (a, b) Estenose vaginal após a realização de radioterapia.

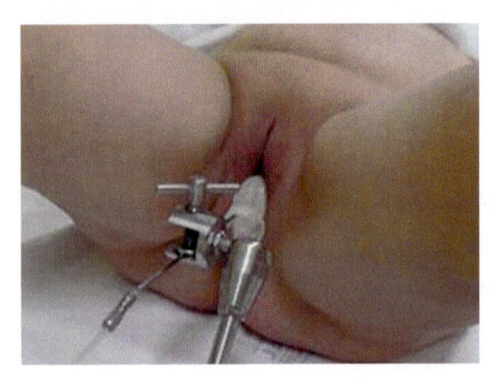

Fig. 13-2. Braquiterapia.

A estenose vaginal é definida como aperto e encurtamento anormal da vagina devido à formação de fibrose. O encurtamento e estreitamento, principalmente no terço distal da vagina (menos radiorresistente), pode levar a um quadro de hipertonia dos músculos do assoalho pélvico, diminuição da lubrificação vaginal, ocasionando dispareunia e sangramento pós-coito, além de alterações no desejo, prazer e excitação sexuais.[1,4,5]

De 1,2% a 88% das pacientes apresentam estenose vaginal após a realização de braquiterapia ou teleterapia. Uma das principais dificuldades para o diagnóstico de estenose vaginal é a falta de consenso. A estenose vaginal pode ser avaliada pelo exame ginecológico, associado ou não ao uso de cilindros de mensuração, por meio de escalas de classificação ou de imagens radiológicas.[6-11]

Em relação às escalas subjetivas para classificar a estenose vaginal, destaca-se a dos Critérios de Terminologia Comum para Efeitos Adversos (CTCAE):

- Ausência de estenose vaginal.
- Estenose vaginal grau 1: a mulher pode ser assintomática, ou apresentar estreitamento e/ou encurtamento vaginal leve.
- Estenose vaginal grau 2: a mulher apresenta estreitamento e/ou encurtamento vaginal que não interfere com a função sexual.
- Estenose vaginal grau 3: estreitamento e/ou encurtamento vaginal que interfere no uso de absorventes internos, atividade sexual ou na realização de exame físico ginecológico.[8,12-15]

A estenose vaginal após a realização de radioterapia pélvica ocorre por alterações celulares em decorrência da interação do raio emitido com o meio líquido intracelular, produzindo radicais livres, mutações nas moléculas de DNA e morte celular. As áreas oxigenadas são notadamente mais radiossensíveis que as hipoxêmicas. Os efeitos agudos são mais frequentes nos tecidos com alto índice de renovação celular, e as lesões tardias surgem nos tecidos com baixo índice proliferativo. Assim, as formas colágenas das fibras elásticas que compreendem o tecido conectivo da vagina sofrem hialinização com simultâneo aparecimento de fibrose nas fibras musculares, e atrofia subsequente, levando à redução do canal vaginal, perda da lubrificação e da elasticidade.[16,17]

Estes efeitos ocorrem imediatamente após a aplicação da radioterapia e podem perdurar por meses ou anos, sendo intensificados pela ausência ou diminuição da função ovariana e deficiência estrogênica, muitas vezes induzidas pela radioterapia.[1,17]

A fisioterapia pode contribuir para prevenção e tratamento da estenose vaginal, com objetivo de manter a função sexual, prevenir e/ou tratar dores locais, além de tornar possível o exame físico ginecológico com o mínimo de conforto.[18]

Com crescentes estudos sobre a biomodulação celular pela ação do *laser* de baixa potência, pode-se pensar em sua aplicação para alívio de dor e relaxamento da musculatura, assim como para prevenir a fibrose cicatricial pós-radioterapia pélvica. A luz no comprimento infravermelho, com uma janela terapêutica de energia entre 1 a 3 J pode apresentar resultados significativos como terapia adjuvante a outras técnicas acima citadas para o alívio da dor e o comprimento de luz próximo a 632 nm para o auxílio na regeneração tecidual com depósito de matriz celular organizada. No entanto, pesquisas sobre segurança-custo-efetividade ainda precisam ser feitas.

Mucosite Vulvovaginal e Região Anal

O acometimento da mucosa oral, pelo tratamento antineoplásico, está descrito no capítulo de mucosite. A compreensão dos mecanismos envolvidos na mucosite do trato gastrointestinal e da mucosite vaginal, provocada por regimes de medicamentos antineoplásicos, é necessária para que se aborde com eficácia e segurança o maior número possível de pacientes.

A radioterapia e/ou quimioterapia são tratamentos que tem a capacidade de induzir danos às células do epitélio da mucosa vaginal, da vulva e do trato gastrointestinal, com consequente produção de espécies reativas de oxigênio (ROS) e culminando em atrofia epitelial e translocação bacteriana e inflamação profunda. Com o comprometimento das funções teciduais, ocorrem modificações celulares quantitativas e qualitativas, o que resulta em uma mucosa frágil com alteração da flora microbiana.[19] O desenvolvimento de mucosite está relacionado com dois possíveis mecanismos:

- Toxicidade direta da terapia utilizada sobre a mucosa.
- Mielossupressão gerada pelo tratamento.

O ressecamento vaginal é um dos sintomas mais citados entre as mulheres tratadas de tumores ginecológicos e, quando intenso, pode provocar inflamação, propiciando a instalação de mucosite vaginal.[20]

A toxicidade gastrointestinal é uma das reações adversas mais frequentes associadas à quimioterapia. Qualquer região da mucosa digestiva (desde a boca até o ânus) pode ser afetada. A mucosite gastrointestinal caracteriza-se clinicamente por dor difusa abdominal e/ou diarreia, podendo interferir na absorção dos alimentos e, consequentemente, no estado geral de nutrição dos doentes. As diversas camadas anatômicas da parede intestinal interagem após a iniciação do processo no epitélio. A posterior infiltração por macrófagos e polimorfonucleares é dominante na fase ulcerativa, quando a interação com as bactérias da luz intestinal e a alteração dos componentes da matriz extracelular compõem o cenário.

A mucosite vaginal e anal é induzida pelo dano ao DNA da célula epitelial, que sinaliza o dano celular e programa a apoptose. Com a perda da integridade, há dano no tecido e ocorre ressecamento da mucosa vaginal e/ou anal, que provoca incômodo, prurido e/ou ardência. A evolução clínica da mucosite depende da resposta de recuperação individual da paciente, e tem influência do acúmulo da dose de radiação. No início do quadro, nota-se descoloração da mucosa vaginal e eritema em alguns focos (comumente parauretrais e em parede vaginal posterior) acompanhados de ardência ou queimação. No agravamento dessa condição, ocorrem fissuras ou lesões ulcerativas e desnudação do epitélio, expondo o tecido conjuntivo. Embora a ulceração da mucosa seja rara, observa-se corrimento em grandes partes dos casos.[1]

São fatores de risco para o desenvolvimento de mucosite vaginal e anal:[21]

- Idade: quanto mais avançada a idade, maior o risco.
- Exposição ao tabaco.
- Higiene genital deficitária.
- Uso de drogas anticolinérgicas, anti-histamínicos, fenitoína e esteroides.
- Distúrbios alimentares.
- Hipoestrogenismo.
- Deficiência autoimune.
- Histórico de infecções genitais recorrentes.

Algumas orientações auxiliam na prevenção e manejo das mucosites vaginais em estágio inicial, com o objetivo de minimizar o efeito da radiotoxicidade aguda sobre a mucosa vulvovaginal.[22] O *laser* de baixa potência vem sendo utilizado como forma de tratamento/cicatrização da mucosite oral e tem obtido respostas positivas do ponto de vista clínico e funcional. O tratamento com fotobiomodulação age estimulando a atividade celular, conduzindo à liberação de fatores de crescimento por macrófagos, proliferação de queratinócitos, aumento da população e degranulação de mastócitos e angiogênese. Esses efeitos podem levar a uma aceleração no processo de cicatrização de feridas em decorrência, em parte, da redução na duração da inflamação aguda, resultando em uma reparação mais rápida.[8] O emprego da fotobiomodulação pode eliminar a dor já na primeira aplicação. Acredita-se que esse fato aconteça pela liberação de β-endorfina nas terminações.[1,19]

Apesar dos estudos serem escassos para demonstrar eficácia e segurança quando aplicados sobre a mucosite vaginal pós-radioterapia, o *laser* de baixa potência vendo sendo amplamente utilizado no tratamento das mucosites orais e recomendado pela *Multinational Association of Supportive Care in Cancer* (MASCC) e pela *International Society of Oral Oncology* (ISOO), em virtude de sua capacidade de promover a epitelização e de ter propriedades analgésicas e anti-inflamatórias.[1,23]

COMPLICAÇÕES NO PÓS-OPERATÓRIO DE CÂNCER UROLÓGICO
Introdução
Os cânceres urológicos acometem o sistema urinário feminino e masculino, e também englobam o sistema genital masculino. Os principais órgãos que podem ser acometidos por neoplasias malignas são os rins, a bexiga e, de forma menos comum, os ureteres e uretra. Em homens, as neoplasias podem acometer os testículos, o pênis e a próstata.

O câncer renal representa 2-3% de todas as neoplasias malignas, e seu tratamento é basicamente cirúrgico, que apresenta baixas taxas de complicações que requerem tratamento fisioterapêutico.[24] Isto ocorre também nos casos de tumores de uretra, que são ainda mais raros.[25]

O câncer de bexiga é o sétimo câncer mais frequentemente diagnosticado na população masculina em todo o mundo, caindo para o décimo primeiro lugar quando ambos os sexos são considerados.[26] Espera-se, no Brasil para o biênio 2018-2019, 9.480 casos novos, sendo 6.690 em homens e 2.790 em mulheres.[27] A principal modalidade de tratamento deste tipo de neoplasia é quimioterapia intravesical e cirurgia, como a ressecção transuretral, cistectomia parcial ou total, e nos casos de impossibilidade cirúrgica, a radioterapia.[26] Nos casos de tratamento radioterápico, a atuação da fisioterapia pode ocorrer em complicações como a radiodermite, (ver capítulo radiodermite) os distúrbios miccionais, anorretais e estenose vaginal.

A cistectomia radical requer a reconstrução do reservatório de urina. Uma das possibilidades é a substituição vesical ortotópica, que consiste na confecção de novo reservatório de urina, utilizando-se um segmento de alças intestinais de cerca de 20 a 30 cm, excluídas do trânsito intestinal, em que a uretra e ureteres são reconectados a essa neobexiga. Os pacientes submetidos a essa reconstrução apresentam risco aumentado para o desenvolvimento de incontinência urinária, retenção urinária, prolapsos genitais e fístulas.[28-35]

A prevalência de incontinência urinária em mulheres submetidas à cistectomia radical varia de 10 a 67%,[28-35] sendo a incontinência urinária noturna mais comum do que a diurna ou por esforço. O retorno à continência urinária depende da preservação anatômica, nervosa e vascular dos esfíncteres uretrais.[33] Nesses casos, o tratamento fisioterapêutico também pode ser benéfico, uma vez que faz parte das opções conservadoras de tratamento.[36]

Os cânceres testiculares correspondem a 5% do total de casos de câncer entre os homens. O tratamento desta condição pode ser quimioterápico e/ou cirúrgico. É facilmente curado quando detectado precocemente, apresenta baixo índice de mortalidade e de complicações que requerem tratamento fisioterapêutico.[37]

As neoplasias de pênis representam 2% de todos os tipos de câncer que atingem o homem. É mais frequente nas regiões Norte e Nordeste do Brasil e está relacionada a baixas condições socioeconômicas e de informação, à má higiene íntima, a homens que não se submeteram à circuncisão e portadores de HPV.[37] A principal forma de tratamento desta neoplasia é cirúrgica e vai desde a aplicação de cremes de ação antimetabólica no local à ressecção cirúrgica parcial ou até penectomia radical com necessidade de linfonodectomia inguinal. Por este motivo, o linfedema de membros inferiores pode ocorrer, o que requer atenção e tratamento fisioterapêutico.[37,38]

A segunda neoplasia maligna mais comum em homens, perdendo apenas para o câncer de pele não melanoma, é o câncer de próstata. No Brasil, espera-se 68.220 novos casos para o biênio 2018-2019 e 20% deles são diagnosticados em fases avançadas, o que aumentam as complicações pós-tratamento.[27,39]

As principais modalidades terapêuticas do câncer de próstata são radioterapia (braquiterapia ou teleterapia), associadas ou não a prostatectomia radical, com ou sem a necessidade de linfonodectomia pélvica. Esses tratamentos provocam a maior parte das complicações como a disfunção erétil, incontinência urinária e distúrbios miccionais, sendo frequente os sintomas de bexiga hiperativa.[39]

Também é possível, no tratamento de câncer de próstata, a realização de vigilância ativa, hormonoterapia, quimioterapia e imunoterapia, sempre de acordo com a escolha do médico e paciente, levando em consideração risco, expectativa de vida e efeitos colaterais.[39] Vale ressaltar que escolha da modalidade de tratamento neoplásico será feita a partir do estadiamento da doença e das condições clínicas do paciente.

De forma geral, as principais complicações no pós-operatório de câncer urológico são:

- Disfunção erétil.
- Incontinência urinária.
- Distúrbios miccionais, como sintomas de bexiga hiperativa.
- Aderências e deiscências teciduais.
- Fístulas.
- Linfedema de pelve, testículos e membros inferiores.

Serão abordadas com maiores detalhes as principais complicações decorrentes dos cânceres urológicos e seus respectivos tratamentos fisioterápicos, com ênfase nos recursos eletrotermofototerápicos.

Disfunção Erétil

A disfunção erétil é definida como a incapacidade persistente em obter e manter uma ereção suficiente, que permita uma atividade sexual satisfatória.[40] Os principais fatores de risco desta condição são:[41]

- Doenças cardiovasculares.
- Sedentarismo.
- Obesidade.
- Tabagismo.
- Hipercolesterolemia e síndrome metabólica.
- Prostatectomia e radioterapia pélvica.

A prostatectomia radical é a retirada cirúrgica completa da próstata, esfíncter uretral proximal, glândula, ducto deferente, glândula seminal e parte do esfíncter distal (se necessário) de forma aberta ou laparoscópica. É considerada o principal fator de risco para disfunção erétil em pacientes portadores de neoplasia maligna de próstata.[39,41]

No processo cirúrgico, há risco de lesão dos nervos cavernosos (essenciais para a ereção peniana), de forma parcial ou total, uni ou bilateral. Além disso, durante a prostatectomia radical, pode haver comprometimento da oxigenação dos corpos cavernosos ou insuficiência vascular. Assim, entre 25 e 75% dos homens submetidos à prostatectomia radical apresentam disfunção erétil pós-operatória.[42] A radioterapia pélvica, seja por teleterapia ou por braquiterapia, pode levar a lesão dos feixes neurovasculares peniano e tecido estrutural cavernoso, contribuindo para o desenvolvimento de disfunção erétil.[39,41]

A taxa de recuperação da função erétil após a prostatectomia radical é de 20 a 25%, sendo duas vezes maior, quando realizada de forma robótica.[43,44] Apenas alguns indivíduos terão sua função erétil normal após a prostatectomia radical, causando importante impacto negativo na qualidade de vida.[41,45,46]

Segundo as recomendações da 4ª Consulta Internacional sobre Medicina Sexual e Sociedade Europeia de Urologia,[47] o tratamento da disfunção erétil possui três linhas e a reabilitação peniana deve iniciar tão logo seja possível no pós-operatório. A primeira linha consiste no uso de drogas pró-eréteis para preservação da função.[47-50] A segunda linha consiste na aplicação de injeções intracavernosas de medicação vasodilatadora e também a vacuoterapia (equipamento que promove pressão negativa, com intuito de preencher o pênis com sangue venoso, o qual fica represado no seu interior pela aplicação de uma banda constritora na base peniana).[47] A terceira linha é a colocação cirúrgica de próteses penianas.

Dentre as opções terapêuticas, novas pesquisas com a fisioterapia vem surgindo, baseadas no princípio de que a contração dos músculos cavernosos durante a ereção aumenta a rigidez peniana. Dessa forma, o fortalecimento dessa musculatura poderia contribuir para o processo de ereção.[51,52]

O treinamento dos músculos do assoalho pélvico, com ou sem uso de *biofeedback*, demonstram bons resultados na recuperação da função erétil.[53-56] O treinamento dos músculos do assoalho pélvico domiciliar e associado ao FES apresentam melhora na função erétil.[57,58] O uso de eletroterapia para melhora da função erétil após a prostatectomia radical parece ser um recurso promissor.

Incontinência Urinária e Distúrbios Miccionais

As disfunções miccionais podem ocorrer como complicação do tratamento cirúrgico das neoplasias malignas de próstata e uretra e também decorrentes da radioterapia nos casos de neoplasias de próstata, uretra e pênis. Além disso, mulheres submetidas ao tratamento cirúrgico e/ou radioterápico de neoplasias ginecológicas também podem apresentar essas disfunções em virtude da proximidade desses órgãos ao trato urinário inferior.

A incontinência urinária é definida como a perda involuntária de urina e é causa de constrangimento e impacto negativo na qualidade de vida das pessoas.[59] Em homens submetidos à prostatectomia radical e/ou radioterapia por neoplasia maligna de próstata, a prevalência de incontinência urinária varia de 2 a 60%.[60] Existem cinco tipos mais comuns de incontinência urinária que podem ser encontradas em pacientes tratados por neoplasias malignas urológicas e ginecológicas.

A) *Incontinência urinária por urgência:* definida como "queixa de perda involuntária de urina associada à urgência (vontade súbita de urinar, difícil de adiar)".[59] É comumente observada em indivíduos que foram submetidos a algum tipo de radioterapia, tele ou braquiterapia. Este sintoma pode vir acompanhado de outros, que fazem parte da síndrome da bexiga hiperativa, caracterizada pela presença de urgência miccional, associada ou não ao aumento da frequência, enurese e noctúria, na ausência de infecção ou outras doenças detectáveis.[59]

B) *Incontinência urinária por esforço:* definida como a "queixa de perda involuntária de urina ao esforço físico, incluindo atividades esportivas, ou em espirros ou tosse".[59] É a condição mais comum encontrada após a prostatectomia radical, porque o esfíncter uretral proximal é retirado na maior parte das vezes, e o esfíncter uretral distal tende a ser preservado, porém, pode sofrer lesão por isquemia ou de origem nervosa. Sendo assim, o mecanismo de continência urinária, principalmente diante dos aumentos de pressão intra-abdominal, é alterado, propiciando a perda urinária.[61]

A radiação sobre as estruturas pélvicas, principalmente que envolvem o colo vesical e o tecido uretral, levam a alterações teciduais e a formação de fibrose, contribuindo, assim, para o desenvolvimento da incontinência, em homens e em mulheres.[62] Além disso, contribui para o surgimento da hiperatividade do detrusor, que também pode surgir em decorrência da PR ou de outros fatores pré-cirúrgicos, como a fraqueza dos músculos do assoalho pélvico.[61,63]

A) *Climatúria:* definida como "perda involuntária de urina no momento do orgasmo", que pode afetar de 22 a 93% dos pacientes após a prostatectomia radical.[59,64-66]

B) *Incontinência de excitação:* definida por "perda involuntária de urina durante a excitação sexual, as preliminares e/ou masturbação", que afeta 20 a 64% dos homens submetidos à prostatectomia radical.[67]
C) *Incontinência urinária mista:* pode haver a somatória dos dois tipos de incontinência urinária, incontinência urinária de urgência e incontinência urinária de esforço.[59]

Mulheres que foram submetidas a cirurgias pélvicas, seja pela presença de neoplasias malignas ginecológicas ou urológicas, como o câncer de bexiga, possuem risco de desenvolverem distúrbios miccionais. Mulheres tratadas por cânceres ginecológicos por meio de braquiterapia ou teleterapia e/ou cirurgia, apresentam prevalência de incontinência urinária entre 48 a 84%.[68-71] Até 50% das mulheres submetidas à histerectomia radical podem experimentar pelo menos um sintoma do trato urinário ao longo do tempo.[68] Possivelmente, isto ocorre em decorrência de uma diminuição nas propriedades musculoelásticas da parede da bexiga causada por lesão cirúrgica e danos parciais na inervação autonômica da bexiga.[72]

A incontinência urinária é prevalente em sobreviventes de câncer ginecológico. O Quadro 13-1 apresenta a prevalência de incontinência urinária de urgência e de esforço antes e após o tratamento oncológico.[73]

O tratamento conservador para a incontinência urinária deve ser a primeira escolha para os principais distúrbios miccionais, como a incontinência urinária e bexiga hiperativa. Essas opções incluem a terapia comportamental, fisioterapia e micção programada, independente da causa.[74] Desta forma, a fisioterapia deve ser iniciada o mais brevemente possível.

As opções de tratamento fisioterapêutico são variadas e devem ser elencadas de acordo com os objetivos traçados, com base nos achados clínicos e físicos da avaliação inicial.

Os principais recursos fisioterapêuticos utilizados para o tratamento dos sintomas miccionais de pacientes tratados por neoplasias malignas urológicas são:[74]

- Terapia comportamental.
- Fortalecimento dos músculos do assoalho pélvico, que pode ser feito por meio de exercícios associados ou não a alguma forma de *biofeedback* (treinamento dos músculos do assoalho pélvico) ou por meio de eletroestimulação funcional.
- Neuromodulação vesical, feita por meio da eletroestimulação do nervo tibial e ou sacral.

Quadro 13-1. Prevalência de IUU e IUE Antes e Após o Tratamento de Cânceres Ginecológicos, de Acordo com o Tipo de Câncer[73]

Tipo de câncer	Antes		Depois	
	IUE	IUU	IUE	IUU
CA colo uterino	24-29%	8-16%	7-76%	5-59%
CA útero	29-36%	15-25%	2-44%	
CA vulva	-	-	4-32%	6-20%
CA ovário	-	-	32-42%	15-39%

IUE: Incontinência urinária de esforço; IUU: incontinência urinária de urgência; CA: câncer.

O treinamento dos músculos do assoalho pélvico, associado ou não ao *biofeedback*, é recomendado como abordagem inicial para homens submetidos à prostatectomia radical, pois auxiliam no retorno à continência mais rapidamente.[62,75] Entretanto, outras opções de tratamento com treinamento dos músculos do assoalho pélvico com ou sem a combinação com a TENS e a estimulação elétrica funcional têm sido utilizados para tratar incontinência urinária em homens.[75-78]

Eletroestimulação em Homens

A eletroestimulação não invasiva é feita por meio de eletrodos de superfície e pode ser utilizada em homens que apresentam distúrbios miccionais e incontinência. A eletroestimulação pode ser aplicada por meio de eletrodos transcutâneos sobre:[77]

- Pele.
- Regiões suprapúbicas.
- Sacral.
- Trajeto do nervo tibial.
- Trajeto do nervo dorsal do pênis.
- Ânus por meio de eletrodo intracavitário.

A eletroestimulação pode ser ainda utilizada de modo percutâneo, em que se utilizam eletrodos de agulha sobre meridianos da acupuntura ou sobre trajeto nervoso, com o nervo tibial.

Existem dois tipos principais de eletroestimulação que são utilizadas para homens, e os parâmetros adotados variam de acordo com tipo de incontinência urinária e eletroestimulação. Em ambos os casos, a corrente de escolha possui pulsos bifásicos e retangulares.[79] Os principais parâmetros incluem duração do pulso, intensidade da corrente, frequência do estímulo, fonte de corrente, local de aplicação, tipo de eletrodo, formato do pulso, duração do tratamento e número total de sessões e relação repouso/trabalho.[63] A escolha do tipo de eletroestimulação dependerá de tipo de incontinência urinária e sintoma urinário associado encontrado no paciente.

Eletroestimulação para Incontinência Masculina

Para pacientes que apresentam incontinência urinária de esforço utiliza-se a corrente que apresenta como principal mecanismo de ação a ativação de fibras motoras do nervo pudendo. A ativação dessas fibras resulta na contração dos músculos do assoalho pélvico e/ou da musculatura periuretral estriada e seu treinamento fortalece o mecanismo de fechamento do esfíncter uretral.[77] Nos casos de homens submetidos a prostatectomia radical, em que houve prejuízo a este mecanismo, a eletroestimulação promoveria a ativação do esfíncter proximal, fortalecendo os músculos pélvicos e aumentando a consciência do paciente sobre a ação desses músculos de maneira semelhante ao *biofeedback*. Para realização do treino dos músculos do assoalho pélvico utiliza-se mais comumente eletrodo anal ou retal (Fig. 13-3) para que o nervo pudendo e seus ramos sejam estimulados com mais facilidade, além de promover respostas reflexas diretas dos músculos estriados uretral e periuretral.[77,80]

Estudos demonstram que a eletroestimulação promove a recuperação da continência mais rapidamente em homens submetidos à prostatectomia radical, quando comparado a nenhuma intervenção e melhora da qualidade de vida até seis meses de pós-operatório.[63,81] Vale ressaltar que não há comprovação de que a utilização da eletroestimulação

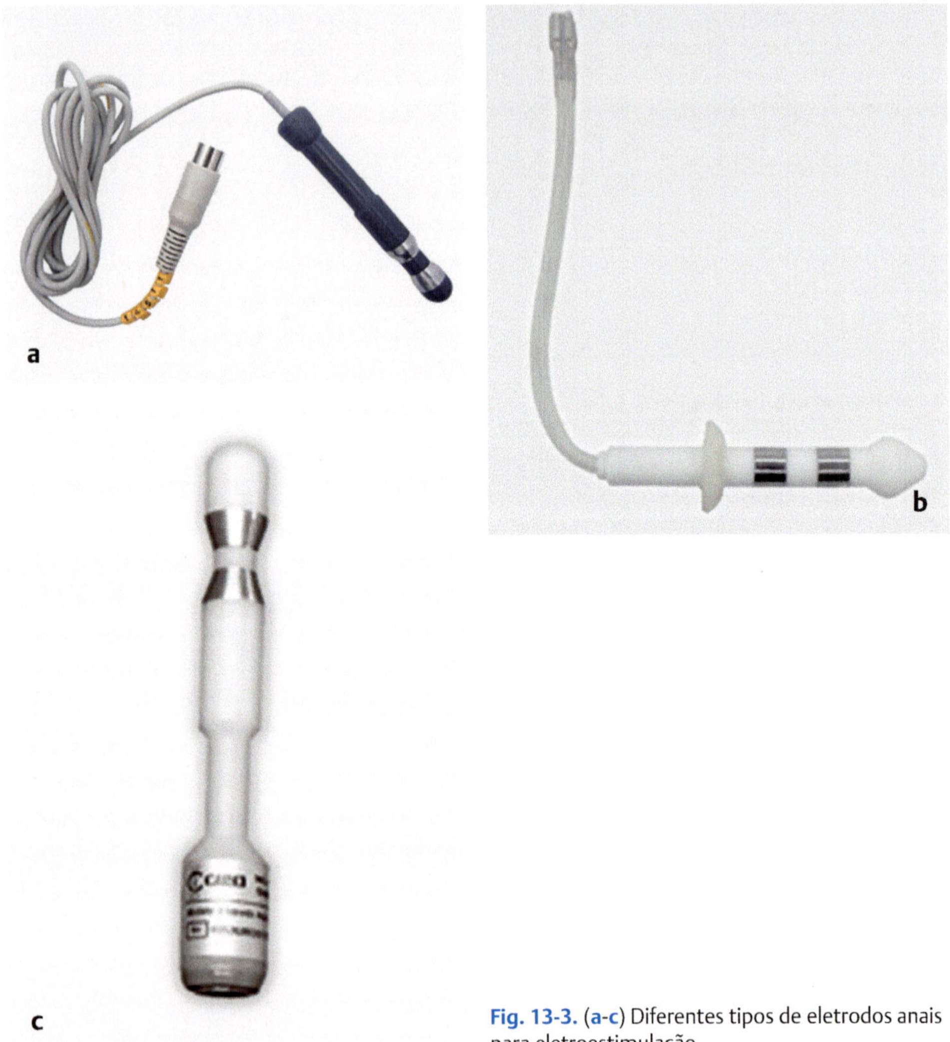

Fig. 13-3. (a-c) Diferentes tipos de eletrodos anais para eletroestimulação.

traga benefício adicional quando comparada ao treinamento dos músculos do assoalho pélvico isolado ou associado.[62,82]

Para conseguir o fortalecimento dos músculos do assoalho pélvico, os parâmetros mais utilizados são:[78,80,81,83-89]

- Frequência: entre 27 e 50 Hz com duração do pulso: 300-500 μs.
  - Na prática clínica, utiliza-se uma frequência de 35 a 50 Hz, e duração de pulso entre 300 a 500 μseg, sendo que a frequência de 35 Hz é escolhida nos casos de pacientes que apresentam maior sensibilidade e desconforto durante a aplicação da corrente elétrica. Porém, sempre que possível, deve-se dar preferência a frequência de 50 Hz, pois ela que tem a capacidade de gerar maior força no músculo pubococcígeo. Esta

musculatura, é uma das maiores responsáveis pelo fechamento dinâmico dos tubos de evacuação das vísceras pélvicas, como o canal uretral e é composta principalmente por fibras tipo IIA (82%), que são fibras de contração rápida.[90]
- Duração do tratamento (3 meses a 1 ano).
- Tempo de aplicação da corrente (15 minutos/uma a duas vezes por dia a duas vezes na semana).
  - Em relação a duração e frequência de tratamento, também não há padronização, podendo ser feita de uma a duas vezes na semana, de 15 a 20 minutos e deve ser interrompida quando observa-se sinais de fadiga muscular, como a ausência de contração mesmo diante do estímulo elétrico. O tempo de tratamento é variável e deve ser mantido até que o paciente apresente contração voluntária, consciente e consiga realizar o treinamento dos músculos do assoalho pélvico.
- Tempo para o início do treinamento: uma a oito semanas após a prostatectomia radical.
- Posicionamento dos eletrodos: sobre os forames das raízes sacrais de S2 a S4, sobre o hiato sacral ou intra-anal.
- Intensidade usada foi a máxima tolerada em que a contração do esfíncter anal possa ser observada.

Eletroestimulação para Sintomas de Bexiga Hiperativa Masculina

A eletroestimulação também pode ser útil em homens com hiperatividade detrusora ou incontinência urinária de urgência, pois estimula fibras aferentes do nervo pudendo, o que leva à diminuição da sensação de urgência e inibe a atividade parassimpática, o que resulta em diminuição nas contrações involuntárias do detrusor.[77]

A eletroestimulação de baixa frequência, que utiliza intensidade da corrente abaixo do limiar sensorial, visa a inibição do detrusor pela estimulação do nervo pudendo aferente, resultando na ativação reflexa de eferentes hipogástricos. Esta corrente é usada nos casos de sintomas de bexiga hiperativa e incontinência urinária de urgência. Este tipo de aplicação pode ser feito sobre a região sacral ou sobre o trajeto do nervo tibial. O nervo tibial (posterior) é de origem mista, contendo fibras de L5-S3, e se origina nos mesmos segmentos espinais que as inervações parassimpáticas da bexiga (S2-S4).

Em relação a eletroestimulação sobre a região sacral, os principais locais para estímulos são as raízes nervosas S2-S4, que fornecem o suprimento motor básico para a bexiga e, especificamente, a raiz S3 inerva, principalmente, o músculo detrusor, que o principal alvo da neuromodulação sacral.[91]

Existem diversos protocolos para utilização deste tipo de eletroestimulação, porém, recomenda-se:
- Frequências entre 5 e 20 Hz para inibição do detrusor.
  - Na prática clínica, recomenda-se 10 Hz de frequência, com duração de pulso entre 250 e 700 μs, com aplicações entre duas vezes na semana até diariamente, quando possível.
- Posicionamento dos eletrodos: sobre o trajeto do nervo tibial, de modo transcutâneo ou percutâneo, ou sobre a raiz sacral.[77]

Embora haja uma ampla gama de parâmetros na literatura científica considerada bem-sucedida, o conjunto ideal de parâmetros para cada tipo de incontinência ainda não foi comprovado e determinado.[79] Apesar disso, a eletroestimulação é um recurso que deve fazer parte das opções de tratamento fisioterapêutico em pacientes com incontinência urinária póos-prostatectomia. É considerada uma forma não invasiva de tratamento, mas pode provocar dor e desconforto em alguns casos.[77]

Estimulação Eletromagnética

A estimulação magnética foi desenvolvida para estimular o sistema nervoso central e periférico de forma não invasiva.[92]

Os pacientes recebem a estimulação magnética sentados em uma cadeira, que contém o dispositivo que produz os campos magnéticos pulsantes com o objetivo de causar contração dos músculos do assoalho pélvico (Fig. 13-4).[93] Quando sentado, o assoalho pélvico do indivíduo é centralizado no meio do assento, o que coloca os músculos do assoalho pélvico e os esfíncteres diretamente no eixo primário do campo magnético pulsante.[62]

Por causa de sua localização anatômica, acredita-se que todos os tecidos do assoalho pélvico possam ser penetrados pelo campo magnético. Como não há eletricidade e somente o fluxo magnético entra no corpo a partir do dispositivo, a condução da energia magnética não é afetada pelo tecido pelo qual atravessa, portanto não se perde estímulo por impedância tecidual.[94] Isto se tornaria uma vantagem em relação a eletroestimulação por meio de corrente elétrica. Estimuladores magnéticos convencionais fornecem, em frequências de 10 a 50 Hz, pulsos repetitivos de corrente que duram menos que 100 μs e 275 s de duração. O tamanho e a força do campo magnético são determinados por ajustes dessa amplitude pelo terapeuta.[94] É considerada uma forma de estimulação indolor de estimular diretamente os músculos do assoalho pélvico e raízes sacrais sem inserção de *plug* anal ou vaginal.[78] Essa tecnologia foi aplicada à terapia do assoalho pélvico e ao tratamento da incontinência urinária, com resultados promissores em pacientes com incontinência urinária pós-prostatectomia radical.[78,94] Porém, há poucos estudos realizados com esta população e não há dados suficientes para recomendar seu uso ou qualquer tipo de protocolo desta terapia.[63]

Estimulação Vibratória do Pênis

A estimulação vibratória do pênis é um tratamento conservador que parece promissor, com base na estimulação do nervo pudendo por meio do estímulo mecânico vibratório. Este estímulo se dá através de fibras nervosas aferentes no nervo dorsal do pênis, que são ativadas com a estimulação da glande e tem como objetivo tratar a incontinência urinária de esforço em homens pós-prostatectomia radical.[62,95-97]

É uma terapia recente, baseada no conceito do aumento da pressão do esfíncter externo em homens com lesão da medula espinal e em mulheres saudáveis. A estimulação vibratória do pênis pode ser realizada na superfície ventral do pênis uma vez ao dia com

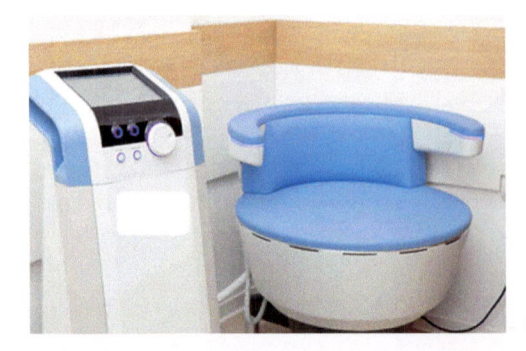

Fig. 13-4. Cadeira com campo eletromagnético.

10 segundos de estimulação, seguida de uma pausa de 10 segundos, repetida 10 vezes, totalizando 100 segundos de estímulo por dia.[98]

Estudos ainda precisam ser realizados para evidenciar os resultados clínicos da estimulação vibratória do pênis.

Eletroestimulação em Mulheres para Incontinência e Distúrbios Miccionais

Mulheres que apresentam distúrbios miccionais como incontinência e/ou sintomas de bexiga hiperativa, podem ser tratadas com recursos fisioterapêuticos da mesma forma que os homens.[62,74] Porém, quando se trata de mulheres tratadas por câncer uroginecológico, a literatura científica se mostra escassa. A incontinência urinária em mulheres submetidas à cistectomia radical com reconstrução vesical ortotópica pode ser tratada com a modificação comportamental e fortalecimento dos músculos do assoalho pélvico.[35]

Não há recomendação clara de tratamento fisioterapêutico específico para essas mulheres, bem como qualquer recomendação para o uso de algum recurso eletrotermofototerápico. Nos casos de mulheres que já foram tratadas por câncer ginecológico (colo uterino, útero, ovário e vulva), existe apenas um estudo que avalia a efetividade do treinamento dos músculos do assoalho pélvico para melhora da incontinência urinária. Houve melhora significativa nos sintomas de perda urinária após 12 semanas.[99]

Em relação aos sintomas de bexiga hiperativa, apenas um relato de caso foi encontrado em que uma mulher, operada por câncer de colo uterino microinvasivo havia 8 anos, foi tratada pela técnica de eletroestimulação do nervo tibial posterior de forma percutânea. Neste relato de caso, houve melhor significativa dos sintomas urinários com os seguintes parâmetros de corrente utilizados: duração do pulso de 200 μs, frequência de 20 Hz. O tratamento foi realizado semanalmente em sessões de 30 minutos por 12 semanas. Nenhum efeito colateral foi observado.[100]

Apesar de diversos estudos demonstrarem as altas prevalências de distúrbios miccionais em mulheres submetidas aos tratamentos cirúrgico e radioterápico por neoplasia maligna pélvica (urológica ou ginecológica), pouco se fala sobre as modalidades fisioterapêuticas como tratamento.[73,101-103] Sendo assim, não há respaldo na literatura para recomendar o uso de recursos em que há dúvida se podem ou não trazer risco para estas mulheres, nem estudos de segurança da aplicabilidade muito próxima do local da neoplasia. No entanto, se pensarmos que há diversos estudos em homens, que utilizaram eletroterapia para tratamento de IU e distúrbios miccionais por neoplasia maligna de próstata, muito próximo do local do tumor, e nenhum desses estudos citam qualquer possibilidade de indução de metástase, por que não utilizar em mulheres? A proximidade do local de aplicação da eletroterapia, intra-anal em homens e intravaginal em mulheres, é semelhante em relação as neoplasias pélvicas masculinas e femininas.

Tanto em mulheres como em homens, não há padronização de protocolos, tipo de corrente utilizada, de eletrodos (intracavitário, superfície), parâmetros (frequência, largura de pulso) e tempo de aplicação e duração do tratamento. Nenhum estudo menciona a possibilidade de a utilização desses recursos causarem algum efeito adverso como a indução de metástases. Apesar de não haver estudos que contraindiquem o uso da eletroestimulação em pacientes oncológicos, também não há estudos feitos em humanos, com seguimento a longo prazo que afirmem ser totalmente seguro o uso deste recurso.

Assim, o fisioterapeuta deve avaliar caso a caso a real necessidade do uso, levando em consideração a distância do foco tumoral, e a relação de efetividade.

Queixas sexuais e urinárias podem ser avaliadas mediante questionários padronizados, a fim de permitir ao fisioterapeuta melhor *feedback* sobre o tratamento proposto. Avaliar bem é o primeiro passo para indicar corretamente a modalidade terapêutica mais indicada. O Quociente Sexual – Versão Feminina (QS-F), *International Consultation on Incontinence Questionnaire Overactive Bladder (ICIQ-OAB)* e o *International Consultation on Incontinence Questionnaire Urinary Incontinence – Short Form (ICIQ-UI-SF)* são questionários validados que podem ser utilizados para pacientes com complicações miccionais e sexuais (Anexos 1 a 3).

Linfedema

O linfedema de membros inferiores, pelve e testículos pode ocorrer quando os linfonodos pélvicos e inguinais são retirados, ou mais raro, quando o paciente é submetido à radioterapia. Nos casos de cânceres de uretra feminina e masculina, bem como cânceres de pênis, os linfonodos inguinais são retirados. Nos tumores de pênis, pode haver a necessidade da retirada gânglios pélvico também, o que eleva o risco de linfedema testicular e pélvico (Fig. 13-5).

As modalidades de tratamento serão abordadas no capítulo de linfedema.

Aderências e Deiscências Teciduais

As aderências e deiscências teciduais podem ocorrer em qualquer procedimento cirúrgico, portanto, qualquer tipo de câncer urológico pode ter este desfecho (Figs. 13-6 e 13-7). A abordagem quanto aos recursos eletrotermofototerapêuticos será abordada no capítulo de reparação tecidual.

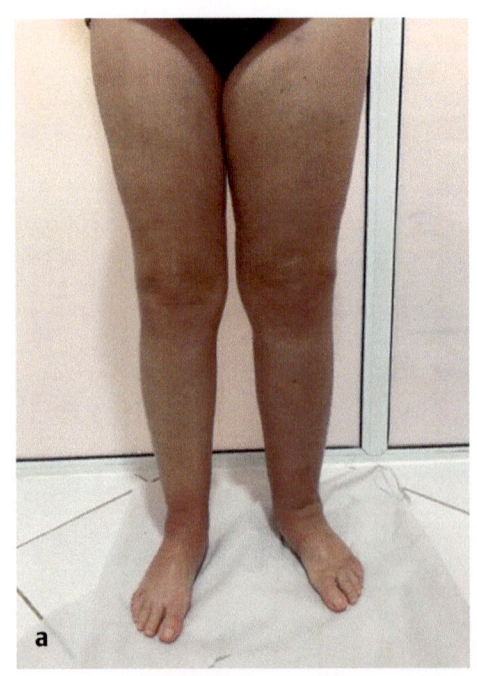

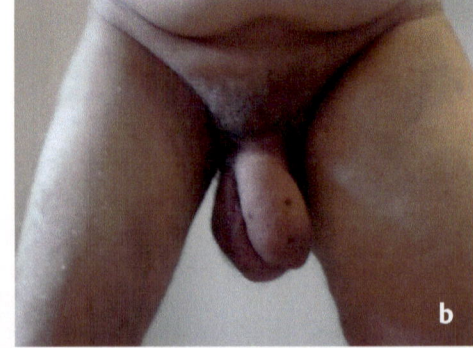

Fig. 13-5. (a, b) Linfedema.

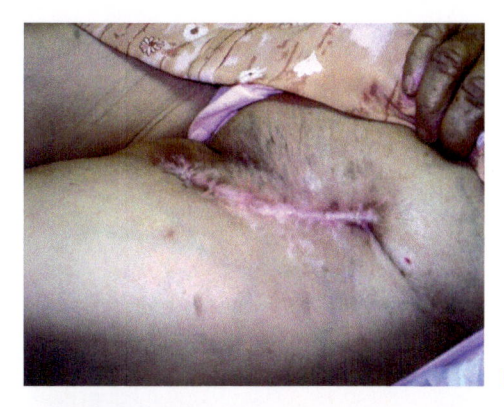

Fig. 13-6. Aderência tecidual.

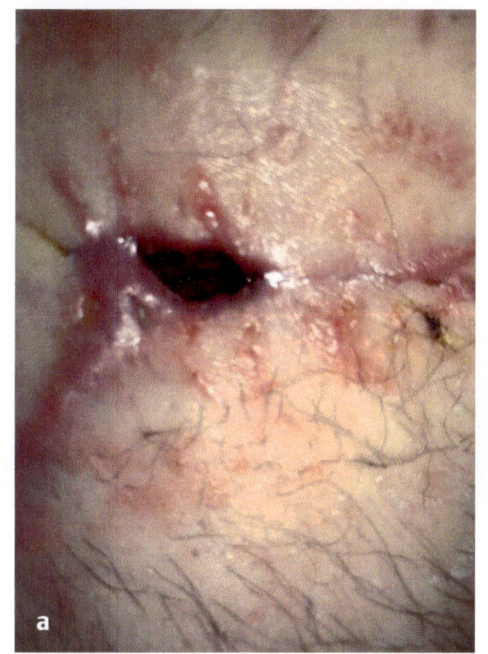

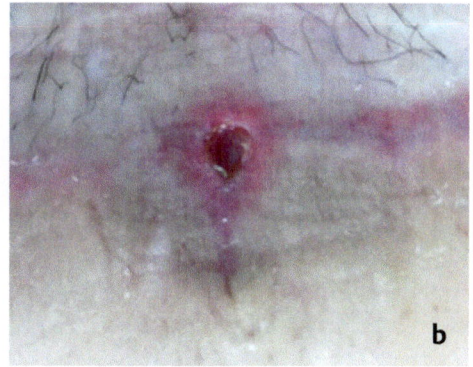

Fig. 13-7. (a, b) Deiscências teciduais.

Fístulas

As fístulas urogenitais e gastrointestinais podem ocorrer em mulheres submetidas a cirurgias ou radioterapia pélvicas por neoplasia maligna ginecológica ou urológica, e menos comumente em homens.

Fístulas urogenitais são definidas como comunicação não anatômica entre a bexiga e a vagina, que leva à perda involuntária de urina via vaginal. É uma condição incapacitante de grande impacto na qualidade de vida da mulher, por isso um diagnóstico e tratamento precoce deverão ser sempre preconizados.[104-106]

As fístulas vesicovaginais resultam, principalmente, de lesões obstétricas e lesões iatrogênicas decorrentes de cirurgias ginecológicas, principalmente aquelas que ocorrem durante a histerectomia abdominal, vaginal e/ou laparoscópica. A radioterapia e o câncer ginecológico ou urológico avançado também são causas comuns de fístula vesicovaginal.[36,104]

As fístulas anorretais se desenvolvem entre o final do intestino e a pele do ânus, e entre suas diversas causas, no paciente oncológico, estão a radioterapia local; a constipação intestinal, a infecção no canal anal e a mucosite perianal, ou o próprio câncer anal. Seus principais sintomas são vermelhidão, dor e sangramento.

A avaliação diagnóstica e intervenção são procedimentos médicos. No entanto, após a exclusão de lesão neoplásica, a fisioterapia pode contribuir com recursos que proporcionam a reeducação funcional. Neste contexto, a utilização da fotobiomodulação poderia ser empregada como forma de acelerar a reparação tecidual local, melhorando a vascularização e processo inflamatório. No entanto, vale ressaltar que não há pesquisas que avaliaram o efeito do *laser* de baixa potência, especificamente na reparação tecidual de fístulas, principalmente me pacientes oncológicas. Assim, esta seria uma possibilidade que necessita de investigação para que possa ser recomendada.

COMPLICAÇÕES ANORRETAIS
Incontinência Anal/Fecal

Segundo a Associação Internacional de Uroginecologia (IUGA) e a Sociedade Internacional para a Continência (ICS) a definição de incontinência anal, como sintoma, é a queixa de escape involuntário de fezes e/ou flatos.[103]

Esta perda involuntária recorrente de matéria fecal resulta em diminuição da autoestima e isolamento social. Sua prevalência, descrita principalmente em indivíduos idosos, é descrita, em diferentes graus de severidade também no paciente oncológico, independente da idade, como fator causal principalmente as terapias antineoplásicas.[100] A radioterapia (teleterapia ou braquiterapia, sendo que o campo de irradiação interfere), associada ou não a quimioterapia, e a cirurgia – sendo que a técnica cirúrgica escolhida também interfere, são fatores predisponentes para o desenvolvimento de incontinência fecal.

Aproximadamente 25 a 77% dos pacientes em tratamento de câncer de reto apresentam alguma queixa de perda fecal. Além da reabilitação funcional, a melhora da qualidade de vida do paciente com incontinência fecal é uma grande preocupação do fisioterapeuta. Os tratamentos variam desde conservadores, como adequação dietética, treinamento esfincteriano, antidiarreicos até opções mais invasivas, como as cirurgias. O implante de estimulação elétrica sacral, por exemplo, ainda apresenta resultados variáveis e morbidade significativa.

A fisioterapia é uma opção conservadora, com a utilização de diversas modalidades terapêuticas, sendo a eletroterapia um recurso claramente indicado para melhora ou resolução da incontinência fecal.[103]

O Quadro 13-2 apresenta as causas da incontinência fecal.

A continência fecal é mantida pela estrutura e integridade funcional da unidade anorretal, e vários mecanismos contribuem para esta função, sendo, então, uma interação complexa entre a motilidade intestinal, o volume e a consistência fecal, o grau de consciência mental, tônus esfincteriano anal e a integridade da inervação neuronal.

A continência muscular envolve os músculos esfíncter interno e externo e pelo músculo puborretal, (Fig. 13-8) cujo mecanismo, com tração anterior, resulta em uma angulação aguda do reto distal. Durante a defecação, o músculo puborretal relaxa, o ângulo se endireita e as fezes podem ser empurradas para baixo e através do canal anal. Os músculos esfincterianos internos e externos, inervados pelas fibras nervosas do nervo pudendo, asseguram ainda mais a continência, permanecendo contraídos em repouso. A deficiência

Quadro 13-2. Causas da Incontinência Fecal

Causa	Exemplo	Achados sugestivos
Sobrecarga	Encoprese, hospitalizados, idoso	Constipação, uso de laxantes
Diminuição da capacidade de armazenamento	Radioterapia, prostatectomia	Câncer de próstata, câncer retal
Debilidade do esfíncter anal interno	Esfincterotomia anal, esclerose múltipla	Incontinência urinária, redução tônus de repouso
Debilidade do esfíncter anal externo	Parto vaginal com dano no esfíncter, neuropatias	Parto vaginal prolongado, fórceps, urgência
Redução sensibilidade retal	Radioterapia, diabetes, cirurgia	Incontinência urinária, noctúria, redução da sensibilidade perianal
Debilidade do músculo puborretal	Trauma raquimedular, neuropatia periférica	Incontinência urinária, diminuição do tônus muscular

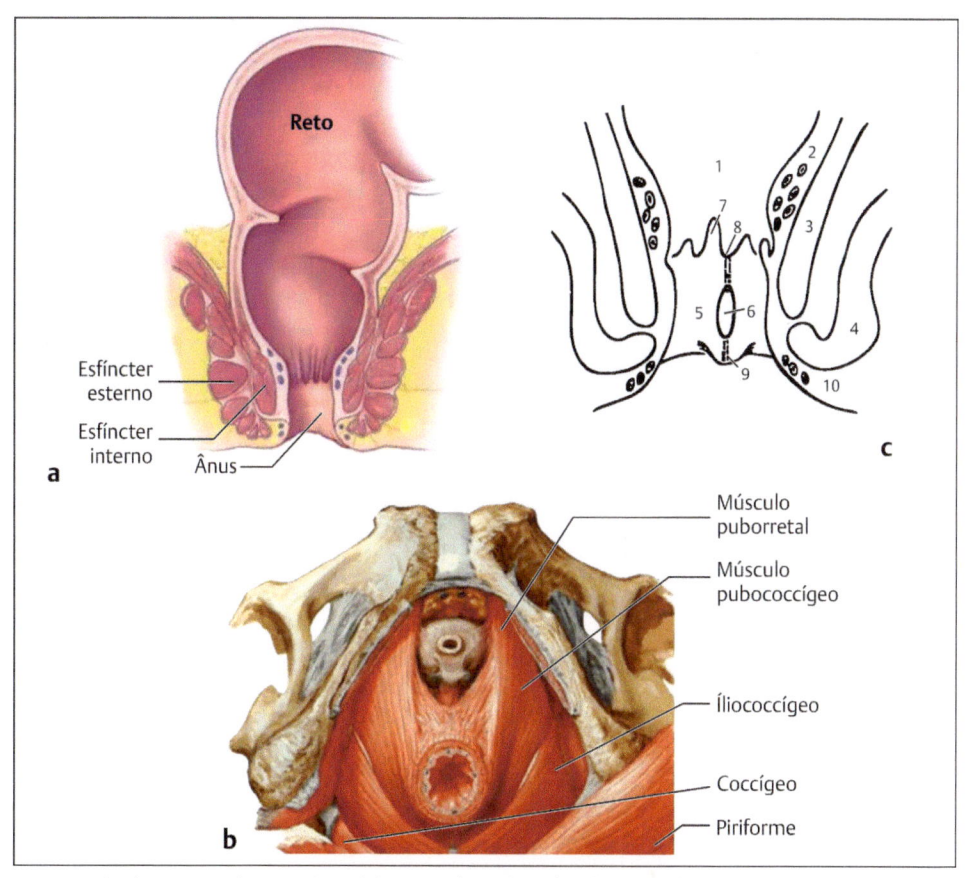

Fig. 13-8. (a-c) Anatomia do reto e ânus. (c) 1. Ampola retal; 2. plexo hemorroidário superior; 3. m. esfíncter anal interno; 4. m. esfíncter anal externo; 5. canal anal; 6. fissura anal; 7. colunas de Morgagni; 8. criptas de Morgagni; 9. mariscas; 10. plexo hemorroidário inferior. (Fonte: Medicina Moderna, setembro de 1990, v. 14, nº 9.)

em qualquer uma das áreas mencionadas, juntamente com a consistência e o caráter das fezes, pode afetar a continência geral das fezes e flatos, além de urgência, evacuação incompleta, fragmentação ou mesmo até a perda descontrolada de fezes.

Embora não exista uma padronização para a avaliação do paciente com queixa de incontinência anal, a literatura descreve alguns itens importantes como o exame físico (estático e dinâmico), que inclui inspeção perianal, o exame retal digital e exame neuromuscular focalizado do períneo e extremidades inferiores,[3] exames complementares como de manometria anorretal e ultrassonografia endoanal, e também a avaliação da capacidade de locomoção e posicionamento para defecar e as condições da musculatura pélvica estriada, como força, resistência, elasticidade e tônus muscular.

Os questionários de qualidade de vida, como o teste *Fecal Incontinence Quality of Life* (FIQL), validado para a língua portuguesa em 2004, é recomendado a todos os pacientes (Anexo 4).

A elaboração de um diário com os hábitos intestinais pode ser uma ferramenta importante complementar a avaliação e acompanhar a evolução do tratamento.

A Escala Fecal de Bristol considera que o formato das fezes se modifica de acordo com a etiopatologia intestinal como nas diarreias infecciosas, constipação intestinal, incontinência anal e síndrome do intestino irritável.[2]

Os sete tipos de fezes são:

- *Tipo 1:* pelotas rígidas como nozes (difíceis de passar).
- *Tipo 2:* formato de salsicha, mas rígida.
- *Tipo 3:* formato de salsicha ou cobra, com rachaduras.
- *Tipo 4:* formato de salsicha ou cobra, lisa e macia.
- *Tipo 5:* pelotas macias com cantos definidos (fáceis de passar).
- *Tipo 6:* porções moles com cantos não definidos, pastosas.
- *Tipo 7:* totalmente líquidas, sem partes sólidas.

Os tipos 1 e 2 indicam constipação; o tipo 3 e especialmente o 4 são os ideais, fáceis de passar, enquanto os tipos de 5 a 7 tendem a ser diarreia (Fig. 13-9).

Eletroterapia na Incontinência Fecal

Apesar do avanço das terapias neoadjuvantes (quimioterapia e radioterapia), ainda permanece a necessidade de cirurgia, que geralmente promove a ressecção parcial ou total do esfíncter anal interno. A sobrevida do paciente com câncer de colo retal aumentou significativamente, no entanto, frequentemente o paciente apresentará alterações funcionais anorretais, que são uma questão importante na qualidade de vida do paciente. A eletroestimulação deve estar sempre que possível, associada ao *biofeedback* e treino da musculatura do assoalho pélvico e, quando necessário, deve-se correlacionar ao uso do balonete intrarretal. A eletroterapia com objetivo terapêutico de neuromodulação foi aprovada pela *Food e Drug Administration* (FDA) inicialmente para incontinência urinária em 1997 e em 2006, para constipação crônica grave e incontinência anal.

Estimulação do Nervo Tibial Posterior

A eletroestimulação do nervo tibial posterior é amplamente utilizada na prática clínica da fisioterapia uroginecológica, assim como para a abordagem do paciente com urgência fecal. No entanto, a literatura ainda não é clara sobre o seu mecanismo de ação nos distúrbios anorretais, não apresentando portanto uma evidência sólida de quais os parâmetros

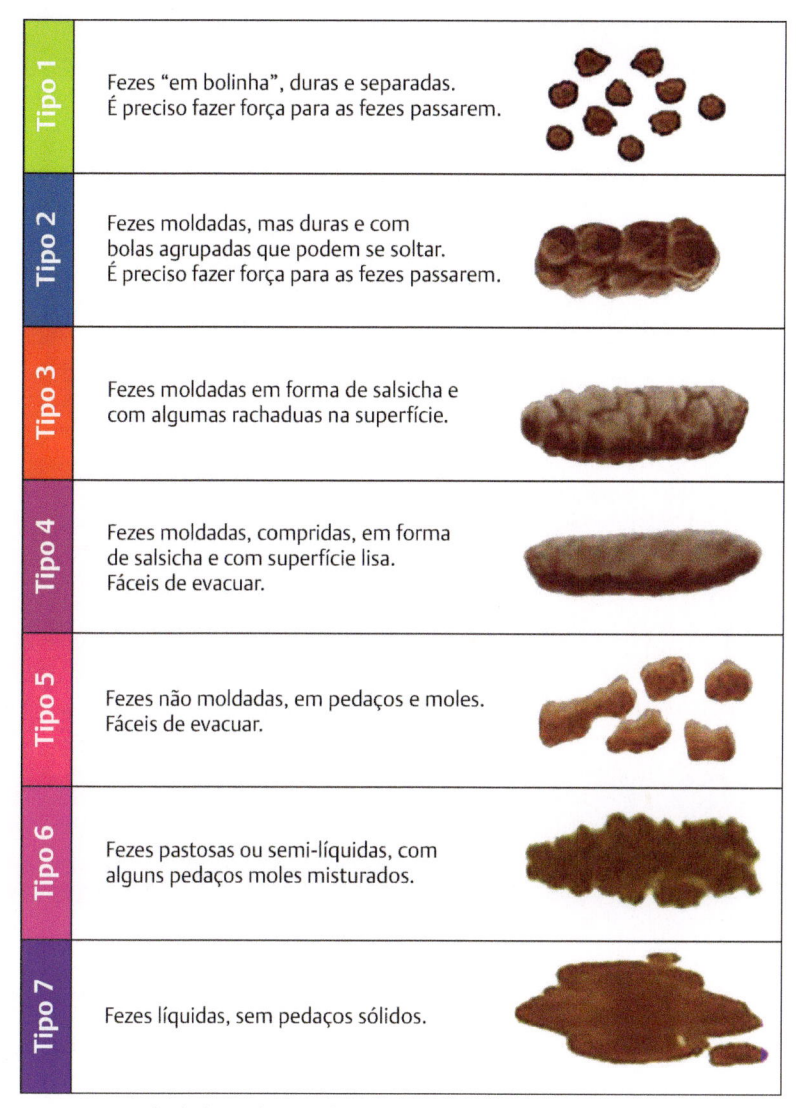

Tipo 1	Fezes "em bolinha", duras e separadas. É preciso fazer força para as fezes passarem.	
Tipo 2	Fezes moldadas, mas duras e com bolas agrupadas que podem se soltar. É preciso fazer força para as fezes passarem.	
Tipo 3	Fezes moldadas em forma de salsicha e com algumas rachaduras na superfície.	
Tipo 4	Fezes moldadas, compridas, em forma de salsicha e com superfície lisa. Fáceis de evacuar.	
Tipo 5	Fezes não moldadas, em pedaços e moles. Fáceis de evacuar.	
Tipo 6	Fezes pastosas ou semi-líquidas, com alguns pedaços moles misturados.	
Tipo 7	Fezes líquidas, sem pedaços sólidos.	

Fig. 13-9. Escala de fezes de Bristol.[4]

adequados e frequência da abordagem da incontinência fecal. Esta técnica pode ser realizada por meio de acupuntura, eletroacupuntura (na medicina tradicional chinesa, os pontos de inibição vesical estão descritos no trajeto do nervo tibial posterior) e também pela estimulação elétrica transcutânea, usando a corrente TENS (*Transcutaneous Electrical Nerve Stimulation*). Seus parâmetros para neuromodulacão com a frequência entre 10 a 20 Hz parece ser o mais efetivo quando aplicado por 30 min/semanais, durante 12 semanas.

A proposta do mecanismo de ação é baseada na estimulação das fibras sensoriais do nervo tibial posterior que contém fibras aferentes e eferentes provenientes do quarto e quinto nervos lombares e do primeiro, segundo e terceiro nervos sacrais. Essa estimulação permite que as raízes do plexo sacral, relacionadas ao controle visceral e muscular do assoalho pélvico, sejam estimuladas remotamente na tentativa de produzir os mesmos efeitos, de uma forma menos invasiva (Fig. 3-10).

Seu efeito inclui uma estimulação na percepção sensorial retal e na função da musculatura estriada, com consequente aumento da pressão máxima de contração e repouso. Há também evidências de redução tanto do relaxamento anal espontâneo quanto da contração retal. Por outro lado, há um aumento no fluxo sanguíneo da mucosa retal (que reflete a função do nervo autonômico). Dessa forma, a estimulação do nervo tibial transcutâneo é capaz de promover alterações na função neuromuscular anorretal. Nenhuma alteração na fisiologia anorretal é encontrada após a neuromodulação, mesmo quando há benefício sintomático. Propõe-se que a modulação das vias centrais de controle da motilidade colorretal e da percepção sensorial aferente possa contribuir com o controle da continência anorretal.

Embora alguns estudos isolados descrevam um resultado benéfico, seus resultados ainda são inconsistentes. Um único ensaio clínico placebo-controlado foi publicado. No entanto, o uso da eletroterapia reduz significativamente o número de episódios de perda fecal e de urgência semanal.

Um estudo apresentou resposta funcional favorável, com melhora da qualidade de vida, com o uso da eletroterapia com NMES (*Neuromuscular Electrical Stimulation*) associado ao *biofeedback*, em 85 pacientes (homens e mulheres) submetidos à ressecção esfincteriana para tratamento de câncer de reto.

Embora ainda haja falta de evidências de boa qualidade para apoiar o uso de SNS em pacientes com incontinência fecal, o uso da estimulação nervosa sacral – SNS (*Sacral Nerve Stimulation*) tem sido realizado na prática clínica com sucesso funcional estável a longo prazo.

Posicionamento dos eletrodos: próximo ao nervo alvo – S3 ou S4 – para otimização da resposta motora do ânus (Fig. 13-11).

Sugere-se que para uma efetiva reeducação anorretal, os pacientes primeiro devam ser submetidos a uma adequada avaliação para que o fisioterapeuta possa definir a real necessidade do uso da eletroterapia e seus parâmetros. A aplicação dos eletrodos um atrás do maléolo medial e outro 10 cm acima e parâmetros ajustados para frequência de pulso de 10 Hz e largura de pulso de 200 µs, entre 0-30 mA.

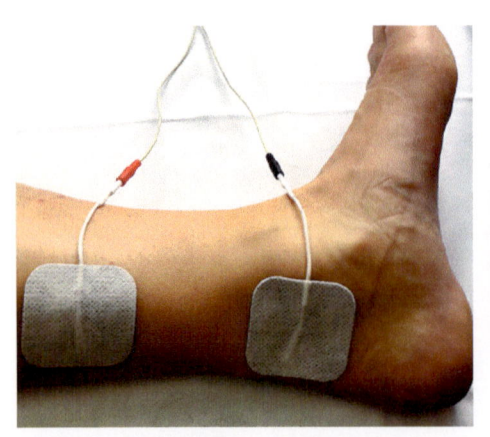

Fig. 13-10. Eletroestimulação do nervo tibial posterior.

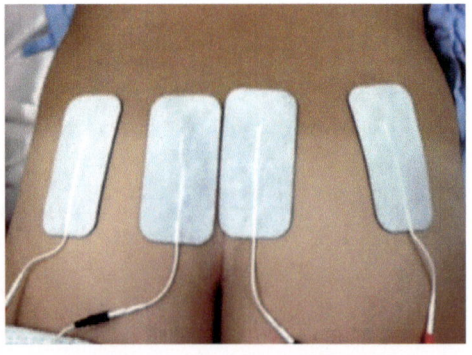

Fig. 13-11. Eletroestimulação parassacral.

Urgência Fecal

A urgência fecal é a vontade súbita e incontrolável de evacuar. Este sintoma é geralmente presente em pacientes com câncer de reto. Aproximadamente 71% dos novos cânceres colorretais surgem no cólon e 29% no reto. Este sintoma é comum principalmente quando o paciente é submetido a quimioterapia e radioterapia neadjuvante ou quando, ao término do tratamento, é possível a reversão da colostomia.

Seu tratamento ainda é uma incógnita na literatura. Pode-se perceber um crescente interesse na utilização da neuromodulacão pelo nervo tibial posterior, para que auxilie nos resultados do tratamento. O nervo tibial posterior deriva do nervo isquiático, e é um dos componentes do plexo sacral. O plexo sacral emite seus ramos colaterais que atuam na musculatura glútea e nervo pudendo. O nervo pudendo, em conjunto com o terceiro e quarto nervos sacrais, atuam na musculatura do levantador do ânus. A aplicação da corrente parece ser mais efetiva quando aplica em 14 Hz, 200 μs por 30 minutos.

Constipação Intestinal

A constipação intestinal é definida como a eliminação intestinal dificultosa, que ocorre a cada 3 a 4 dias ou menos, requerendo maior esforço na evacuação. É caracterizada pela diminuição na motilidade dos intestinos e se refere à defecação infrequente ou difícil, e dificuldades de esvaziamento da ampola retal.[101]

Dentre os tratamentos para o câncer, a quimioterapia é o tratamento mais comum e constitui-se de um conjunto de drogas que atua em várias fases do metabolismo celular. É responsável por diversas reações/sintomas, como anemia, fadiga, alopecia, diarreia, constipação, mucosites, náuseas e vômitos. Muitas vezes, é necessário que o paciente se submeta a outras abordagens como cirurgia e radioterapia.

A constipação é descrita como um dos principais efeitos adversos da quimioterapia. A cirurgia, em decorrência do imobilismo e uso de algumas drogas que reduzem o peristaltismo intestinal, também é fator predisponente para a constipação, pela promoção da dificuldade do processo de evacuação. Pacientes com câncer avançado e com necessidade do uso de opioides para tratamento da dor geralmente queixam-se de constipação.

A fisioterapia dispõe de alguns recursos para auxiliar neste distúrbio. Terapias comportamentais, massagem terapêutica e a eletroterapia vêm sendo discutidas na literatura como possível tratamento da constipação intestinal.

A modalidade da eletroterapia mais estudada para alívio da constipação intestinal é a estimulação do nervo sacral. Embora estudos demonstrem o benefício da eletroterapia, os parâmetros e mecanismos de ação ainda precisam ser definidos. Com a eletroterapia, o restabelecimento da função motora do cólon parece ser possível pela neuromodulação transcutânea sacral, pela estimulação do nervo sacral ou estimulação transcutânea no nervo tibial.[21,56]

ANEXO 1

QUOCIENTE SEXUAL – VERSÃO FEMININA (QS-F)

0: nunca; 1: raramente; 2: às vezes; 3: aproximadamente 50% das vezes; 4: a maioria das vezes; 5: sempre

		0	1	2	3	4	5
1	Você costuma pensar espontaneamente em sexo, lembra de sexo ou se imagina fazendo sexo?						
2	O seu interesse por sexo é suficiente para você participar da relação sexual com vontade?						
3	As preliminares (carícias, beijos, abraços, afagos etc.) a estimulam a continuar a relação sexual?						
4	Você costuma ficar lubrificada (molhada) durante a relação sexual?						
5	Durante a relação sexual, à medida que a excitação do seu parceiro vai aumentando, você também se sente mais estimulada para o sexo?						
6	Durante a relação sexual, você relaxa a vagina o suficiente para facilitar a penetração do pênis?						
7	Você costuma sentir dor durante a relação sexual, quando o pênis penetra em sua vagina?						
8	Você consegue se envolver, sem se distrair (sem perder a concentração), durante a relação sexual?						
9	Você consegue atingir o orgasmo (prazer máximo) nas relações sexuais que realiza?						
10	O grau de satisfação que você consegue com a relação sexual lhe dá vontade de fazer sexo outras vezes, em outros dias?						

Resultado: _____

82-100 pontos: bom a excelente; 62-80 pontos: regular a bom; 42-60 pontos: desfavorável a regular; 22-40 pontos: ruim a desfavorável; 0-20 pontos: nulo a ruim.

ANEXO 2

INTERNATIONAL CONSULTATION ON INCONTINENCE QUESTIONNAIRE OVERACTIVE BLADDER (ICIQ-OAB)

Muitas pessoas sofrem eventualmente de sintomas urinários. Estamos tentando descobrir quantas pessoas têm sintomas urinários, e quanto isso incomoda. Agradecemos a sua participação ao responder estas perguntas, para sabermos como tem sido o seu incômodo **durante as últimas 04 semanas**.

1. Informe sua data de nascimento:	____/____/____	
2. Informe seu sexo:	☐ Masculino	☐ Feminino

3a. Quantas vezes você urina durante o dia?	
☐ 1-6 vezes	0
☐ 7-8 vezes	1
☐ 9-10 vezes	2
☐ 11-12 vezes	3
☐ 13 vezes ou mais	4

3b. O quanto isso incomoda você? Circule um número de 0 a 10											
Não incomoda	0	1	2	3	4	5	6	7	8	9	10	Incomoda muito

4a. Durante a noite, quantas vezes, em média, você tem que se levantar para urinar?	
☐ Nenhuma vez	0
☐ 1 vez	1
☐ 2 vezes	2
☐ 3 vezes	3
☐ 4 vezes ou mais	4

4b. O quanto isso incomoda você? Circule um número de 0 a 10											
Não incomoda	0	1	2	3	4	5	6	7	8	9	10	Incomoda muito

5a. Você precisa se apressar para chegar ao banheiro para urinar?	
☐ Nunca	0
☐ Poucas vezes	1
☐ Às vezes	2
☐ Na maioria das vezes	3
☐ Sempre	4

5b. O quanto isso incomoda você? Circule um número de 0 a 10

Não incomoda	0	1	2	3	4	5	6	7	8	9	10	Incomoda muito

6a. Você perde urina antes de chegar ao banheiro?

☐ Nunca	0
☐ Poucas vezes	1
☐ Às vezes	2
☐ Na maioria das vezes	3
☐ Sempre	4

6b. O quanto isso incomoda você? Circule um número de 0 a 10

Não incomoda	0	1	2	3	4	5	6	7	8	9	10	Incomoda muito

ANEXO 3

INTERNATIONAL CONSULTATION ON INCONTINENCE QUESTIONNAIRE URINARY INCONTINENCE – SHORT FORM (ICIQ-UI-SF)

Muitas pessoas perdem urina alguma vez. Estamos tentando descobrir quantas pessoas perdem urina, e quanto isso as aborrece. Ficaríamos agradecidos se você pudesse nos responder as seguintes perguntas, pensando em como você tem passado, em média na **últimas quatro semanas.**

1. Informe sua data de nascimento:	____/____/____	
2. Informe seu sexo:	☐ Masculino	☐ Feminino
3. Com que frequência você perde urina? (assinale uma resposta)		
☐ Nunca	0	
☐ Uma vez por semana ou menos	1	
☐ Duas ou três vezes por semana	2	
☐ Uma vez ao dia	3	
☐ Diversas vezes ao dia	4	
☐ O tempo todo	5	
4. Gostaríamos de saber a quantidade de urina que você perde (assinale uma resposta)		
☐ Nenhuma	☐ Uma moderada quantidade	
☐ Uma pequena quantidade	☐ Uma grande quantidade	
5. Em geral, quanto que perder urina interfere em sua vida diária? Por favor, circule um número entre 0 e 10		

| Não interfere | 0 | 1 | 2 | 3 | 4 | 5 | 6 | 7 | 8 | 9 | 10 | Interfere muito |

ICIQ Escore: Soma dos resultados 3 + 4 + 5 =

6. Quando você perde urina? (Por favor, assinale todas as alternativas que se aplicam a você)

☐ Nunca

☐ Perco antes de chegar ao banheiro

☐ Perco quando tusso ou espirro

☐ Perco quando estou dormindo

☐ Perco quando estou fazendo atividade física

☐ Perco quando terminei de urinar e estou me vestindo

☐ Perco sem razão óbvia

☐ Perco o tempo todo

ANEXO 4

VERSÃO FINAL DO QUESTIONÁRIO FIQL

1. Em geral, você diria que sua saúde é:

☐ Excelete   ☐ Muito boa   ☐ Boa   ☐ Regular

2. Para cada um dos itens abaixo, por favor indique, marcando um X na coluna correspondente a quanto tempo o item abaixo o preocupa devido à perda de fezes.
Se qualquer um dos itens lhe preocupa por outras razões que não pela perda de fezes, marque a alternativa "*Nenhuma das respostas*"

	Muitas vezes	Algumas vezes	Poucas vezes	Nenhuma vez	Nenhuma das respostas
Devido à perda de fezes:					
a. Tenho medo de sair	1	2	3	4	
b. Evito visitar amigos ou parentes	1	2	3	4	
c. Evito passar a noite longe de casa	1	2	3	4	
d. É difícil para eu sair e fazer coisas como ir ao cinema ou à igreja	1	2	3	4	
e. Evito comer antes de sair de casa	1	2	3	4	
f. Quando estou fora de casa tento ficar sempre que possível próximo ao banheiro	1	2	3	4	
g. É importante eu planejar o que vou fazer de acordo com o meu funcionamento intestinal	1	2	3	4	
h. Evito viajar	1	2	3	4	
i. Fico preocupado em não ser capaz de chegar ao banheiro em tempo	1	2	3	4	
j. Sinto que não tenho controle do meu intestino	1	2	3	4	
k. Não consigo controlar minha evacuação a tempo de chegar ao banheiro	1	2	3	4	
l. Perco fezes sem perceber	1	2	3	4	
m. Tento evitar a perda de fezes, ficando próximo ao banheiro	1	2	3	4	

3. Devido a sua perda de fezes indique até quanto o problema o incomoda. Se qualquer dos itens abaixo o preocupa por outras razões, marque a alternativa "*Nenhuma das respostas*"

	Muitas vezes	Algumas vezes	Poucas vezes	Nenhuma vez	Nenhuma das respostas
Devido à perda de fezes:					
a. Fico envergonhado	1	2	3	4	
b. Não posso fazer muitas coisas que quero fazer	1	2	3	4	
c. Fico preocupado em perder fezes	1	2	3	4	
d. Sinto-me deprimido	1	2	3	4	
e. Fico preocupado se outras pessoas sentem cheiro de fezes em mim	1	2	3	4	
f. Acho que não sou uma pessoa saudável	1	2	3	4	
g. Tenho menos prazer em viver	1	2	3	4	
h. Tenho relação sexual com menor frequência do que gostaria	1	2	3	4	
i. Sinto-me diferente das outras pessoas	1	2	3	4	
j. Sempre estou pensando na possibilidade de perder fezes	1	2	3	4	
k. Tenho medo de ter sexo	1	2	3	4	
l. Evito viajar de carro ou ônibus	1	2	3	4	
m. Evito sair para comer	1	2	3	4	
n. Quando vou a um lugar novo, procuro saber onde está o banheiro	1	2	3	4	

4. Durante o mês passado, eu me senti tão triste, desanimado ou tive muitos problemas que me fizeram pensar que nada valia a pena

☐ Extremamente. A ponto de quase desistir
☐ Muitas vezes
☐ Com frequência
☐ Algumas vezes – o suficiente para me preocupar (incomodar)
☐ Poucas vezes
☐ Nenhuma vez

REFERÊNCIAS BIBLIOGRÁFICAS

1. Amaral M, Gannuny C, Pinto e Silva M, Oliveira M, Monte A, Bardin M, et al. Fisioterapia Pós-operatória e nas complicações do câncer ginecológico. In: Marques A, Pinto e Silva M, Amaral M, eds. Tratado de Fisioterapia em Saúde Mulher. São Paulo: Roca; 2018.
2. Lin KY, Frawley HC, Denehy L, Feil D, Granger CL. Exercise interventions for patients with gynaecological cancer: a systematic review and meta-analysis. *Physiotherapy*. 2016;102(4):309-19.
3. Morris L, Do V, Chard J, Brand AH. Radiation-induced vaginal stenosis: current perspectives. *Int J Womens Health*. 2017;9:273-9.
4. Abbott-Anderson K, Kwekkeboom KL. A systematic review of sexual concerns reported by gynecological cancer survivors. *Gynecol Oncol*. 2012;124(3):477-89.
5. Frumovitz M, Sun CC, Schover LR, Munsell MF, Jhingran A, Wharton JT, et al. Quality of life and sexual functioning in cervical cancer survivors. *J Clin Oncol*. 2005;23(30):7428-36.
6. Silva MPP, Gannuny CS, Aiello NA, Higinio MAR, Ferreira NO, Oliveira MMF. Métodos Avaliativos para Estenose Vaginal Pós-Radioterapia. *Rev Bras Cancerol*. 2010:71-83.
7. Katz A, Njuguna E, Rakowsky E, Sulkes A, Sulkes J, Fenig E. Early development of vaginal shortening during radiation therapy for endometrial or cervical cancer. *Int J Gynecol Cancer*. 2001;11(3):234-5.
8. Park HS, Ratner ES, Lucarelli L, Polizzi S, Higgins SA, Damast S. Predictors of vaginal stenosis after intravaginal high-dose-rate brachytherapy for endometrial carcinoma. *Brachytherapy*. 2015;14(4):464-70.
9. Bruner DW, Lanciano R, Keegan M, Corn B, Martin E, Hanks GE. Vaginal stenosis and sexual function following intracavitary radiation for the treatment of cervical and endometrial carcinoma. *Int J Radiat Oncol Biol Phys*. 1993;27(4):825-30.
10. Bruner DW, Nolte SA, Shahin MS, Huang HQ, Sobel E, Gallup D, et al. Measurement of vaginal length: Reliability of the vaginal sound--a Gynecologic Oncology Group study. *Int J Gynecol Cancer*. 2006;16(5):1749-55.
11. Martins J, Vaz AF, Grion RC, Esteves SCB, Costa-Paiva L, Baccaro LF. Factors associated with changes in vaginal length and diameter during pelvic radiotherapy for cervical cancer. *Arch Gynecol Obstet*. 2017;296(6):1125-33.
12. Rosa LM, Hammerschmidt KSA, Radünz V, Ilha P, Tomasi AVR, Valcarenghi RV. Evaluation and classification of vaginal stenosis after brachytherapy. *Texto Contexto Enferm*. 2016:1-8.
13. Services USDoHaH. Common Terminology Criteria for Adverse Events (CTCAE) Version 5.0. 2017. p. 1-155.
14. Rosa L, Hammerschmidt K, Radünz V, Ilha P, Tomasi A, Valcarenghi R. Evaluation and classification of vaginal stenosis after brachytherapy. *Text Contex Enferm*. 2016;25(2):1-8.
15. Services USDoHaH. Common Terminology Criteria for Adverse Events (CTCAE) Version 5.0; 2017. p. 1-155
16. Kirchheiner K, Fidarova E, Nout RA, Schmid MP, Sturdza A, Wiebe E, et al. Radiation-induced morphological changes in the vagina. *Strahlenther Onkol*. 2012;188(11):1010-7.
17. Fajardo LF. The pathology of ionizing radiation as defined by morphologic patterns. *Acta Oncol*. 2005;44(1):13-22.
18. Araújo A, Marques A. Eletroterapia na Saúde da Mulher. In: Baracho E, editor. Fisioterapia Aplicada á Saúde da Mulher. 6 ed. Rio de Janeiro: Guanabara- Koogan LTDA; 2018.
19. Costa R, Catão M, Costa I, Silva A, Pires E. Os benefícios do laser de baixa potência na oncologia. *Rev Bras Ciências Saúde*. 2013;11(37).
20. Kirchheiner K, Nout RA, Tanderup K, Lindegaard JC, Westerveld H, Haie-Meder C, et al. Manifestation pattern of early-late vaginal morbidity after definitive radiation (chemo) therapy and image-guided adaptive brachytherapy for locally advanced cervical cancer: an analysis from the EMBRACE study. *Int J Radiat Oncol Biol Phys*. 2014;89(1):88-95.
21. Bergmark K, Avall-Lundqvist E, Dickman PW, Henningsohn L, Steineck G. Vaginal changes and sexuality in women with a history of cervical cancer. *N Engl J Med*. 1999;340(18):1383-9.

22. Duncan M, Grant G. Oral and intestinal mucositis - causes and possible treatments. *Aliment Pharmacol Ther.* 2003;18(9):853-74.
23. Kelner N, Castro J. Laserterapia no tratamento da mucosite. *Rev Bras Cancerol.* 2006;53(1):29-32.
24. Ljungberg B, Albiges L, Bensalah K, Bex A, Giles R, Hora M, et al. EAU Guidelines on Renal Cell Carcinoma. Copenhagen: AU Annual Congress; 2018.
25. Lutz ST, Huang DT. Combined chemoradiotherapy for locally advanced squamous cell carcinoma of the bulbomembranous urethra: a case report. *J Urol.* 1995;153(5):1616-8.
26. Babjuk M, Burger M, Compérat E, Gontero P, Mostafid A, Palou J, et al. EAU Guidelins on Non-muscle-invasive Bladder Cancer. Copenhagen: EAU Annual Congress 2018; 2018.
27. SILVA INDCJAGD. Estimativa 2018: incidência de câncer no Brasil. Rio de Janeiro2018.
28. Gakis G, Stenzl A. Considerations for orthotopic diversions in women. *Curr Opin Urol.* 2015;25(6):550-4.
29. Badawy AA, Abolyosr A, Mohamed ER, Abuzeid AM. Orthotopic diversion after cystectomy in women: A single-centre experience with a 10-year follow-up. *Arab J Urol.* 2011;9(4):267-71.
30. Chang SS, Cole E, Cookson MS, Peterson M, Smith JA. Preservation of the anterior vaginal wall during female radical cystectomy with orthotopic urinary diversion: technique and results. *J Urol.* 2002;168(4 Pt 1):1442-5.
31. Anderson CB, Cookson MS, Chang SS, Clark PE, Smith JA, Kaufman MR. Voiding function in women with orthotopic neobladder urinary diversion. *J Urol.* 2012;188(1):200-4.
32. Ali-El-Dein B, Mosbah A, Osman Y, El-Tabey N, Abdel-Latif M, Eraky I, et al. Preservation of the internal genital organs during radical cystectomy in selected women with bladder cancer: a report on 15 cases with long term follow-up. *Eur J Surg Oncol.* 2013;39(4):358-64.
33. Gross T, Meierhans Ruf SD, Meissner C, Ochsner K, Studer UE. Orthotopic ileal bladder substitution in women: factors influencing urinary incontinence and hypercontinence. *Eur Urol.* 2015;68(4):664-71.
34. Rouanne M, Legrand G, Neuzillet Y, Ghoneim T, Cour F, Letang N, et al. Long-term women-reported quality of life after radical cystectomy and orthotopic ileal neobladder reconstruction. *Ann Surg Oncol.* 2014;21(4):1398-404.
35. Bailey GC, Blackburne A, Ziegelmann MJ, Lightner DJ. Outcomes of Surgical Management in Patients with Stress Urinary Incontinence and/or Neovesicovaginal Fistula after Orthotopic Neobladder Diversion. *J Urol.* 2016;196(5):1478-83.
36. Littlejohn N, Cohn JA, Kowalik CG, Kaufman MR, Dmochowski RR, Reynolds WS. Treatment of Pelvic Floor Disorders Following Neobladder. *Curr Urol Rep.* 2017;18(1):5.
37. Silva INDCJAGD. Tipos de câncer. Rio de Janeiro; 2017.
38. Hakenberg O, Minhas E, Necchi A, Protzel C, Watkin N, Compérat E. EAU Guideline on PenileCancer. Copenhagen: EAU Annual Congress 2018; 2018.
39. Mottet N, van den Bergh RCN, Briers E, Bourke L, Cornford P, De Santis M, et al. Prostate Cancer: EAU Guidelines. *Ann Congress Copenhagen.* 2018.
40. Conference NIoHC. NIH Consensus Development Panel on Impotence. JAMA; 1993. p. 83-90.
41. Hatzimouratidis K, Giuliano F, Moncada I, Muneer A, Salonia A, Verze P. Male Sexual Dysfunction. Copenhagen: AU Annual Congress; 2018.
42. Incrocci L. Sexual function and male cancer. *Transl Androl Urol.* 2013;2(1):74-81.
43. Stolzenburg JU, Graefen M, Kriegel C, Michl U, Martin Morales A, Pommerville PJ, et al. Effect of surgical approach on erectile function recovery following bilateral nerve-sparing radical prostatectomy: an evaluation utilising data from a randomised, double-blind, double-dummy multicentre trial of tadalafil vs placebo. *BJU Int.* 2015;116(2):241-51.
44. Glickman L, Godoy G, Lepor H. Changes in continence and erectile function between 2 and 4 years after radical prostatectomy. *J Urol.* 2009;181(2):731-5.
45. Nelson CJ, Scardino PT, Eastham JA, Mulhall JP. Back to baseline: erectile function recovery after radical prostatectomy from the patients' perspective. *J Sex Med.* 2013;10(6):1636-43.
46. Kirschner-Hermanns R, Jakse G. Quality of life following radical prostatectomy. *Crit Rev Oncol Hematol.* 2002;43(2):141-51.

47. Salonia A, Adaikan G, Buvat J, Carrier S, El-Meliegy A, Hatzimouratidis K, et al. Sexual Rehabilitation After Treatment For Prostate Cancer-Part 2: Recommendations From the Fourth International Consultation for Sexual Medicine (ICSM 2015). J Sex Med. 2017;14(3):297-315.
48. Philippou YA, Jung JH, Steggall MJ, O'Driscoll ST, Bakker CJ, Bodie JA, et al. Penile rehabilitation for postprostatectomy erectile dysfunction. Cochrane Database Syst Rev. 2018;10:CD012414.
49. Brock G, Nehra A, Lipshultz LI, Karlin GS, Gleave M, Seger M, et al. Safety and efficacy of vardenafil for the treatment of men with erectile dysfunction after radical retropubic prostatectomy. J Urol. 2003;170(4 Pt 1):1278-83.
50. Hatzimouratidis K, Giuliano K, Moncada I, Muneer A, Salonia A, Verze P. EAU Guideline on Male Sexual Dysfunction. EAU Annual Congress Copenhagen; 2018.
51. Lavoisier P, Courtois F, Barres D, Blanchard M. Correlation between intracavernous pressure and contraction of the ischiocavernosus muscle in man. J Urol. 1986;136(4):936-9.
52. Shafik A, El Sibai O, Shafik AA, Shafik IA. Cavernosus muscle contraction during erection: is it voluntary or reflex, given the striated nature of the muscles? J Androl. 2006;27(5):695-9.
53. Prota C, Gomes CM, Ribeiro LH, de Bessa J, Nakano E, Dall'Oglio M, et al. Early postoperative pelvic-floor biofeedback improves erectile function in men undergoing radical prostatectomy: a prospective, randomized, controlled trial. Int J Impot Res. 2012;24(5):174-8.
54. Perez FSB, Rosa NC, da Rocha AF, Peixoto LRT, Miosso CJ. Effects of Biofeedback in Preventing Urinary Incontinence and Erectile Dysfunction after Radical Prostatectomy. Front Oncol. 2018;8:20.
55. Van Kampen M, De Weerdt W, Claes H, Feys H, De Maeyer M, Van Poppel H. Treatment of erectile dysfunction by perineal exercise, electromyographic biofeedback, and electrical stimulation. Phys Ther. 2003;83(6):536-43.
56. Dorey G, Speakman M, Feneley R, Swinkels A, Dunn C, Ewings P. Randomised controlled trial of pelvic floor muscle exercises and manometric biofeedback for erectile dysfunction. Br J Gen Pract. 2004;54(508):819-25.
57. Geraerts I, Van Poppel H, Devoogdt N, De Groef A, Fieuws S, Van Kampen M. Pelvic floor muscle training for erectile dysfunction and climacturia 1 year after nerve sparing radical prostatectomy: a randomized controlled trial. Int J Impot Res. 2016;28(1):9-13.
58. Sighinolfi MC, Rivalta M, Mofferdin A, Micali S, De Stefani S, Bianchi G. Potential effectiveness of pelvic floor rehabilitation treatment for postradical prostatectomy incontinence, climacturia, and erectile dysfunction: a case series. J Sex Med. 2009;6(12):3496-9.
59. D'Ancona C, Haylen B, Oelke M, Abranches-Monteiro L, Arnold E, Goldman H, et al. The International Continence Society (ICS) report on the terminology for adult male lower urinary tract and pelvic floor symptoms and dysfunction. Neurourol Urodyn. 2019.
60. Altman D, Lapitan M, Nelson R, Sillén U, Thom D. Epidemiology of Urinary (UI) and Faecal (FI) Incontinence and Pelvic Organ Prolapse (POP). International Continence Society; 2013.
61. Singla N, Singla A. Post-prostatectomy incontinence: Etiology, evaluation, and management. Turkish J Urol. 2014;40:1-8.
62. Adewuyi T, Booth J, Bradley C, Burgio K, Hagen S, Hunter K, et al. Adult conservative management. In: Abrams P, Cardozo L, Wagg A, Wein A, editors. 6th International Consultation on Incontinence; Tokyo, Japan: International Continence Society; 2017.
63. Anderson CA, Omar MI, Campbell SE, Hunter KF, Cody JD, Glazener CM. Conservative management for postprostatectomy urinary incontinence. Cochrane Database Syst Rev. 2015;1:CD001843.
64. Choi JM, Nelson CJ, Stasi J, Mulhall JP. Orgasm associated incontinence (climacturia) following radical pelvic surgery: rates of occurrence and predictors. J Urol. 2007;177(6):2223-6.
65. Guay A, Seftel AD. Sexual foreplay incontinence in men with erectile dysfunction after radical prostatectomy: a clinical observation. Int J Impot Res. 2008;20(2):199-201.
66. Clavell-Hernández J, Martin C, Wang R. Orgasmic Dysfunction Following Radical Prostatectomy: Review of Current Literature. Sex Med Rev. 2018;6(1):124-34.
67. Fode M, Serefoglu EC, Albersen M, Sønksen J. Sexuality Following Radical Prostatectomy: Is Restoration of Erectile Function Enough? Sex Med Rev. 2017;5(1):110-9.

68. Kadar N, Saliba N, Nelson JH. The frequency, causes and prevention of severe urinary dysfunction after radical hysterectomy. *Br J Obstet Gynaecol.* 1983;90(9):858-63.
69. Herwig R, Bruns F, Strasser H, Pinggera GM, Micke O, Rehder P, et al. Late urologic effects after adjuvant irradiation in stage I endometrial carcinoma. *Urology.* 2004;63(2):354-8.
70. Erekson EA, Sung VW, DiSilvestro PA, Myers DL. Urinary symptoms and impact on quality of life in women after treatment for endometrial cancer. *Int Urogynecol J Pelvic Floor Dysfunct.* 2009;20(2):159-63.
71. Rutledge TL, Heckman SR, Qualls C, Muller CY, Rogers RG. Pelvic floor disorders and sexual function in gynecologic cancer survivors: a cohort study. *Am J Obstet Gynecol.* 2010;203(5):514.e1-7.
72. Seski JC, Diokno AC. Bladder dysfunction after radical abdominal hysterectomy. *Am J Obstet Gynecol.* 1977;128(6):643-51.
73. Ramaseshan AS, Felton J, Roque D, Rao G, Shipper AG, Sanses TVD. Pelvic floor disorders in women with gynecologic malignancies: a systematic review. *Int Urogynecol J.* 2018;29(4):459-76.
74. Syan R, Brucker B. Guideline of guidelines: urinary incontinence. *BJU Int.* 2016(117):22-30.
75. Burkhard F, Bosch JLHR, Cruz F, Lemack G, Nambiar A, Thiruchelvam N, et al. EAU Guideline on Urinary Incontinence. EAU Annual Congress Copenhagen; 2018.
76. Radadia KD, Farber NJ, Shinder B, Polotti CF, Milas LJ, Tunuguntla HSGR. Management of Postradical Prostatectomy Urinary Incontinence: A Review. *Urology.* 2018;113:13-9.
77. Berghmans B, Hendriks E, Bernards A, de Bie R, Omar MI. Electrical stimulation with non-implanted electrodes for urinary incontinence in men. *Cochrane Database Syst Rev.* 2013(6):CD001202.
78. Yokoyama T, Nishiguchi J, Watanabe T, Nose H, Nozaki K, Fujita O, et al. Comparative study of effects of extracorporeal magnetic innervation versus electrical stimulation for urinary incontinence after radical prostatectomy. *Urology.* 2004;63(2):264-7.
79. Hay-Smith J, Berghmans B, Burgio K, Dumoulin C, Hagen S, Moore K. Adult conservative management. In: Abrams P, Cardozo L, Khoury S, A W, editors. 4th International Consultation on Incontinence; Plymouth, UK 2009.
80. Moore KN, Griffiths D, Hughton A. Urinary incontinence after radical prostatectomy: a randomized controlled trial comparing pelvic muscle exercises with or without electrical stimulation. *BJU Int.* 1999;83(1):57-65.
81. Mariotti G, Sciarra A, Gentilucci A, Salciccia S, Alfarone A, Di Pierro G, et al. Early recovery of urinary continence after radical prostatectomy using early pelvic floor electrical stimulation and biofeedback associated treatment. *J Urol.* 2009;181(4):1788-93.
82. Zaidan P, Silva E. Pelvic floor muscle exercises with or without electric stimulation and postprostectomy urinary incontinence: a systematic review. *Fisioter Mov.* 2016;29(3):635-49.
83. Ahmed M, Mohammed A, Amansour A. Effect of pelvic floor electrical stimulation and biofeedback on the recovery of urinary continence after radical prostatectomy. *Turkish J Phys Med Rehab.* 2012;58(3):170-6.
84. Laurienzo CE, Magnabosco WJ, Jabur F, Faria EF, Gameiro MO, Sarri AJ, et al. Pelvic floor muscle training and electrical stimulation as rehabilitation after radical prostatectomy: a randomized controlled trial. *J Phys Ther Sci.* 2018;30(6):825-31.
85. Yokozuka M, Namima T, Nakagawa H, Ichie M, Handa Y. Effects and indications of sacral surface therapeutic electrical stimulation in refractory urinary incontinence. *Clin Rehabil.* 2004;18(8):899-907.
86. Kakihara C, Sens Y, Ferreira U. Efeito do treinamento funcional do assoalho pélvico associado ou não à eletroestimulação na incontinência urinária após prostatectomia radical. *Rev Bras Fisioterap.* 2007;11(6):481-6.
87. Yamanishi T, Mizuno T, Watanabe M, Honda M, Yoshida K. Randomized, placebo controlled study of electrical stimulation with pelvic floor muscle training for severe urinary incontinence after radical prostatectomy. *J Urol.* 2010;184(5):2007-12.

88. Wille S, Sobottka A, Heidenreich A, Hofmann R. Pelvic floor exercises, electrical stimulation and biofeedback after radical prostatectomy: results of a prospective randomized trial. *J Urol.* 2003;170(2 Pt 1):490-3.
89. Sens Y, Ferreira U. Efeito do treinamento funcional do assoalho pélvico associado ou não à eletroestimulação na incontinência urinária após prostatectomia radical. *Rev Bras Fisioter.* 2007;11(6):481-6.
90. Wyndaele JJ. Study on the influence of the type of current and the frequency of impulses used for electrical stimulation on the contraction of pelvic muscles with different fibre content. *Scand J Urol.* 2016;50(3):228-33.
91. ElSawy N, Mahran H, Alkushi A. Impact of Therapeutic Electrical Stimulation of Sacral Surface Considering Individual Anatomical Sacral Variations on Early Recovery Urinary Continence after Radical Prostatectomy. *Forensic Medicine and Anatomy Research.* 2017;5:1-13.
92. Barker AT, Freeston IL, Jalinous R, Jarratt JA. Magnetic stimulation of the human brain and peripheral nervous system: an introduction and the results of an initial clinical evaluation. *Neurosurgery.* 1987;20(1):100-9.
93. Bo K, Frawley HC, Haylen BT, Abramov Y, Almeida FG, Berghmans B, et al. An International Urogynecological Association (IUGA)/International Continence Society (ICS) joint report on the terminology for the conservative and nonpharmacological management of female pelvic floor dysfunction. *Int Urogynecol J.* 2017;28(2):191-213.
94. Galloway NT, El-Galley RE, Sand PK, Appell RA, Russell HW, Carlan SJ. Extracorporeal magnetic innervation therapy for stress urinary incontinence. *Urology.* 1999;53(6):1108-11.
95. Sønksen J, Ohl DA, Wedemeyer G. Sphincteric events during penile vibratory ejaculation and electroejaculation in men with spinal cord injuries. *J Urol.* 2001;165(2):426-9.
96. Laessøe L, Sønksen J, Bagi P, Biering-Sørensen F, Ohl DA, McGuire EJ, et al. Effects of ejaculation by penile vibratory stimulation on bladder capacity in men with spinal cord lesions. *J Urol.* 2003;169(6):2216-9.
97. Sønksen J, Ohl DA, Bonde B, Laessøe L, McGuire EJ. Transcutaneous mechanical nerve stimulation using perineal vibration: a novel method for the treatment of female stress urinary incontinence. *J Urol.* 2007;178(5):2025-8.
98. Fode M, Sønksen J. Penile vibratory stimulation in the treatment of post-prostatectomy incontinence: a randomized pilot study. *Neurourol Urodyn.* 2015;34(2):117-22.
99. Rutledge TL, Rogers R, Lee SJ, Muller CY. A pilot randomized control trial to evaluate pelvic floor muscle training for urinary incontinence among gynecologic cancer survivors. *Gynecol Oncol.* 2014;132(1):154-8.
100. Gungor Ugurlucan F, Karamustafaoglu B, Yalcin O. Posterior tibial nerve stimulation for the treatment of voiding dysfunction 8 years after radical hysterectomy. *Arch Gynecol Obstet.* 2012;286(2):545-7.
101. Nosti P, McDermott C, Schilder J, Stehman F, Woodman P. Symptoms of Pelvic Floor Disorders and Quality of Life Measures in Postoperative Patients With Endometrial Cancer. *Clinical Ovarian Other Gynecol Cancer.* 2012;5(1):27-30.
102. Hazewinkel MH, Sprangers MA, van der Velden J, van der Vaart CH, Stalpers LJ, Burger MP, et al. Long-term cervical cancer survivors suffer from pelvic floor symptoms: a cross-sectional matched cohort study. *Gynecol Oncol.* 2010;117(2):281-6.
103. Segal S, John G, Sammel M, Andy UU, Chu C, Arya LA, et al. Urinary incontinence and other pelvic floor disorders after radiation therapy in endometrial cancer survivors. *Maturitas.* 2017;105:83-8.
104. Li F, Guo H, Qiu H, Liu S, Wang K, Yang C, et al. Urological complications after radical hysterectomy with postoperative radiotherapy and radiotherapy alone for cervical cancer. *Medicine* (Baltimore). 2018;97(13):e0173.
105. Ribeiro MR, Rossi P, JA. P. Uroginecologia e cirurgia vaginal. São Paulo: Roca LTDA; 2001.
106. Torloni MR, Riera R, Rogozińska E, Tunçalp Ö, Gülmezoglu AM, Widmer M. Systematic review of shorter versus longer duration of bladder catheterization after surgical repair of urinary obstetric fistula. *Int J Gynaecol Obstet.* 2018;142(1):15-22.

ELETROACUPUNTURA EM ONCOLOGIA

CAPÍTULO 14

Carmen Sylvia Varella
Roberta Pitta Luz Costa
Laura Rezende

CONCEITO
A eletroacupuntura (EA) é o resultado da combinação clássica da medicina tradicional chinesa (MTC) à eletroterapia, ou seja, o uso de corrente elétrica com determinadas características – tipo de corrente, tipo de onda, pulso, largura de pulso, tempo e frequência associado às agulhas de acupuntura.

HISTÓRIA
O relato mais antigo do uso da eletroterapia remonta à antiguidade, onde 5000 a.C. os egípcios sabiam da capacidade do bagre do Nilo de emitir correntes elétricas e o tinham como uma divindade. Mas o primeiro relato escrito foi em 42 a.C, realizado por Scribonius Largus, médico do exército do Imperador Romano Claudius, que escreveu tratados de farmacologia e testou a aplicação de peixe elétrico na cabeça para dor de cabeça e para artrite gotosa. Já a EA foi usada na China, inicialmente na década de 30, como uma forma de substituir o estímulo manual nas agulhas, já que o uso da EA permite o estímulo de mais pontos simultaneamente e maior controle e precisão de ação dos mesmos, o estímulo elétrico nas agulhas também é visto como um potencializador do efeito da acupuntura.[1]

A acupuntura faz parte do conjunto de terapias que integram a MTC e que foi criada nos séculos IV e V a.C. na China, baseando-se na filosofia do Taoísmo e no equilíbrio das energias Yin e Yang, estas sintetizam duas partes contraditórias e complementares dos fenômenos da natureza e que se relacionam mutuamente. A acupuntura atua estimulando pontos específicos do corpo, chamados acupontos, com o objetivo de regularizar e reequilibrar a circulação de energia do corpo. Estes acupontos são distribuídos ao longo dos doze meridianos, que são os canais de energia, divididos em canais Yin, dos quais fazem parte o coração (C), o pericárdio (PC) e o pulmão (P) na mão; e baço-pâncreas (BP), fígado (F) e rins (R) na perna, e os canais Yang da mão, dos quais fazem parte o intestino grosso (IG), o triplo-aquecedor (TA) e o intestino delgado (ID) e os Yang da perna, que são estômago (E), vesícula biliar (VB) e bexiga (B).[2,3]

Para a MTC, o câncer é visto também como uma doença sistêmica, na qual o fortalecimento do hospedeiro é tão importante quanto o tratamento do tumor, partindo do princípio de que a mudança do estilo de vida e o reequilíbrio das funções mente e corpo sejam ferramentas vitais para o indivíduo se reestruturar frente à doença oncológica.[4]

Tanto a *American Cancer Society* (ACS) quanto a *National Comprehensive Cancer Network* (NCCN) apontam o uso da acupuntura no paciente oncológico.[5] O *American Society of Clinical Oncology* (ASCO) aprovou a diretriz da Sociedade para Oncologia Integrativa (SIO) sobre o uso de terapias integrativas durante e após o tratamento do câncer. Este documento avalia o grau de evidência de práticas integrativas para o manejo da sintomatologia e efeitos adversos como estresse, ansiedade, fadiga, náuseas e vômitos induzidos por quimioterapia, neuropatia periférica induzida por quimioterapia, dor e distúrbios de sono.[6,7] No Brasil, o Ministério da Saúde, por meio das Políticas de Práticas Integrativas e Complementares (PICS) incorporou a acupuntura ao SUS.

Para quem é pesquisador e profissional da MTC sabe o quanto é contraditório produzir evidência científica com os princípios que devem ser individualizados, em grupos normalmente mistos e avaliados de forma ocidental e não de acordo com os preceitos da técnica, como por exemplo, através da língua e do pulso.

AÇÃO DA EA

A EA tem efeito neuromodulador, regenerador, anti-inflamatório e analgésico. Atualmente, os aparelhos são fabricados para o uso específico da EA, nos quais se pode ajustar a frequência (F), largura de pulso (us), tempo (T), acomodação, tipo de onda e potência. Contudo, ainda existem aparelhos nos quais os únicos parâmetros são a frequência, tipo de onda, tempo e intensidade do estímulo, por isso, deve-se conhecer os parâmetros fornecidos pelo próprio aparelho para identificar o tratamento possível.[8]

EA em baixas frequências (2 Hz) ou altas frequências (100 Hz) possui efeitos analgésicos distintos que ocorrem em vias neurais específicas.[9] Segundo Sima *et al.*, (2016) a EA resulta em efeitos analgésicos via estimulação da liberação de peptídeos opioides endógenos, também aponta que a estimulação em baixa frequência (2 Hz) acelera a síntese e liberação de encefalina e endorfina, enquanto a estimulação em alta frequência (100 Hz) promove a síntese e liberação de dinorfina.[10] Estimulação da EA associando a frequência baixa e alta (2/100 Hz) promove a síntese e liberação desses três peptídeos opioides: encefalina, endorfina e dinorfina. As dinorfinas estão relacionadas à regulação vasomotora e ao tônus muscular, já as encefalinas e as endorfinas atuam no mecanismo da dor.[11,12]

A faixa de frequência escolhida, tal qual o tipo de estímulo manual dado à agulha, pode servir para sedar ou tonificar os pontos de acupuntura (Quadro 14-1), bem como a aplicação concomitante das frequências baixa (2 Hz) e alta (100 Hz) como referido acima são empregadas com o objetivo de harmonização dos pontos. Esta combinação é muito utilizada na prática clínica tanto pelo efeito analgésico quanto pela harmonização dos pontos de acupuntura (Fig. 14-1).

Quadro 14-1. Eletroacupuntura Tonificação e Sedação[13,14]

Eletrotonificação	Eletrossedação
Frequência baixa (1-10 Hz)	Frequência alta (10-50 Hz)
Tempo de aplicação de 15 minutos	Tempo de aplicação de 20 a 60 minutos
Forma de onda espiculada ou dente de serra	Forma de onda quadrada ou retangular
Largura de pulso menor	Largura de pulso maior
Eletrotonificante cátodo (preto)	Eletrossedante ânodo (vermelho)
Densidade da corrente maior (agulhas finas)	Densidade da corrente menor (agulhas grossas)

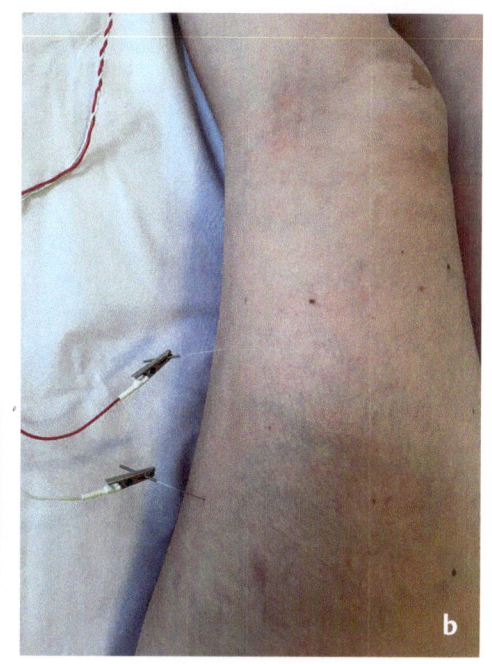

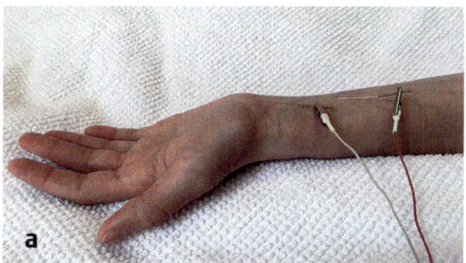

Fig. 14-1. (a, b) Eletroacupuntura nos acupontos.

INDICAÇÕES E CONTRAINDICAÇÕES CLÍNICAS

A EA pode atender tanto à queixa direta do paciente como náuseas e vômitos, constipação, insônia, dor, xerostomia, quanto ao princípio do tratamento com acupuntura, que visa reequilibrar o organismo e fortalecer o indivíduo, cabe ao profissional aliar as duas demandas. Nos pacientes oncológicos, muitas vezes nos deparamos com algumas questões que devem ser consideradas e balanceadas.

As contraindicações para eletroterapia também cabem aqui, tanto as relativas quanto as absolutas. Filshie e Hester (2006) publicaram diretrizes para o uso da acupuntura em pacientes oncológicos, onde consideram que não se deve punturar diretamente um tumor, área ulcerada,[15] região com linfedema ou risco de linfedema, embora estudos estejam em andamento para avaliar a segurança e eficácia do uso da acupuntura para tratar essas questões. Pacientes com cateterismo, desfibrilador intracardíaco ou marca-passo e distúrbios hemorrágicos são contraindicações para realização de EA. Devem ser avaliados individualmente: pacientes com distúrbios convulsivos, confusões mentais, plaquetopênicos e gestantes.[16]

A prática clínica também traz sempre desafios, pois os pacientes podem apresentar características individuais, exigindo reflexão sobre os recursos a serem utilizados. A integridade da pele deve ser avaliada neste tipo de paciente para não aumentar o desconforto ou criar uma lesão desnecessária, podendo-se substituir o uso de agulhas pelo *laser*. Também é apropriado em pacientes com neuropatia periférica induzida pela quimioterapia (NIPQ) fazer avaliação da sensibilidade com estesiômetro, assim a utilização de EA para dor (a queixa de dor pode ser por metástase óssea ou por outra causa que não a dor neuropática), neste caso também se pode considerar o uso do *laser* nos pontos de acupuntura para evitar o desconforto pela alteração da sensibilidade.

LASER NOS ACUPONTOS

Os pontos de acupuntura podem ser estimulados pelo *laser* de baixa intensidade (LILT/LLLT/LPL – siglas em inglês nos artigos), também denominado como fotobiomodulação, envolve o uso de um feixe específico de comprimento de onda que já são usadas e conhecidas pelos seus efeitos analgésicos, anti-inflamatórios, cicatriciais, reparação tecidual e neurológica e também por ativar os pontos de acupuntura.[17] O uso do *laser* na ativação destes pontos atende à uma gama de benefícios como não ser invasiva, não ser dolorosa, ser não térmica e não infecciosa. Muitos dos pontos de acupuntura estão localizados no curso de nervos periféricos levando à uma resposta neural ou biomodulação que proporciona os mesmos benefícios da terapia com agulhas, isto atinge de forma positiva os pacientes que tenham medo de agulha, estejam cansados do excesso de manipulação do tratamento conservador ou estejam com fragilidade capilar ou tecidual.[18,19]

As ondas de comprimento comumente usadas nos pontos de acupuntura são as de 632,8 nm (*laser* Helio-Neon) ou *laser* vermelho-V, que tem uma ação analgésica e anti-inflamatória e as acima de 808 nm, como as de 904 nm (*laser* Arsenieto de Galio) ou infravermelho – IV de ação analgésica mais profunda.[19]

Os parâmetros do *laser* usados nos pontos de acupuntura são o comprimento da onda (vermelho ou infravermelho), a dose que é a quantidade de energia usada pelo aparelho (Lei de Arnold-Shultz), também usada para tonificar – até 3 a 4 J, e sedar de 4 a 8 J e a frequência (pulsada ou contínua). As frequências estudadas por Nogier e Reininger, também conhecidas como frequência de Nogier e frequência de Reininger são usadas para o tratamento com *laser* dentro da medicina tradicional chinesa.

No tratamento com *laser* nos pontos de acupuntura não se deve incidir sobre pigmentação da pele como tatuagens e marcas de nascença, pacientes com marca-passo, sobre a retina, útero gravídico, prótese metálica, pacientes em uso de antibióticos à base de tetraciclinas, ácidos sintetizados, processos neoplásicos e região dos olhos como o ponto de acupuntura B1 (Bexiga 1).[20]

A prática clínica com o uso do *laser* nos acupontos torna a terapêutica mais rápida e não dolorosa, como os pontos "Ting" que costumam ser pontos mais dolorosos (nas extremidades) ou em região de mucosa vaginal e bucal que poderiam deixar o/a paciente incomodada(o), constrangida(o), em pacientes pediátricos, psiquiátricos, pacientes plaquetopênicos, com fobia de agulhas, com parestesia ou com o cognitivo baixo, mas que tenha indicação para o tratamento (Figs. 14-2 a 14-4).[20]

EVIDÊNCIAS CIENTÍFICAS

Os estudos científicos em EA visam compreender os mecanismos de ação entre as correntes e as agulhas. A EA, quando bem aplicada em pacientes oncológicos elegíveis para o tratamento, favorece a melhora dos sintomas e diminui o número de sessões, e será necessário apenas lembrar as contraindicações absolutas da EA.

As publicações envolvendo a MTC visam dar conhecimento adquirido, produzido, estruturados com métodos, teorias e linguagens próprias. As pesquisas com EA possuem uma série de limitações, dificuldade em realizar em humanos, amostra insuficiente, falta informações sobre o tipo corrente, pulso, comprimento de onda e o tempo.

ELETROACUPUNTURA EM ONCOLOGIA 261

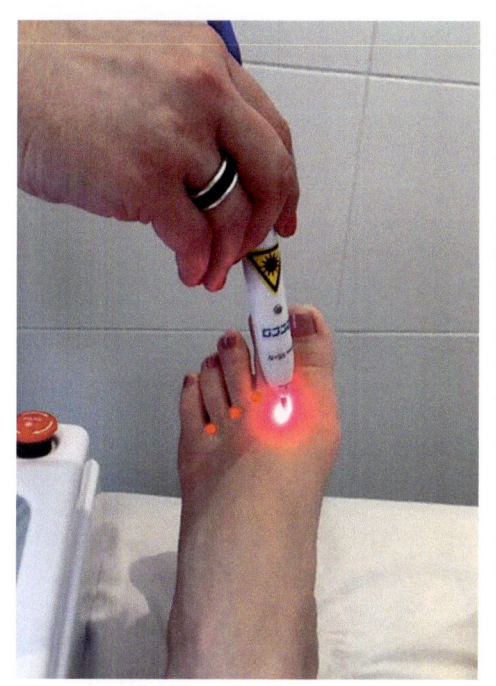

Fig. 14-2. *Laser* nos acupontos – Bafeng (oito pontos do vento).

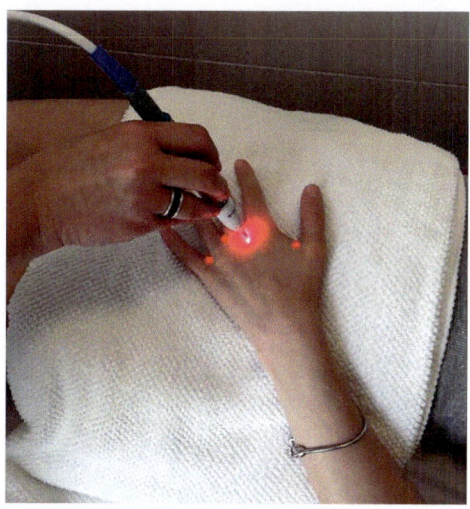

Fig. 14-3. *Laser* nos acupontos – Baxie (oito fatores patogênicos).

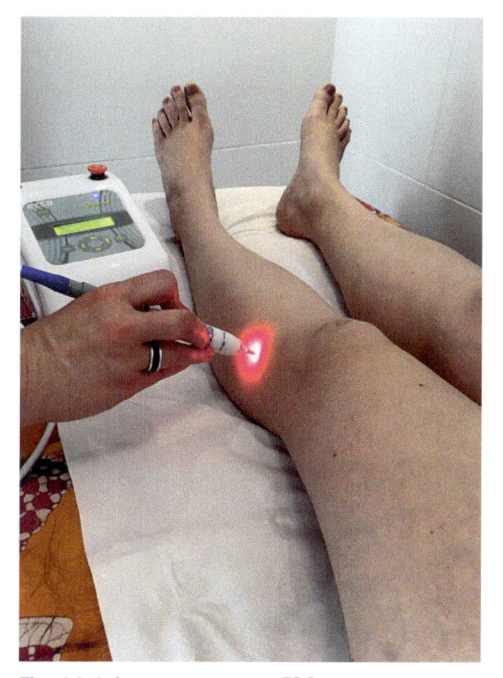

Fig. 14-4. *Laser* no acuponto E36.

Dor Oncológica

A dor oncológica é mais bem discutida no Capítulo 6. Em estudos atuais, na combinação de eletroacupuntura e analgésicos podem ser encontrados resultados significativos e úteis na redução da dor.[21] Os tratamentos combinados de medicações mais acupuntura são eficazes para o manejo da dor, diminuindo a dosagem das medicações, aumentando a eficácia do tratamento, diminuindo, assim, os efeitos colaterais. Um estudo com animais, a eletroacupuntura combinada com uma dose de morfina reforçada aumenta a inibição da dor inflamatória, quando comparada à morfina.[22]

A eletroacupuntura com o objetivo de redução da dor é realizada em diferentes pontos de uma vez.[45] Estudos demonstram que a realização de eletroacupuntura é eficaz na redução da dor, entretanto nem sempre superior a outros recursos.[23,24]

Os acupontos Baihui, Quchi, Neiguan, Xuehai, Zusanli e Sanyinjiao foram utilizados com uma frequência de 2 Hz em corrente contínua por 30 minutos.[24,25]

Dor Neuropática

A dor neuropática é mais bem discutida no Capítulo 7. Em relação à eletroacupuntura, estudos em animais induzidos a dor neuropática, a acupuntura manual aplicada aos acupuntos E36 e BP6, reduziu significativamente a hipersensibilidade induzida.[26]

A eletroacupuntura de baixa frequência inibe a dor neuropática com maior eficaz do que a de alta frequência. Eletroacupuntura de 10 Hz em VB30 (ponto importante para dores em membros inferiores e coluna lombar) diminuiu significativamente frequência de resposta mecânica em comparação com a eletroacupuntura simulada de 100 Hz.[27]

Dor Visceral

Eletroacupuntura inserida bilateralmente no acuponto E36 diminui significativamente a dor visceral e de cólon.[28] Em outro estudo, a alternância de 2 e 50 Hz nos pontos E25 e E37 diminuiu significativamente a pressão abdominal.[29] Assim, parece que a eletroacupuntura diminui numerosas substâncias químicas em locais periféricos para dessensibilizar vias aferentes viscerais, sendo assim, alivia a dor visceral (Fig. 14-5).

Náusea e Vômito Induzidos pela Quimioterapia e Radioterapia

Os sintomas náuseas e vômitos não são sinônimos, sendo a náusea uma sensação desagradável associada à necessidade de vomitar, enquanto o vômito é a expulsão forçada de conteúdo gástrico pela boca.[30] A expressão "náuseas e vômitos induzidos pela quimioterapia e radioterapia" (NVIQR) frequentemente é utilizado para pacientes que estão realizando quimioterapia e/ou radioterapia no tratamento oncológico.[31]

Náusea é definida como uma sensação desagradável subjetiva, que se refere na faringe e no abdome superior, associada ao desejo de vomitar, podendo ser breve ou prolongada. Ocorre geralmente em ondas, na maioria das vezes precedendo o episódio de vômito, embora possa ocorrer de forma isolada.[30]

Já o vômito é definido como uma expulsão forçada do conteúdo gástrico pela boca através de uma forte e sustentada contração da musculatura abdominal e diafragmática e relaxamento da cárdia gástrica, podendo, na maioria das vezes, ser precedido por vômito seco. O vômito seco é definido por contrações rítmicas e espasmódicas dos músculos respiratórios incluindo o diafragma, músculos da parede torácica e abdominal, sem a expulsão do conteúdo gástrico pela boca.[32]

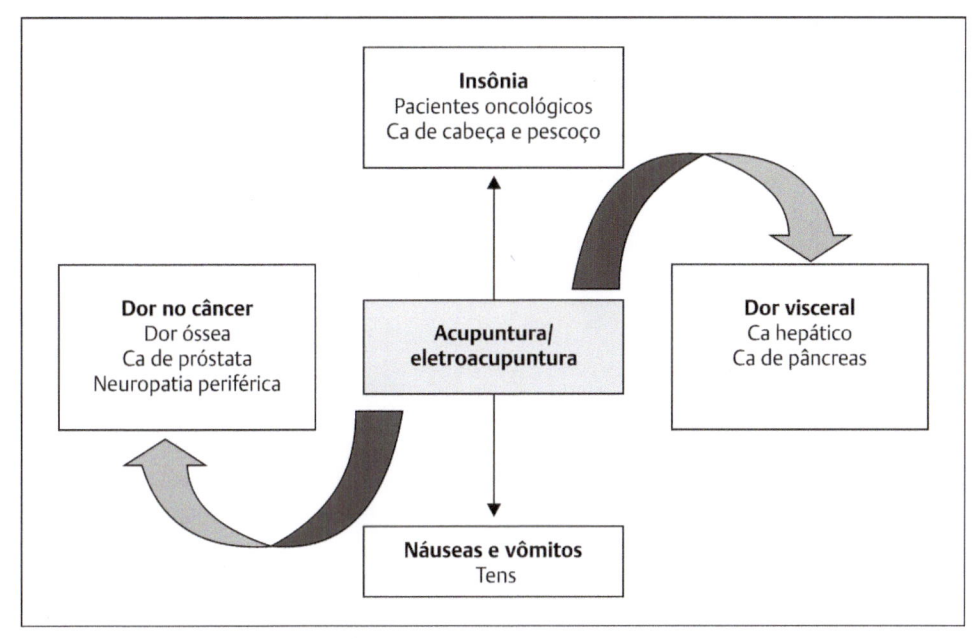

Fig. 14-5. Principais evidências científicas em EA.[33]

NVIQR podem afetar, significativamente, a qualidade de vida durante o tratamento. NVIQR podem resultar em um desequilíbrio metabólico, prejuízo para autocuidado e para a realização das atividades de vida diária, laborais e de lazer. Podem levar a uma depleção nutricional, anorexia, declínio da *performance* funcional e mental, deiscência cicatricial, lesão esofagiana e interrupção precoce do tratamento.[11,31]

Existem fatores que predispõem e desencadeiam a náusea e o vômito, mas os episódios de NVIQR dependem do potencial emetogênico da droga utilizada no tratamento. O *National Comprehensive Cancer Network* (NCCN) aponta para cinco fatores que influenciam o aparecimento de NVIQR:[30,31,34]

- Tipo de agente terapêutico utilizado, podendo ser dividido em:
  - *Alto potencial emetogênico:* mais de 90% dos pacientes experimentam episódios eméticos de forma aguda. São exemplos de agentes quimioterápicos injetáveis: carboplatina (área sob a curva > 4), carmustina, cisplatina, ciclofosfamida (dose ≥ 1.500 mg/m^2), dacarbazina, doxorrubicina (dose > 60 mg/m^2), epirrubicina (dose > 90 mg/m^2), ifosfamida (dose > 2.000 mg/m^2), mecloretamina e estreptomicina, e procarbazina como agente quimioterápico oral.
  - *Moderado potencial emetogênico:* entre 30 e 90% dos pacientes experimentam episódios eméticos de forma aguda. São exemplos de agentes quimioterápicos injetáveis: carboplatina, azacitidina, ciclofosfamida (dose < 1.500 mg/m^2), citarabina, doxorrubicina, epirrubicina, ifosfamida (dose < 2.000 mg/m^2), idarrubicina, irinotecana e oxilaplatina, e imatinibe, ciclofosfamida e termozolomida como agente quimioterápico oral.
  - *Baixo potencial emetogênico:* entre 10 e 30% dos pacientes experimentam episódios eméticos de forma aguda. São exemplos de agentes quimioterápicos injetáveis:

aflibercepte, atezolizumabe, belinostate, blinatumomab, cabazitaxel, docetaxel, fluouracil, metotrexato, paclitaxel e trastuzumabe.
- *Mínimo potencial emetogênico:* menos de 10% dos pacientes experimentam episódios eméticos de forma aguda. São exemplos de agentes quimioterápicos injetáveis: bevacizumabe, bleomicine, cladribina, daratumumabe, fludarabina, rituximabe, vimblastina e vincristina.

- Dosagem dos agentes terapêuticos utilizados.
- Esquemas e intervalos de administração dos agentes terapêuticos.
- Local alvo da radioterapia, como abdome superior.
- Características individuais dos pacientes, como:
  - *Idade:* maior risco para pacientes com menos de 50 anos.
  - *Gênero:* maior risco para pacientes do sexo feminino.
  - *História pregressa de uso de álcool:* ≥ 5 doses por semana.
  - *Sessões prévias de quimioterapia.*

Além disso, existem outros fatores que se relacionam com náusea e vômito como jejum prolongado, ansiedade, doenças associadas a gastroparesia, irritação e distensão do estômago.[35]

As drogas, em especial as quimioterápicas, em virtude de seu elevado nível de toxicidade, são uma das causas principais da ocorrência de náuseas e vômitos, uma vez que muitas atuam na zona de gatilho do 4º ventrículo, induzindo os sintomas.[36] As náuseas e os vômitos, assim como os outros reflexos orgânicos, apresentam um componente aferente, uma central de integração e um componente eferente. A integração é realizada no centro do vômito, uma estrutura funcional localizada na formação reticular lateral da medula.[36,37] Essa estrutura recebe os estímulos dos vários sítios localizados em todo o trato gastrointestinal através de aferentes vagal e simpático, centros cerebrais superiores e da zona quimioceptora de gatilho, localizada no assoalho do quarto ventrículo.[37]

Após a estimulação por algum desses fatores, como drogas, radiação e distúrbios metabólicos, são então produzidas reações motoras automáticas para causar o ato do vômito. Esses impulsos são transmitidos do centro do vômito por meio de vias eferentes através do quinto, sétimo, nono, décimo e décimo segundo nervos cranianos para a porção superior do trato digestório e pelos nervos espinais para o diafragma e os músculos abdominais.[36,37]

Essa atividade eferente é responsável por muitas das alterações autônomas que acompanham a náusea. O período anterior ao ato de vomitar, que compreende a náusea, é caracterizado por salivação, palidez, dilatação pupilar, variações hemodinâmicas, ventilação profunda, rápida e irregular. Após a chegada dos impulsos eferentes na periferia, ocorre uma série de eventos estereotipados que envolvem:[36]

- Abaixamento do diafragma e contração da musculatura abdominal após inspiração profunda, com o consequente aumento da pressão intragástrica.
- Contração do piloro, prevenindo o esvaziamento gástrico para o duodeno; relaxamento do fundo gástrico, cárdia e esfíncter esofágico inferior, forçando o conteúdo em direção ao esôfago.
- Laringe e o osso hioide movem-se para cima e para frente, acelerando o movimento do conteúdo gástrico, para cima; o palato mole move-se para cima para prevenir a entrada do vômito no nasofaringe.

- A glote se fecha, prevenindo a aspiração para a traqueia; após o fechamento da glote a pressão intratorácica aumenta, exercendo pressão no esôfago.
- O esôfago contrai-se e impulsiona o conteúdo em direção à boca. Dessa forma, ocorre o ato de vomitar.

As náuseas e vômitos causam grande impacto na vida do paciente, sendo classificadas de acordo com o grau de complicações, em graus de 1 a 5, conforme os critérios estabelecidos pela *Common Terminology Criteria for Adverse Events* (2018).[38]

- *Grau 1:* presença de náusea gerando perda do apetite sem alteração do paladar.
- *Grau 2:* presença de náusea gerando redução na ingesta oral com significativa perda de peso significativa, desnutrição ou desidratação.
- *Grau 3:* presença de náusea gerando ingesta calórica e hídrica inadequada em consequência ao desconforto causado pelas náuseas; indicação de alimentação nasoenteral e hospitalização.

Sendo assim, N/V relacionados a quimioterapia são comumente classificados como:[30]

A) *Agudos:* ocorrem nas primeiras 24 horas após a administração dos agentes terapêuticos.
B) *Tardios:* iniciam após 24 horas, com pico de ocorrência no 2º e 3º dias após a administração dos agentes terapêuticos.
C) *Antecipatórios:* ocorrem antes da administração dos agentes terapêuticos, desencadeados geralmente por estímulos sensoriais como cheiro, som e paladar.
D) *Remotos:* ocorrem após 5 dias da administração dos agentes terapêuticos.
E) *Refratária:* ocorrem, consistentemente, até o ciclo subsequente de agentes terapêuticos.

Em decorrência da grande incidência das náuseas e vômitos pós-quimioterapia, diferentes abordagens farmacológicas têm sido investigadas com graus diversos de sucesso na tentativa de minimizá-las. No entanto, as preocupações acerca dos efeitos colaterais associados aos tradicionais antieméticos e o custo elevado das mais novas drogas têm aumentado o interesse no uso de técnicas não farmacológicas como eletroacupuntura. A *American Society of Clinical Oncology* (ASCO) aponta que as evidências científicas são insuficientes tanto para recomendar como para refutar o uso dessas técnicas na prevenção de NVIQR, havendo necessidade de novos estudos.[34,39,40,41]

A eletroacupuntura nos pontos Neiguan (P6), Zusanli (ST36) e Hegu (LI4), por 30 minutos, sete vezes por dia, com uma frequência entre 2-100 Hz foi segura e eficaz na melhora de episódios de NVIQR em pacientes com câncer gástrico avançado.[42] Utilizando os mesmos pontos, com uma frequência de 4 Hz, a eletroacupuntura realizada duas vezes ao dia, por seis dias, não diminuiu os episódios de náuseas e vômitos, mas reduziu a anorexia dos pacientes.[44] Outro estudo, também utilizando os mesmos pontos, com 2 Hz, 1,5 us, por 20 minutos, não evidenciou melhora dos episódios de náuseas e vômitos, mas demonstrou significativa melhora na imunidade dos pacientes.[43]

Em pacientes submetidas a quimioterapia por câncer de mama, o uso da eletroacupuntura nos pontos P6 e ST36, diariamente, 2 a 10 Hz, 0,5 a 0,7 us, por 20 minutos, foi significativamente superior a apenas o uso da medicação antiemética.[44,45]

Na prática clínica, a eletroacupuntura para NVIQR ainda é pouco utilizada, mas é um recurso capaz de melhorar a qualidade de vida dos pacientes em tratamento.

REFERÊNCIAS BIBLIOGRÁFICAS

1. Salgado Afonso Shiguemi Inoue. Eletroterapia Manual Clínico. São Paulo: Andreoli; 2013.
2. Auteroche B, Naivailh P. O diagnóstico na Medicina Chinesa. 2. ed. São Paulo: Editora Andrei; 1992.
3. Macioccia G. Os fundamentos da Medicina Chinesa: um texto abrangente para acupunturistas e fitoterapeutas. São Paulo: Roca; 1996.
4. Sagar SM, Wong RK. Chinese medicine and biomodulation in cancer patients—Part one. *Current Oncology*. 2008;15(1):42-48.
5. National Comprehensive Cancer Network (NCCN). NCCN Clinical Practice Guidelines in Oncology: breast cancer. Fort Washington: NCCN; 2016.
6. Almeida EPM, Guterrez MG, Adami NP. Monitoramento e avaliação dos efeitos colaterais da quimioterapia em pacientes com câncer de cólon. Rev Latino-Am Enfermagem. 2004 Set-Out;12(5):760-766.
7. Giglio A, Mota A. Novos avanços no controle de náusea pós quimioterapia antineoplásica. *Rev Bras Mastol*. 1998;8(4);196-203.
8. Hu ML, Zhu HM, Zhang QL, Exploring the Mechanisms of Electroacupuncture-Induced Analgesia through RNA Sequencing of the Periaqueductal Gray. *Int J Mol Sci*. 2017;19(1):2.
9. Silva JR, Silva ML, Prado WA. Analgesia induced by 2- or 100-Hz electroacupuncture in the rat tail-flick test depends on the activation of different descending pain inhibitory mechanisms. *J Pain*. 2011;12(1):51-60.
10. Sima L, Ventoinha B, Yan L, Shui Y. Efeitos do Tratamento com Eletroacupuntura no Modelo da Dor do Câncer Ósseo com Tolerância à Morfina. *Evid Based Complement Alternat Med*. 2016;8028474.
11. Silvério-Lopes S. Eletroacupuntura e eletropuntura. *Health Medicine*. 2013;5(1):63-80.
12. Tonezzer T, et al. Uso da Estimulação Elétrica Nervosa Transcutânea Aplicado ao Ponto de Acupuntura PC6 para a Redução dos Sintomas de Náusea e Vômitos Associados à Quimioterapia Antineoplásica. *Rev Bras Cancer*. 2012;58(1):7-14.
13. Bastos, SRC. Tratado de eletroacupuntura: teoria e prática. Rio de Janeiro: Numen Ed; 1993.
14. Whittaker P. Laser acupuncture: past, present, and future. *Lasers Med Sci*. 2004;19(2):69-80.
15. Filshie J, Hester J. Guidelines for providing acupuncture treatment for cancer patients: A peer-reviewed sample policy document. *Acupunct Med*. 2006;24:172-182.
16. Kim M, Kim JE, Lee HY, Kim AR, Park HJ, Kwon OJ, et al. Electroacupuncture for treating insomnia in patients with cancer: a study protocol for a randomised pilot clinical trial. *BMJ Open*. 2017 Aug11;7(8):e016269.
17. Chow R, Yan W, Armati P. Electrophysiological effects of single point transcutaneous 650 and 808 nm laser irradiation of rat sciatic nerve: a study of relevance for low-level laser therapy and laser acupuncture. *Photomed Laser Surg*. 2012 Set;30(9):530-5.
18. Baratto L, Calza L, Capra R, Gallamini M, Giardino L, Giuliani A, et al. Ultra-low-level laser therapy. *Lasers Med Sci*. 2011;26(1):103-112.
19. Karu T. Mitochondrial mechanisms of photobiomodulation in context of new data about multiple roles of ATP. *Photomed Laser Surg*. 2010;28:159-160.
20. De Oliveira RF, da Silva CV, Cersosimo MC, Borsatto MC2 de Freitas PM. Laser therapy on points of acupuncture: Are there benefits in dentistry? *J Photochem Photobiol B*. 2015b;151:76-82.
21. Mavrommatis CI, Argyra E, Vadalouka A, Vasilakos DG. Acupuncture as an adjunctive therapy to pharmacological treatment in patients with chronic pain due to osteoarthritis of the knee: A 3-armed, randomized, placebo-controlled trial. *Pain*. 2012;153:1720-26.
22. Zhang RX, Li A, Liu B, Wang L, Xin J, Ren K, et al. Electroacupuncture attenuates bone-cancer-induced hyperalgesia and inhibits spinal preprodynorphin expression in a rat model. *Eur J Pain*. 2008;12(7):870-878.
23. CHEN H, et al. Electroacupuncture treatment for pancreatic cancer pain: a randomized controlled trial. *Pancreatology*. 2013;13(6):594-7.

24. Xu L, Wan Y, Huang J, Xu F. Clinical analysis of electroacupuncture andmultiple acupoint stimulation in relieving cancer pain in patients with advanced hepatocellular carcinoma. *J Cancer Res Ther*. 2018 Jan;14(1):99-102.
25. Rostock M, Jaroslawski K, Guethlin C, Ludtke R, Schröder S, Bartsch HH. Chemotherapy-induced peripheral neuropathy in cancer patients: a four-arm randomized trial on the effectiveness of electroacupuncture. *Evid Based Complement Alternat Med*. 2013;2013:349653
26. Kim JH, Min B-I, Na HS, Park DS. Relieving effects of electroacupuncture on mechanical allodynia in neuropathic pain model of inferior caudal trunk injury in rat: Mediation by spinal opioid receptors. *Brain Res*. 2004; 998:230-6.
27. Meng X, Zhang Y, Li A, Xin J, Lao L, Ren K, et al. The effects of opioid receptor antagonists on electroacupuncture-produced anti-allodynia/hyperalgesia in rats with paclitaxel-evoked peripheral neuropathy. *Brain Res*. 2011;1414:58-65.
28. Chu D, Cheng P, Xiong H, Zhang J, Liu S, Hou X. Electroacupuncture at ST-36 relieves visceral hypersensitivity and decreases 5-HT(3) receptor level in the colon in chronic visceral hypersensitivity rats. *Int J Colorectal Dis*. 2011;26:569-74.
29. Ma XP, Tan LY, Yang Y, Wu HG, Jiang B, Liu HR, et al. Effect of electro-acupuncture on substance P, its receptor and corticotropin-releasing hormone in rats with irritable bowel syndrome. *World J Gastroenterol*. 2009;15:5211-7.
30. Adel N. Overview of chemotherapy-induced nausea and vomiting and evidence-based therapies. *Am J Manag Care*. 2017;23(14 Suppl):S259-S265.
31. Berger MJ, Ettinger DS, Aston J, Barbour S, Bergsbaken J, Bierman PJ et al. NCCN Guidelines Insights: Antiemesis, Version 2.2017. *J Natl Compr Canc Netw*. 2017;15: 883-893.
32. Wyngaarden S. Tratado de Medicina Interna. 16. ed. Rio de Janeiro: Guanabara Koogan SA; 1986.
33. Zhang R, Lao L, Ren K, Berman BM. Mechanisms of acupunctureelectroacupuncture on persistent pain. *Anesthesiology*. 2014;120(2):482-503.
34. Hesketh PJ, Kris MG, Basch E, Bohlke K, Barbour SY, Clark-Snow RA, et al. Antiemetics: American Society of Clinical Oncology Clinical Practice Guideline Update. *J Clin Oncol*. 2017;35(28):3240-3261.
35. Bosch JEVd. Does measurement of preoperative anxiety have added value predicting postoperative nausea and vomiting? *Anesthesiology Analog*. 2005;(100):1525-1532.
36. Fedman M. Gastrointestinal Disease. 4 ed. Philadelphia: WB Saunders Company; 1989.
37. Guyton A, Hall J. Tratado de Fisiologia Humana. 13 ed. São Paulo: Guanabara Koogan; 2017.
38. Common Terminology Criteria For Adverse Events- CTCAE, 2018. Disponível em <:http://evs.nci.nih.gov/ftp1/CTCAE/CTCAE_4.03_2010-06-14_QuickReference_8.5x11.pdf>https://ctep.cancer.gov/protocoldevelopment/electronic_applications/docs/CTCAE_v5_Quick_Reference_5x7.pdf.
39. Garcia MK, McQuade J, Haddad R, et al. Systematic review of acupuncture in cancer care: a synthesis of the evidence. *J Clin Oncol*. 2013;31(7):952-60.
40. Lu W, Wayne PM, Davis RB, Buring JE, Li H, Macklin EA, et al. Acupuncture for Chemoradiation Therapy-Related Dysphagia in Head and Neck Cancer: A Pilot Randomized Sham Controlled Trial. *Oncologist*. 2016 Dec;21(12):1522-1529. Epub 2016 Aug 10.
41. Xie J, Chen LH, Ning ZY, Zhangi ZY, Chen H, Chen Z et al. Effect of transcutaneous electrical acupoint stimulation combined with palonosetron on chemotherapy-induced nausea and vomiting: a single-blind, randomized, controlled trial. *Chin J Cancer*. 2017; 10;36(1):6
42. Guo WC, Wang F. Effect of nerve electrical stimulation for treating chemotherapy-induced nausea and vomiting in patients with advanced gastric cancer. *Medicine (Baltimore)*. 2018;97(51):e13620.
43. Beith JM, Byeongsang Oh, Chatfield MD, Davis E, Venkateswaran R. Electroacupuncture for Nausea, Vomiting, and Myelosuppression in Women Receiving Adjuvant Chemotherapy for Early Breast Cancer: A Randomized Controlled Pilot Trial. *Medical Acupuncture*. 2012; 24 (4): 241-8.
44. Rafte S, Cohen L. Integrative Therapies During and After Breast Cancer Treatment: Asco Endorsement of the SIO Clinical Practice Guideline. *J Clin Oncol*. 2018;36(25):2647-2655.

45. Shen J, Wenger N, Glaspy J, et al. Electroacupuncture for Control of Myeloablative Chemotherapy–Induced Emesis: A Randomized Controlled Trial. *JAMA*. 2000;284(21):2755-2761.
46. Baxter GD, Bleakley C, McDonough S. Clinical effectiveness of laser acupuncture: a systematic review. *J Acupunct Meridian Stud*. 2008;1(2):65-82.
47. Silvério-Lopes, Sandra, and Mariângela Adriane Seroiska. "Electroacupuncture and stimulatory frequencies in analgesia." *Acupuncture-Concepts and Physiology*. InTech, 2011.

ONDA DE CHOQUE EXTRACORPÓREA

CAPÍTULO 15

Angela Gonçalves Marx
Juliana Lenzi
Jaqueline Munaretto Timm Baciochi
Laura Rezende

Os avanços tecnológicos na área médica são cada vez mais rápidos e mostram eficácia impressionante. Infelizmente, as pesquisas ainda não conseguem evoluir na mesma velocidade. No entanto, novas ferramentas auxiliam os profissionais de saúde, seja no diagnóstico ou na terapêutica a ser empregada. A onda de choque extracorpórea (TOC) vem-se mostrando um recurso muito promissor em diferentes áreas da fisioterapia. Foi após o ano de 1945 que, ao estudar os efeitos nos náufragos que morreram pela explosão de bombas atiradas no mar, durante a Segunda Guerra Mundial, que se constatou que pessoas haviam morrido de barotrauma e apresentavam lesões pulmonares sem, no entanto, apresentarem lesões cutâneas.[1]

Vários estudos começaram a ser desenvolvidos a partir desse fato, principalmente na Alemanha, por volta dos anos 1950. Entre os anos 1968-1971 o Departamento de Defesa da Alemanha demonstrou os efeitos das ondas de choque nas interfaces biológicas e os efeitos em tecido gorduroso, muscular, conectivo, órgãos abdominais, pulmões e cérebro. Apenas em 1971 surgiu a primeira publicação sobre os efeitos das ondas de choque (*in vitro*) na desintegração do cálculo renal[2]. Em 1980, surge o primeiro paciente com urolitíase tratado com as ondas de choque com o aparelho Litotriptor Dornier HM1 (Munique) (Fig. 15-1).[3]

Em meados dos anos 1980, várias pesquisas começaram a ser desenvolvidas sobre os efeitos da terapia por ondas de choque. Inicialmente, os estudos histológicos sugeriram a ativação de osteoblastos. Em seguida, Haupt aplicou ondas de choque em ratos e detectou aceleração da osteogênese. Em 1988, Valchanov reportou o 1º tratamento de sucesso em pseudoartrose com TOC.[1]

Foi na década de 2000 a 2010 que a TOC teve um desenvolvimento maior com aplicabilidade em várias patologias e o lançamento dos aparelhos com ondas radiais. A FDA (*Food and Drug Administration*), órgão americano de fiscalização da saúde, aprova o uso das ondas de choque para esporão de calcâneo e epicondilite lateral. Outros usos já são consenso em sociedades internacionais de ondas de choque como para tratamento de dores miofasciais, *trigger-points*, flacidez e celulite, feridas e queimaduras, síndrome da dor pélvica crônica e em associação com a acupuntura.[4]

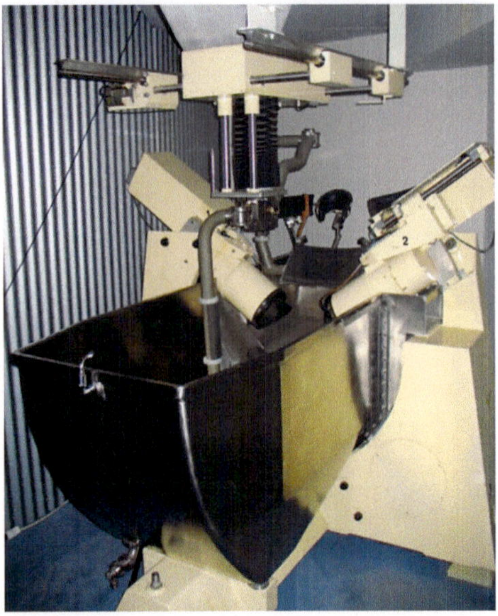

Fig. 15-1. Aparelho de emissão de ondas de choque Litotriptor Dornier HM1.

O reconhecimento da utilização da TOC por fisioterapeutas no Brasil foi dado pelo COFFITO no ACÓRDÃO Nº 65, DE 27 DE NOVEMBRO DE 2015 (Diário Oficial da União Nº 231, quinta-feira, 3 de dezembro de 2015).[5]

DEFINIÇÃO

Onda de choque extracorpórea é uma onda realizada fora do corpo. Caracteriza-se por ser uma energia intensa e curta, que é mais rápida que a velocidade do som. A TOC foi estabelecida baseada nos princípios da litotripsia. Onda de choque é um pulso acústico com pico alto de pressão e um curto ciclo de vida,[4] caracterizando-se por produzir um insulto mecânico controlado ao tecido.[6] As ondas de compressão de alta amplitude geradas mudam drasticamente a densidade, pressão e velocidade das partículas e podem ser usadas para mecanicamente romper tecidos e depósitos.[3,7] A Figura 15-2 apresenta um equipamento de ondas de choque extracorpórea.

PRINCÍPIOS FÍSICOS DAS ONDAS DE CHOQUE

As ondas de choque podem ser de dois tipos: radial e focal. Cada uma com efeitos e indicações diferentes, bem como características de produção de energia distintas (Fig. 15-3).[2,8]

A onda de choque focal tem cume-pressão alta (500 Bar), com tempo de vida curto (01 µs), elevação rápida da pressão (10 ns) e espectro de frequência largo (16 Hz-20 MHz). Já a onda de choque radial tem cume-pressão entre 01 a 10 Bar, com tempo de vida (± 1.000 µs), elevação lenta de pressão (500 ns) e frequência entre 01 a 15 Hz.

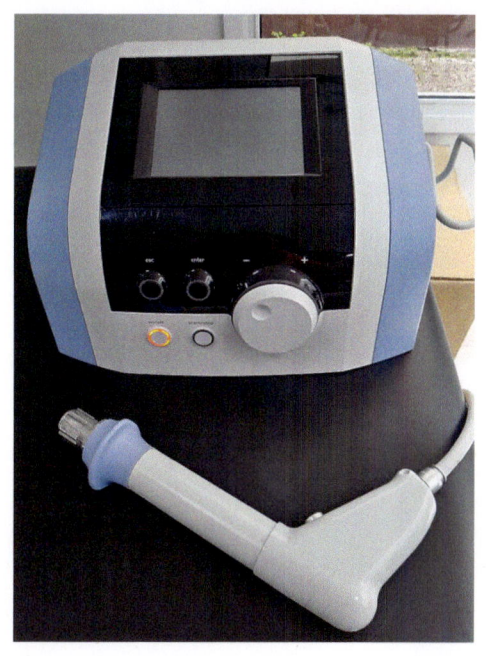

Fig. 15-2. Aparelho de TOC.

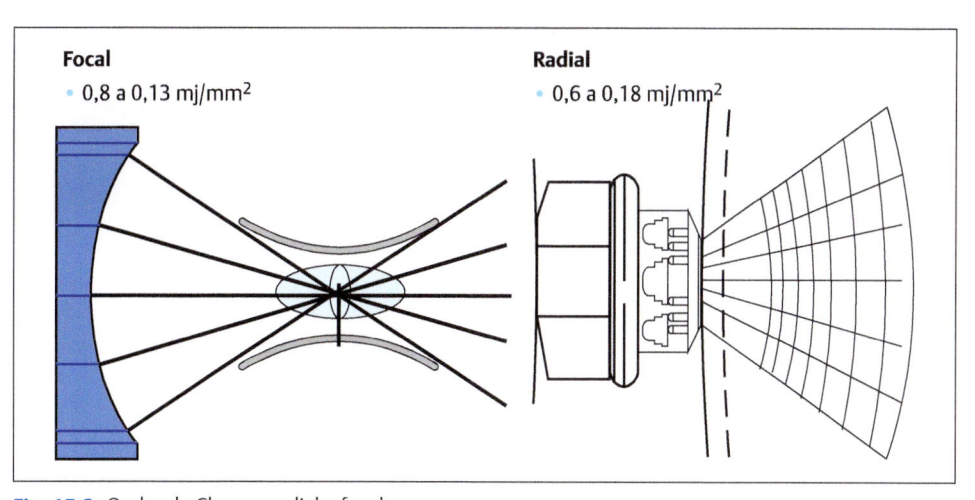

Focal
- 0,8 a 0,13 mj/mm^2

Radial
- 0,6 a 0,18 mj/mm^2

Fig. 15-3. Ondas de Choque radial e focal.

As diferenças básicas dentre os dois tipos de ondas de choque são a pressão gerada, o campo de pressão, a duração do pulso, a profundidade e penetração e obviamente os efeitos provocados.[4,9-11] As características de cada uma dessas ondas estão no Quadro 15-1.[12,13]

Assim sendo, os parâmetros físicos mais importantes das ondas de choque são a energia entregue, a densidade de energia, a frequência, o número de pulsos e a penetração.

A densidade de fluxo de energia é a quantidade máxima de energia que é transmitida por uma área de 1 mm², em cada pulso. A densidade de fluxo de energia é mensurada em unidades DE: mJ/mm² (J – energia mecânica). Assim, uma pequena área produz alta densidade de fluxo de energia (mJ/mm²) e ao contrário uma grande área baixa densidade de fluxo de energia (Fig. 15-4).

Outro parâmetro da aplicação das ondas de choque é a frequência mensurada em Hz. As frequências mais altas afetam a profundidade da penetração da onda. As ondas de alta frequência viajam menor distância enquanto as ondas de choque com menores frequências viajam maiores distâncias mais facilmente.[14]

A profundidade que uma onda de choque pode atingir depende da força em que a onda de choque é produzida (Cleveland, Chitnis e McClure, 2007). Quanto maior a entrada de energia, mais profundo será o choque e mais energia será transmitida para os tecidos.[5]

Acredita-se que a onda de choque produzida na saída da cabeça do transmissor de forma cilíndrica tenha pouca energia fora do tamanho físico dessa cabeça, isto é, uma cabeça redonda de 15 mm dará uma onda de choque redonda de 15 mm, que permanecerá nessa forma para entrar em outro meio (o corpo).[15]

Quadro 15-1. Diferenças Entre Ondas de Choque Radial e Focal

	Focal	Radial
Pressão	100-1000 Bar	1-10 Bar
Duração do pulso	Aprox. 0,2 μs	0,2-0,5 μs
Campo de pressão	Focado	Radial, divergente
Profundidade, penetração	Grande	Pequena, superficial
Efeito	Células	Tecido

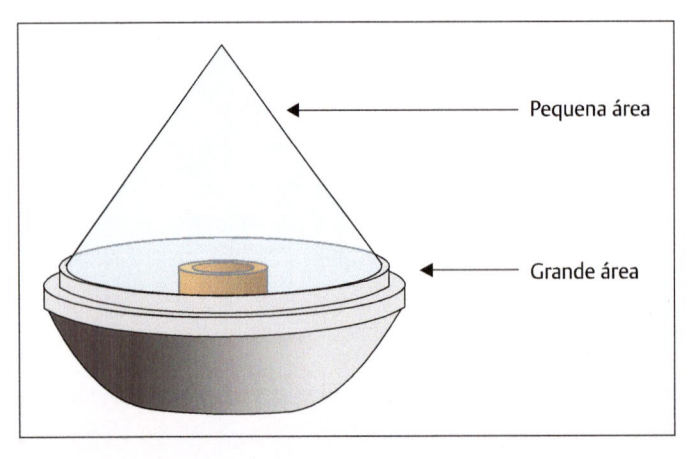

Fig. 15-4. Áreas de aplicação das ondas de choque.

TIPOS DE PRODUÇÃO DE ONDAS DE CHOQUE

São quatro os tipos básicos de aparelhos que produzem ondas de choque extracorpórea: eletro-hidráulico, piezoelétrico, eletromagnético e pneumático (Fig. 15-5).[6] Em geral, os aparelhos pneumáticos são os mais comuns para a aplicação das ondas de choque apresentados no mercado nacional.

EFEITOS TECIDUAIS

Os efeitos teciduais da terapia por onda de choque podem ser divididos em:[5]

- *Físicos:* térmicos sem importância, pequena duração e mecânicos (cavitação).
- *Químicos:* estresse oxidativo, liberação de óxido nítrico e diluição da substância "P".
- *Biológicos:* lesão endotelial com eventual formação de hematoma, alteração da permeabilidade membrana celular, alterações mitocondriais, liberação de radicais livres e fatores de crescimento (eNOS, VEGF, PCNA, BMP).

A pressão mecânica aumenta a permeabilidade da membrana celular. As ondas acústicas causam rupturas teciduais nos pequenos capilares, o que aumenta os fatores de crescimento na área. Com isso ocorre neovascularização e melhor suprimento sanguíneo. As ondas de choque estimulam os fibroblastos e a cicatrização do tecido conectivo – como por exemplo – ligamentos, cartilagens e tendões. Outros efeitos reconhecidos são a estimulação do crescimento de osteoblastos e produção óssea e também a destruição de calcificações.[12,16]

Além disso, outro efeito das ondas de choque é o da cavitação.[2] As bolhas geradas são pequenas cavidades que tendem a se expandir e colapsar. Ao colapsar, criam uma força forte o suficiente para quebrar depósitos patológicos de calcificação de tecidos moles.[13]

A TOC também diminui a dor de duas formas: inicialmente, diminui a dor por meio da conhecida anestesia por hiperestimulação o que diminui ou elimina a dor, entretanto essa redução da dor permanece por curto período. A outra forma é a estimulação dos mecanorreceptores inibindo neurônios espinais (Gate Control-Theory), incluindo a dessensibilização espinal.[3]

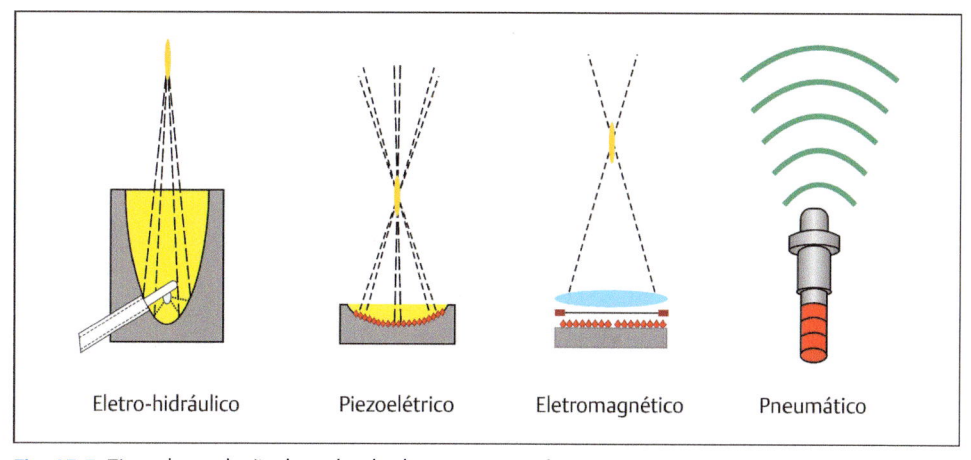

Fig. 15-5. Tipos de produção de ondas de choque.

INDICAÇÕES PARA A APLICAÇÃO DA TOC

As indicações já reconhecidas por consenso internacional são:[17] fascite plantar, esporão de calcâneo, tendinite calcânea, tendinite do manguito rotador – calcificada ou não, joelho do corredor, distrofia simpático reflexa, epicondilite, pseudoartroses, doença de *Peyronie*, dor miofascial, neuroma de Morton, fraturas por estresse não consolidadas, tecido cicatricial – dependendo do momento, hálux rígido, bursite, outras síndromes dolorosas, entre outras patologias.

Outras indicações estão sendo estudadas e mostram uma perspectiva interessante como possibilidade terapêutica às já reconhecidas. Dentre elas encontram-se, por exemplo, linfedema, úlceras venosas e lesões por pressão e contraturas musculares.[18,19]

CONTRAINDICAÇÕES E EFEITOS SECUNDÁRIOS À TOC

São poucas as contraindicações, mas estas devem ser cuidadosamente avaliadas e observadas. No paciente oncológico, a principal contraindicação é a presença de metástase óssea e osteoporose provocada pelo tratamento oncológico, como por exemplo, casos de endocrinoterapia nos pacientes de câncer de mama, ginecológico e nos tumores de próstata, dentre outros.[17]

Outras contraindicações apontadas na literatura são o uso de ondas de choque em região cardíaca e de passagem de grandes troncos nervosos, em cavidades com presença de ar (intestinos e pulmões, por exemplo), em gestantes (principalmente em região tronco e quadril), em pacientes com doenças hemorrágicas (hemofilia ou em pacientes fazendo uso de coagulantes), e em pacientes com tromboflebite. A presença de implantes metálicos com base em fixações mecânicas no osso parece não ser um problema, porém *stents* cardíacos implantados e válvulas cardíacas não foram completamente avaliados. Deve ser também contraindicado o uso sobre a cartilagem de crescimento na criança e em ossos frágeis (presença de osteoporose e metástase óssea, por exemplo).

Em geral, os efeitos secundários são leves. Pode haver dor, hematomas, edema, irritação cutânea e aumento dos sintomas em alguns casos. Esses sinais e sintomas frequentemente duram de um a dois dias, sendo as primeiras 24 horas as que apresentam dores mais evidentes.[14,20]

APLICAÇÃO DA TOC

Várias são as ponteiras que podem ser utilizadas de acordo com a indicação (Fig. 15-6).

Todas as aplicações têm que utilizar gel sobre a pele para a propagação das ondas. Não há consenso em relação aos níveis de energia a serem aplicados, independentemente do tipo de patologia apresentada pelo paciente. Também não se observa nos estudos e pesquisas um protocolo específico. No entanto, os níveis de energia são classificados como demonstrado no Quadro 15-2.

Quadro 15-2. Intensidades de Energia e Efeitos

TOC	Energia (mj/mm²)	Efeitos
Alta energia	0,30-0,50	Osteogênese
Média energia	0,15-0,30	Neovascularização
Baixa energia	0,03-0,15	Analgesia/relaxamento muscular

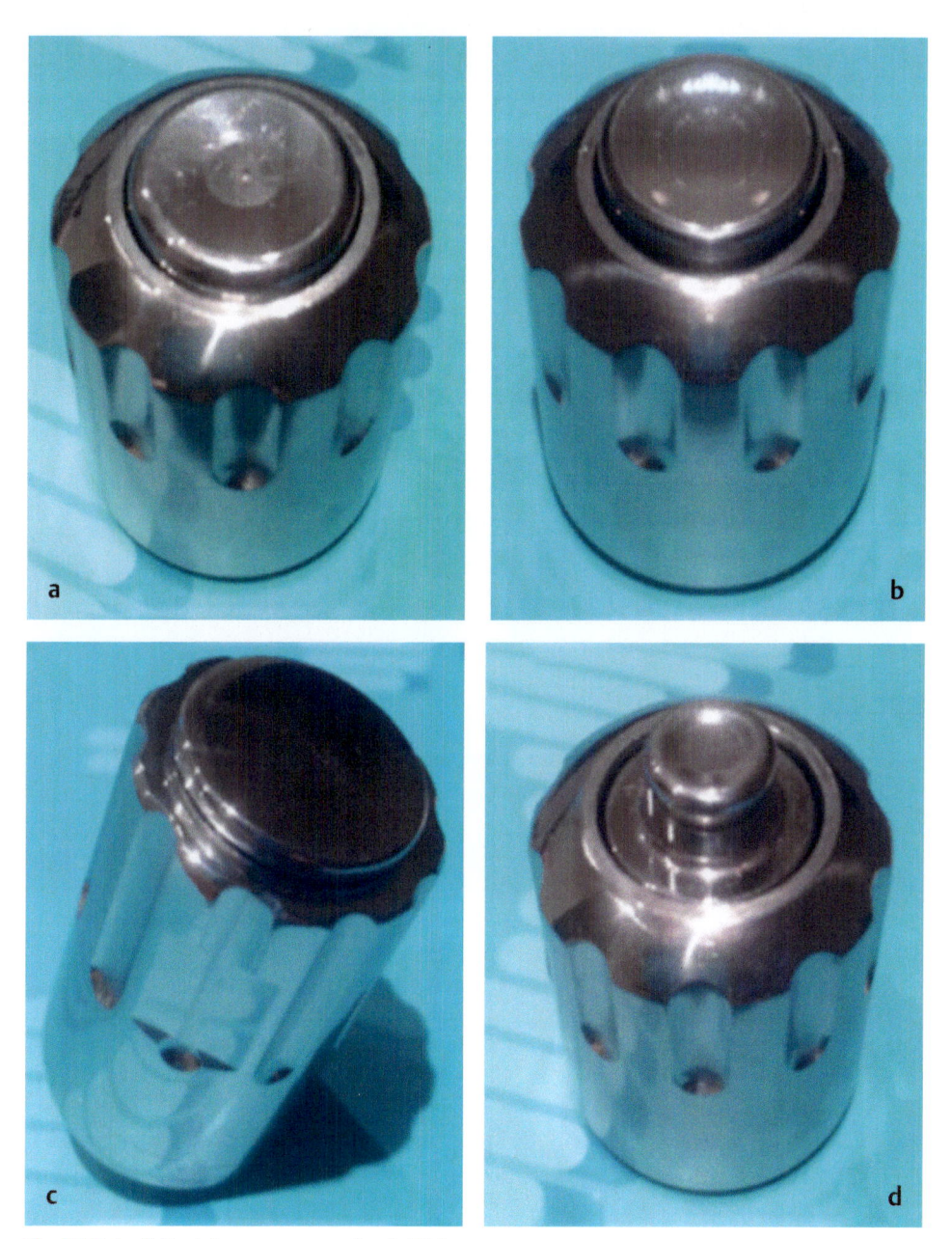

Fig. 15-6. (a-d) Ponteiras para o aparelho de TOC.

TOC EM PACIENTE ONCOLÓGICO

A aplicação das ondas de choque em oncologia é uma das ferramentas terapêuticas que estão sendo utilizadas para o tratamento das neuropatias periféricas induzidas por agentes quimioterápicos, linfedema e de fibroses (Fig. 15-7).[21]

Nas neuropatias periféricas induzidas por alguns quimioterápicos (principalmente os taxanos) observou-se que a aplicação das ondas de choque promoveu a dispersão da substância P, houve diminuição do número de neurônios imunorreativos para a substância P nos gânglios da raiz dorsal e também houve a presença de VEGF – o que tem efeito direto nos neurônios como a neuroproteção e neurogênese.[14] Essa neuropatia pode persistir mesmo após a interrupção da quimioterapia, o que altera muito a qualidade de vida dos pacientes. Ainda não se conhece nenhum tratamento com eficácia permanente: assim sendo, a TOC parece ser uma possibilidade plausível para melhora dos sintomas. As pesquisas mostram que ainda não há consenso quanto ao início e término do tratamento, nem quanto aos parâmetros de densidade de fluxo de energia e frequência, mas vários estudos mostram melhoras dos sintomas quando se utiliza a TOC.[21,22]

Em pacientes com linfedema, a TOC também pode trazer benefícios, uma vez que promove angiogênese e linfangiogênese. Essa neovascularização surge por uma série de sinalização celular até o aparecimento do fator de crescimento de endotélio vascular (VEGF), o que leva a uma melhora circulatória.[15,23] Além disso a terapia de ondas de choque foi eficaz na melhora da elasticidade da pele.[24]

Estudos recentes elucidaram o mecanismo que regula o crescimento e a formação de novos vasos linfáticos por meio da descoberta de fatores linfangiogênicos, a identificação de marcadores linfáticos específicos e o desenvolvimento de modelos animais para estudar a linfangiogênese.[25] A indução da neovascularização parece ser um dos caminhos para um tratamento mais satisfatório.[24]

O desenvolvimento do sistema linfático e sanguíneo acontece por meio de uma cascata de sinalização celular, na qual o principal regulador é o fator de crescimento de endotélio vascular (VEGF).[25,26] A TOC tem como um dos principais efeitos biológicos secundários (por volta do segundo ao décimo dia após a aplicação) o estímulo a liberação de VEGF, inclusive do VEGF-C que se liga ao receptor VEGFR-3 (Flt-4), resultando na linfangiogênese.[23] Além disso, a proteína de fator de granulação fibroblástica (FGF) parece responder no tecido com alta deposição de proteína.[26,27] Apesar de todos estudos e ensaios clínicos

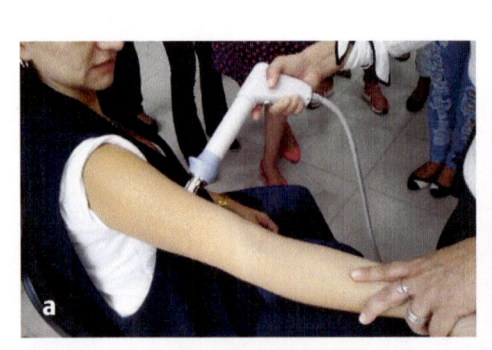

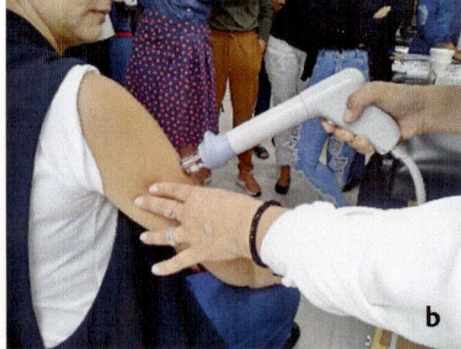

Fig. 15-7. (a, b) Demonstração da aplicação para NPQI.

mostrarem evidências de melhoras, não se estabeleceram parâmetros ou protocolos para a aplicação da TOC no tratamento do linfedema.

As variáveis que devem ser levadas em consideração para o tratamento do linfedema são: a densidade de fluxo de energia, a frequência, o número de pulsos, o local da aplicação, a periodicidade, a forma de aplicação e as características clínicas do linfedema. Apesar dos parâmetros discrepantes na literatura, resultados semelhantes de redução significativa na redução do volume e diminuição da espessura da pele são encontrados. Alguns estudos utilizaram a forma de aplicação distribuindo o número de pulsos entre a fossa cubital, axila e no membro com linfedema. Outros mostram que se deve utilizar alta energia para melhorar os sintomas: outros ainda preconizam um número médio de pulsos entre 2.000 e 4.500 e com frequência variável entre 5 e 15 Hz.[25,26,28]

A TOC parece ter aplicabilidade e ser segura em pacientes oncológicos, apresentando poucos efeitos colaterais. Abaixo estão exemplos de aplicação da TOC em paciente com linfedema no pós-operatório de câncer de mama (Fig. 15-8).

Existem alguns estudos, com poucas evidências, quanto aos benefícios do uso da TOC para disfunção erétil.[20,29,30] Sua aplicabilidade vem sendo discutida atualmente pelos bons resultados encontrados, no entanto, esses estudos excluem pacientes oncológicos. Provavelmente, a TOC venha contribuir para esta alteração, pois os efeitos de neovascularização, com recuperação dos danos vasculares existentes no tecido erétil masculino foram observados.

De todos estes dados, por se tratar de uma técnica com pouca evidência na oncologia, mas com seu mecanismo estabelecido, sugere-se que a TOC tenha aplicabilidade para os pacientes oncológicos.

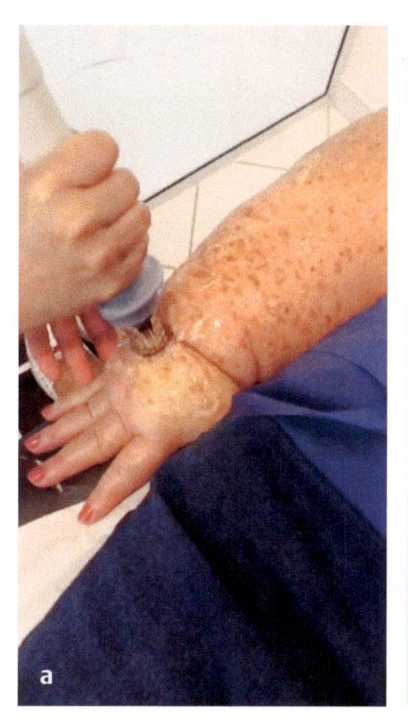

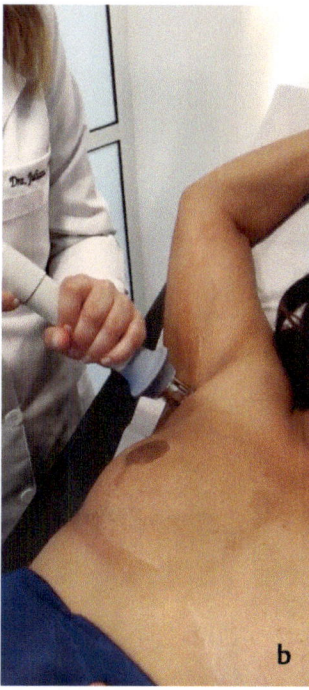

Fig. 15-8. (a, b) TOC em paciente com linfedema.

REFERÊNCIAS BIBLIOGRÁFICAS

1. Ogden JA, Tóth-kischkat A. Principles of Shockwave Therapy. *Clin Orthopaedics Relat Res.* 2001;(387):8-17.
2. Arnó A, García O, Hernán I, Sancho J, Acosta A, Barret JP. Extracorporeal shock waves, a new non-surgical method to treat severe burns. *Burns.* 2010;36(6):844–9.
3. Lawler AC, Ghiraldi EM, Tong C, Friedlander JI. Extracorporeal Shock Wave Therapy: Current Perspectives and Future Directions. *Curr Urol Rep.* 2017;18(4):25.
4. Kertzman P, Lenza M, Pedrinelli A, Ejnisman B. Tratamento por ondas de choque nas doenças musculoesqueléticas e consolidação óssea - Análise qualitativa da literatura. *Rev Bras Ortop.* 2015;50(1):3-8.
5. Brasil. Acórdão nº 65, de 27 de novembro de 2015 – Utilização pelo Fisioterapeuta da Terapia por Ondas de Choque como recurso terapêutico. Conselho Federal de Fisioterapia e Terapia Ocupacional. 4 dez 2015. Disponível em: www.coffito.gov.br/nsite/?p=3332. Acesso em: setembro de 2018.
6. Kim IG, Lee JY, Lee DS, Kwon JY, Hwang JH. Extracorporeal shock wave therapy combined with vascular endothelial growth factor-C hydrogel for lymphangiogenesis. *J Vasc Res.* 2013;50(2):124-33.
7. Li G, Man L. Reply to Letter to the Editor Comment on 'Low-intensity Extracorporeal Shock Wave Therapy for Erectile Dysfunction: A Systematic Review and Meta-analysis'. *Urology.* 2018;27. Available from: https://linkinghub.elsevier.com/retrieve/pii/S0090429518312603.
8. Schmitz C, Császár NBM, Milz S, Schieker M, Maffulli N, Rompe JD, et al. Efficacy and safety of extracorporeal shock wave therapy for orthopedic conditions: A systematic review on studies listed in the PEDro database. *Br Med Bull.* 2015;116(1):115-38.
9. Birnbaum K, Wirtz DC, Siebert CH, Heller KD. Use of extracorporeal shock-wave therapy (ESWT) in the treatment of non-unions. A review of the literature. *Arch Orthop Trauma Surg.* 2002;122(6):324-30.
10. Moon SW, Kim JH, Jung MJ, Son S, Lee JH, Shin H, et al. The effect of extracorporeal shock wave therapy on lower limb spasticity in subacute stroke patients. *Ann Rehabil Med.* 2013;37(4):461-70.
11. Fouda KZ, Sharaf MA. ORIGINAL Efficacy of Radial Shock Wave Therapy on Spasticity in Stroke Patients. Int J Heal Rehabil Sci [Internet]. 2015;3(1):19-26. Disponível em: www.ijhrs.com.
12. Eid J. Consensus Statement on ESWT Indications and Contraindications. *Int Soc Med Shockwave Treatment.* 2016;2-4.
13. Schaden W, Wang C, Moya D, Ram S, Guiloff L, Cheng J. The Role of Extracorporeal Shockwave Treatment in Musculoskeletal Disorders. *J Bone Joint Surg An.* 2018;100:251-63.
14. Wang E, Zhao M. Regulation of tissue repair and regeneration by electric fields. *Chinese J Traumatol* (English). 2010;13(1):55-61.
15. Kisch T, Sorg H, Forstmeier V, Knobloch K, Liodaki E, Stang F, et al. Remote effects of extracorporeal shock wave therapy on cutaneous microcirculation. *J Tissue Viability.* 2015;24(5):140-5.
16. Hofmann A, Ritz U, Hessmann MH, Alini M, Rommens PM, Rompe JD. Extracorporeal shock wave-mediated changes in proliferation, differentiation, and gene expression of human osteoblasts. *J Trauma.* 2008;65(6):1402-10.
17. Available: shockwavetherapy.org/about-eswt/. Acesso janeiro de 2019
18. Cebicci MA, Sutbeyaz ST, Goksu SS, Hocaoglu S, Oguz A, Atilabey A. Extracorporeal Shock Wave Therapy for Breast Cancer–Related Lymphedema: A Pilot Study. *Arch Phys Med Rehabil* [Internet]. 2016;97(9):1520-5.
19. Andrade M. Linfangiogênese e genética dos linfedemas: revisão da literatura. *J Vasc Bras.* 2008;7(3):256-61.
20. Speck RM, Sammel MD, Farrar JT, Hennessy S, Mao JJ, Stineman MG, et al. Impact of Chemotherapy-Induced Peripheral Neuropathy on Treatment Delivery in Nonmetastatic Breast Cancer. *J Oncol Pract* [Internet]. 2013;9(5):e234-40.

21. Yap T, Ahmed HU, Hindley RG, Guillaumier S, McCartan N, Dickinson L, et al. The Effects of Focal Therapy for Prostate Cancer on Sexual Function: A Combined Analysis of Three Prospective Trials. *Eur Urol* [Internet]. 2016;69(5):844-51.
22. Abe O, Abe R, Enomoto K, Kikuchi K, Koyama H, Masuda H, et al. Relevance of breast cancer hormone receptors and other factors to the efficacy of adjuvant tamoxifen: Patient-level meta-analysis of randomised trials. *Lancet* [Internet]. 2011;378(9793):771-84.
23. Kisch T, Wuerfel W, Forstmeier V, Liodaki E, Stang FH, Knobloch K, et al. Repetitive shock wave therapy improves muscular microcirculation. *J Surg Res* [Internet]. 2016;201(2):440-5.
24. Tinazzi E, Amelio E, Marangoni E, Guerra C, Puccetti A, Codella OM, et al. Effects of shock wave therapy in the skin of patients with progressive systemic sclerosis: A pilot study. *Rheumatol Int.* 2011;31(5):651-6.
25. Bergmann A, Koifman RJ. Morbidade após o tratamento para câncer de mama. *Fisioter Bras.* 2000;1(2):101-8.
26. Kubo M, Li TS, Kamota T, Ohshima M, Shirasawa B, Hamano K. Extracorporeal shock wave therapy ameliorates secondary lymphedema by promoting lymphangiogenesis. *J Vasc Surg.* 2010;52(2):429-34.
27. Goertz O, Hauser J, Hirsch T, Von Der Lohe L, Kolbenschlag J, Stricker I, et al. Short-term effects of extracorporeal shock waves on microcirculation. *J Surg Res.* 2015;194(1):304-11
28. Serizawa F, Ito K, Matsubara M, Sato A, Shimokawa H, Satomi S. Extracorporeal shock wave therapy induces therapeutic lymphangiogenesis in a rat model of secondary lymphoedema. *Eur J Vasc Endovasc Surg.* 2011;42(2):254-60.
29. Wu YH, Lun JJ, Chen WS, Chong FC. The electrophysiological and functional effect of shock wave on peripheral nerves. *Annu Int Conf IEEE Eng Med Biol - Proc.* 2007;2369-72.
30. Zou ZJ, Liang JY, Liu ZH, Gao R, Lu YP. Low-intensity extracorporeal shock wave therapy for erectile dysfunction after radical prostatectomy: A review of preclinical studies. *Int J Impot Res* 2018;30(1):1-7.

ÍNDICE REMISSIVO

Entradas acompanhadas por um *f* ou *q* em itálico indicam figuras e quadros, respectivamente.

A

Acuponto(s), 259*f*
  laser nos, 260, 261*f*
Aderência(s)
  teciduais, 238, 239*f*
    após tratamento de câncer, 238
      uroginecológico, 238
Agente(s) Eletrofísico(s)
  recomendações de uso de, 138*q*
    em certas condições, 138*q*
    sobre áreas específicas do corpo, 138*q*
Alta Frequência, 65*f*
  na radiodermite, 64
Alteração
  de sensibilidade, 205
    aplicação do FBM para, 206*f*
  pigmentar, 59*f*
    ao término do tratamento de RT, 59*f*
Articulação(ões), 132
  cartilagem articular, 134*q*
    graus de lesão da, 134*q*
  doença articular, 134*q*
    classificação da, 134*q*
      pela estrutura envolvida, 134*q*
  sinovial, 133*f*

B

Bexiga
  hiperativa, 235
    masculina, 235
      eletroestimulação para, 235
BPI (Inventário Breve de Dor), 85
Braquiterapia, 54*f*, 226*f*
Bristol
  escala de fezes de, 243*f*

C

Cabeça e Pescoço
  complicações do câncer de, 201-215
    eletrotermofototerapia nas, 201-215
      alteração de sensibilidade, 205
      disfagia, 212
      fibrose, 205
      hipossalivação, 209
      linfedema, 206
      paralisia facial, 208
      síndrome do ombro caído, 201, 215
      trismo, 207
      xerostomia, 209
Cadeira
  levantar-se da, 174-175
  teste de, 174-175
Câncer(es)
  complicações musculares no, 149-179
    EENM, 159
    eletroterapia, 157
    fototerapia, 154
    MSTS, 178-179
    pós-operatório, 155
      de cirurgia oncológica, 155
    sarcopenia, 149
    teste, 165-177
      de equilíbrio, 165-170
      de levantar-se da cadeira, 174-175
      de velocidade de marcha, 171-173, 176-177
        habitual, 176-177
  correntes aplicadas para, 9
  de cabeça e pescoço, 201-215
    eletrotermofototerapia nas complicações do, 201-215
      alteração de sensibilidade, 205

disfagia, 212
fibrose, 205
hipossalivação, 209
linfedema, 206
paralisia facial, 208
síndrome do ombro caído, 201, 215
trismo, 207
xerostomia, 209
FBM no, 21
músculo e o, 115
    lesões musculares, 116
uroginecológicos, 225-251
    tratamento das complicações de, 225-251
        recursos eletrotermofototerápicos
            no, 225-251
            anorretais, 240
            estenose vaginal, 225
            FIQL, 250
            ICIQ-OAB, 247
            ICIQUI-SF, 249
            no pós-operatório, 228
            QS-F, 246
Cicatrização
    tensão tecidual na, 31q
        força de, 31q
Ciclo Celular
    fases do, 56f
CIPNAT (Chemotherapy Induced Peripheral Neuropathy Assessment Tool), 103-111
Cirurgia
    oncológica, 155
        pós-operatório de, 155
Complicação(ões)
    de cânceres uroginecológicos, 225-251
        tratamento das, 225-251
            recursos eletrotermofototerápicos
                no, 225-251
                anorretais, 240
                estenose vaginal, 225
                FIQL, 250
                ICIQ-OAB, 247
                ICIQUI-SF, 249
                QS-F, 246
    do câncer de cabeça e pescoço, 201-215
        eletrotermofototerapia nas, 201-215
            alteração de sensibilidade, 205
            disfagia, 212
            fibrose, 205
            hipossalivação, 209
            linfedema, 206
            paralisia facial, 208
            síndrome do ombro caído, 201, 215
            trismo, 207

xerostomia, 209
    no pós-operatório, 228
    de câncer urológico, 228
        disfunção erétil, 230
        distúrbios miccionais, 231
        incontinência urinária, 231
Complicação(ões) Muscular(es)
    no câncer, 149-179
        EENM, 159
        eletroterapia, 157
        fototerapia, 154
        MSTS, 178-179
        pós-operatório de cirurgia oncológica, 155
        sarcopenia, 149
        teste, 165-177
            de equilíbrio, 165-170
            de levantar-se da cadeira, 174-175
            de velocidade de marcha, 171-173, 176-177
                habitual, 176-177
Cone
    truncado, 188f
    fórmula do, 188f
Consolidação
    óssea, 131f
    fases da, 131f
Constipação
    intestinal, 245
        após tratamento de câncer, 245
            uroginecológico, 245
Contração
    muscular, 9
        correntes aplicadas para, 9
Corrente(s)
    características das, 80q
        interferencial, 80q
        TENS, 80q
    diferenças das, 80q
        interferencial, 80q
        TENS, 80q
    elétricas, 5
        na oncologia, 5
    eletromagnéticas, 65f
        produção de ozônio através de, 65f
    para câncer, 9
    para contração muscular, 9
    russa, 161f
        comparação entre, 161f
            e corrente de baixa freqüência, 161f
            e FES, 161f
Curva
    intensidade/duração, 160f
        do limiar de excitação, 160f
            dolorosa, 160f

motora, 160f
sensorial, 160f

D

Deiscência(s)
  cicatricial, 31f, 32f
    exemplo de aplicação, 31f, 32f
    para prevenção de, 31f
    para tratamento da, 32f
  teciduais, 238, 239f
    após tratamento de câncer, 238
      uroginecológico, 238
Disfagia
  eletroestimulação para, 213f
  no câncer, 212
    de cabeça e pescoço, 212
Disfunção
  erétil, 230
    após cirurgia, 230
    de câncer urológico, 230
Distúrbio(s)
  miccionais, 231
    após cirurgia, 231
      de câncer urológico, 231
    eletroestimulação, 233, 237
      em homens, 233
      em mulheres, 237
Doença
  articular, 134q
    classificação da, 134q
      pela estrutura envolvida, 134q
Dor
  classificação da, 73f
    neurofisiológica, 73f
  evidência científica da EA na, 262
    neuropática, 262
    oncológica, 262
    visceral, 262
  oncológica, 71-86
    BPI, 85
    eletroterapia, 79
    eletrotermofototerapia na, 82f
    fototerapia, 81
    McGill Pain, 84
    questionário brasileiro, 84
    termoterapia, 80
  total, 74f
    aspectos que compõem a, 74f

E

EA (Eletroacupuntura)
  em oncologia, 257-265
    ação da, 258
  acupontos, 259f, 260, 261f
    laser nos, 260, 261f
  conceito, 257
  contraindicações clínicas, 259
  evidências científicas, 260
    dor, 262
      neuropática, 262
      oncológica, 262
      visceral, 262
    NVIQR, 262
    principais, 263f
  história, 257
  indicações, 259
  sedação, 258q
  tonificação, 258q
EENM (Estimulação Elétrica
  Neuromuscular), 9, 157, 202
  nas complicações musculares, 159
  no câncer, 157, 159
    identificação do PM, 162
  treino de marcha com, 158f
    com suspensão do peso corporal, 158f
Eletroestimulação
  do nervo tibial posterior, 244f
  eletrodos anais para, 234f
    diferentes tipos de, 234f
  em homens, 233
    para bexiga hiperativa, 235
      eletromagnética, 236
      vibratória do pênis, 236
    para incontinência, 233
  em mulheres, 237
    para distúrbios miccionais, 237
    para incontinência, 237
  na NPIQ, 97
  para disfagia, 213f
  para síndrome, 203f
    do ombro caído, 203f
      locais para, 204f
  parassacral, 244f
Eletrofototermoterapia
  em pacientes não oncológicos, 137
  para pacientes oncológicos, 137
    contraindicações, 137q
  tratamento com, 136
    de lesões osteomusculares, 136
    de origem não oncológica, 136
Eletroterapia
  na dor oncológica, 79
  na incontinência, 242
    fecal, 242
  nas complicações musculares, 157
    no câncer, 157
      parâmetros, 158

Eletrotermofototerapia
  na dor oncológica, 82f
  nas complicações do câncer, 201-215
    de cabeça e pescoço, 201-215
      alteração de sensibilidade, 205
      disfagia, 212
      fibrose, 205
      hipossalivação, 209
      linfedema, 206
      paralisia facial, 208
      síndrome do ombro caído, 201, 215
      trismo, 207
      xerostomia, 209
  na oncologia, 1-4
    segurança do uso da, 1-4
  em oncologia, 5-24
    correntes na, 5, 9
      elétricas, 5
      para câncer, 9
      para contração muscular, 9
    estudos, 21
      generalização, 21
      in vitro, 21
      in vivo, 21
      FBM, 12, 21
        no câncer, 21
      técnicas, 20, 21
        alvos mais adequados, 21
        aplicações corporais, 21
        confiabilidade, 20
        eficácia das, 20
        nível de maturidade, 20
        pontos fortes, 20
        pontos fracos, 20
Envelhecimento
  perda progressiva relacionada ao, 151f
    de massa muscular, 151f
Equilíbrio
  testes de, 165-170
Escala
  análago-visual, 96f
  analgésica, 78f
    da OMS, 78f
  de faces, 76f
    infantil, 77f
  de fezes, 243f
    de Bristol, 243f
  de House-Brackman, 209q
    para avaliação, 209q
      do movimento facial, 209q
  de linfedema, 194
    em cabeça e pescoço, 194
      MDACC, 194

visual, 76f
  verbal, 76f
  numérica, 76f
Estenose
  vaginal, 225
  após RT, 226f
EVA (Escala Visual Analógica)
  de cores, 76f
  numérica, 76f
Exame
  da sensibilidade, 101
    na NPIQ, 101

F

FANPIQ (Ferramenta de Avaliação de Neuropatia Periférica Induzida por Quimioterapia), 103-111
FBM (Fotobiomodulação)
  aplicação do, 206f
    para alteração de sensibilidade, 206f
  com laser, 33f, 35f, 45, 98, 154f, 190
    de baixa intensidade, 33f, 35f, 45, 98, 154f
      em paciente sarcopênico, 154f
      na MO, 45
      na NPIQ, 98
      para reparação tecidual com, 33f
      para SMP, 35f
    de baixa potência, 190
      no linfedema, 190
  ILIB, 221-223
    no paciente oncológico, 221-223
  justificativa para dosagem escolhida, 15
    abertura da sonda, 17
    densidade de potência na, 17
    área de tratamento, 17
    características, 16
      da fonte de laser, 16
      do LED, 16
    comprimento de onda, 15
    densidade, 17, 18
      de energia, 17
      de potência, 18
    distância do tratamento, 18
    dose, 18
      por tratamento, 18
      total, 18
    emissão, 16
      contínua, 16
      pulsada, 16
    escaneamento, 18
    frequência das sessões, 19
    intensidade, 18
    método de tratamento, 18

número, 16, 18
  de fontes, 16
  de sessões, 18
parâmetros de tratamento, 17
potência de saída, 17
sistemas de entrega, 16
  do feixe de luz, 16
sítios de tratamento, 18
tipo de *laser*, 15
tipo de movimento, 18
luz, 15
  combinação, 15
  fonte de, 15
  uso da, 15
    características técnicas, 15
mecanismos da, 12
na NPIQ, 99*f*
na radiodermite, 63
no câncer, 21
tratamento genérico, 19
  mecanismos de ação, 19
FES (Estimulação Elétrica Muscular), 202
  corrente russa e, 161*f*
  comparação entre, 161*f*
Fibrose
  no câncer, 205
    de cabeça e pescoço, 205
  radioinduzida, 62*f*
    reação tecidual tardia, 62*f*
FIQL (*Fecal Incontinence Quality of Life*), 242
  versão final, 250
Fisioterapia
  tomada de decisão clínica em, 138*q*
    abordagem baseada em evidências, 138*q*
      fundamentação, 138*q*
      nível de evidência em pesquisa, 138*q*
      recomendação, 138*q*
Fístula(s)
  após tratamento de câncer, 239
    uroginecológico, 239
Fluxo Salivar
  total, 209*f*
    taxa de, 209*q*
      classificação da, 209*q*
Fototerapia
  na dor oncológica, 81
  nas complicações musculares, 154
    no câncer, 154
      parâmetros, 154

H

Hipossalivação
  aplicação de *laser* na, 212*f*
    extraoral, 212*f*
    sublingual, 212*f*
  no câncer, 209
    de cabeça e pescoço, 209
  QT e, 210*f*
House-Brackman
  escala de, 209*q*
    para avaliação, 209*q*
      do movimento facial, 209*q*

I

ICIQ-OAB (*International Consultation on Incontinence Questionnaire Overactive Bladder*), 247
ICIQUI-SF (*International Consultation on Incontinence Questionnaire Urinary Incontinence – Short Form*), 249
ILIB (*Intravascular Laser Irradiation of Blood*)
  aplicação do, 222*f*
  no paciente oncológico, 221-223
Incontinência
  anal, 240
  fecal, 240
    causas da, 241*q*
    eletroterapia na, 242
    estimulação, 242
      do nervo tibial posterior, 242
  urinária, 231
    após cirurgia, 231
      de câncer urológico, 231
    eletroestimulação, 233, 237
      em homens, 233
      em mulheres, 237
IUE (Incontinência Urinária de Esforço)
  prevalência de, 232*q*
    após tratamento de câncer, 232*q*
      ginecológico, 232*q*
IUU (Incontinência Urinária de Urgência)
  prevalência de, 232*q*
    após tratamento de câncer, 232*q*
      ginecológico, 232*q*

L

Laser
  aplicação de, 191*f*, 193*f*, 212*f*
    na hipossalivação, 212*f*
      extraoral, 212*f*
      sublingual, 212*f*
    para linfedema, 191*f*, 193*f*
  fonte de, 16
    características da, 16
  FBM com, 33*f*, 35*f*, 45, 98, 154*f*, 190
    de baixa intensidade, 33*f*, 35*f*, 45, 98, 154*f*
      em paciente sarcopênico, 154*f*
    na MO, 45

na NPIQ, 98
para reparação tecidual, 33f
para SMP, 35f
de baixa potência, 190
no linfedema, 190
nos acupontos, 260, 261f
Bafeng, 261f
Baxie, 261f
E36, 261f
tipo de, 15
Lesão(ões)
da cartilagem articular, 134q
graus de, 134q
dos tendões, 122f
do manguito rotador, 122f
ligamentar, 126q
graus de severidade da, 126q
musculares, 119q
classificação das, 119q
Lesão(ões) Osteomuscular(es)
de origem não oncológica, 115-140
em pacientes oncológicos, 115-140
articulações, 132
ligamentos, 123
músculos, 115
ossos, 128
tendões, 120
tratamento com
eletrofototermoterapia, 136
tratamento das, 137q
em pacientes não oncológicos, 137q
recursos disponíveis, 137q
Ligamento(s)
composição do, 125f
estrutura do, 124f
lesão do, 123
reparo do, 126q
sequência de eventos para, 126q
Linfedema, 183-197
após tratamento de câncer, 238
uroginecológico, 238
FBM no, 190
aplicação de, 192f
com *laser* de baixa potência, 190
aplicação de, 191f, 193f
parâmetros, 191
grau, 185f-187f
MDACC HNL, 194
no câncer, 206
de cabeça e pescoço, 206
QSL, 195

subclínico, 184f
exame de, 184f
TOC no, 277f

M

Manguito
rotador, 122f
lesão do tendão do, 122f
Massa Muscular
perda de peso progressiva da, 151q
complicações no câncer *versus*, 151q
relacionada ao envelhecimento, 151f
McGill
Pain, 84
questionário brasileiro, 84
MDACC HNL (*MD Anderson Cancer Center Head and Neck Lymphedema*), 194
MO (Mucosite Oral), 39-50
em crianças, 48-50
escala de avaliação internacional, 48-50
FBM com *laser* na, 45
de baixa intensidade, 45
na cavidade, 46f, 47f
extraoral, 47f
oral, 46f
parâmetros, 46
grau de, 42f, 43f
limitação nos pacientes, 44q
avaliação da, 44q
na infância, 45
Movimento
facial, 209q
avaliação do, 209q
escala de House-Brackman, 209q
MSTS (*Musculoskeletal Tumor Society Rating Scale*)
extremidade, 178
inferior, 178
superior, 178
Mucosite
na região anal, 227
vulvovaginal, 227
Músculo(s)
e o câncer, 115
lesões musculares, 116
esquelético, 118f
cicatrização do, 118f
fases da, 118f

N

Nervo
tibial posterior, 242, 244f
eletroestimulação do, 244f
estimulação do, 242
na incontinência fecal, 242

Neurônio, 91*f*
Neuropatia
  periférica, 93*f*
    etiologia da, 93*f*
      toxicidade mitocondrial na, 93*f*
NPIQ (Neuropatiaperiférica Induzida pela Quimioterapia), 89-111, 259
  aplicação para, 276*f*
    demonstração de, 276*f*
  CIPNAT, 103-111
  eletroestimulação na, 97
    FBM com *laser* de baixa potência, 98
    TENS, 97
    terapia Scrambler, 97
  exame da sensibilidade, 101
  FANPIQ, 103-111
  mecanismo da, 94*f*
  questionário de dor, 100, 102
    neuropática, 102
NVIQR (Náusea e Vômito Induzidos pela Quimioterapia e Radioterapia)
  evidência cientifica da EA na, 262

O
Oncologia
  eletrotermofototerapia na, 1-4, 5-24
    correntes na, 5, 9
      elétricas, 5
      para câncer, 9
      para contração muscular, 9
    estudos, 21
      generalização, 21
      in vitro, 21
      in vivo, 21
    FBM, 12, 21
      no câncer, 21
    segurança do uso da, 1-4
    técnicas, 20, 21
      alvos mais adequados, 21
      aplicações corporais, 21
      confiabilidade, 20
      eficácia das, 20
      nível de maturidade, 20
      pontos fortes, 20
      pontos fracos, 20
  EA em, 257-265
    ação da, 258
    acupontos, 259*f*, 260, 261*f*
      laser nos, 260, 261*f*
    conceito, 257
    contraindicações clínicas, 259
    evidências científicas, 260
      dor, 262
        neuropática, 262

oncológica, 262
visceral, 262
NVIQR, 262
principais, 263*f*
história, 257
indicações, 259
sedação, 258*q*
tonificação, 258*q*
Osso(s), 127
  fratura(s), 129
    classificação das, 130*f*
    consolidação óssea, 131*f*
      fases da, 131*f*
    reparo da, 131*f*
      etapas de, 131*f*
  osteoporose, 128

# P
Paciente(s) Oncológico(s)
  eletrofototermoterapia para, 137
    contraindicações, 137*q*
  lesões osteomusculares em, 115-140
    de origem não oncológica, 115-140
      articulações, 132
      ligamentos, 123
      músculos, 115
      ossos, 128
      tendões, 120
      tratamento com
        eletrofototermoterapia, 136
Paralisia
  facial, 208
    no câncer, 208
      de cabeça e pescoço, 208
Perda
  progressiva, 151*f*
    de massa muscular, 151*f*
      relacionada ao envelhecimento, 151*f*
PM (Ponto Motor)
  identificação do, 162, 163*f*, 164*f*
    com caneta, 164*f*
  localização do, 163*f*
    variabilidade da, 163*f*
      do gastrocnêmio, 163*f*
      do quadríceps, 163*f*

Q
QS-F (Quociente Sexual – versão feminina), 246
QSL (Questionário sobre Sintomas de Linfedema), 195
QT (Quimioterapia), 89
  hipossalivação e, 210*f*

Qualidade de Vida
  questionário de, 66
    do câncer-30, 66
Questionário
  de dor, 100, 102
    neuropática, 102
  de qualidade de vida, 66
    do câncer-30, 66

R
Radiação
  ionizante, 55q
    modalidades de, 55q
  resposta celular à, 57f
    esquema da, 57f
Radiodermite, 53-67
  alta frequência, 64
  FBM na, 63
  fibrose radioinduzida, 62f
    reação tecidual tardia, 62f
  grau, 60f, 61f
  qualidade de vida, 66
    questionário de, 66
      do câncer-30, 66
  reação dérmica tardia, 62f
  teleterapia na, 64f
  tratamento da, 64f
Reação
  dérmica, 62f
    tardia, 62f
  tecidual, 62f
    tardia, 62f
      fibrose radioinduzida, 62f
Recurso(s)
  eletrotermofototerápicos, 225-251
    no tratamento das complicações, 225-251
      de cânceres uroginecológicos, 225-251
        anorretais, 240
        estenose vaginal, 225
        FIQL, 250
        ICIQ-OAB, 247
        ICIQUI-SF, 249
        no pós-operatório, 228
        QS-F, 246
Regeneração
  tecidual, 28f
Região(ões)
  miotendínea, 121f
  osteotendínea, 121f
Reparação Tecidual
  princípios da, 27-35
    processo de, 29q
      fatores de crescimento do, 29q

tratamento para, 33f
  com FBM com *laser*, 33f
    de baixa intensidade, 33f
Reparo
  da fratura, 131f
    etapas de, 131f
RNS (Espécie Reativa de Nitrogênio), 91
ROS (Espécie Reativa de Oxigênio), 90
  principais, 223q
    locais de aplicação, 223q
  produção da, 92f
    pela mitocôndria, 92f
RT (Radioterapia), 53
  intraoperatória, 54f
  tratamento de, 59f
    término do, 59f
      alteração pigmentar ao, 59f
RTOG (Grupo de Radioterapia e Oncologia/ *Radiation Therapy Oncology Group*), 57
  classificação adaptada, 60q

S
Sarcopenia, 149
  causas da, 150f
  pacientes sarcopênicos, 152f
Scrambler
  therapy, 98f
    Calmare®, 98f
Síndrome
  do ombro caído, 201, 215
    aplicação de *laser* para, 204f
      de baixa intensidade, 204f
    avaliação da, 215
      escore de Constant para, 215
    eletroestimulação para, 203f
      locais para, 204f
    eletrotermofototerapia na, 201
SMP (Síndrome Mão-Pé), 32
  aplicação de FBM na, 34f
  severidade da, 33q
    definição de, 33q
  tratamento para, 35f
    com FBM com *laser*, 34f
      de baixa intensidade, 34f

T
Taxa
  de fluxo salivar, 209q
    total, 209q
      classificação da, 209q
Teleterapia, 53f

Tendão(ões)
  estrutura do, 120*f*
  lesão do, 120, 122*f*
    do manguito rotador, 122*f*
TENS (Estimulação Elétrica Nervosa
  Transcutânea), 6
  características da, 80*q*
  diferenças da, 80*q*
  na NPIQ, 97
  pulsos mais utilizados para, 6*f*
Tensão
  tecidual, 31*q*
    na cicatrização, 31*q*
    força de, 31*q*
Terapia
  Scrambler, 97, 98*f*
    Calmare®, 98*f*
    para NPIQ, 97
Termoterapia
  na dor oncológica, 80
Teste(s)
  de equilíbrio, 165-170
  de levantar-se da cadeira, 174-175
  de velocidade, 171-173, 176-177
    de marcha, 171-173, 176-177
    habitual, 176-177
TOC (Onda de Choque Extracorpórea), 269-277
  aparelho de, 270*f*, 271*f*, 275*f*
    ponteiras para, 275*f*
  aplicação, 272*f*, 274
    áreas de, 272*f*
    demonstração de, 276*f*
      para NPIQ, 276*f*
  indicações, 274
  contraindicações, 274
  definição, 270
  efeitos, 273, 274
    secundários à, 274
    teciduais, 273
  em paciente, 276, 277
    oncológico, 276

  com linfedema, 277*f*
  intensidades de energia, 274*q*
    e efeitos, 274*q*
  princípios físicos, 270
  radial, 271*f*, 272*q*
    e focal, 271*f*, 272*q*
      diferenças entre, 272*q*
  tipos de produção de, 273
Toxicidade
  aguda, 57*q*
    pelo tratamento radioterápico, 57*q*
      critérios de graduação da, 57*q*
  mitocondrial, 93*f*
    na etiologia, 93*f*
      da neuropatia periférica, 93*f*
Tratamento
  radioterápico, 57*q*
    toxicidade aguda pelo, 57*q*
    critérios de graduação da, 57*q*
Trismo
  no câncer, 207
    de cabeça e pescoço, 207

U
Urgência
  fecal, 245
    após tratamento de câncer, 245
    uroginecológico, 245

V
Velocidade
  de marcha, 171-173, 176-177
    teste de, 171-173, 176-177
    habitual, 176-177

X
Xerostomia
  manifestações clínicas da, 209*q*
  no câncer, 209
    de cabeça e pescoço, 209